临床心脏电生理入门与起搏心电图基础

主 编 李忠杰 屈百鸣 蔡卫勋 王 慧

天 津 出 版 传 媒 集 团

天津科技翻译出版有限公司

图书在版编目(CIP)数据

临床心脏电生理入门与起搏心电图基础 / 李忠杰等
主编 . — 天津：天津科技翻译出版有限公司，2023.6(2025.1重印）
ISBN 978-7-5433-4325-2

Ⅰ. ①临… Ⅱ. ①李… Ⅲ. ①心律失常 - 心电图 ②心
脏起搏器 - 心电图 Ⅳ. ①R541.704 ②R540.4

中国国家版本馆CIP数据核字(2023)第041675号

临床心脏电生理入门与起搏心电图基础
LINCHUANG XINZANG DIANSHENGLI RUMEN YU QIBO XINDIANTU JICHU

出　　版：天津科技翻译出版有限公司
出 版 人：方　艳
地　　址：天津市和平区西康路35号
邮政编码：300051
电　　话：(022)87894896
传　　真：(022)87893237
网　　址：www.tsttpc.com
印　　刷：天津新华印务有限公司
发　　行：全国新华书店
版本记录：889mm×1194mm　16开本　25.5印张　450千字
　　　　　2023年6月第1版　2025年1月第2次印刷
　　　　　定价：198.00元

（如发现印装问题，可与出版社调换）

编者名单

主　编　李忠杰　屈百鸣　蔡卫勋　王　慧

编　者　（按姓氏汉语拼音排序）

蔡卫勋　浙江省人民医院

陈　岩　山东省潍坊市人民医院

陈小敏　浙江省人民医院

洪银维　浙江省人民医院

李则林　浙江省中西医结合医院

李忠杰　浙江省人民医院

彭　鼎　广东省清远市人民医院

屈百鸣　浙江省人民医院

舒　慧　陕西省西安市中心医院

孙娴超　浙江省嘉兴市第一医院

王　慧　浙江省人民医院

王　婷　中南大学湘雅医学院附属株洲医院

叶沈锋　浙江大学医学院附属第二医院

张祖文　浙江大学医学院附属邵逸夫医院

前　言

近年来,临床心脏电生理学、临床医疗设备和心脏电生理导管技术发展迅速:心导管消融技术从热消融到冷冻消融、脉冲消融,心脏电生理标测技术从二维到三维,起搏技术从传统的起搏治疗到心脏再同步化起搏、希氏束起搏、左束支起搏和无导线起搏。临床心脏电生理学领域的多项技术都在不断发展、创新,新认识、新概念、新技术不断涌现,使得临床心脏电生理学与临床诊治呈现蓬勃发展的态势。

临床心脏电生理技术与起搏心电技术是诊断心律失常的重要手段,其对疑难心律失常诊断、评估水平和治疗能力的提升至关重要,是从事心脏电生理与起搏人员及心电医生需努力学习、不断更新的知识基础。为了帮助临床初学者能在较短时间内掌握心脏电生理与起搏心电知识,并提高阅图能力,我们参阅了国内外文献,结合临床工作经验和体会,从多年来积累的病例中精选出200余例心脏电生理、起搏器基础心电图的典型图例编写了本书。本书将理论与实践相结合,以实例图解形式,将心脏电生理与起搏的检查方法、常用参数、诊断与鉴别诊断,以及临床意义介绍给读者,希望读者能够从图例分析中掌握心脏电生理与起搏心电基本知识,为以后的进一步学习奠定基础。心脏电生理与起搏领域的知识有待读者去学习、认识、思索。

临床心脏电生理与起搏心电技术正在不断发展。限于编者水平有限,书中难免存在不足与疏漏,恳请广大读者不吝批评和指正,以便今后加以改进、完善与提高。

本书的顺利编写得益于很多在我院进修医生的整理与协助,真心感谢各位的努力与支持。感谢所有编者不辞辛苦的付出和天津科技翻译出版有限公司的鼎力支持,使本书能够在较短的时间内从有想法,到付诸实践,最终顺利出版。

编　者

2023年4月于杭州

目　录

第2篇　起搏心电图基础

共同交流探讨 提升专业能力

智能阅读向导为您严选以下专属服务

 读者社群： 读者入群可与书友分享阅读本书的心得体会和心脏病学相关知识，提升业务水平，马上扫码加入！

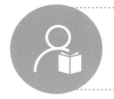 **推荐书单：** 点击后可获取更多心脏病学图书推荐。

操作步骤指南

第一步 微信扫码直接使用资源，无须额外下载任何软件。

第二步 如需重复使用，可再次扫码。或将需要多次使用的资源、工具、服务等添加到微信"📦收藏"功能。

扫码添加
智能阅读向导

第1篇
临床心脏电生理入门

第1章　临床心脏电生理检查设备与基本操作技术

临床心脏电生理学是应用同步记录心腔内和（或）体表心电图，结合程控电刺激来研究心脏电活动变化的一门学科。通过心脏电生理检查，可以了解心脏传导系统的电生理特性，探讨心律失常的发生机制，协助选择治疗方案，从而判断预后并研究药物疗效。特别是近年来射频导管消融术的发展，使心脏电生理的概念不断得到更新，使得对心律失常形成机制的认识有了重大进展，已成为治疗心律失常的革命性技术。

第1节　临床心脏电生理检查人员与仪器设备

临床心脏电生理检查是一项主要借助于心导管进行的创伤性检查，其必须在心导管室（图1-1）进行（食管法心脏电生理检查除外），要求无菌操作。其不仅要插入电极导管，还要对体表和心腔内所记录到的心电信息进行分析，获得所需要的资料。因此，临床心脏电生理检查除需要医生、护士和电生理技术员等人员参与外，还要求配备X线设备、心导管器械、心脏刺激仪、多导电生理记录仪、心脏除颤器以及必要的抢救药物和设备等。

一、人员

1.医生2名。主持者应是具有较高心脏病学、心血管放射学专业水平和心导管检查经验的医师，并能对可能产生的并发症做出迅速和及时的处理。与其配合的医生也应具备独立进行心导管诊治和对严重并发症处理的能力。

2.护士1名。心导管室护士除需掌握心血管内科护理知识外，还应具有一定的实践经验，需完成心导管检查的配合工作，包括：①为操作医生提供必要的心导管器材，做好心导管器材及患者的登记工作；②在手术中协助操作医生对患者进行多方面的护理；③当术中发生心血管急性事件时，能迅速、有效地参加抢救，熟练实施心肺复苏术。

3.电生理技术员1名。其应具备扎实的心脏电生理知识，以协助医生进行心脏电生理检查。其应能熟练使用多导电生理记录仪，具备监测心律、快速阅读常规心电图和心腔内心电图的能力，并做出正确判断，能在出现异常情况时及时提醒医生进行检查。

4.放射科技术员1名，负责操作X线机。

二、X线设备

心导管室的X线机应为可转动的C型臂心血管造影机，其应配有影像增强装置和数字电影摄像设备，至少配有两个电视监视器。其还应具有多角度、多部位投照，以及能实时显示、冻结、回放和多图像同时显示的功能，并要求能取得高质量的图像。使用的X线机应具有完备的防护措施，以尽量减少对心导管操作人员的X线照射量。近年来应用三维标测系统可明显减少X线照射量，使心脏解剖可视化，甚至可以做到全程"0射线"手术。

三、电极导管

电极导管是电生理检查中的重要工具，用于记录

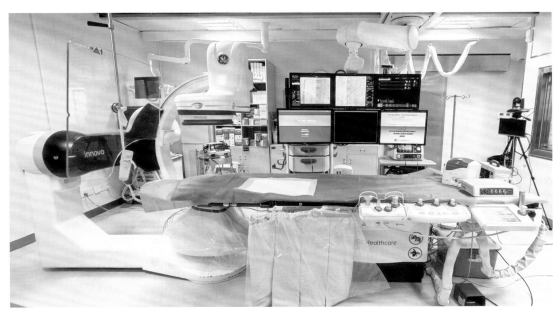

图1-1　心导管室。

心腔内各部位的心电信息。电极导管的种类和型号有多种,一般用F编号来表示导管的粗细,编号代表外周径的毫米数,故编号越大,其直径越大(图1-2)。成人常规使用5~7F(1.67~2.33mm)的电极导管。导管上的电极一般由铂金制成,环宽2mm。目前,电极数目及电极间距已发展为有多种类型与规格,视用途不同,一般置有2~20个环状电极,电极间距最常用的为5mm或10mm。特殊用途的网状电极可包含多达64~128个电极,间距≤1mm。

(一)常规电极导管

1.希氏束电极导管:记录希氏束电位时,常采用顶端呈J型或C型的小弯4极电极导管。

2.心室起搏及标测电极导管:记录右心室电位以及心脏起搏时,一般采用大弯4极电极导管。针对电极长度,成人可分别选用105cm、120cm、125cm等规格。

3.冠状静脉窦电极导管:记录冠状窦电位时,一般采用4~10极的多电极导管,电极间距为5mm或10mm,这样有利于冠状窦部位的标测定位。标测点越多,定位越准确。

(二)特殊电极导管

1.可控标测电极导管:为标测心房扑动和房性心动过速的三尖瓣环标测电极导管,电极数目可多达20极。

2.环状标测电极导管:为一种标测肺静脉或上、下腔静脉电位的10极电极导管。

3.非接触性球囊电极导管:为 EnSite 3000 非接触标测系统专用标测导管,在9F导管上设有一个可注入7.5mL液体的球囊,球囊外层的网状电极导管由64根直径为0.003mm的绝缘金属线编织而成。每根导线上有一直径为0.025mm的绝缘缺口作为非接触标测电极。

4.射频消融电极导管:一种专为射频消融而设计的电极导管,具有记录心电信号及产生射频电流的功能,一般采用7F或8F的4极电极导管,电极间距为5mm,顶端电极长度分别为4mm、6mm或8mm。其顶端电极比一般电极粗大,俗称大头电极导管。大头导管具有可塑性,通过导管末端的手柄在体外操作,使导管顶端可向各个方向弯曲旋转,便于标测局部电活动及消融"靶点"的定位。

(三)食管电极导管

食管电极导管为经食管记录心电图或起搏的专用电极导管,多用7F 2极、4极或5极。环状电极面积为5mm²,电极间距为3cm时可明显降低起搏阈值。用连接线将体外端电极与心电图机胸导联相连接后,即可记录单极食管导联心电图。将刺激仪输出端连接在体外端一对电极上时,即可经食管进行心脏起搏。

四、刺激仪与记录仪

(一)多功能心脏刺激仪

多功能心脏刺激仪亦称为多功能程控刺激仪,要

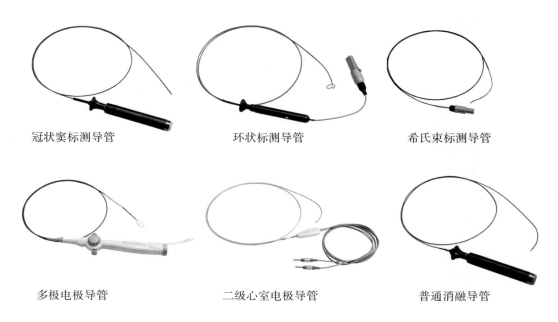

冠状窦标测导管　　　　环状标测导管　　　　希氏束标测导管

多极电极导管　　　　二级心室电极导管　　　　普通消融导管

图1-2　电极导管。

求能够准确发放各种程控和非程控直流电脉冲。通过导管电极对心脏某部位进行特定的电刺激，可揭示某些心律失常变化的规律，阐明发病机制，从而有助于选择有效的治疗措施。大多数多导电生理记录仪均内置了心脏刺激仪。

（二）多导电生理记录仪

至少需同步记录3个导联体表心电图和8~12个部位心腔内心电图。如果能同步记录12导联体表心电图和12导联以上的心腔内心电图，则可进行详细的心内膜标测。此外应有冻结、储存、回放、坐标、游标、调整幅度和调整速度等功能。体表心电图最好选择代表三个不同平面的导联，如Ⅰ导联、aVF导联、V_1导联，以获得较为完整的心电信息。心腔内心电信号经过放大器增益调节和高频及低频滤过后，可显示出满意的图形，频率响应通常采用30~40Hz或400~500Hz。目前进口及国产多导电生理记录仪均采用电脑储存和配备打印，并配有两个由计算机控制的高分辨率彩色监视器，其中一个实时监测心电信息，另一个在采样记录的同时进行回忆分析、事件编辑、自动测量和报告打印（图1-3）。

（三）三维标测系统

自20世纪90年代开始，基于计算机技术的三维标测系统（图1-4）开始应用于临床，其借助精确的三维解剖重建或三维影像融合技术，可提供精确的心脏三

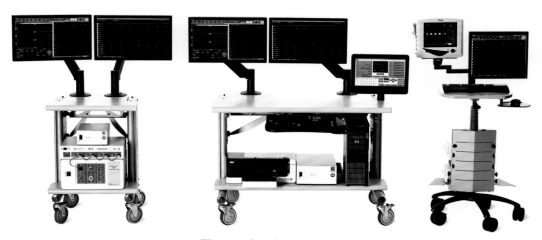

图1-3　多导电生理记录仪。

维解剖,并能准确、实时地显示导管位置和贴靠力的大小及朝向,显著提高了电生理标测的精准性,简化了手术流程。特别是新一代的结合心腔内超声的三维标测系统的应用,使其能够实时、精确、清晰地显示心脏结构及毗邻解剖关系,更好地保证消融的准确性,提高导管消融的成功率,同时可以降低手术风险,缩短导管消融操作时间,对复杂心律失常的诊断和治疗提供了很大帮助,已被绝大部分电生理中心所使用。目前临床使用最多的是ENSITE系统和CARTO系统(图1-4)。

1.EnSite电生理标测系统:包括EnsiteArray非接触性标测系统和EnsiteNavX接触标测系统,目前临床应用的主要是EnsiteNavX系统。这一系统主要由信号放大器、信号分配器、体表电极和显示工作站(DWS)等组成。通过球囊电极和导航电极系统构建心脏三维立体电解剖图、动态等电势图及等时序图,可直观了解到心脏激动顺序,为复杂心律失常提供精确的电生理标测。

2.CARTO磁场定位系统:是目前临床用的最新一代Carto系统,主要由放大器(PIU)、定位板、体表电极片和计算机工作站等组成。这一系统为三维磁场定位系统,采用三个置于体外的定位板发出磁场,通过导管顶端埋藏有磁性定位传感器的消融标测导管,将接收到的磁场信号传入电磁处理器,由计算机工作站显示出所在心腔的三维图像,提供直观的心脏激动顺序。

3.Columbus标测系统:是国产的首个基于磁电双定位的心脏电生理三维标测系统,主要由定位处理单元(LPU)、患者接口单元(PIU)、磁场发生器(LG)和系统工作站等组成。其附带了电生理多道记录仪功能,包含32道心内导联和12道体表导联,可实时/冻结分屏显示,且可在模型上显示对应时间的导管形态和位置,并提供时间和电压测量等功能。

4.HT Viewer标测系统:属于以磁场定位为主的磁电融合心脏电生理三维标测系统。该系统主要由放大器、磁场发生器、KVM接收器和系统工作站等组成。

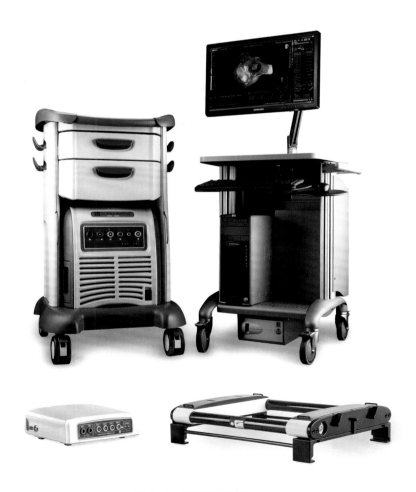

图1-4　三维标测系统。

五、射频消融仪与心脏除颤器

1. 射频消融仪：是一种射频能量发生器，可产生高频交流电能，具有检测组织凝固过程中相关各种参数的功能，为射频消融治疗心律失常的主要仪器。其通过射频导管在心脏内特定部位发放射频电能，达到治疗心律失常的目的。

2. 心脏除颤器：是心导管室的必备设备，在电生理检查中意外出现心室颤动等危急心血管事件时，可及时挽救患者生命。此外，心导管室还应备有氧气、必要的抢救药物和心肺复苏等器材。

第2节　心导管基本操作技术

一、经皮穿刺插管术

1953年，Seldinger首先描述了经皮穿刺插管术。该方法无须切开股动脉或股静脉，只需用特殊的穿刺针，经皮肤穿入血管腔，然后送入导管鞘，便建立了血管通路，术后一般无须缝合血管。

（一）静脉穿刺技术

1. 股静脉穿刺术：股静脉是常用的穿刺血管，其与股动脉相毗邻，且解剖位置较为固定，故穿刺较容易。初学者可先熟练掌握股静脉穿刺，然后再练习其他静脉穿刺技术。通常多选择右侧股静脉，如需要放入多根电极导管时，也可再穿刺左侧股静脉。常规消毒铺巾，左手触及股动脉搏动后，在动脉搏动的内侧，腹股沟韧带下方2～3cm处作为穿刺点。将穿刺针与10mL注射器相连，注射器内盛5mL生理盐水，穿刺针与水平面呈45°角，方向与股动脉走行相平行。在局部麻醉下缓慢进针，持续保持一定负压。若见有暗红色血液进入注射器，则可停止进针。术者右手卸下注射器，插入导引钢丝，拔出穿刺针，沿导引钢丝插入血管鞘，用肝素稀释生理盐水冲洗血管鞘后备用。

2. 颈内静脉穿刺术：一般选择右侧颈内静脉，因为经右侧颈内静脉易将心导管送入心腔。穿刺点定为胸锁乳突肌锁骨缘、胸骨柄与锁骨形成三角区的中点。嘱患者取仰卧位，头转向对侧。常规消毒铺巾，嘱患者局部麻醉后取头或肩枕过伸位，将穿刺针与10mL注射器相连，注射器内盛5mL生理盐水。穿刺针的进针方向指向下后方及稍外侧，直至进入静脉内。进针时，动作要慢，进针不宜过深，应持续保持一定负压。若见到有暗红色血液进入注射器，则应停止进针。术者右手卸下注射器，嘱患者屏气，然后迅速插入导引钢丝。此时，必须在X线透视下，将导引钢丝经右心房送到下腔静脉，以证实导引钢丝确实在静脉系统，以防误入锁骨下动脉。拔出穿刺针，沿导引钢丝插入血管鞘备用。颈内静脉途径一般用于插入冠状窦电极。

3. 锁骨下静脉穿刺术：一般选择左锁骨下静脉。嘱患者取仰卧位，患者头转向对侧，常规消毒铺巾，局部麻醉，以左锁骨中点下方为穿刺点，将穿刺针与10mL注射器相连，注射器内盛5mL生理盐水。穿刺方向指向胸锁关节上方，与皮肤呈30°角，进针时，动作要慢，进针不宜过深，应持续保持一定负压。若见到有暗红色血液进入注射器，表明针尖已进入锁骨下静脉，此时应停止进针。术者右手卸下注射器，嘱患者屏气，然后迅速插入导引钢丝。此时，必须在X线透视下，将导引钢丝经右心房插到下腔静脉，以证实导引钢丝确实在静脉系统，以防误入锁骨下动脉。拔出穿刺针，沿导引钢丝插入血管鞘备用。锁骨下静脉途径用于插入冠状窦电极。

（二）股动脉穿刺技术

股动脉穿刺技术常应用于左侧房室旁路和左心室的室性心动过速消融术，一般选择右侧股动脉进行穿刺。左手触及股动脉搏动后，以腹股沟韧带下方2~3cm股动脉搏动最明显处作为穿刺点，以不带针芯的穿刺针与水平面呈45°角，与股动脉方向一致缓慢进针。当针尖穿透血管前壁有明显突空感，并有鲜红血液从针尾喷出时，即停止进针，不再穿透血管后壁，然后插入导引钢丝，退出穿刺针后沿钢丝插入血管鞘。此穿刺法不穿破血管后壁，发生血肿等并发症的概率低，所以被越来越多地采用。

二、电极导管放置与定位

常规心脏电生理检查时，需要放置下列部位的电极导管（图1-5）。

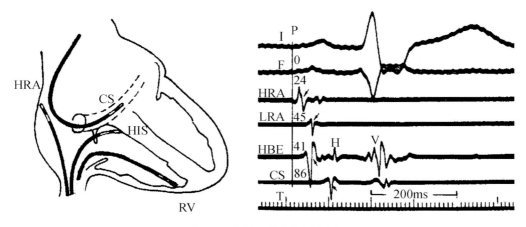

图1-5　电极导管定位示意图。

1.右心房电极:经皮穿刺股静脉后,可根据需要在右心房的不同部位放置电极。包括:①高位右心房(HRA),导管电极位于右心房后侧壁上部与上腔静脉交界处;②低位右心房(LRA),导管电极位于右心房侧壁下部与下腔静脉交界处,记录到的是低位右心房游离壁电活动。也可经希氏束导管近端一对电极记录间隔部低位右心房的电活动。

2.希氏束电极:希氏束位于房间隔的右心房侧下部,卵圆窝的左下方,冠状静脉窦的左上方,靠近三尖瓣口的头侧。经皮穿刺股静脉后放入2~4极电极导管。在X线透视下,在导管顶端越过三尖瓣进入右心室后,缓慢向后移动导管,使导管与三尖瓣膈侧贴近。顶端位于三尖瓣口附近时仔细调节方位,在X线透视下,三尖瓣口位于脊柱左缘正中线左侧约2cm。在此区域

常能记录到振幅较大的A波与V波。当A波与V波大致相等时,在两者之间寻找双相或单相的尖锐小波,即希氏束电位。

3.冠状静脉窦电极:临床上常通过经皮穿刺左锁骨下静脉或右侧颈内静脉放置冠状静脉窦电极的方法,记录近房室环左心房和左心室电位。

4.右心室电极:经皮穿刺股静脉后通过三尖瓣膈侧将导管送入右心室,导管电极可放置于右心室任何部位,一般定位在右心室心尖部。

5.左心室电极:常规电生理检查一般无须使导管进入左心室,但在进行消融左侧房室旁路以及左侧室性心动过速时,需经皮穿刺动脉后放置左心室电极导管。大多通过股动脉,也可通过肱动脉将导管逆行送入左心室内。

第3节　电刺激及记录技术

心脏电刺激技术是临床心脏电生理学研究的重要方法,已成为揭示心律失常及心脏电生理现象的基本手段。将心脏电刺激技术与心腔内记录技术结合后才具有临床价值。在电生理检查前,应停用各种抗心律失常药物5个半衰期。

一、刺激方式

临床应用的刺激方式较多,可分为以下几个方面:①按是否能程序控制分为程控刺激和非程控刺激两种;②按刺激频率分为起搏、超速、亚速、猝发等刺激;

③按刺激程度强弱分为阈上刺激和阈下刺激;④按发放方式可分为定时、定数和任意发放等。

二、刺激部位

1.心房刺激:起搏电极导管可放置于心房任何部位发放电刺激,通常放在高位右心房,可形成接近窦性节律时的心脏激动顺序。

2.冠状窦刺激:起搏电极导管放置于冠状窦内发放电刺激,可代表左心房起搏。

3.希氏束刺激:起搏电极导管放置于希氏束区域

刺激形成正常形态QRS波群时,可证实记录到的H波是希氏束电位,而非右束支电位。

4.心室刺激:起搏电极导管可放置于右心室任何部位发放电刺激。通常将起搏电极导管定位于容易固定的右心室心尖部。也可将起搏电极导管定位于左心室发放电刺激。

三、常用刺激方法

常用的刺激方法有非程控刺激法和程控期前刺激法两种。

(一)非程控刺激法

非程控刺激法亦称S_1S_1刺激法,是一种恒定频率或变频的刺激脉冲,适用于测定窦房结功能和房室交界区起搏与传导功能、阐明房室结双径路、研究预激综合征电生理特性、诱发和终止阵发性室上性心动过速等。

1.分级递增刺激法:亦称增频刺激法,为最常用的非程控刺激法。采用比自身窦性心率快10~20次/分的频率开始刺激,每次刺激30~60s,间歇2min后每级递增10~20次,直到需观察的电生理现象,如房室结2:1阻滞点出现为止。

2.连续递增、递减刺激法

(1)连续递增刺激法:开始时,采用接近自身心率的频率进行刺激,随后连续逐渐递增刺激频率,直至能观察到相关电生理变化时终止。

(2)连续递减刺激法:开始时采用较快的刺激频率,随后连续逐渐递减刺激频率,直至能观察到相关电生理变化时终止。

3.超速刺激法:常用于终止心动过速,刺激频率高于自身心率30~50次,一般持续3~5s即可终止心动过速。

4.亚速刺激法:采用低于心动过速的频率进行连续刺激,较缓慢的刺激脉冲随机进入折返环路后可以终止心动过速。

5.短阵猝发刺激:采用比心动过速快约40%的频率每次发放5~10次电脉冲,用于终止阵发性室上性心动过速。由于频率过快,其很少用于心室刺激,以防诱发致命性室性心律失常。

(二)程控期前刺激法

程控期前刺激法按事先编排好的程序进行期前刺激,可在基础刺激情况下发放期前刺激,也可在自身心率的基础上发放期前刺激。程控期前刺激了解到的最基本电生理变化是心脏不应期的参数,因心脏各部位

的不应期及电生理特性与心动周期长短相关,通常要在3~4次基础刺激(S_1)以后才达到稳定,在稳定起搏的4~8次基础刺激后发放期前刺激,才能保证期前刺激得到准确的电生理数据。

在采用程控期前刺激法检查时,选择不同的S_1S_1基础周期长度非常重要。通常大部分心脏组织的不应期随着刺激周期长度的缩短而缩短。为了使基础刺激时心脏不应期尽量保持与窦性心律时相同,S_1S_1周期长度应略短于窦性周期长度,这样既能有效稳定起搏心脏,又能最大限度地使不应期接近正常生理范围。当刺激频率过慢,无法有效起搏心房时,可缩短S_1S_1基础周期长度,但刺激周期过短又易使部分房室交界区不应期较长的患者在基础刺激时即出现传导延缓,影响了其后期前刺激检测不应期的正确性。应及时在500~1000ms范围内调整基础刺激周期长度,以消除影响。

程控期前刺激法检查适用于测定心脏不应期、阐明房室结双径路、研究预激综合征旁路电生理特性、诱发和终止阵发性折返性心动过速、揭示常见的心电生理现象等,是临床电生理检查常用的方法之一。

1.S_1S_2刺激法:以S_1S_1作为基础刺激,刺激周长一般要比窦性周长短100~200ms,以稳定夺获心脏。每4~8个S_1刺激后加一个期前刺激S_2,然后S_1S_2间期每间隔5~10ms逐次缩短(负扫描),亦可每间隔5~10ms逐次延长(正扫描)。临床上常在电生理检查中采用负扫描的方法,即从心房或心室舒张晚期开始期前刺激,这样可以观察到心脏电生理特性的顺序改变。例如,对房室结双径路患者进行心房S_1S_2负扫描刺激时,可见随着S_1S_2耦联间期的缩短,先出现A_2-H_2间期的逐渐延长(激动先进入快径路相对不应期),此后突然出现A_2-H_2间期跳跃式延长(激动进入快径路有效不应期,改从慢径路传导)现象。一般S_1S_2刺激即可满足常规电生理检查需要,如有必要可加发S_3或S_4刺激。

2.S_2S_3刺激法:在S_1S_2刺激基础上增加S_3期前刺激(第2个期前刺激脉冲),固定S_1S_2期前刺激的耦联间期后,以S_2S_3耦联间期进行扫描。

3.$S_2S_3S_4$刺激法:在$S_1S_2S_3$刺激基础上增加S_4期前刺激(第3个期前刺激脉冲),分别固定各期前刺激的耦联间期后,以最后一次期前刺激进行扫描。

4.RS_2法:采用患者自身的R波触发S_2,在感知自身心搏4~8次后发放一次S_2期前刺激,进行负扫描或正扫描。从R波顶端开始到电脉冲波起始的间期即为感知间期。

5.PS_2法：方法同RS_2法，但因P波振幅低，感知心电信号不如RS_2法。

四、记录技术

临床心脏电生理检查的记录技术首先是依靠心导管操作技术。电极导管定位除依赖于X线的影像学特点外，更重要的还要借助于心腔内心电图的识别。因此，心电图记录技术的质量非常重要。

（一）记录部位

根据电生理检查目的，需要记录不同的部位。一般要求记录能反映前额面、水平面及侧面的3导联同步体表心电图、高位右心房电图、低位右心房电图、希氏束电图、冠状窦近端电图、冠状窦远端电图和右心室电图等。在顺序上，根据上述部位自上而下排列，以便能准确反映心脏激动顺序。走纸速度需为100~200mm/s，以便能发现细微的心电信号变化。

（二）波形命名

1.S波：为电脉冲形成的刺激波。S_1代表基础刺激波，S_2代表第1次期前刺激波，S_3、S_4分别代表第2次与第3次期前刺激波。S_1S_1代表基础刺激周期，S_1S_2代表第1次期前刺激耦联间期，S_2S_3和S_3S_4分别代表第2次与第3次的期前刺激耦联间期。

2.A-H-V序列：心房刺激引起心脏各部位激动顺序为A-H-V序列。S_1引起的心房激动波称为A_1、希氏束激动波称为H_1、心室激动波称为V_1。S_2引起的心房激动波称为A_2、希氏束激动波称为H_2、心室激动波称为V_2。S_3和S_4引起的A波、H波、V波均分别依此类推命名。

3.V-H-A序列：心室刺激引起心脏各部位激动顺序为V-H-A序列。S_1引起的心室激动波称为V_1，逆行希氏束及心房激动波分别称为H_1和A_1。S_2引起的心室激动波称为V_2，逆行希氏束波及心房激动波分别称为H_2和A_2。

第4节　经食管心脏电生理检查方法

经食管心脏电生理检查是一项无创伤性诊断技术。该方法充分利用食管与心脏解剖关系密切的特点，将电极导管经鼻腔或口腔送入食管内，应用心脏刺激仪发放直流电脉冲，通过贴近心脏的食管电极对心房或心室进行调搏，以揭示某些心律失常的发生机制，从而诊断并治疗某些心律失常（图1-6）。

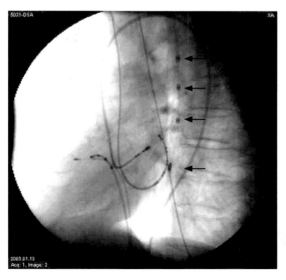

左前斜位

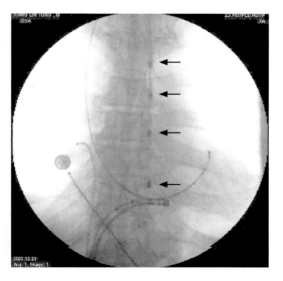

后前位

图1-6　食管电极导管与心脏的关系：箭头所示为食管导管电极。

一、仪器设备

1.刺激仪:能够发放各种程控和非程控直流电脉冲。

2.电极导管:用来记录或起搏的专用食管电极导管。

3.记录仪:为带示波器的心电图机或多导程控生理记录仪,有冻结和储存功能,可有效捕捉出现的心电生理现象。

二、操作方法

(一)放置食管电极导管

食管电极导管提倡一次性使用,无条件地区应在使用前用环氧气乙烷等消毒。将食管电极经一侧鼻孔缓慢插入到达咽部,此时患者会感到恶心,应嘱患者做吞咽动作,这样电极导管一般能随着吞咽顺利进入食管内。通常食管电极放置深度为38~42cm,此时电极位置相当于左心房水平。将电极尾端与心电图导联连接(常用 V_1 导联)后,上下略微调节电极导管,当记录到最大双相或三相P波时,表明此处最贴近左心房。

(二)测定起搏阈值

以快于自身心率 10 ~ 20 次/分的频率刺激,同时逐步将起搏电压从低调高,直至心房被稳定起搏后的最低电压即为起搏阈值。在进行电生理检查时,刺激电压应高于起搏阈值2~5V,以保证全部有效起搏心房。在不同患者心房肌应激性不同、电极在食管内位置不同,以及接触是否紧密等因素影响下,起搏阈值不尽相同,一般为10~20V。

(三)调节感知

将感知连接线的两端分别接在右下肢导联和右上肢或胸前导联后,即可调节感知,以连接右下肢和胸前导联时感知灵敏度最强。

1.感知灵敏度:刺激仪的电脉冲需感知R波或P波后经过一个延时间期再发放,以防电脉冲落入心脏不应期和易颤期,可保证刺激安全、有效。将感知灵敏度的旋钮由低向高缓慢旋转,当听到刺激仪中发出的蜂鸣声与示波器上的心搏一致时,表明已感知正常。对灵敏度的调节必须适中,灵敏度过高会误感知较小的干扰信号,灵敏度过低则无法有效感知心电信号。一般在感知正常后再将灵敏度调高一些,以保证能全部有效地感知R波或P波。

2.感知不应期:刺激仪在感知R波或P波信号后不再感知其他信号的一段时间称为感知不应期。感知不应期设置应>R-T间期并<R-R间期,通常设置在0.3s,可防止仪器对R波之后T波的再感知。

三、刺激方法

经食管心脏电生理检查的刺激方法与心内电生理检查相同,只是刺激电极位于食管内。一般依据检查目的进行不同方法的刺激,例如:①单纯检测窦房结功能和房室交界区功能者可采用分级递增刺激,在测定窦房结恢复时间的同时检测房室交界区的阻滞点。②采用程控期前刺激法测定窦房结和房室交界区不应期,同时也可测出心房不应期。③对有阵发性室上性心动过速病史的患者,需分别采用程控期前刺激负扫描和正扫描的方法测出诱发窗口及终止窗口。对诱发失败者可试用阿托品等药物后重复刺激,以提高诱发成功率。完成标测后,可视情况采用猝发刺激、超速刺激或亚速刺激终止心动过速。④要了解及复制一些常见的心脏电生理现象,常采用心房分级递增刺激和不同基础周期长度的程控期前刺激进行扫描,必要时加用第2次期前刺激(S_3)或第3次期前刺激(S_4)。

四、波形命名及各间期临床意义

(一)食管导联心电图

1.单极食管导联:将心电图胸前导联与食管电极尾端电极相连接,录得的即为单极食管导联心电图。这一方法由于简单、方便,常用于临床。根据导管电极在食管内的深度不同,通常分为四个区域,窦性心律时可记录到不同形态的单极食管导联心电图形,以P波变化最显著(图1-7)。

(1)心房上部区域:电极位于食管内相当于左心房上部区域时,心房激动P向量背离电极,P波以负相波为主,QRS波群呈Qr型。当电极逐渐向下移时,P波负相波逐渐减少,正相波逐渐增大。

(2)心房中部区域:电极位于食管内相当于左心房中部区域时,P向量先面对电极,然后背离电极,形成尖锐的正负双相P波,QRS波群形态变化不大。

(3)心房下部区域:电极位于食管内相当于左心房下部或房室沟区域时,P向量全部面对电极,形成高大尖锐的正相P波,负相波很小或消失,QRS波群呈QR型或qR型。

(4)心室上部区域:电极位于相当于左心室上部区

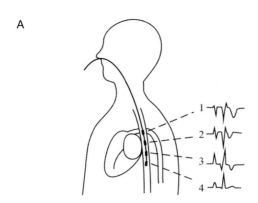

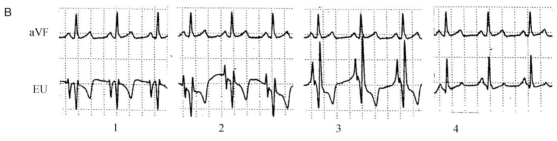

图1-7　(A)食管导联示意图。　(B)单极食管导联心电图4个区域P波形态(EU:单极食管导联)。

域,P波正相圆钝,振幅明显减小。QRS波群呈qR型或R型。

在进行经食管心脏电生理检查时,常根据P波形态进行导管电极定位,以P波呈正负双相或高大直立时为最佳定位点。

2.双极食管导联:将某肢体导联(如Ⅱ导联)的正、负极分别用连接线与一对食管导管尾端电极相连接,或者将正极与食管导管尾端电极某一极相连接,记录到的即是双极食管导联心电图。具有P波明显高大、振幅接近或高于QRS波群的特点,适用于普通心电图机记录双极食管导联心电图。与单极食管导联一样,记录双极食管导联心电图时,电极在食管内的位置与P波振幅明显相关。当一对电极贴近左心房时,P波振幅最高,在心律失常时可以清楚显示出异位或逆行P波。

3.滤波双极食管导联:采用多导电生理记录仪或心脏电生理刺激和记录一体机,生物电放大器按照心内法参数要求进行滤波双极食管导联记录。当一对电极均位于食管贴近心房部位时,记录到的是相当于心房局部电活动的波形,P波形态呈正负正三相或正负双相。这一方法具有起止明确、振幅明显高于QRS波群、基线稳定的特点,能清楚地显示出埋藏在QRS波群中的P波,尤其在宽QRS波群心动过速的鉴别诊断中优于单极食管导联心电图。

(二)波形命名

基础刺激 S_1 引起的P波和QRS波群分别称为 P_1 波和 R_1 波。期前刺激 S_2 引起的P波和QRS波群分别称为 P_2 波和 R_2 波群, S_3 、 S_4 引起的P波和QRS波群分别依此类推命名。

(三)S-P间期

从S波起始测量到P波起始为S-P间期。在心内电生理检查时,S-A间期代表着起搏电极局部心房肌至记录电极所在心房肌的传导时限。经食管电生理检查因起搏电极在食管内,其意义与心内法不同。在测定心脏不应期时,测量 P_1 - P_2 间期更能反映实际的心房激动情况。

(四)S-R间期

从S波起始测量到QRS波群起始为S-R间期,代表房室传导时间。因S波起始明确,在经食管心脏电生理检查时一般采用S波代表心房激动。如果S波后有清楚的P波,从P波起始开始测量房室传导时间能减小误差。

(五)S₁-R₁间期

代表基础刺激时的房室传导时间,从 S_1 波起始测量到 R_1 波群起始。

(六)S₂-R₂间期

代表 S_2 期前刺激时的房室传导时间,从 S_2 波起始测量到 R_2 波群起始。

五、临床应用范围

1.利用P波高尖不易被其他波形掩盖的特点来了解心房激动顺序,并分析诊断某些复杂心律失常。

2.测定心脏各部位的前向不应期以及传导特性。

3.测定窦房结功能、辅助确定有无病态窦房结综合征。

4.评价房室交界区传导功能及起搏功能。

5.揭示房室结双径路、多径路以及引起的多种心律失常。

6.了解预激综合征旁路电生理特性,检测多发性旁路及高危旁路。

7.诱发阵发性室上性心动过速,阐明形成机制并区分类型。

8.终止折返性室上性心动过速或抑制触发性心律失常。

9.复制某些心脏电生理现象,研究其形成机制,对复杂心律失常进行鉴别诊断。

10.射频导管消融术治疗快速性心律失常前筛选患者以及术后疗效评估。

第5节　心脏电生理检查常用刺激方法病例解析

病例1（图1-8）

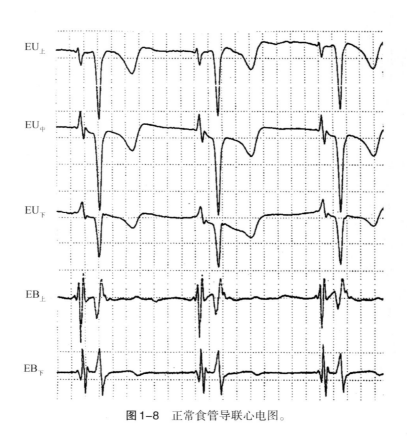

图1-8　正常食管导联心电图。

【临床资料】

患者,男,28岁。临床诊断:胸闷待查。

【电生理特征与分析】

图1-8为食管不同部位的单极食管导联与双极食管导联同步记录心电图。

EU 上：为单极食管导联电极位于相当于左心房上部区域，P波正负双相，以负相波为主。

EU 中：为单极食管导联电极位于相当于左心房中部区域，形成尖锐的正负双相P波。

EU 下：为单极食管导联电极位于相当于左心房下部区域，形成高大尖锐的正相P波。

EB 上：为滤波双极食管导联，一对电极位于左心房上部区域，P波呈正负正三相型，P波振幅高于QRS波群。

EB 下：为滤波双极食管导联，一对电极位于左心房下部区域，P波呈负正负正多相型。

本图可见无论单极食管导联还是双极食管导联的P波，振幅均明显高于体表导联。尤其双极食管导联的P波振幅高于QRS波群，不易被QRS波群掩盖，可显著提高分析心律失常的水平（纸速=50mm/s）。

【电生理诊断】

①窦性心律；②正常食管导联心电图。

病例2（图1-9）

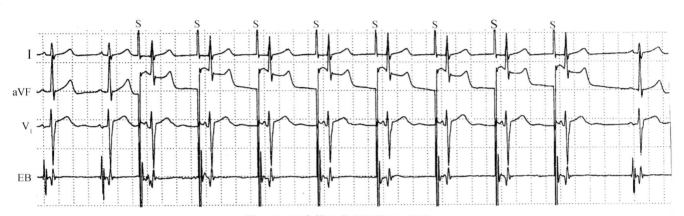

图1-9　经食管心房非程控 S_1S_1 刺激。

【临床资料】

患者，男，36岁。临床诊断：胸闷待查。

【电生理特征与分析】

图1-9示窦性心律时P波与QRS波群形态正常，经食管发放8次频率为75次/分的心房 S_1S_1 刺激，见刺激波（S波）后均紧跟P波与QRS波群，表明电刺激稳定起搏心房形成P波，并经房室结-希浦系统（希氏束-浦肯野系统）下传至心室产生正常QRS波群。刺激结束后的代偿间期略长于窦性周期，表明心房刺激激动同时侵入窦房结，形成不完全性代偿间期（纸速=25mm/s）。

【电生理诊断】

①窦性心律；②经食管心房非程控 S_1S_1 刺激。

病例3（图1-10）

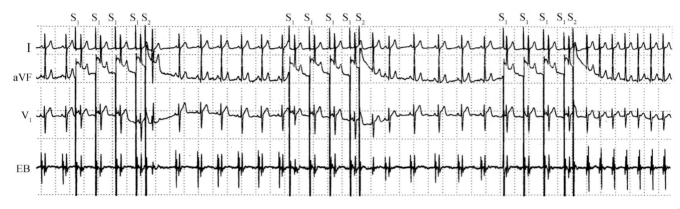

图1-10   经食管心房S_1S_2程控期前刺激。

【临床资料】

患者,男,56岁。临床诊断:阵发性室上性心动过速。

【电生理特征与分析】

图1-10示基础刺激周长600ms时的心房程控$S_1S_2$4:1刺激,每4个S_1刺激后紧跟了一个S_2期前刺激,S_1S_2间期每隔10ms进行一次负扫描,每组S_1S_2间隔5s可见到第1次S_2后的S_2-R_2间期较短,R_2波群呈右束支传导阻滞图形。第2次S_2-R_2间期突然明显延长,R_2波群形态恢复正常,显示出房室结双径路传导的电生理特征。第3次S_2后诱发出慢-快型房室结折返性心动过速(纸速=10mm/s)。

【电生理诊断】

①窦性心律;②房室结双径路;③经食管心房S_1S_2程控期前刺激诱发慢-快型房室结折返性心动过速。

病例4（图1-11）

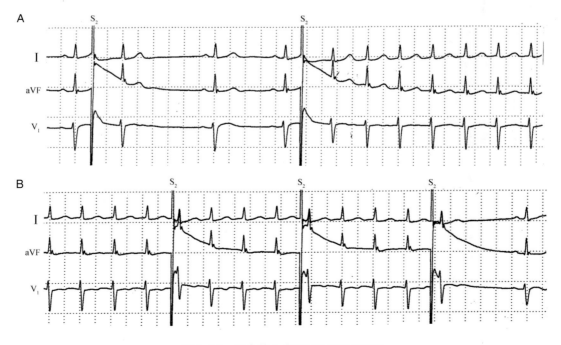

图1-11   经食管心房RS_2程控期前刺激。

【临床资料】

患者,女,30岁。临床诊断:阵发性室上性心动过速。

【电生理特征与分析】

图1-11示窦性心律时P-R间期0.16s,QRS波群形态正常。图A采用R波触发S_2期前刺激,第1次RS_2间期200ms,S_2-R_2间期延长至360ms。第2次RS_2间期190ms,S_2-R_2间期进一步延长至400ms,随后诱发出慢-快型房室结折返性心动过速。图B示心动过速时发放3次RS_2刺激,RS_2间期分别为300ms、290ms、280ms。前两次S_2落在QRS波群起始处,未能终止心动过速。第3次S_2波进一步提前并夺获心房后,终止了慢-快型房室结折返性心动过速(纸速=25mm/s)。

【电生理诊断】

①窦性心律;②房室结双径路;③经食管心房RS_2程控期前刺激诱发及终止慢-快型房室结折返性心动过速。

病例5(图1-12)

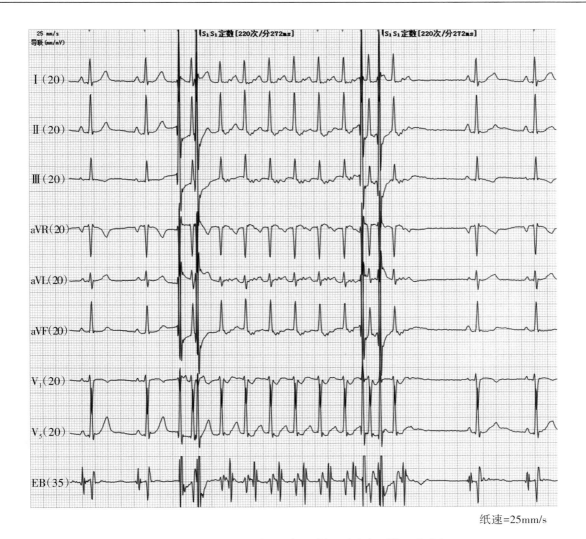

纸速=25mm/s

图1-12 S_1S_1定数刺激诱发及终止顺向型房室折返性心动过速。

【临床资料】

患者,女,45岁。临床诊断:阵发性室上性心动过速。

【电生理特征与分析】

图1-12见窦性心律时心率68次,P波形态、P-R间期、QRS波群形态无异常。经食管发放频率为220次/分的两个刺激脉冲,第2个S波后诱发出频率为158次/分的窄QRS波心动过速。逆行P波出现在ST段上,RP间期<PR间期。逆行P波在aVR、V₁导联倒置,Ⅰ、

Ⅱ、aVL导联直立,食管导联RP间期140ms>V₁导联RP间期,说明心动过速为顺向型房室折返性心动过速,再次发放相同频率的两个刺激脉冲后终止了心动过速。根据各导联逆行P波的形态及不同的RP间期,提示房室旁路位于右侧壁,窦性心律与心动过速时均未见心室预激,表明参与折返的房室旁路无前向传导功能,只能形成逆向传导,系隐匿性房室旁路。

【电生理诊断】

①隐匿性右前侧壁房室旁路;②S₁S₁定数刺激诱发及终止顺向型房室折返性心动过速。

病例6(图1-13)

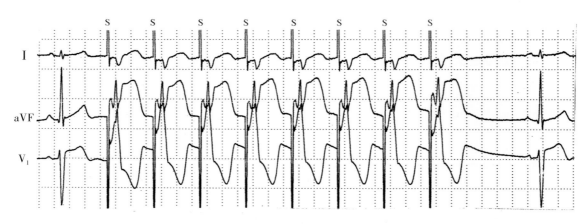

图1-13　经食管起搏心室。

【临床资料】

患者,男,22岁。临床诊断:心悸待查。

【电生理特征与分析】

图1-13示窦性心律时P-R间期0.16s,QRS波群形态正常。经食管给予频率为100次/分的心室起搏

刺激,可见每一次刺激波(S波)稳定起搏心室,S波后均紧跟呈右束支阻滞型的宽大畸形QRS波群,表明经食管心室刺激先激动左心室(纸速=25mm/s)。

【电生理诊断】

①窦性心律;②经食管起搏心室。

病例7（图1-14）

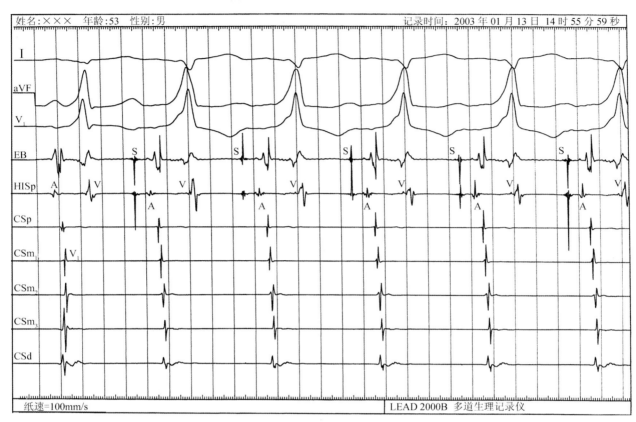

姓名：×××　年龄：53　性别：男　　　　　　　记录时间：2003 年 01 月 13 日 14 时 55 分 59 秒

I

aVF

V₁

EB

HISp

CSp

CSm₁

CSm₂

CSm₃

CSd

纸速=100mm/s　　　　　　　　　　　　LEAD 2000B 多道生理记录仪

图1-14　右心房非程控S₁S₁刺激。

【临床资料】

患者，男，53 岁。临床诊断：预激综合征，阵发性室上性心动过速。

【电生理特征与分析】

图1-14 示起搏电极导管放置在高位右心房，发放频率为 100 次/分的 S₁S₁ 刺激脉冲。第 1 次 P-QRS 波群为窦性心搏，心电图表现为 A 型心室预激，最早 A 波出现在希氏束电图，随后为食管导联（EB）以及冠状窦电极，冠状窦远端（CSd）中出现 A 波和 V 波融合。表明窦性心律时右心房先激动，左心房后激动，随后心房激动沿左侧房室旁路前传至心室。心腔内心电图中每次刺激波（S 波）后均紧跟心房 A 波，心电图中心室预激程度增大，表明随着心房频率的增快，激动沿旁路前传的成分增多。食管导联中 P 波与冠状窦 A 波同时出现，证实食管导联电极记录到的 P 波是左心房电位（纸速＝100mm/s）。

【电生理诊断】

①窦性心律；②A 型心室预激，左侧房室旁路；③右心房非程控 S₁S₁ 刺激。

病例8（图1-15）

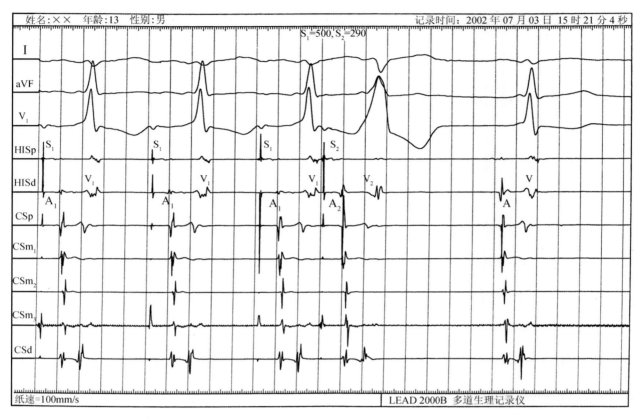

姓名：×× 年龄：13 性别：男   记录时间：2002年07月03日 15时21分4秒

S₁=500,S₂=290

纸速=100mm/s   LEAD 2000B 多道生理记录仪

图1-15 右心房 S_1S_2 程控期前刺激。

【临床资料】

患者，男，13岁。临床诊断：预激综合征，阵发性室上性心动过速。

【电生理特征与分析】

图1-15示起搏电极导管放置在高位右心房，进行基础周长500ms，心房程控期前刺激 S_1S_2 290ms时记录，见刺激波（S波）均稳定起搏心房。A波最早出现在希氏束近端（HISp），随后依次为希氏束远端（HISd）、冠状窦近端（CSp）、冠状窦中端各部（CSm₁₋₃）及冠状窦远端（CSd）。冠状窦各部V波比希氏束部早出现，CSm₁ 和 CSm₂ 中出现的A波与V波几乎融合，

表明该处为旁路所在部位。体表心电图中QRS波群表现出A型心室预激图形，A₂波后的R₂波群显著宽大畸形，呈现出完全心室预激图形，系房室结-希浦系统已进入不应期，心房激动沿房室旁路顺传至心室引起。

窦性心律时（最后一次心搏）心电图表现为A型心室预激图形，房室激动顺序与心房起搏时相同（纸速=100mm/s）。

【电生理诊断】

①窦性心律；②A型心室预激，左侧房室旁路；③右心房 S_1S_2 程控期前刺激。

病例 9（图 1-16）

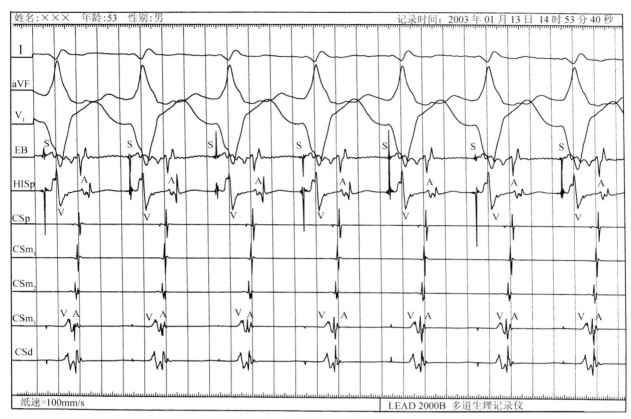

图 1-16　右心室 S_1S_1 非程控刺激。

【临床资料】

患者，男，53 岁。临床诊断：预激综合征，阵发性室上性心动过速。

【电生理特征与分析】

图 1-16 示起搏电极导管放置在右心室发放频率为 150 次/分的 S_1S_1 电脉冲刺激，见刺激波（S 波）后紧跟呈左束支阻滞图形的宽大畸形 QRS 波群，表明已完全起搏右心室。心腔内心电图中每次 V 波后均紧跟逆行

A 波，最早的 A 波出现在冠状窦 CSm_3 中，最迟 A 波在希氏束电图中出现，说明心室激动沿左侧房室旁路逆行传导至左心房，然后传至右心房。此外，食管导联（EB）中逆行 P 波与冠状窦近端逆行 A 波同时出现，也证实食管导联电极记录到的 P 波是左心房电位（纸速=100mm/s）。

【电生理诊断】

①A 型心室预激，左侧房室旁路；②右心室起搏；③房室旁路逆行传导性心房激动。

病例10（图1-17）

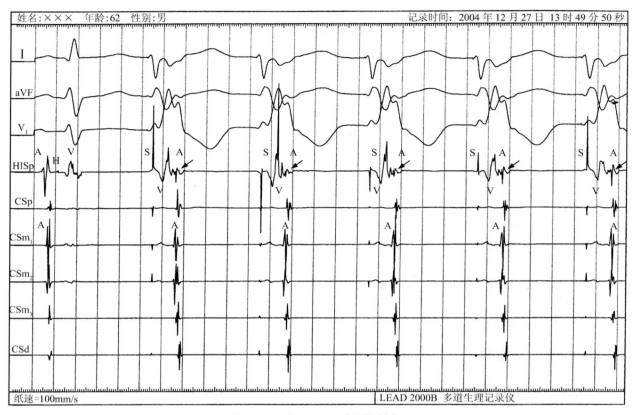

图1-17   左心室S_1S_1非程控刺激。

【临床资料】

患者,男,62岁。临床诊断:阵发性室上性心动过速。

【电生理特征与分析】

图1-17示第1次P-QRS波群为窦性心搏,心腔内心房激动的A波最早出现在希氏束电图中,然后为冠状静脉窦电图中各部位(CSp、CSm_1、CSm_2、CSm_3及CSd)。希氏束电图中A波与心室激动V波间可见希氏束激动H波,心脏激动顺序及各间期正常。起搏电极导管放置在左心室,发放电脉冲后,从第2次心搏开始可见频率为100次/分的刺激波(S波),其后紧跟呈右束支传导阻滞图形的宽大畸形QRS波群,并见逆行A波,最早逆行A波出现在希氏束(箭头所示),随后为冠状静脉窦各部位(CSp位于右心房,CSm位于冠状静脉窦口),心室激动沿希浦系统-房室结逆行传导至心房(纸速=100mm/s)。

【电生理诊断】

①窦性心律;②左心室起搏电图;③心室-希浦系-房室结-心房逆行传导。

病例11（图1-18）

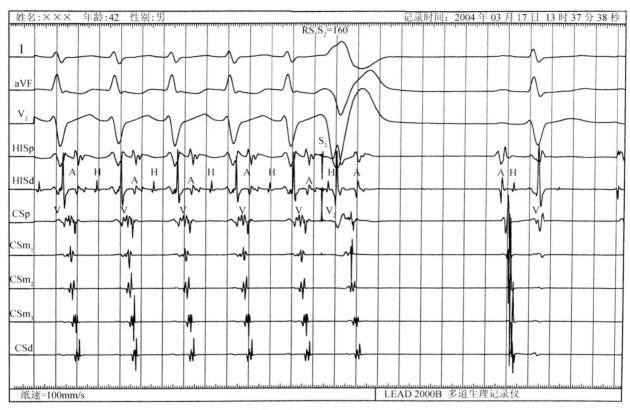

姓名:×××　年龄:42　性别:男　　　　　　　　　　　　记录时间: 2004 年 03 月 17 日 13 时 37 分 38 秒

纸速=100mm/s　　　　　　　　　　　　　　　　　　LEAD 2000B 多道生理记录仪

图1-18　RS_2法程控期前刺激终止顺向型房室折返性心动过速。

【临床资料】

患者,男,42岁。临床诊断:预激综合征,阵发性室上性心动过速。

【电生理特征与分析】

图1-18为心动过速发作时记录,见QRS波群形态正常,R-R间期270ms,心率220次/分。心腔内最早逆行A波出现在冠状窦电图CSm_1与CSm_2中,A波与V波融合在一起,然后A波分别出现在CSm_3、CSmd、CSp以及希氏束电图HIS中。HISd在A波与V波间可见呈负正双相的希氏束电位H波,表明心动过速为折返激动沿旁路逆向传导,从房室结-希浦系统顺向传导的房室折返性心动过速。第5次QRS波群后发放了一次心室提前刺激,宽大畸形QRS波群后仍见逆行A波,但A波后的H波与V波消失,说明折返激动在房室结发生传导阻滞后终止了心动过速。最后一次窦性心搏的最早A波出现在HISp,随后分别为HISd、CSp、CSm_1、CSm_2、CSm_3、CSd。HISd中A-H间期为80ms,H-V间期为60ms(纸速=100mm/s)。

【电生理诊断】

①窦性心律;②隐匿性左侧房室旁路;③顺向性房室折返性心动过速;④心室RS_2刺激终止心动过速。

病例12（图1-19）

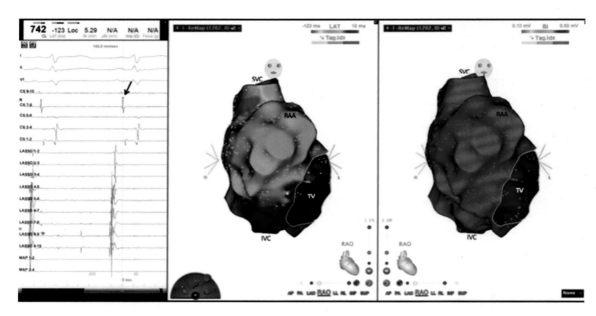

图1-19　三维标测的窦性心律时正常右心房激动与电压图。

【临床资料】

患者，男，52岁。临床诊断：持续性心房颤动射频消融术后。

【三维标测图解读】

图1-19示在Carto3三维标测系统下用强生环状标测导管Lasso构建的右心房模型，左图为窦律下激动传导图，右图为窦律下电压图。均为右前斜位（RAO）。图中，SVC：上腔静脉；RAA：右心耳；IVC：下腔静脉；TV：三尖瓣环。拟行上腔静脉隔离，先要明确窦房结位置。箭头所示为激动标测时的系统参考，为标测的

时间0点，激动时间越早，LAT（局部心内膜电位与参考标记间的时间差）负值越大，左图中红色位置指窦律时右心房最早激动点，也就是窦房结位置。心律失常的产生和维持与病变心肌有较大关系，我们可以通过电压标测明确基质，来判断心肌病变情况。常规心房内膜电压<0.05mV用灰色表示，为坏死心肌；>0.5mV用紫色表示，为正常心肌；0.05~0.5mV用灰紫之间的彩色表示，为病变心肌。可见右图电压图全为紫色，表示右心房内膜心肌正常。

【标测结果】

①明确窦房结位置；②右心房基质标测正常。

病例13（图1-20）

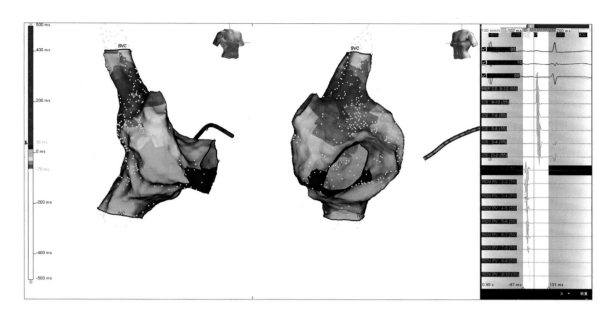

图1-20　房性期前收缩的激动三维标测。

【临床资料】

患者,女,51岁。临床诊断:房性心律失常。

【三维标测图解读】

图1-20示在EnsiteNavX三维标测系统下,用雅培环状标测导管AFocusⅡ对房性期前收缩进行激动标测。模型为右心房激动标测图,左图为右前斜位30°,右图为左前斜位45°。图中,SVC:上腔静脉;IVC:下腔静脉;TV:三尖瓣环;RAA:右心耳;CS:冠状窦电极。期前收缩时冠状窦电极示近端(CS 9-10)早

于远端(CSD-2),标测显示最早点(图中白色区域)位于上腔静脉口部与右心耳交界处,激动以最早点为中心向四周扩散,右心房最晚激动点位于三尖瓣环"7点"附近,期前收缩时右心房最早点与最晚点相差106ms。用雅培盐水灌注压力消融导管TCQ以35W在最早点消融3s后即期前收缩消失,继续消融至120s后,观察30min未见期前收缩恢复。

【标测结果】

右心房上腔静脉口部与右心耳交界处局灶起源房性期前收缩。

病例14（图1-21）

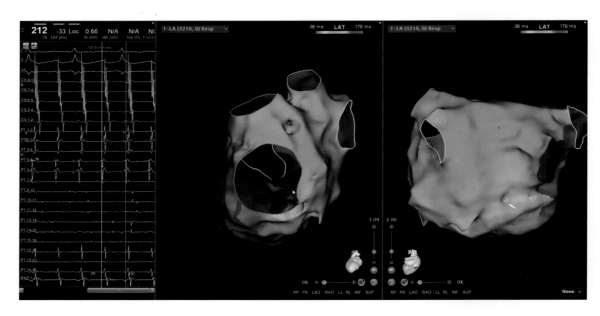

图1-21　心房扑动三维标测图。

【临床资料】

患者，男，67岁。临床诊断：心房扑动。

【三维标测图解读】

图1-21示在Carto3三维标测系统下，用环状标测导管Lasso对心房扑动进行激动标测，模型为左心房激动标测图。左图为左侧位（LL），右图为后前位（PA）。图中，LSPV：左上肺静脉；LIPV：左下肺静脉；RSPV：右上肺静脉；RIPV：右下肺静脉；LAA：左心耳；MV：二尖瓣环。心动过速时冠状窦电极示近端A波（CS 9-10）早于远端（CSD-2），心动过速周长（CL）212ms，标测显示表示激动早晚的颜色绕二尖瓣环分布，红（最早激动）紫（最晚激动）相接于二尖瓣环"8点"附近，左心房激动时间（LAT）216ms，占心动周期的全周长，提示心房扑动绕二尖瓣环逆钟向折返。在二尖瓣环不同位置3点拖带示PPI-TCL均<30ms，进一步验证激动标测结果。用强生盐水灌注压力消融导管（ST）以40W行二尖瓣狭部线消融，消融中心房扑动终止转窦律，继续消融并验证二尖瓣狭部线双向阻滞。需要注意的是，标测结果的红紫相接位置并不一定就是缓慢传导区域，它出现的位置与兴趣窗的设置有关。

【标测结果】

左心房二尖瓣环逆钟向折返性心房扑动。

病例15（图1-22）

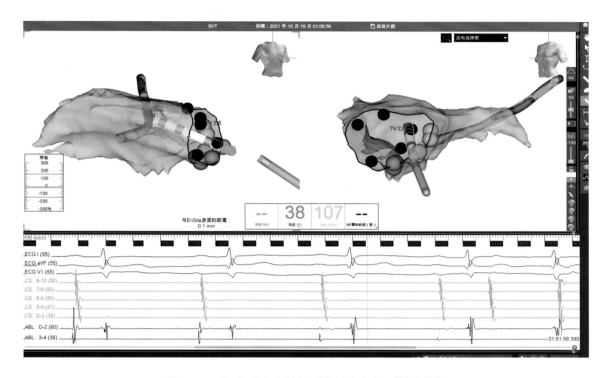

图1-22 慢-快型房室结折返性心动过速三维标测图。

【临床资料】

患者,女,57岁。临床诊断:阵发性室上性心动过速。

【三维标测图解读】

图1-22示在EnsiteNavX三维标测系统指导下,行慢径改良。患者经心内电生理检查明确为慢-快型房室结折返性心动过速。模型为用雅培普通消融导管先构建冠状窦-Koch三角-三尖瓣环局部右心房解剖图,左图为右前斜位30°,右图为左前斜位45°。图中,TV:三尖瓣环;CS:冠状窦电极;RVA:心室电极。图中黄色点为His位置标记点,黑色点为三尖瓣环标记点,红色点为消融无效(无结性反应)点,绿色点为消融有效(有结性反应)点。标记His区后,调整消融导管避开His区,到慢径区域由下向上消融,实时显示消融导管与His的间距,减少手术并发症的发生。三维系统下可明显减少射线量,使心脏解剖可视化,甚至可以做到全程"0射线"手术,用于如妊娠期女性等特殊患者。

【标测结果】

慢-快型房室结折返性心动过速。

病例16（图1-23）

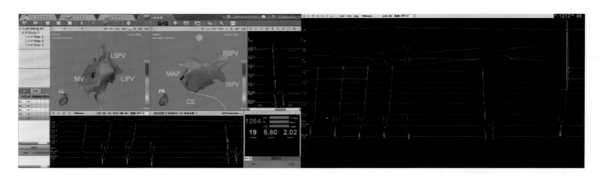

图1-23 房室折返性心动过速三维标测图。

【临床资料】

患者，男，27岁。临床诊断：阵发性室上性心动过速。

【三维标测图解读】

图1-23示在微创Columbus三维标测系统指导下，用微创新型的微孔灌注消融导管FireMagic®SuperCool 3D对左侧旁路进行激动标测与消融。模型为左心房激动标测图，左图为左侧位（LL），右图为后前位（PA）。图中，RSPV：右上肺静脉；RIPV：右下肺静脉；LSPV：左上肺静脉；LIPV：左下肺静脉；MV：二尖瓣环；MAP：消融导管；CS：冠状窦电极。心动过速发作时冠状窦电极提示逆传A波呈偏心性传导，远端（CSD-2）最早，局部采点激动标测明确最早点，位于二尖瓣环"1点"附近，消融靶点VA融合，逆传A波最早。以40W在最早点消融3s后即逆传VA分离，旁路消融成功。

【标测结果】

①隐匿性左前壁房室旁路；②顺向型房室折返性心动过速。

病例17（图1-24）

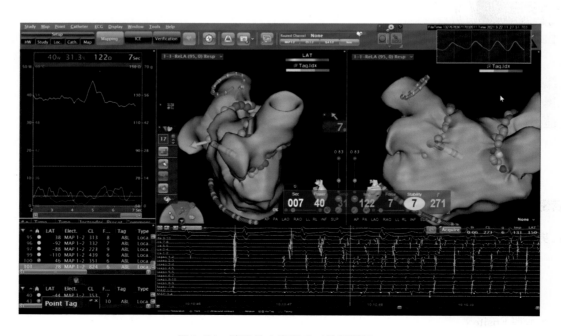

图1-24 阵发性心房颤动三维标测图。

【临床资料】

患者,男,74岁。临床诊断:阵发性心房颤动。

【三维标测图解读】

图1-24示在Carto3三维标测系统下行阵发性心房颤动射频消融术。模型为用强生环状标测导管Lasso构建的左心房三维解剖图。左图为右侧位(RL),右图为后前位(PA)。图中,LSPV:左上肺静脉;LIPV:左下肺静脉;RSPV:右上肺静脉;RIPV:右下肺静脉。ABL:强生ST消融导管(导管头端箭头代表导管贴靠心房内膜力的方向,"7g"表示贴靠力的大小);PV:Laso环状标测导管;建模过程中Lasso在LSPV时可见房颤

发作时肺静脉电位(图中箭头所指Lasso电位)明显提前出现,且肺静脉内电位明显比心房快(CS电位),提示为LSPV相关的房颤。隔离左侧肺静脉后,可见肺静脉内电位仍为颤动,心房CS电位为正常窦律,进一步证实为LSPV驱动的房颤。图中环双侧肺静脉前庭的红色圆球形是消融标记点,是系统根据消融导管消融时压力、阻抗、消融时间等参数自动采集的VisTag点,颜色越深代表此点消融产生的能量越大。目前新一代三维系统均有此种量化消融模块,是客观实际的系统自动采点,降低了主观性带来的错误判断。

【标测结果】

LSPV相关的阵发性心房颤动。

病例18(图1-25)

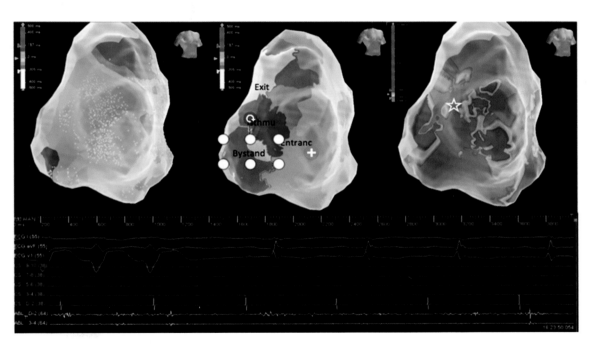

图1-25　室性心动过速三维标测图。

【临床资料】

患者,男,43岁。临床诊断:致心律失常性右心室心肌病(ARVC)。

【三维标测图解读】

图1-25示在EnsiteNavX三维标测系统下,用雅培HD Grid多电极标测导管对右心室进行建模并标测。

均为右前斜位30°。左图为窦律下右心室激动图,图中白色激动最早,紫色激动最晚,从红色到蓝色区域内分布着多条色带,每种颜色表示的传导时间相同,同一区域分布色带越多,说明传导越慢,可见此处存在缓慢传导。右图为窦律下右心室电压图,图中可见大片灰色区域,常规心室内膜电压<0.5mV用灰色表示,为坏死心肌;>1.5mV用紫色表示,为正常心肌;0.5~1.5mV用灰紫之间的彩色表示,为病变心肌。由此可见,右心

室内膜大片坏死及病变心肌,只有散在分布的一些局部正常心肌。中间图为室性心动过速发作时的激动标测图,可见右心室前壁局部白紫相接,LAT时间392ms(图中左上角色带显示最早提前205ms,最晚落后187ms),室性心动过速周长495ms,接近全周长,提示室性心动过速绕前壁折返(图中褐色圈表示)。Isthmus:关键峡部,为折返环缓慢传导区,此处可见长时程的舒张期电位;Entrance:入口,为关键峡部的入口,此处起搏QRS形态与室性心动过速时一致,S-QRS长;Exit:出口,为激动通过缓慢传导区后的突破口,此处起搏QRS形态与室性心动过速时一致,S-QRS短;Bystander:旁观者,不参与室性心动过速折返环。Isthmus对应电压图中可见此局部为瘢痕区,对应激动图中此处也为缓慢传导区域。消融策略就在室性心动过速的Isthmus入口处局部线性消融。

【标测结果】

右心室游离壁瘢痕相关折返性室性心动过速。

第2章 临床心脏电生理检查的基本参数

第1节 临床心脏电生理检查的基本图形、特征及其意义

一、心腔内心电图

心腔内任何部位都可记录到电活动,导管电极接触部位记录到的波形代表着该局部的电活动。与体表心电图不同,心内电生理检查主要了解各部位的起源点与激动顺序,因此,其在测量最早电位的发生以及各电位间期时限方面的临床意义远远大于形态改变。通常需将多根电极导管分别放置在右心房侧壁上部及下部、希氏束、冠状静脉窦以及右心室心尖部等部位进行起搏与标测。记录上述部位的电活动对常规电生理检查已足够,对于一些特殊的要求,还可将电极导管放置在左心室和肺静脉等部位。

1. 右心房电图:将电极导管分别置于右心房游离壁的高部位及低部位,便可记录到高位右心房电图(HRA)、低位右心房电图(LRA)。右心房电图表现为高尖的心房波(A波),心房波后的心室波(V波)很小,甚至看不清。

2. 希氏束电图:股静脉穿刺后,在X线透视下将4极电极导管经下腔静脉、右心房送入右心室,再将导管后撤,使其顶端位于三尖瓣开口处,指向右上方时靠近希氏束区域。如果记录仪显示出A波与V波大致相等时,可略微调整导管顶端,同时在A波与V波之间寻找呈双相或三相的尖锐波(H波)。如果出现A-H-V关系固定的H波,即可认为是希氏束电图。其远端(HISd)一对电极记录到的是靠近心室侧的希氏束电图,其近端(HISp)一对电极记录到的是靠近心房侧的希氏束电图。记录希氏束电图扫描速度通常选择100~200mm/s,滤波范围为40~500Hz。

3. 冠状静脉窦电图:将4极或10极电极导管放入冠状静脉窦,其远端(CSd)的一对电极记录到的是左心房、左心室外侧电位,近端(CSp)的一对电极记录的是左心房内侧电位。采用10极电极导管记录还可进一步区分冠状窦的不同区域,除CSp与CSd外,通常将中间的三对电极从近到远依次命名为CSm_1、CSm_2、CSm_3。冠状静脉窦电图一般呈现为大A波和小V波或无V波。

4. 右心室电图:将电极导管经股静脉、下腔静脉、右心房放入右心室。右心室电图表现为大V波,无A波。希氏束部位的V波最早出现,其起始点与体表心电图QRS波群的起始点是相等的。

二、希氏束电图各间期的命名、测量及其意义

希氏束电图是临床心脏电生理检查中最重要的记录方法,是心腔内电生理检查的基石。除绝大多数房室传导障碍可在希氏束电图中明确诊断以外,希氏束电图还广泛应用于心脏不应期的检测以及预激综合征、房室结双径路等的研究中。希氏束电图由以下一系列激动波及各间期组成(图2-1至图2-3)。

1. P-A间期:是指自体表心电图P波开始点至希氏束电图A波之间的时距,大致反映了右心房内的激动传导时间,正常值范围为25~60ms(Narnla等)。正常心房最早激动点因受到窦性频率等因素的影响而发生变化,加上导管定位准确与否,各实验室测出的数值变化较大。

2. S-A间期:是指自刺激脉冲S波至希氏束电图中A波的时距,反映了起搏电极导管所在心房部位至右心房后下间隔部的传导时间。通常采用高位右心房起

搏,起搏电极导管位于高位右心房时的 S-A 间期代表了右心房内的传导时间。

3.A-H 间期:是指自希氏束电图上 A 波起始点至希氏束 H 波起始的时距,反映右心房后下间隔部的激动通过房室结到达希氏束的传导时间,大致代表了房室结的传导时间,应从希氏束电图上最早的 A 波起点测量至 H 波的起点。由于受到自主神经的影响,其正常值范围变化较大,Narnla 等报道为 50~120ms。

4.H 波:为出现在 V 波前的一种时限较短的快速尖锐双相或三相波,反映了希氏束内的传导时间,正常值范围为 10~15ms。当发生希氏束内传导阻滞时会造成 H 波增宽或分裂,此时应注意排除右束支电位。

5.H-V 间期:是指自希氏束电图上 H 波起始点至 V 波起始点的时距,代表了激动从希氏束近端至心室肌的传导时间,正常值范围为 35~55ms。如果 H-V 间期<30ms,要考虑该 H 波是否为右束支电位。

6.S-V 间期:为自刺激脉冲 S 波至 V 波的时距,反映了起搏电极导管所在部位心室肌至记录导管所在心室肌间的传导时间。采用右心室心尖部起搏时,希氏束电图中 S-V 间期代表了右心室内的逆行传导时间。

第2节　心脏激动顺序标测

心脏标测是采用多导联同步快速记录的方法来比较体表心电图和心腔内各部位的电活动,以确定心脏最早激动点或激动顺序的电生理检查技术。常用的心脏标测技术包括心外膜标测、心内膜标测、起搏标测及激动标测等。目前心内膜标测法除应用常规导管电极直接进行标测电位外,新一代心脏电生理标测系统,如心脏激动电磁标测系统(CARTO)和非接触球囊标测系统(EnSite 3000)已经在临床中被广泛应用。

心脏激动顺序的心内膜导管法标测包括:①窦性心律标测;②异位节律标测;③心脏起搏标测;④心动过速标测。可了解心脏正常前向激动与逆向激动的顺序、发生心律失常时异常激动顺序以及激动起源部位的定位等。

一、窦性心律标测

窦性频率较快时,心房激动常起始于高位右心房,窦性频率相对慢时,心房最早激动点多位于右心房中部侧壁,这些部位的 A 波最早出现。在房室传导顺序正常的情况下,窦性激动从该处传至低位右心房、希氏束部位,最后到达左心房(冠状静脉窦远端录到的 A 波最迟出现)。心室激动顺序则依次为希氏束部位、右心室、左心室。

二、异位期前收缩标测

当心脏某部位出现异位节律时,心腔内心电图记录是确定异位激动点最可靠的方法。起源于左心房的房性期前收缩,局部电位早于体表心电图 P 波,A 波

最早出现在冠状窦电极中,随后是希氏束电极,高位右心房电极 A 波最后出现。房室交界区(希氏束部位)期前收缩时,提前的 V 波前可见 H 波。心房激动顺序为逆行性,同时向左、右心房呈放射状传播,最早的逆行 A 波出现在希氏束电图上,然后是右心房及冠状窦部位,最后出现在高位右心房。室性期前收缩时,提前的 V 波前无 H 波,逆行心房激动的顺序与希氏束部位期前收缩相似,但 V-A 间期长于后者(图2-5至图2-11)。

三、起搏标测

(一)心房起搏

通常采用高位右心房或冠状窦起搏,心房刺激时通过改变起搏频率或期前刺激耦联间期来了解:①窦房结功能;②房室结-希浦系统的传导特征,激动顺序依次为刺激点附近心房肌、房室结、希氏束、右心室、左心室,常见传导延缓部位发生在房室结,表现为 A-H 间期逐渐延长,H-V 间期不变;③存在房室结双径路传导时,主要的电生理变化为 A-H 间期的跳跃式延长;④房室旁路的电生理特征为传导速度快,不受频率影响,而房室结发生传导延缓可使 A-H 间期延长,心室预激程度增大致 V 波提前将 H 波掩盖,A-H 间期明显延长时,H 波可出现在 V 波后;⑤诱发房性心律失常并了解其激动顺序等(图2-14至图2-20)。

(二)心室起搏

通常采用右心室起搏,标测内容有:①观察心室重复性反应,了解心室内激动顺序;②通过心室刺激呈中

心性心房激动顺序时的 V-H 间期及 H-A 间期改变,了解希浦系统、房室结逆行传导的电生理特征;③通过心室刺激呈偏心性心房激动的顺序了解房室旁路逆行传导特征,最早出现逆行 A 波的部位是房室旁路在心房的附着点。心室起搏标测与心动过速时标测一样,是隐匿性房室旁路定位不可缺少的方法(图2-21至图2-32)。

(三)逆行心房激动顺序

1.中心性激动:心室起搏或房室结折返性心动过速时激动沿希浦系统、房室结双径路或间隔旁路逆行传导至心房,间隔部心房肌先激动,然后分别向两侧心房传导,右、左心房几乎同时开始激动。希氏束部位或冠状窦口部位 A 波最早出现,高位右心房与冠状窦远端 A 波最迟出现,此种逆行心房激动顺序称为中心性激动(图2-11、图2-12和图2-28)。

2.右侧偏心性激动:心室起搏或房室折返性心动过速时,激动沿右侧房室旁路逆行传导至右心房,然后通过房间隔向左心房传播。低位右心房 A 波最早出现,然后激动顺序依次为希氏束部位、冠状窦近端、冠状窦远端,此种逆行心房激动顺序称为右侧偏心性激动(图2-27)。

3.左侧偏心性激动:心室起搏或房室折返性心动过速时,激动沿左侧房室旁路逆行传导至左心房,然后向右心房传播。冠状静脉窦中 A 波早于希氏束部位(低位右心房),高位右心房处 A 波最后出现,此种逆行心房激动顺序称为左侧偏心性激动(图2-13、图2-28和图2-29)。

四、心动过速标测

心动过速时,通过同步记录心腔内各部位导管电极所记录到的最早 A 波、最早 V 波以及最短的 A-V 与 V-A 间期来判断心脏最早激动点或激动顺序,标测点越多,准确性越高(详见第8章第2节)。

第3节　心脏对期前刺激的反应

心脏电生理检查的主要方法是通过心脏对分级递增或程控期前刺激形成的反应来研究心脏传导系统的电生理特征,诱发心律失常并分析其形成机制,并评价药物和电学治疗后的疗效等。

一、心房期前刺激反应形式

心房期前刺激反应形式是指进行不同耦联间期的心房期前刺激时,房室结-希浦系统以及房室旁路会表现出不同的传导方式及电生理特征,希氏束电图上表现出 A-H-V 序列,根据反应特征可分为以下五种类型。

1.第一种类型,单纯 A_2-H_2 反应:表现为随着心房期前刺激的提前,激动在房室结内发生进行性传导延缓,直至传导中断,而希浦系统内传导无改变。A_2-H_2 间期逐渐延长,但 H_2-V_2 间期不变。如果存在房室结双径路,可出现 A_2-H_2 间期跳跃式延长。当房室结内发生传导中断后,H_2 以及 V_2 波消失,这种反应形式最多见(图2-14)。

2.第二种类型,A_2-H_2 伴 H_2-V_2 反应:表现为随着心房期前刺激的提前,起始可见房室结内传导延缓,A_2-H_2 间期出现延长,但希浦系统内传导变化不大,H_2-V_2 间期不变。随着期前刺激的进一步提前,希浦系统内开始出现进行性传导延缓,H_2-V_2 间期也延长,直至 V_2 波脱漏。少数情况下,已发生阻滞的希浦系统随着 A_2-H_2 间期延长又能恢复传导,H_2 波后重现 V_2 波(图2-15)。

3.第三种类型,H_2-V_2 伴 A_2-H_2 反应:少见,表现为随着心房期前刺激的提前,起始传导延缓发生在房室结内,A_2-H_2 间期延长,但期前刺激耦联间期到达某一临界时,希浦系统内发生明显的传导延缓,H_2-V_2 间期突然延长,体表心电图可伴有心室内差异性传导图形。在这种反应类型中,最早发生房室传导中断的部位均在希浦系统内(图2-15和图2-16)。

4.第四种类型,H_2-V_2 伴 QRS、A_2-V_2 反应:少见,表现为房室结双径路及希浦系统对心房期前刺激的反应,随着心房期前刺激的提前,希浦系统内先发生传导延缓,H_2-V_2 间期延长,QRS 波群可呈心室内差异性传导图形。当期前刺激耦联间期缩短至房室结快径路有效不应期时,激动改由慢径路缓慢前传,A_2-H_2 间期呈现跳跃式延长。由于房室结传导减慢使希浦系统传导得到改善,H_2-V_2 间期突然恢复正常,QRS 波群也恢复正常(图2-17)。

5.第五种类型,房室旁路前向反应:表现为房室旁路对心房期前刺激的反应,通常房室旁路的电生理特征为不应期短,无频率或周期依赖性递减传导。一般不随起搏频率增加或期前刺激提前而发生传导时间延长。心房起搏频率增快或期前刺激提前时,房室结传导速度会逐渐减慢其至发生传导阻滞,但旁路传导速度快而恒定,造成心室预激程度逐渐增加直至形成完全预激。希氏束电图中表现出随着心房期前刺激的提前,A_2-H_2间期逐渐延长而造成H_2-V_2间期缩短,H_2波掩埋在V_2波中,其至出现在V_2波之后。当心房期前刺激耦联间期缩短至旁路前向有效不应期时,可出现两种形式:①旁路有效不应期长于房室结-希浦系统,激动沿房室结-希浦系统前向传导,心室预激消失,A_2-H_2间期延长而H_2-V_2间期正常;②旁路有效不应期短于房室结-希浦系统,旁路及房室结-希浦系统均传导阻滞,A_2波后的H_2波及V_2波消失(图2-18至图2-20)。

二、心室期前刺激反应形式

心室期前刺激的反应形式是指进行不同耦联间期的心室期前刺激时,出现不同类型的室房(V-A)逆行传导电生理特征,在希氏束电图上表现出V-A或V-H-A序列。部分患者因不能记录到逆传H波(采用0.5mm间距的导管电极能增加录到H波的可能性),无法了解传导延缓是发生在希浦系统还是在房室结,只能从观察V-A间期及心房激动顺序大致了解室房逆行传导的特征。在心室肌不应期短于希浦系统的情况下如能记录到逆传H波,则可明确逆行传导延缓或阻滞的发生部位,一般根据反应特征也可分为以下五种类型。

1.第一种类型,V_2-H_2反应:表现为希浦系统对心室期前刺激的反应。心室期前刺激耦联间期较长时,希浦系统逆行传导延缓不明显,H_2波隐藏在V_2波内。随着心室期前刺激的提前,逆行激动在希浦系统内发生进行性传导延缓,H_2波逐渐脱离V_2波,从而显示出V_2-H_2间期逐渐延长(图2-22)。当希浦系统内发生传导中断时,V_2波后的H_2波及A_2波消失,室房逆行传导阻滞发生在希浦系统内。

2.第二种类型,V_2-H_2伴H_2-V_2反应:随着心室期前刺激的提前,逆行激动在希浦系统内发生明显传导延缓,H_2波出现在V_2波后。当心室期前刺激耦联间期提前10ms时,V_2-H_2间期出现跳跃式延长,而H_2-A_2间期不变则表明存在逆向型希氏束内双径路。如果H_2后出现窄QRS波群(V_3),H_2-V_2间期正常,A_2与V_3无关,更能证实逆向型希氏束双径路的存在。即激动沿

希氏束慢径路逆向传导,再从希氏束快径路前向传导至心室,在希氏束双径路内发生一次折返(图2-23)。

3.第三种类型,$V_2-H_2-A_2$反应:表现为房室结对心室期前刺激的反应。心室期前刺激耦联间期较长时,房室结逆行传导速度变化不大,H_2-A_2间期较恒定。随着心室期前刺激耦联间期逐渐缩短,H_2-A_2间期可发生延长直至A_2波脱漏,室房逆行传导阻滞发生在房室结内。通常房室结的逆行传导速度主要取决于希浦系统传导延缓程度,当希浦系统逆行传导明显延缓后,可使房室结逆行传导得到改善,即随着V_2-H_2间期延长,H_2-A_2间期反而缩短(图2-24)。

4.第四种类型,H_2-A_2伴QRS反应:表现为逆向型房室结双径路对心室期前刺激的反应。心室期前刺激耦联间期较长时,心室激动沿房室结快径路逆行传导,期前刺激耦联间期到达快径路有效不应期时,逆行激动改沿慢径路传导至心房,H_2-A_2间期突然出现明显延长。如果心房激动能沿快径路顺向传导至心室,则引起一次正常形态的QRS波群,其前可见H波,H-V间期正常。假若希浦系统存在逆传阻滞,就无法形成此种类型的反应(图2-25)。

5.第五种类型,房室旁路逆向反应:表现为房室旁路对心室期前刺激的反应。通常房室旁路的逆向传导特征与前向传导一样,不应期短以及逆向传导速度快,对心室期前刺激多表现出"全或无"的反应。心室期前刺激耦联间期较长时,V_2波后出现旁路逆行传导的A_2波特征,当期前刺激耦联间期缩短至旁路逆向有效不应期时,可出现两种形式:①旁路逆行不应期短于房室结-希浦系统时,V_2波后经旁路逆行传导形成的A_2波消失;②旁路逆行不应期长于房室结-希浦系统时,逆行激动先在房室旁路阻滞,如果能够沿希浦系统-房室结逆行传导,则显示出第一种或第三种反应类型(图2-26)。

三、心室重复性反应

心室重复性反应是心室对期前刺激的另一种反应形式,此种反应仅局限在心室内,表现为重复出现的V波(或称心室回波),可表现出两种类型。

1.束支折返型:这是心室重复性反应中最常见的类型,也称为V_3现象。其可发生于约50%的正常人中,是一种正常反应的电生理现象,很少持续2次以上。其形成机制主要为两侧束支的不应期不一致,造成心室期前刺激在希浦系统和心肌内发生折返。一般右束支不应期长于左束支,右心室期前刺激容易在右

束支内传导阻滞,然后沿左束支逆行传导至希氏束,再从已脱离不应期的右束支前传形成 V_3 现象。电生理表现为 V_2-H_2 间期延长到一定程度后出现一次 QRS 形态与 V_2 波相似的 V_3 波,其前总是出现逆传 H 波,无 A 波或者 A 波与 V 波无传导关系。连续的折返便形成束支折返性室性心动过速(图2-30和图2-31)。

2.心室内折返型:常发生于有冠心病等器质性心脏病,尤其是心肌梗死患者中,偶可见于无器质性心脏病患者。容易发生在心室期前刺激耦联间期较短,特别是多个短耦联间期期前刺激时。其特征是重复发生的 V 波前无 H 波,QRS 波群形态与 V_2 不同且多变,A 波呈窦性激动顺序,与 V 波无传导关系,持续发生形成室性心动过速时心室率较快。在无器质性心脏病患者中常发生数次心室重复性反应后便自行终止(图2-32)。

第4节　临床心脏电生理检查病例解析

病例1（图2-1）

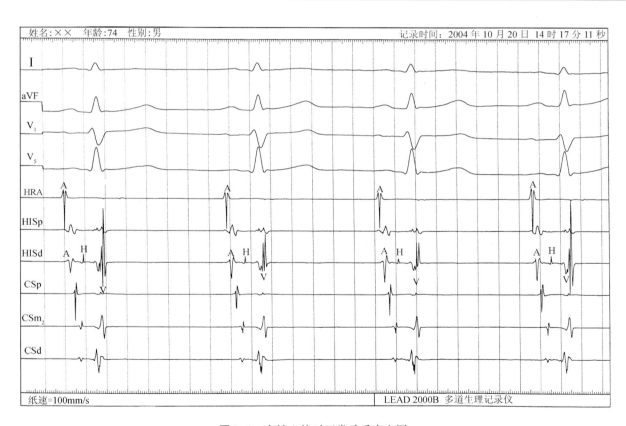

图2-1　窦性心律时正常希氏束电图。

【临床资料】

患者,男,74岁。临床诊断:阵发性室上性心动过速。

【电生理特征与分析】

图2-1示窦性心律时体表心电图中 P-R 间期0.15s,

QRS 波群形态及时限正常。A 波最早出现在高位右心房处,其次为希氏束部位,最后是冠状静脉窦近端及远端,激动起源于高位右心房并向左心房传导。体表心电图中 P 波至希氏束远端 A 波的 P-A 间期30ms,希氏束远端 A 波与 V 波之间清晰见到时限10ms的尖锐正相 H 波,A-H 间期90ms,H-V 间期50ms,房室结-希浦系统各部位传导顺序及时间均正常（纸速=100mm/s）。HRA:高位右心房。HISp:希氏束近端。HISd:希氏束远端。CSp:冠状窦近端。CSm₁:冠状窦中端1。CSm₂:冠状窦中端2。CSm₃:冠状窦中端3。CSd:冠状窦远端。以下同。

【电生理诊断】

①窦性心律；②正常希氏束电图。

病例2（图2-2）

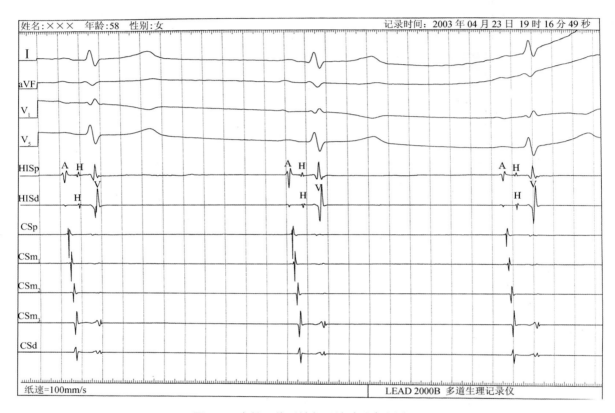

图2-2　窦性心律近端与远端希氏束电图-1。

【临床资料】

患者，女，58岁。临床诊断:阵发性室上性心动过速。

【电生理特征与分析】

图2-2示窦性心律时体表心电图中P-P间期1.08s，P-R间期0.14s。A波最早出现在HISp，然后是HISd、CSp、CSm₁、CSm₂、CSm₃、CSd，P波至HISp部位A波的P-A间期30ms，心房激动顺序正常。HISp部记录到大A波与大V波，HISd部记录到小A波与大V波，HISp与HISd的A波和V波之间均见到时限15ms的尖锐三相H波，HISp部A-H间期70ms，H-V间期55ms，HISd部A-H间期80ms，H-V间期50ms，房室结-希浦系统各部位传导顺序及时间均正常（纸速=100mm/s）。

【电生理诊断】

①窦性心动过缓；②心房、房室结-希浦系统传导正常。

病例3（图2-3）

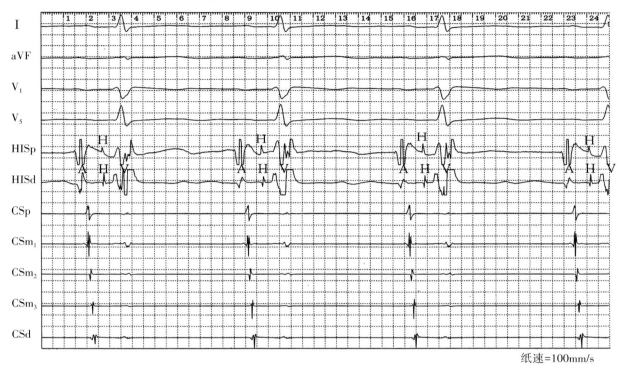

纸速=100mm/s

图2-3　窦性心律近端与远端希氏束电图-2。

【临床资料】

患者，女，48岁。临床诊断：房室结双径路，阵发性室上性心动过速。

【电生理特征与分析】

图2-3示窦性心律时心率84次/分。A波最早出现在HISp，然后是HISd、CSp、CSm₁、CSm₂、CSm₃、CSd，P波至HISp部位A波的P-A间期40ms，心房激动顺序正常。HISp部记录到大A波与大V波，HISd部记录到小A波与大V波，HISp与HISd的A波和V波之间均见到时限15ms的尖锐正相或负正双相的H波。HISp部A-H间期120ms，H-V间期55ms，HISd部A-H间期110ms，H-V间期40ms，HISp部H波至HISd部H波间期10ms。各部位波形与间期表明房室结-希浦系统各部位传导顺序及时间均正常（纸速=100mm/s）。

【电生理诊断】

①窦性心动过缓；②心房、房室结-希浦系统传导正常。

病例4（图2-4）

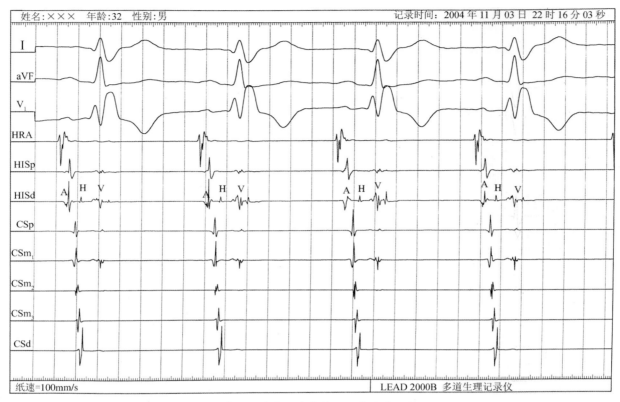

图2-4　窦性心律伴右束支传导阻滞时希氏束电图。

【临床资料】

患者，男，32岁。临床诊断：阵发性室上性心动过速。

【电生理特征与分析】

图2-4示窦性心律时体表心电图P-R间期0.15s，QRS波群0.12s呈完全性右束支传导阻滞图形。心腔内最早A波出现在高位右心房处，其次为希氏束部位、冠状静脉窦近端、冠状静脉窦远端，激动自高位右心房向低位右心房及左心房传导。体表心电图P波至希氏束远端A波的P-A间期30ms，希氏束电图中H波时限15ms，A-H间期75ms，H-V间期55ms（纸速=100mm/s）。

【电生理诊断】

①窦性心律；②心房、房室结、希氏束传导正常；③完全性右束支传导阻滞。

病例 5（图 2-5）

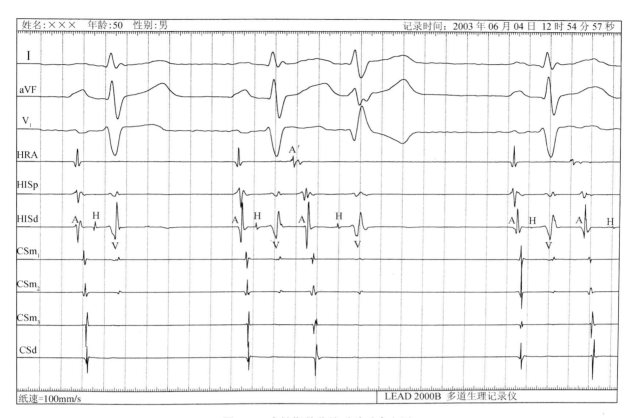

| 姓名:××× 年龄:50 性别:男 | 记录时间: 2003 年 06 月 04 日 12 时 54 分 57 秒 |

纸速=100mm/s　　　　　　　　　　　　　　LEAD 2000B 多道生理记录仪

图 2-5　房性期前收缩时希氏束电图。

【临床资料】

患者,男,50 岁。反复阵发性心悸 25 年余,每次发作持续 5~10min,屏气后可自行缓解。临床诊断:阵发性室上性心动过速。

【电生理特征与分析】

图 2-5 示窦性心律时体表心电图 P-R 间期 0.16s,QRS 波群形态基本正常。心腔内最早 A 波出现在高位右心房及希氏束近端处,其次为希氏束远端和冠状静脉窦。体表心电图 P 波至希氏束部的 P-A 间期 25ms,希氏束电图中 A-H 间期 75ms,H-V 间期 60ms。于第 2 次 V 波后可见一次起源于高位右心房的期前收缩（A'）,高位右心房 A 波至希氏束近端 A 波间距 50ms,至希氏束远端 A 波间距 65ms。A-H 间期延长至 150ms,H-V 间期仍为 60ms,QRS 波群呈完全性右束支阻滞型。表明提前出现的房性期前收缩致右心房、房室结以及右束支发生传导延缓,希氏束传导不变（纸速=100mm/s）。

【电生理诊断】

①窦性心律;②起源于高位右心房的房性期前收缩;③房性期前收缩伴右心房、房室结以及右束支内传导延缓。

病例6（图2-6）

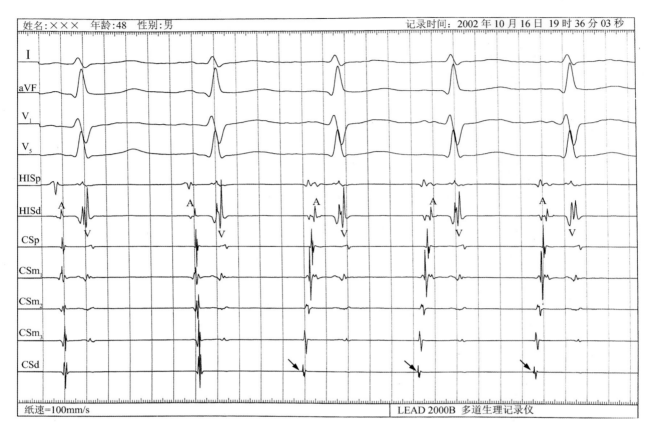

图2-6　左心房前侧壁房性心动过速。

【临床资料】

患者，男，48岁。阵发性胸闷、心悸10余年，临床诊断：预激综合征，阵发性室上性心动过速。

【电生理特征与分析】

图2-6示射频导管消融术成功阻断房室旁路传导后记录，见前两次窦性心律A波在希氏束近端最早出现，随之为希氏束远端及冠状窦近端与远端。希氏束远端A-V间期130ms，虽然未能记录到H波，但电极导管定位正确，A波与V波比例恰当，可明确为希氏束部位记录到的图形。第3次心搏起A波最早出现在冠状窦远端（箭头所示），并逐渐向冠状窦近端传递，希氏束部位A波出现在冠状窦近端之后。此时A-A间期520ms，心率115次/分，为起源于左心房前侧壁的房性心动过速。希氏束远端中A-V间期与窦性心律时相同，表明房性心动过速时的房室传导正常（纸速=100mm/s）。

【电生理诊断】

①窦性心律；②左心房前侧壁房性心动过速。

病例 7（图 2-7）

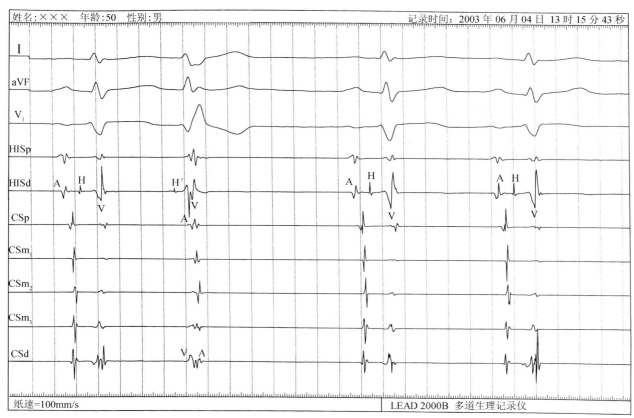

图 2-7　希氏束部位期前收缩。

【临床资料】

患者，男，50 岁。临床诊断：预激综合征，阵发性室上性心动过速。

【电生理特征与分析】

图 2-7 示窦性心律时体表心电图 P-R 间期 0.16s，QRS 波群形态正常。A 波最早出现在希氏束近端，其次为希氏束远端、冠状静脉窦近端及其各记录点。体表心电图 P 波起始至希氏束远端 A 波的 P-A 间期 35ms，希氏束电图中 A-H 间期 80ms，H-V 间期 55ms，窦性心律时各间期传导时间正常。第二次 QRS 波群提前出现呈右束支传导阻滞型，V 波前可见 H'波，H'-V 间期 40ms，为希氏束部位期前收缩伴心室内差异性传导。逆行 A 波埋在 V 波中，A 波最早出现在 HISd 以及 CSd，表明逆行心房激动为希氏束与左侧房室旁路共同逆传形成，其后代偿间期完全，表明逆行心房激动未能重整窦性周期（纸速=100mm/s）。

【电生理诊断】

①窦性心律；②希氏束期前收缩；③隐匿性左侧旁路逆行传导。

病例8（图2-8）

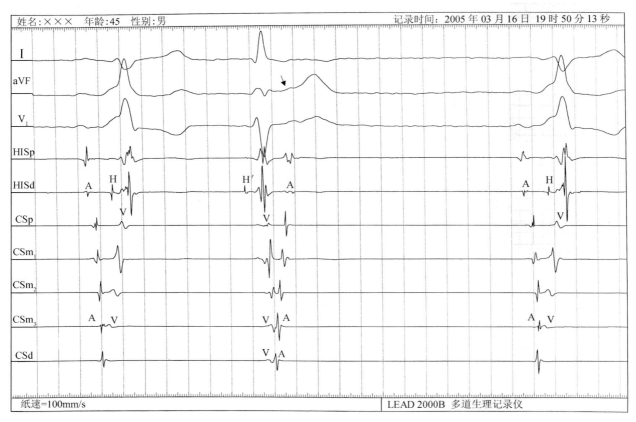

| 姓名：×××　年龄：45　性别：男 | 记录时间：2005 年 03 月 16 日 19 时 50 分 13 秒 |

纸速=100mm/s　　　　　　　　　　　LEAD 2000B 多道生理记录仪

图2-8　预激旁路合并希氏束期前收缩。

【临床资料】

患者，男，45岁。临床诊断：预激综合征，阵发性室上性心动过速。

【电生理特征与分析】

图2-8示窦性心律时体表心电图呈现出A型预激图形，心内标测时A波最早出现在HISp，然后分别为HISd、CSp、CSm₁、CSm₂、CSm₃及CSd。HISd清晰见到H波，A-H间期120ms，H-V间期40ms。V波出现的最早部位在CSd与CSm₃，此处AV明显融合，显示出左前侧壁房室旁路的特征。第二次V波提前出现，QRS波群形态正常，其后可见在I导联倒置，aVF、V₁导联直立的逆

行P波（箭头所示）。V波前可见H波，H-V间期50ms，为希氏束期前收缩。其后可见在CSd与CSm₃最早出现的逆行A波，然后依次为CSm₂、CSm₁、CSp、HISd及HISp，逆行心房激动顺序与旁路前向传导的心室激动顺序相同，表明希氏束期前收缩下传心室后，沿左前侧壁房室旁路逆行传导至心房，清楚显示出窦性心律及希氏束期前收缩时的前向与逆向传导途径（纸速=100mm/s）。

【电生理诊断】

①窦性心律；②预激综合征，左前侧壁显性房室旁路；③希氏束期前收缩；④旁路逆传性心房激动；⑤直立型逆行P波。

病例 9（图 2-9）

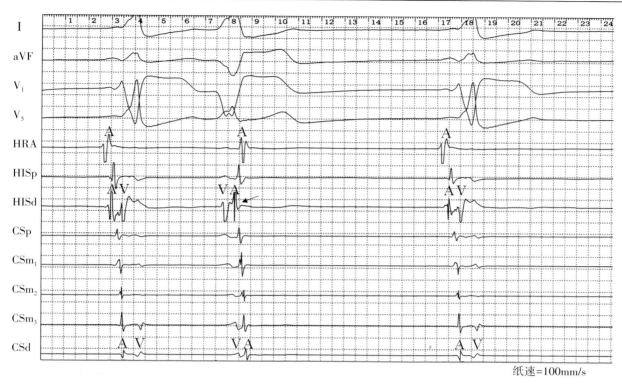

图 2-9　室性期前收缩显示显性右前间隔房室旁路逆行传导。

【临床资料】

患者，男，43 岁。临床诊断：预激综合征，阵发性室上性心动过速。

【电生理特征与分析】

图 2-9 示窦性心律心电图显示 B 型心室预激。心内标测见心房激动 HRA 中 A 波最早出现，其后依次为 HIS 部、CSP、CSm、CSd，心房内激动顺序正常。HISd 部 AV 融合，H 波隐藏在 V 波起始部，为显性右前间隔房室旁路传导的电生理特征。第 2 次 QRS 波宽大畸形为起源于右心室的室性期前收缩，体表心电图中未见逆行 P 波。但心内电图逆行 A 波清晰可见，最早出现在 HISd 部，VA 几乎融合（箭头所示）。随后 A 波出现在 HISp、HRA 及 CSp、CSm、CSd，逆行心房激动从前间隔向两侧壁传递，显示出中心性逆行激动顺序。逆行 A 波最早出现的部位即为房室旁路的心房插入端，逆行传导与顺向传导均为右前间隔房室旁路（纸速=100mm/s）。

【电生理诊断】

①显性右前间隔房室旁路；②室性期前收缩显性右前间隔房室旁路逆行传导。

病例10（图2-10）

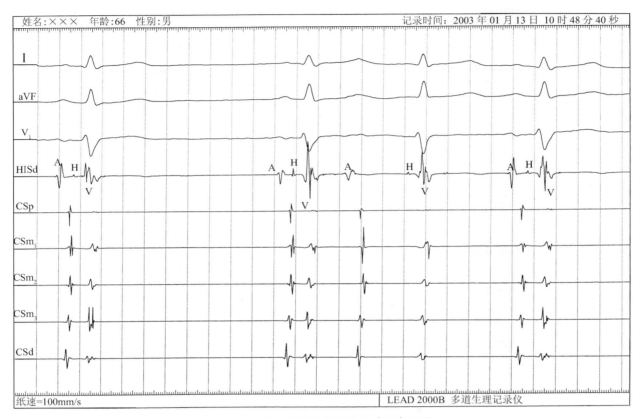

| 姓名:×××　年龄:66　性别:男 | 记录时间: 2003 年 01 月 13 日 10 时 48 分 40 秒 |

纸速=100mm/s　　　　　　　　　　LEAD 2000B 多道生理记录仪

图2-10　插入型房性期前收缩希氏束电图。

【临床资料】

患者,男,66岁。临床诊断:房室结双径路,阵发性室上性心动过速。

【电生理特征与分析】

图2-10示第1、2、4次A波系窦性激动,A-A间期1040～1080ms,HISd处A波早于CS出现,A-H间期80ms,H-V间期50ms。第3次A波提前出现呈插入型,无代偿间期表明此时窦房结处于有效不应期,心房激动未能逆行传入窦房结。其A-H间期长达290ms,H-V间期50ms不变,提示为提前出现的心房激动落在房室结快径路的前向有效不应期中受阻,但可沿不应期较短的慢径路缓慢下传,形成长A-H间期(纸速=100mm/s)。

【电生理诊断】

①窦性心律;②插入型房性期前收缩;③房性期前收缩显示房室结慢径路传导。

病例11（图2-11）

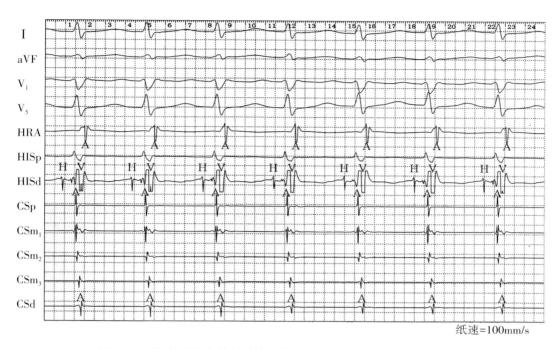

图2-11 慢-快型房室结折返性心动过速时中心性逆行心房激动顺序。

【临床资料】

患者,女,48岁,与病例3为同一患者。临床诊断:房室结双径路,阵发性室上性心动过速。

【电生理特征与分析】

图2-11示电生理检查中诱发频率为170次/分的窄QRS波心动过速,HISd部在V波前见高尖的H波,H-V间期50ms。最早逆行A波出现在HIS部V波起始,小A大V,呈HAV序列。最迟A波出现在HRA与CS1-2处,逆行心房激动顺序呈中心性(纸速=100mm/s)。

【电生理诊断】

①房室结双径路;②慢-快型房室结折返性心动过速;③中心性逆行心房激动顺序。

病例12（图2-12）

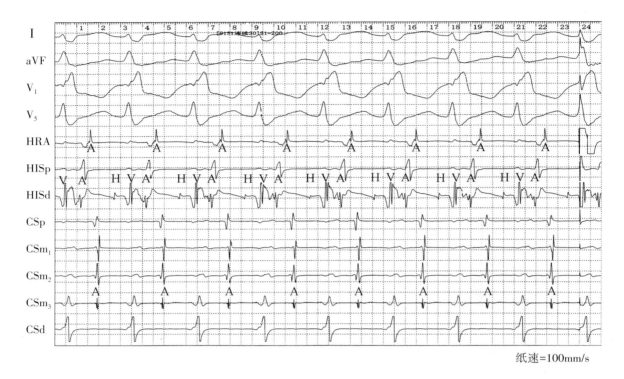

图2-12   顺向型房室折返性心动过速中心性心房逆传激动。

【临床资料】

患者，女，19岁。临床诊断：预激综合征，阵发性室上性心动过速。

【电生理特征与分析】

图2-12示窦性心律时心电图显示右侧显性房室旁路传导的宽大畸形QRS波。心房激动最早发生在HRA，最迟出现在CS远端，心房激动顺序正常。最短AV间期出现在HIS部位，HISd呈小A大V，V波起始部可见高尖的H波，A-H间期仅60ms，显示右前间隔（希氏束旁）房室旁路特征（见图8-11）。图为诱发出频率为206次/分的窄QRS心动过速时，QRS波呈右束支阻滞型。见HIS部H-V间期50ms，逆行A波最早出现在HISd，V-A间期90ms。其HRA与CS远端最迟出现，逆行心房激动呈中心性，为右前间隔房室旁路逆行传导形成的顺向型房室结折返性心动过速（纸速=100mm/s）。

【电生理诊断】

①显性右前间隔房室旁路；②顺向型房室折返性心动过速合并功能性右束支阻滞；③中心性逆行心房激动顺序。

病例13（图2-13）

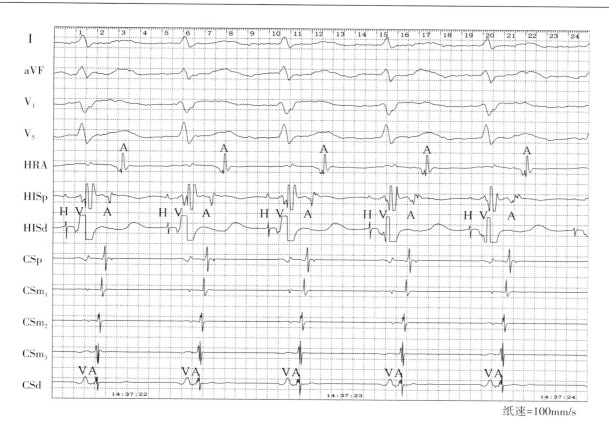

图2-13 顺向型房室折返性心动过速时左侧偏心性心房激动。

【临床资料】

患者,男,48岁。临床诊断:预激综合征,阵发性室上性心动过速。

【电生理特征与分析】

图2-13示心动过速时心率为160次/分,QRS波群形态及时限正常,在ST段上可见逆行P波。逆行A波最早出现在CSd与CSm₃,VA间期最短,随后逆行A波出现在CSp、HISd、HISp、HRA部位,逆行心房激动呈现左侧偏心性改变。HISp部与HISd部在V波前均可见到高尖的H波,H-V间期40～50ms(纸速=100mm/s)。

【电生理诊断】

①左侧壁房室旁路;②顺向型房室折返性心动过速;③左侧偏心性逆行心房激动顺序。

病例14（图2-14）

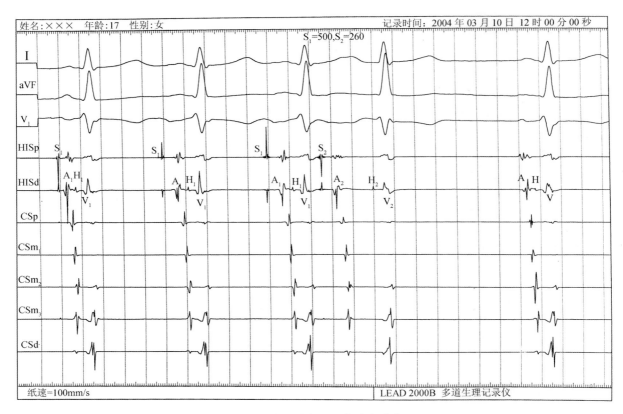

| 姓名:××× 年龄:17 性别:女 | 记录时间:2004 年 03 月 10 日 12 时 00 分 00 秒 |

纸速=100mm/s   LEAD 2000B 多道生理记录仪

图2-14 第一种类型心房反应形式。

【临床资料】

患者,女,17岁。临床诊断:预激综合征,阵发性室上性心动过速。

【电生理特征与分析】

图2-14示射频消融成功阻断房室旁路后进行心房程控刺激检查,S_1S_1基础周期500ms,$S_1S_2$260ms时见A_1-H_1 60ms、H_1-V_1 40ms。A_2-H_2延长至195ms,H_2-V_2仍为40ms。表明此时心房期前激动在房室结内发生明显传导延缓,而希浦系统内传导无改变。窦性心律时 A-H-V 间期时距与S_1S_1基础刺激时相同(纸速=100mm/s)。

【电生理诊断】

①窦性心律;②第一种类型心房反应形式(单纯性A_2-H_2延长)。

病例15（图2-15）

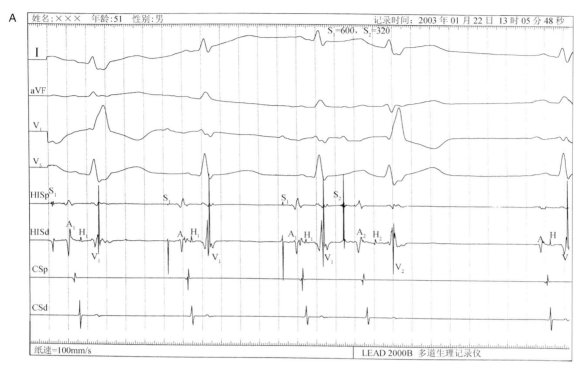

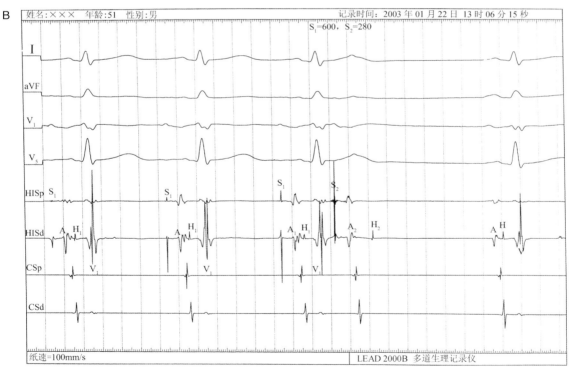

图2-15 第二、三、四种类型心房反应形式。（待续）

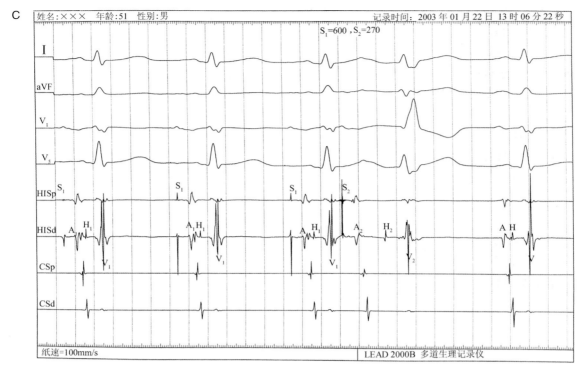

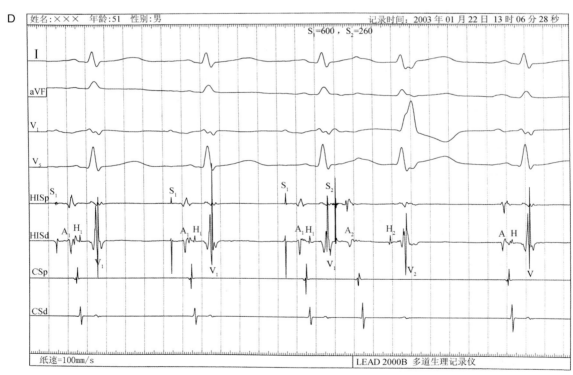

图2-15(续)

【临床资料】

患者,男,51岁。反复阵发性胸闷、心悸10余年,加重1年。临床诊断:房室结双径路,阵发性室上性心动过速。

【电生理特征与分析】

图2-15为基础周长600ms的S_1S_2心房程控期前刺激时记录(纸速=100mm/s),可见窦性心搏以及心房起搏时A波最早出现在希氏束电图中,随后为冠状窦近

端与远端,心房激动顺序正常。窦性希氏束远端A-H间期60ms,H-V间期50ms(最后一次心搏)。心房起搏时A_1-$H_1$60ms,H_1-$V_1$50ms不变。

图A示S_1S_2耦联间期320ms时,见A_2-H_2间期100ms,H_2-$V_2$60ms,H_1-H_2间期360ms,体表心电图R_2呈右束支传导阻滞图形,表明房室结以及希浦系统进入相对不应期发生传导延缓。

图B示S_1S_1耦联间期缩短至280ms时,见A_2-H_2间期延长至130ms,H_1-H_2间期仍为360ms,H_2后的V_2波脱漏,表明希浦系统进入有效不应期发生传导阻滞。

图C示S_1S_2耦联间期缩短10ms(270ms)时,见A_2-H_2间期延长至160ms,H_2波后重现V_2波,H_2-V_2间期延长至80ms,此时H_1-H_2间期380ms。表明随着期前刺激的提前,房室结快径路进入相对不应期发生传导延缓,以致希浦系统恢复了传导,但仍存在传导延缓,结合图B,属房室结与希浦系统形成的裂隙现象(详见第

10章第1节)。

图D示S_1S_2耦联间期再缩短10ms(260ms)时,见A_2-H_2间期突然延长至220ms,H_2-V_2间期反而缩短至45ms。提示房室结快径路进入有效不应期,激动改沿慢径路缓慢下传,随着房室结传导的明显延缓,希浦系统的传导反而得到了改善,图C与图D属房室结与希浦系统形成的变异性裂隙现象(详见第10章第1节)。

【电生理诊断】

①窦性心律;②第二种类型心房反应形式(A_2-H_2伴H_2-V_2反应);③第三种类型心房反应形式(H_2-V_2伴A_2-H_2反应);④第四种类型心房反应形式(H_2-V_2伴QRS,A_2-V_2反应);⑤房室结与希浦系统形成的裂隙现象;⑥房室结-希浦系统变异性裂隙现象。

病例16 (图2-16)

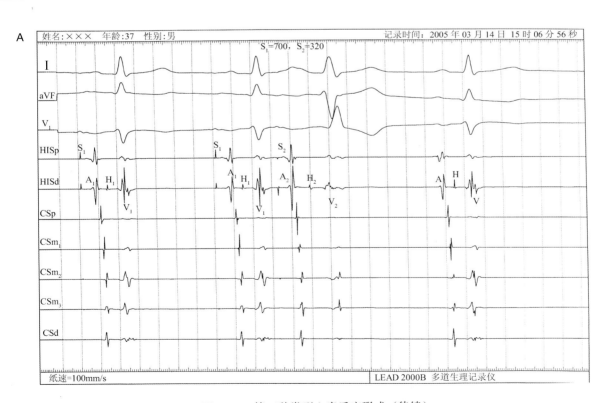

图2-16 第三种类型心房反应形式。(待续)

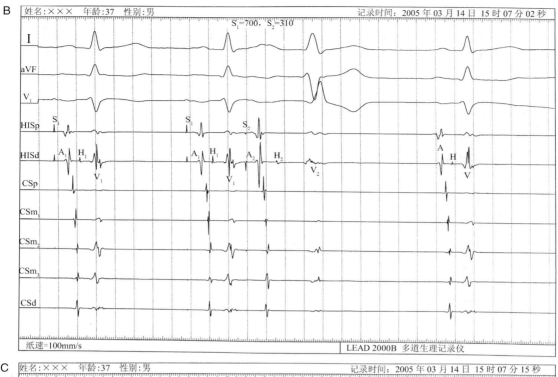

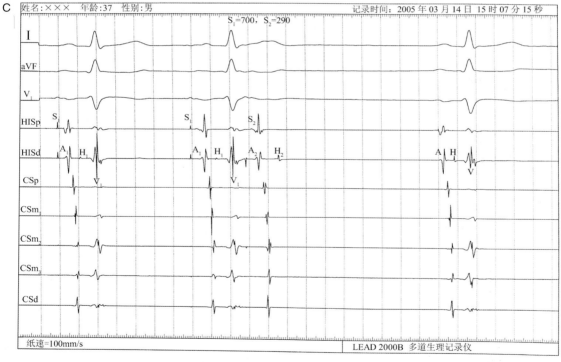

图 2-16（续）

【临床资料】

患者,男,37岁。反复胸闷、心悸10余年,加重2年。临床诊断:预激综合征,阵发性室上性心动过速。

【电生理特征与分析】

图 2-16 为成功阻断左侧房室旁路后记录。图 A 示基础周期长度 700ms,S_1S_2 耦联间期 320ms 时的心房

程控期前刺激。见窦性心律时(最后一次心搏)A波在HISp处最早出现,其次分别为HISd、CSp、CSm₁、CSm₂、CSm₃及CSd,HISd中 A_1-H_1 间期80ms,H_1-V_1 间期50ms,心房激动顺序及房室结-希浦系统各传导间期时间正常。心房刺激时,A_1-H_1 间期及 H_1-V_1 间期与窦性心律时相同,另可见 A_2-H_2 间期110ms,H_2-V_2 间期70ms,V_2(R_2)波呈电轴左偏伴右束支传导阻滞图形。此时 H_1-H_2 间期350ms,表明希浦系统已进入相对不应期出现传导延缓。

图B示 S_1S_2 耦联间期缩短10ms(310ms)时,A_2-H_2 间期仅延长10ms,但 H_2-V_2 间期却突然延长至140ms,H_1-H_2 间期340ms,V_2 波仍呈电轴左偏伴右束支传导阻

滞图形。表明此时希浦系统已进入相对不应期的晚期,A_2 激动在希浦系统内发生了显著传导延缓。

图C示 S_1S_2 耦联间期缩短至290ms时,见 A_2-H_2 间期120ms,H_1-H_2 间期330ms,但 H_2 波后的 V_2 波消失。表明此时希浦系统已进入有效不应期,A_2 激动在希浦系统内发生了传导阻滞未能引起心室激动(纸速=100mm/s)。

【电生理诊断】

①窦性心律;②预激综合征,左侧房室旁路;③第三种类型心房反应形式(H_2-V_2 伴 A_2-H_2 反应);④希浦系统有效不应期700ms/290ms。

病例17(图2-17)

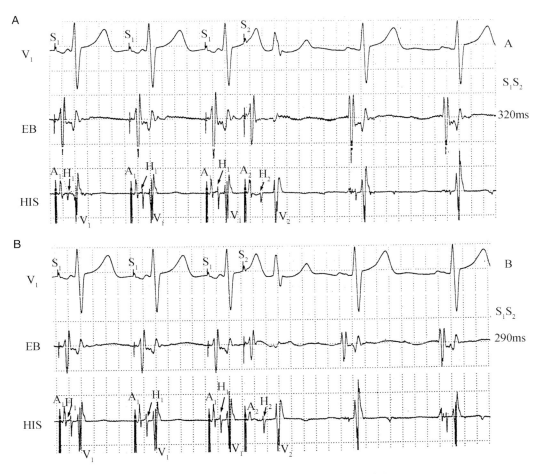

图2-17 第三、四种类型心房反应形式。(待续)

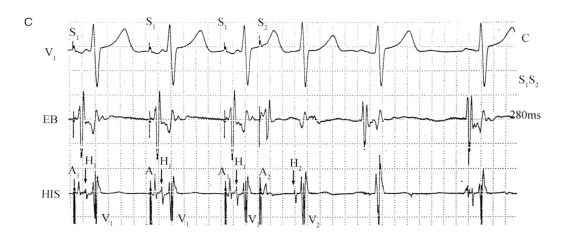

图2-17（续）

【临床资料】

患者,女,23岁。反复发作心动过速2年,复发1天就诊。临床诊断:预激综合征,房室结双径路,阵发性室上性心动过速。

【电生理特征与分析】

图2-17示经射频导管消融术成功阻断房室旁路后,基础周长600ms的心房S_1S_2程控刺激时记录。图A为S_1S_2耦联间期320ms时,于希氏束电图中可见A_1-H_1 50ms、H_1-V_1 50ms、A_2-H_2 90ms、H_2-V_2 100ms、H_1-H_2 350ms,R_2波畸形表明希浦系统已进入相对不应期发生传导延缓。图B为S_1S_2耦联间期290ms时,见A_1-H_1间期、H_1-V_1间期不变,A_2-H_2间期延长至120ms,H_2-V_2间期110ms,房室结传导出现延缓。图C为S_1S_2耦联间期再缩短10ms(280ms)时,见A_1-H_1间期、H_1-V_1间期仍然不变,但A_2-H_2间期却突然延长至250ms,增量达130ms表明患者存在房室结双径路。当快径路进入有效不应期后激动沿房室结慢径路缓慢下传,希浦系统内传导恢复正常,致H_2-V_2间期缩短至50ms,H_1-H_2 470ms,R_2波群形态恢复正常(纸速=50mm/s)。

【电生理诊断】

①窦性心律;②房室结双径路传导;③第三种及第四种类型心房反应形式;④变异性房室结-希浦系统裂隙现象。

病例18（图2-18）

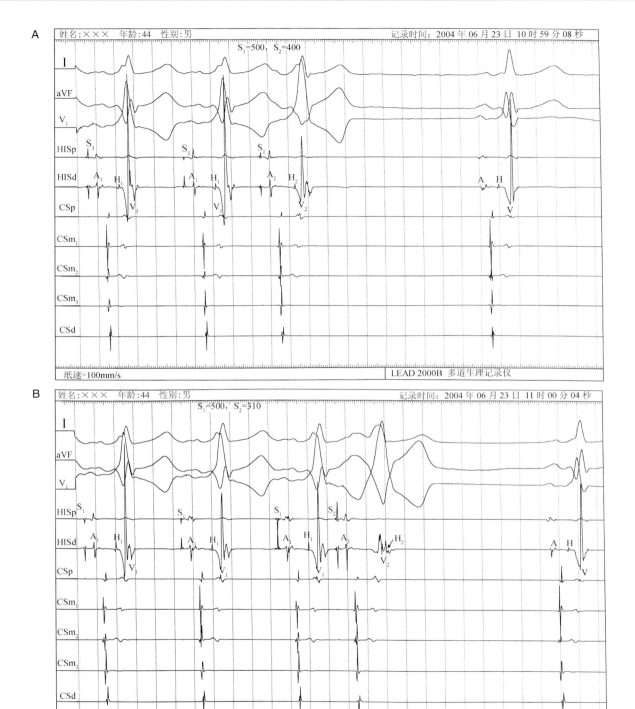

图2-18 第五种类型心房反应形式-1。（待续）

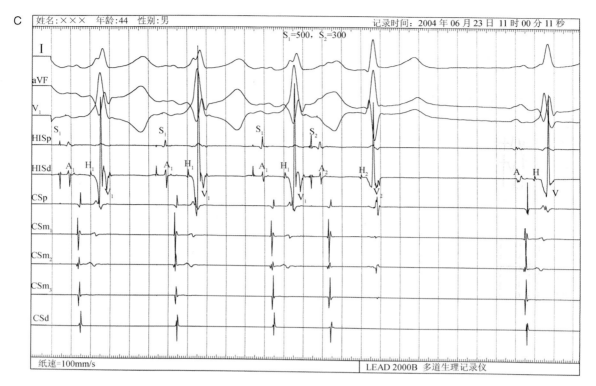

图2-18(续)

【临床资料】

患者,男,44岁。临床诊断:预激综合征,阵发性室上性心动过速。

【电生理特征与分析】

图2-18A示窦性心搏(最后一个QRS波群)呈预激图形,A-H间期90ms,H-V间期40ms。基础周长500ms,心房程控期前刺激S_1S_2耦联间期400ms时,见A_1-H_1间期110ms,H_1-V_1间期25ms。A_2-H_2间期延长至130ms,H_2-V_2间期缩短至5ms,R_2波群预激程度加重。

图2-18B为S_1S_2耦联间期缩短至310ms时,A_1-H_1间期及H_1-V_1间期无变化。但A_2-H_2间期显著延长至220ms,H_2波出现在V_2波终末(箭头所示),说明随着S_1S_2耦联间期的缩短,房室结已出现明显的传导延缓,造成R_2波群预激程度进一步加重。

图2-18C为S_1S_2耦联间期再缩短10ms(300ms)时,预激图形突然消失,R_2波群形态恢复正常,A_2-H_2间期仍为220ms,说明此时房室旁路已进入有效不应期传导中断,心房激动沿房室结-希浦系统下传至心室(纸速=100mm/s)。

【电生理诊断】

①窦性心律;②预激综合征,左后侧壁显性房室旁路;③旁路前向有效不应期长于房室结-希浦系统;④第五种类型心房反应形式(房室旁路前向反应)。

病例19（图2-19）

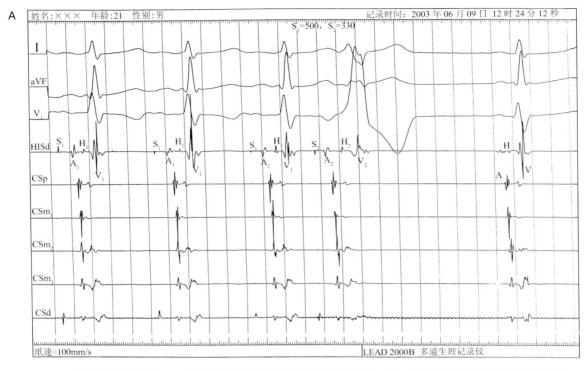

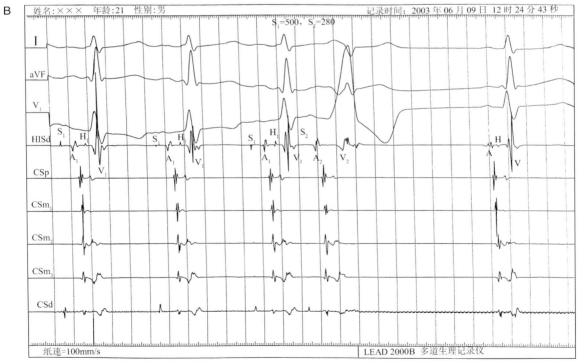

图2-19 第五种类型心房反应形式-2。（待续）

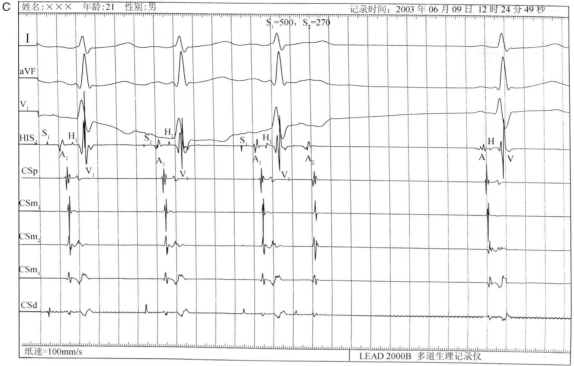

图2-19(续)

【临床资料】

患者，男，21岁。临床诊断：预激综合征，阵发性室上性心动过速。

【电生理特征与分析】

图2-19 A 示高位右心房基础周期长度500ms，程控期前刺激S_1S_2耦联间期330ms时，HISd见A_1-H_1间期70ms、H_1-V_1间期40ms，CSm_1、CSm_2处AV融合，表明存在左侧壁房室旁路。A_2-H_2间期90ms，H_2-V_2间期50ms，CSm_1、CSm_2处AV仍然融合，R_2波群呈完全预激图形。图2-19 B 示耦联间期缩短至280ms时，R_2波群仍呈完全预激图形，A_2波后H_2波消失，房室结已进入前向有效不应期，激动均沿房室旁路下传。图2-19 C 示S_1S_2耦联间期再缩短10ms（270ms）时，A_2波后的R_2波群消失，房室旁路也进入前向有效不应期，造成房室传导完全中断（纸速=100mm/s）。

【电生理诊断】

①窦性心律；②预激综合征，显性左侧壁房室旁路；③旁路前向有效不应期短于房室结-希浦系统；④第五种类型心房反应形式（房室旁路前向反应）。

病例20（图2-20）

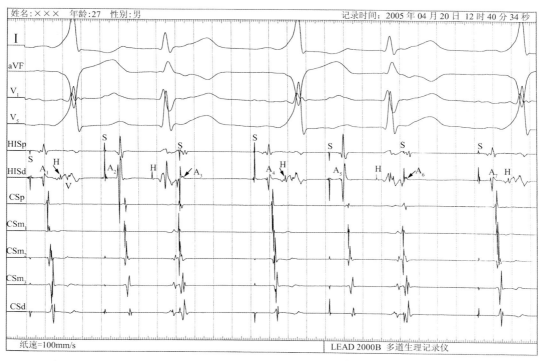

姓名:×××　年龄:27　性别:男　　　　　　　　　　　　　记录时间:2005 年 04 月 20 日 12 时 40 分 34 秒

纸速=100mm/s　　　　　　　　　　　　　　　　　　　LEAD 2000B 多道生理记录仪

图2-20　房室旁路及房室结对心房刺激的反应。

【临床资料】

患者,男,27 岁。临床诊断:预激综合征,阵发性室上性心动过速。

【电生理特征与分析】

图 2-20 示频率为 150 次/分的高位右心房 S_1S_1 刺激,HIS 处 S-A 间期 60ms,第 1、2、4、5、7 次 A 波最早出现在 HISp 处,随后依次为 HlSd、CSp、CSm$_1$、CSm$_2$、CSm$_3$、CSd,房内激动顺序正常。第 1、3、5 次 QRS 波群宽大畸形可见预激波,HISd 及 CSp 处 V 波最早出现,A-V 间期仅 60ms,H 波埋在 V 波中,A-H 间期 90ms,为心房激动沿右后间隔房室旁路下传形成。第 2、4 次 QRS 波群形态正常,其前 A-H 间期 190ms,H-V 间期

45ms,系第 2、5 次 A 波出现在前一心搏的 T 波上(相当于提前出现的房性期前刺激),致激动落在旁路前向有效不应期中传导阻滞,落在房室结前向相对不应期中出现传导延缓造成,说明旁路前向有效不应期长于房室结。第 2、4 次 V 波后各见一次在 HISd 处领先的逆行 A 波(A_3、A_6 箭头处),V-A 间期固定为 90ms,最早逆行心房激动部位与最早心室预激部位一致,说明为右后间隔旁路逆行传导形成。第 3、6 次 S 波因落在逆行 A 波上未能再次激动心房(纸速=100mm/s)。

【电生理诊断】

①窦性心律;②S_1S_1 非程控心房刺激;③预激综合征,显性右后间隔房室旁路;④房室旁路前向有效不应期长于房室结;⑤第五种类型心房反应形式。

病例21（图2-21）

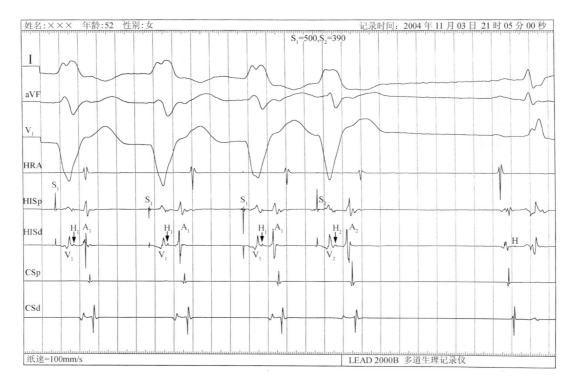

姓名：×××　年龄：52　性别：女　　　　　　　　　　　　　　　　　　记录时间：2004年11月03日21时05分00秒

$S_1=500, S_2=390$

I

aVF

V_1

HRA

HISp

HISd

CSp

CSd

纸速=100mm/s　　　　　　　　　　　　　　　　　　LEAD 2000B 多道生理记录仪

图2-21　中心性逆行心房激动顺序。

【临床资料】

患者，女，52岁。临床诊断：阵发性室上性心动过速。

【电生理特征与分析】

图2-21示窦性心律时（最后一次心搏）高位右心房A波最早出现，其次为希氏束部位、冠状窦近端及远端，A-H间期80ms，H-V间期55ms，QRS波群呈右束支传导阻滞图形，表明心房激动顺序及房室传导时间正常，但心室内传导异常。

基础周期500ms，S_1S_2 390ms的右心室期前刺激时，电刺激均稳定起搏心室，QRS波群呈左束支传导阻滞图形，ST段上可见逆行P波。刺激形成的 V_1 及 V_2 后均出现逆行A波，A波在希氏束远端最早出现，随后出现在希氏束近端、冠状窦近端、冠状窦远端，最后出现在高位右心房，逆行心房激动顺序呈中心性。希氏束远端电图中可见逆行H波，V_1-H_1 以及 V_2-H_2 间期均为80ms，H_1-A_1 以及 H_2-A_2 间期均为45ms，因 S_1S_2 耦联间期较长，希浦系统逆行传导延缓不明显（纸速=100mm/s）。

【电生理诊断】

①窦性心律，右束支传导阻滞；②心室程控期前刺激；③中心性逆行心房激动顺序。

病例 22（图 2-22）

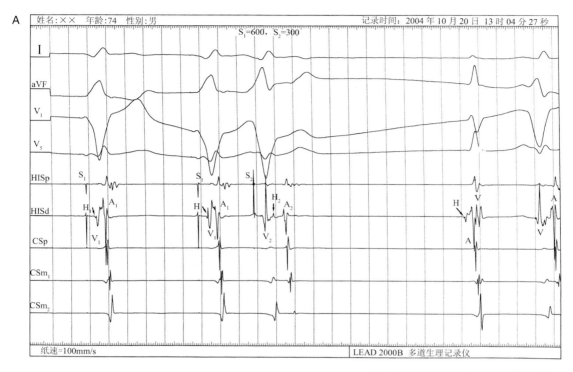

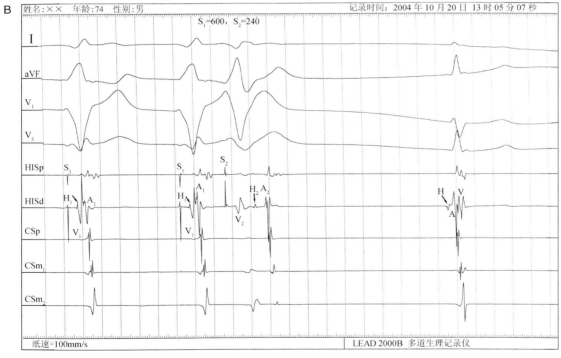

图 2-22　第一种类型心室反应形式。

【临床资料】

患者,男,74 岁。临床诊断:阵发性室上性心动过速。

【电生理特征与分析】

图 2-22 示基础周期 600ms,S_1S_2 300ms、240ms 时

的右心室期前刺激,见 V_1 及 V_2 后的逆行 A 波在希氏束远端最早出现,随后出现在希氏束近端及冠状窦近端,最后出现在 CSm_2,逆行心房激动顺序呈中心性。希氏束远端电图中可见逆行 H 波,出现在 V_1 起始处,S_1-H_1 间期 50ms,H_1-A_1 间期 40ms。H_2 出现在 V_2 后。图 A 中 V_2-H_2 间期延长至 60ms,H_2-A_2 间期 50ms。图 B 中 V_2-H_2 间期进一步延长至 110ms,H_2-A_2 间期仍为 50ms。以上电生理变化表现出心室期前刺激在希浦系统内发生了进行性逆行传导延缓,但房室结逆行传导无变化,属第一种类型的心室反应。

此外,A、B 两图均见心室刺激后自身的 QRS 波群形态正常,V 波前可见 H 波,H-V 间期 35ms。A 波在冠状窦近端最早出现,心房激动顺序呈中心性,希氏束部位出现逸搏。图 A 中还可见最后一次 QRS 波群宽大畸形为室性期前收缩,其后逆行心房激动顺序与 V_2 后一样,A 波在希氏束远端最早出现(纸速=100mm/s)。

【电生理诊断】

①心室程控期前刺激;②第一种类型心室反应形式(V_2-H_2 反应);③希氏束部位逸搏;④室性期前收缩。

病例23(图2-23)

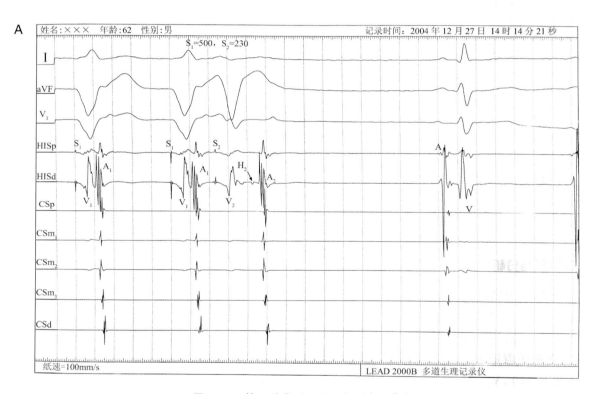

图2-23 第二种类型心室反应形式。(待续)

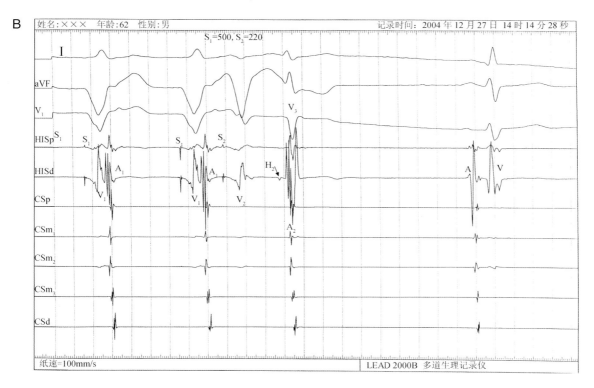

图2-23（续）

【临床资料】

患者，男，62岁。临床诊断：阵发性室上性心动过速。

【电生理特征与分析】

图2-23示基础周期500ms的右心室程控期前刺激，窦性心律时各波间期正常。图A为S_1S_2耦联间期230ms时，见V_1及V_2后逆行A波在希氏束远端最早出现，随后出现在希氏束近端及冠状窦各部位。V_2后可见H_2波（箭头所示），V_2-H_2间期140ms，H_2-A_2间期35ms，提示希浦系统已发生逆行传导延缓。图B为S_1S_2耦联间期递减10ms（220ms时），V_2-H_2间期突然

跳跃式延长至230ms（箭头所示为H_2波），增量达90ms，表现出激动改从希氏束慢径路逆行传导的电生理特征。H_2-A_2间期仍为35ms，说明房室结逆行传导时间未变，H_2后出现一次窄QRS波群（V_3）与A波重叠在一起，H_2-V_3间期50ms，提示激动沿希氏束慢径路逆向传导，尚未到达心房便从希氏束快径路前向传导至心室，在希氏束双径路内发生一次折返（纸速=100mm/s）。

【电生理诊断】

①窦性心律；②心室程控期前刺激；③逆向型希氏束双径路；④第二种类型心室反应形式（V_2-H_2伴V_2-H_3反应）。

病例24（图2-24）

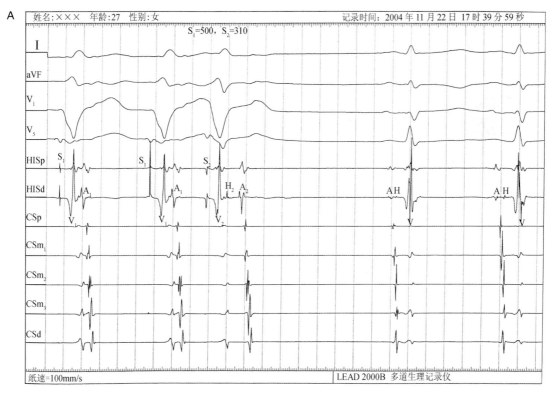

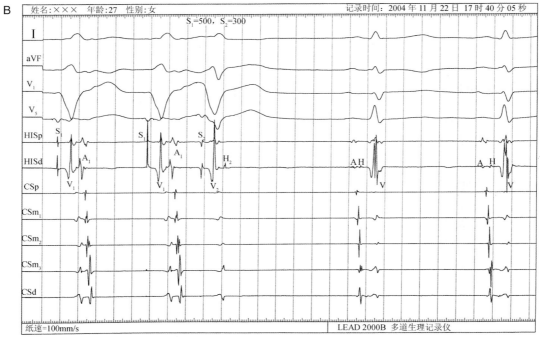

图2-24 第三种类型心室反应形式。(待续)

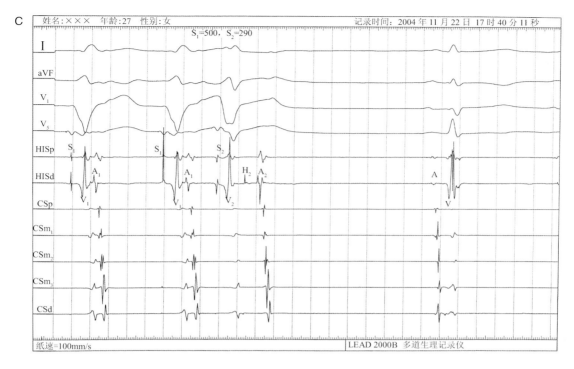

图2-24（续）

【临床资料】

患者，女，27岁。反复阵发性心悸5年，常在劳累后发作，每次发作持续数分钟，能自行缓解。临床诊断：预激综合征，阵发性室上性心动过速。

【电生理特征与分析】

图2-24示射频消融成功阻断房室旁路后进行右心室程控期前刺激，窦性心律时心房激动顺序以及A-H-V间期均正常。图A为基础周长500ms、S_1S_2耦联间期310ms时，V_1及V_2后逆行A波在希氏束远端最早出现，随后出现在希氏束近端及冠状窦近端，最后出现在冠状窦远端。希氏束远端电图中V_1-A_1间期70ms，V_2后可见逆行H_2波，V_2-H_2间期65ms，H_2-A_2间期70ms，说明希浦系统及房室结均出现传导延缓，心房激动顺序呈中心性。

图B为S_1S_2耦联间期300ms时，见V_2-H_2间期延长至80ms，A_2波消失，表明希浦系统内逆行传导明显延缓，房室结已进入逆行有效不应期发生传导阻滞，激动未能逆传至心房。

图C为随着S_1S_2耦联间期递减至290ms时，希浦系统内逆行传导进一步延缓，V_2-H_2间期延长至110ms后再次出现A_2波，H_2-A_2间期仍为70ms，表明希浦系统逆行传导显著延缓后，使房室结逆行传导得到恢复，此种电生理现象属室房逆行传导中的Ⅰ型裂隙现象（纸速=100mm/s）。

【电生理诊断】

①窦性心律；②第三种类型心室反应形式（V_2-H_2-A_2反应）；③室房逆行传导Ⅰ型裂隙现象。

病例25（图2-25）

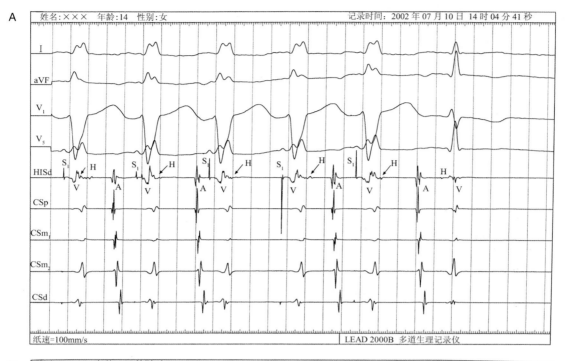

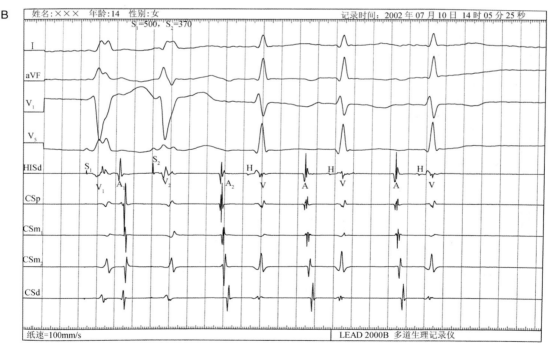

图2-25 第四种类型心室反应形式。

【临床资料】

患者,女,14岁。临床诊断:阵发性室上性心动过速。

【电生理特征与分析】

图2-25A示S_1S_1 400ms的右心室起搏刺激,V波后可见逆行H波(箭头所示)及A波,aVF导联中P波倒置。HISd中V-H间期100ms,H-A间期分别为130ms、200ms,第3次V波后逆行A波消失,表现出"跳跃"延长的3:2室房逆行传导,逆行A波最早出现在HISd,随后为CSp、CSm_1、CSm_2、CSm_3、CSd,均支持心室激动沿房室结双径路逆行传导至心房,为逆向型房室结双径路传导的电生理特征。最后一次A波后可见V波,A-H间期40ms,H-V间期50ms,体表心电图中QRS波群

形态正常,说明激动沿房室结慢径路逆行传导后,又从房室结快径路前向传导至心室,形成一次快-慢型房室结折返心搏。

图B为基础周期长度500ms,耦联间期370ms时记录,见逆行A波最早出现在希氏束远端,V_1-A_1间期140ms,V_2-A_2间期330ms,随后诱发出3次快-慢型房室结折返。QRS波群形态正常,逆行P波在aVF导联倒置,逆行A波仍然在希氏束远端最早出现,A-H间期140ms,H-V间期45ms(纸速=100mm/s)。

【电生理诊断】

①心室起搏;②逆向型房室结双径路;③快-慢型房室结折返搏动;④第四种心室反应形式(H_2-A_2伴QRS反应)。

病例26 (图2-26)

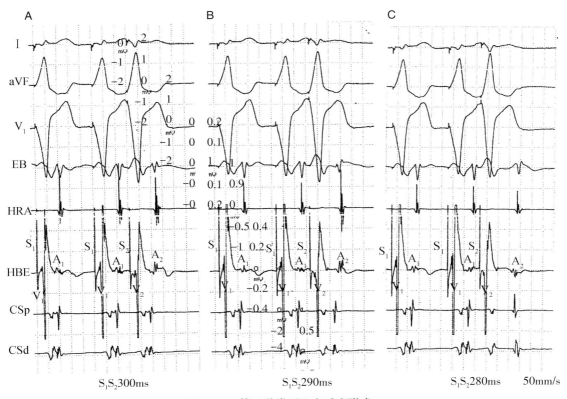

图2-26 第五种类型心室反应形式。

【临床资料】

患者,男,48岁。临床诊断:预激综合征,阵发性室上性心动过速。

【电生理特征与分析】

图2-26示基础刺激周长500ms的右心室程控期前刺激。图A为S_1S_2耦联间期300ms时,V_1及V_2波后

均可见逆行A波。逆行A波最早出现在冠状窦远端，VA融合，其次出现在冠状窦近端及希氏束部，高位右心房A波最后出现，逆行心房激动顺序呈左侧偏心性。图B为S_1S_2耦联间期290ms时，逆行A波仍在冠状窦远端最早出现，但V_2-A_2间期轻微延长至120ms，提示房室旁路插入部位心室肌出现逆行传导延缓。图C为S_1S_2耦联间期280ms时，V-A间期突然延长至320ms，最早逆行A波出现在希氏束部，右心房以及冠状窦远

端A波最后出现，逆行心房激动顺序呈中心性改变，说明此时旁路已进入逆向不应期，激动由房室结-希浦系统逆行传导至心房（纸速=50mm/s）。

【电生理诊断】

①预激综合征，左前壁房室旁路；②左侧偏心性及中心性心房激动顺序；③旁路逆向不应期长于房室结-希浦系统；④第五种类型心室反应形式（房室旁路逆向反应）。

病例27（图2-27）

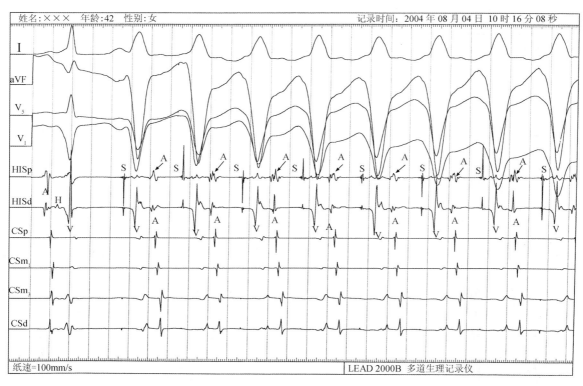

图2-27 右侧偏心性逆行心房激动顺序

【临床资料】

患者，女，42岁。临床诊断：预激综合征，阵发性室上性心动过速。

【电生理特征与分析】

图2-27示窦性心律QRS波群呈B型预激图形，给予频率200次/分的S_1S_1心室刺激，V波后均可见逆行A

波，最早出现在希氏束近端（箭头所示），随后为希氏束远端、冠状窦近端、CSm_1、CSm_3、冠状窦远端，逆行心房激动顺序呈右侧偏心性。消融电极导管在三尖瓣环9点处标到AV融合，并成功阻断房室旁路（纸速=100mm/s）。

【电生理诊断】

①窦性心律；②右心室起搏；③预激综合征，右侧壁房室旁路；④右侧偏心性心房激动顺序。

病例28（图2-28）

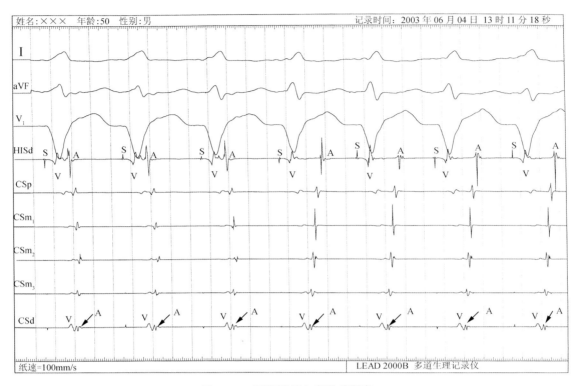

姓名：××× 年龄：50 性别：男　　　　　记录时间：2003 年 06 月 04 日 13 时 11 分 18 秒

纸速=100mm/s　　　　　　　　LEAD 2000B 多道生理记录仪

图 2-28　两种逆行心房激动顺序。

【临床资料】

患者，男，50岁。反复阵发性心悸25年余，每次发作持续5~10min，屏气后可自行缓解。临床诊断：预激综合征，阵发性室上性心动过速。

【电生理特征与分析】

图2-28示右心室 S_1S_1 刺激周长400ms记录，QRS波群呈完全性左束支传导阻滞图形，V波后均可见逆行A波。前3次逆行A波最早出现在希氏束远端，其后冠状窦近端及远端同时出现，VA近似融合，心房激动顺序几乎呈一条直线。说明心室激动分别沿房室

结-希浦系统及左前侧壁旁路同时逆行传导，造成右心房后下间隔部与左心房前侧壁几乎同时激动。后4次逆行A波排列突然改变，最早逆行A波在冠状窦远端，自 CSm_1 起V-A间期延长，希氏束远端A波最迟出现，逆行心房激动顺序呈左侧偏心性。说明此时房室结-希浦系统的逆行传导已中断，激动沿旁路逆行传导，引起左心房前侧壁最早激动，然后向右心房传导，造成希氏束部A波最迟出现（纸速=100mm/s）。

【电生理诊断】

①心室起搏；②预激综合征，左前侧壁房室旁路；③中心性及左侧偏心性心房激动。

病例29（图2-29）

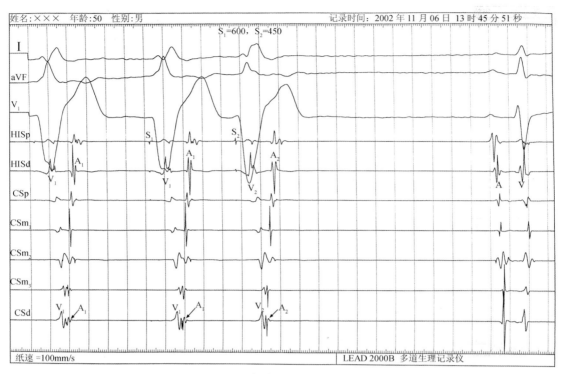

姓名：×××　年龄：50　性别：男　　　　　　　　　　　　记录时间：2002 年 11 月 06 日 13 时 45 分 51 秒

图2-29　左侧偏心性心房激动顺序。

【临床资料】

患者，男，50岁。临床诊断：阵发性室上性心动过速。

【电生理特征与分析】

图2-29示窦性心律时房室传导顺序正常，无心室预激现象。基础周长600ms，S_1S_2耦联间期450ms的右心室期前刺激，QRS波群呈完全性左束支传导阻滞图形。V_1、V_2后均见 A_1、A_2波，最早逆行 A 波出现在冠状窦远端（箭头所示），随后依次向 CSm_3、CSm_2、CSm_1、冠状窦近端、希氏束远端、希氏束近端传递，系隐匿性左前侧壁旁路逆行传导造成的左侧偏心性心房激动（纸速=100mm/s）。

【电生理诊断】

①窦性心律；②预激综合征，隐匿性左前侧壁房室旁路；③左侧偏心性心房激动。

病例30（图2-30）

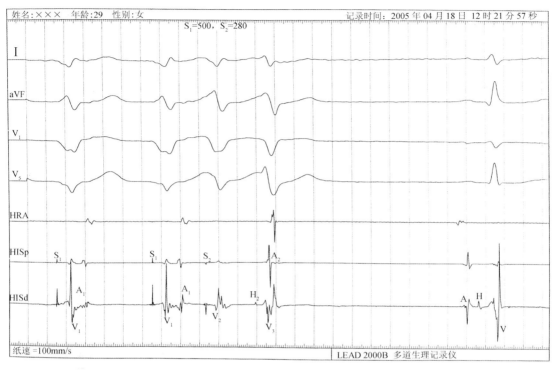

姓名:××× 年龄:29 性别:女 　　　　　　　$S_1=500，S_2=280$　　　　　　　记录时间:2005年04月18日12时21分57秒

纸速=100mm/s　　　　　　　　　　　　LEAD 2000B 多道生理记录仪

图2-30 束支折返型心室重复反应(V_3现象)。

【临床资料】

患者,女,29岁。临床诊断:预激综合征,阵发性室上性心动过速。

【电生理特征与分析】

图2-30示射频导管消融术成功阻断房室旁路后,进行基础周长500ms,耦联间期280ms的心室程控期前刺激。窦性心律时(最后一次心搏)A波最早出现在HRA,随后为HIS部位,A-H间期90ms,H-V间期50ms,QRS波群形态无殊,表明房室传导系统各部位时限正常。心室刺激的V_1及V_2后,见逆行A波在HISd与HISp处早于HRA出现,逆行心房激动顺序为中心性,V_2后出现一次QRS波群形态相似的V_3波,V_3波群中叠埋了一次中心性逆行A波,A与V无传导关系。V_3波前可见H波,V_2-H_2间期长达220ms,H_2-A_2间期45ms。说明V_2激动在右束支内逆行传导阻滞,并沿左束支逆行传导至希氏束,由于V_2激动沿左束支逆行传导到希氏束的时间延长,便能沿已脱离不应期的右束支前传形成一次V_3波群。V_3现象常见于右心室程控期前刺激时,尤其S_1S_2耦联间期较短时形成的室内传导延缓容易形成折返,是一种正常的心室反应(纸速=100mm/s)。

【电生理诊断】

①窦性心律;②右心室程控期前刺激诱发束支折返(V_3现象)。

病例31（图2-31）

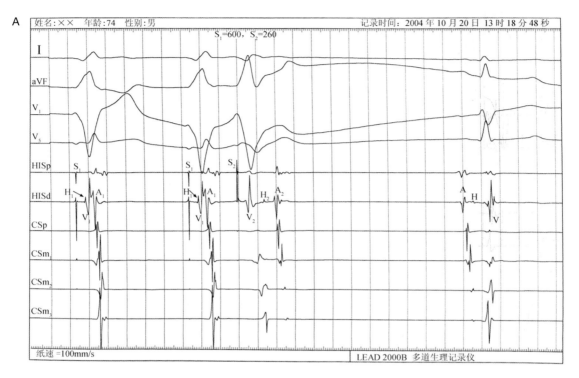

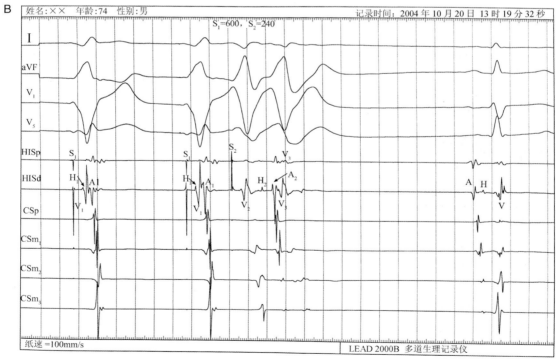

图2-31　束支折返型伴心室内折返型重复反应。（待续）

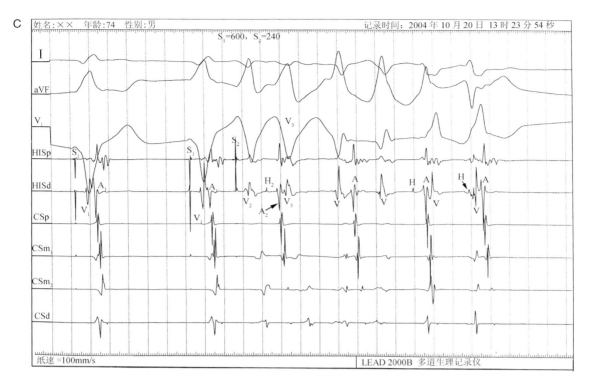

图2-31（续）

【临床资料】

患者,男,74岁。临床诊断:阵发性室上性心动过速。

【电生理特征与分析】

图2-31 A示基础周期600ms,S_1S_2耦联间期260ms的右心室程控期前刺激,R_1及R_2呈左束支传导阻滞图形并出现室房逆行传导。V_1及V_2后逆行A波在希氏束远端最早出现,随后出现在希氏束近端及冠状窦近端,逆行心房激动顺序呈中心性。心室激动在希浦系统内发生了逆行传导延缓,使希氏束远端电图中V_2后暴露出逆行H波,V_2-H_2间期100ms,H_2-A_2间期55ms。

图B见S_1S_2耦联间期240ms时,V_2后出现V_3波,V_3起始见一次中心性逆行A波(箭头所示),A与V无传导关系。V_2-H_2间期延长至115ms,H_2-A_2间期仍为55ms。说明希浦系统内传导延缓程度加重,S_2激动沿左束支逆行传导到希氏束的时间延长,并沿已脱离不

应期的右束支前传,形成一次心室回波(V_3)。

图C示再次给予耦联间期240ms的S_1S_2刺激,V_2后仍出现形态相同的V_3波,V_3起始可见在HISd领先的中心性逆行A波,V_2-H_2间期延长至120ms,H_2-A_2间期仍为55ms,A_2与V_3无传导关系。V_3波后连续出现4次由左束支传导阻滞图形转变为右束支传导阻滞图形伴电轴左偏的QRS波群,其间可见3次在HISd领先的逆行A波。第1次V-A间期80ms,未见逆行H波;第2次V-A间期之间可见逆行H波,V-H间期180ms,H-A间期50ms;第3次V-A间期延长至290ms,逆行H波埋在V波起始,V-H间期240ms,H-A间期50ms。以上电生理特征表明V_3诱发了心室肌内折返,并在希浦系统内发生逆行递减性传导(纸速=100mm/s)。

【电生理诊断】

①窦性心律;②心室S_1S_2程控期前刺激诱发V_3现象;③束支折返诱发心室肌内折返;④希浦系统内逆行文氏型传导现象。

病例32（图2-32）

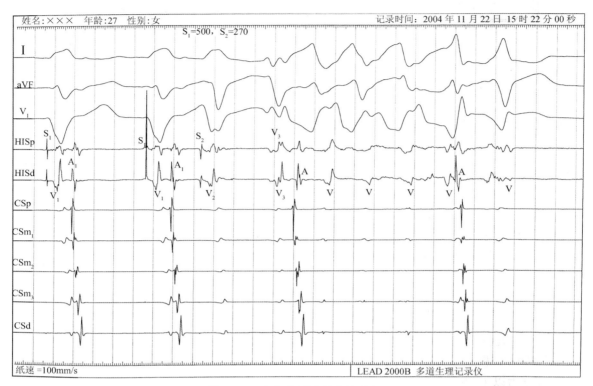

图2-32　心室内折返型重复反应。

【临床资料】

患者,女,27岁。临床诊断:预激综合征,右侧房室旁路,阵发性室上性心动过速。

【电生理特征与分析】

图2-32示基础刺激周长500ms,S_1S_2耦联间期270ms的右心室程控期前刺激,见V_1波后的逆行A_1波最早出现在CSp,随后分别出现在CSm_1、HISd、CSm_2、HISp、CSm_3、CSd,为右后房室旁路逆行传导引起的右侧偏心性心房激动顺序,A_2波消失表明旁路已进入逆向有效不应期。V_2波后连续出现6次宽大畸形,形态与V_2不一的QRS波群,V-V间期约200ms,V波前无H波。V_3波后可见一次与A_1波顺序一致的A波,为旁路逆行传导造成。最后一次A波在HIS处领先,随后为CSp至CSd,系窦性激动顺序,表现出房室分离特征(纸速=100mm/s)。

【电生理诊断】

①窦性心律;②预激综合征,右后房室旁路;③心室内折返型重复反应。

第3章 心脏不应期检测

第1节 心脏不应期的基本概念

心脏不应期是临床心电学应用最广泛的概念之一。许多心电学的概念、法则、现象及复杂的心律失常诊断和解释都与不应期密切相关。因此，不应期是分析和诊断心律失常的基础，有重要的临床意义。心脏不应期是指心肌细胞或组织对兴奋或刺激能否发生反应形成激动的特性，是反映心脏各部位组织兴奋性和传导性的客观指标。根据组织对期前刺激的反应方式，不应期可分为以下类型：①绝对不应期（ARP）；②有效不应期（ERP）；③相对不应期（RRP）；④功能不应期（FRP）。

一、不应期的种类

1.绝对不应期：细胞电生理学的实验证明，在心肌组织接受前一个刺激产生兴奋后的一个较短时间内，即使再接受较强的刺激（大于阈强度刺激值1000倍），也无法再产生兴奋反应，这一时期称为绝对不应期。

2.有效不应期：有效不应期是指在绝对不应期和绝对不应期之后，细胞膜电位恢复至-55～-60mV的特定时期。心肌细胞的兴奋性刚开始恢复，但不具有传导性。此时，强刺激仅能引起局部膜电位的不完全性除极，无法产生可扩播性的冲动，从效果上仍属无反应，故总称为有效不应期。心室肌细胞的有效不应期相当于单细胞动作电位的0相、1相、2相及3相的前期。

由于通常把扩播性兴奋称为应激反应，尤其是体表心电图只能辨认扩播性兴奋，"绝对不应期"和"有效不应期"在日常工作中可视作同义语对待，故在临床心脏电生理检查中不用"绝对不应期"的术语。

对于心脏传导系统各部位的有效不应期，应在各部位的近端处（冲动传入端）进行测定。在体表心电图

和置于心腔内的导管电极标测图上表现为记录不到心电信号。例如，房室结有效不应期是心房冲动无法传导至希氏束（无 H_2 波）时的最长心房期前刺激（A_1A_2）间期（图3-1和图3-2）。从经食管心脏电生理测定房室交界区有效不应期是心房冲动无法传导至心室 R_2 波消失时最长的 S_1S_2（P_1P_2）间期（图3-8和图3-9）。从体表心电图也可以估测不应期，例如心室有效不应期相当于体表心电图 QRS 波群、ST 段和 T 波的前部分（图3-3和图3-19）。

3.相对不应期：在细胞电生理学中，相对不应期表示心肌细胞已完成了前次除极之后的大部分复极过程，却尚未完全恢复到静息膜电位的水平。此时对略强的刺激（2～4倍阈刺激强度），心肌细胞能够被再次除极，并能产生可扩播性的冲动，但动作电位的振幅较低，除极速度和传导速度均减慢，相当于单细胞动作电位3相的后半部分。

相对不应期标志着相应心脏组织的应激性（兴奋性）和传导性未完全恢复正常，此期兴奋形成的冲动传导性较低，不应期较短，易诱发心律失常（图3-14和图3-15）。相对不应期的这种心电生理特征主要表现为缓慢和不均匀传导，是折返或裂隙等电生理现象的基础机制。体表心电图估测心室肌的相对不应期相当于T波的降支或T波的后半部分，即T波的顶峰到T波的结束。

4.功能不应期：功能不应期是指心肌组织允许连续通过两次激动的最短间期，用程控期前刺激时，以能引起该组织连续两次应激的最短期前刺激耦联间期表示（图3-12）。功能不应期在心电图和临床心电生理学中应用较少。

二、易损期、超常期与不应期的关系

1.易损期(VP):是指心房肌和心室肌在相对不应期之初有一个短暂的时期,在此时期应用较强的阈上刺激容易引发心房或心室纤维颤动。心房或心室的兴奋性在相对不应期逐渐恢复之初,不同部位的心肌组织或细胞群之间兴奋性恢复的快慢先后差别最大,使这一时期内的兴奋性、传导性和不应期处于十分不均匀的电异步状态。如果在这一时期给予刺激,兴奋在一部分组织容易通过;在另一部分组织可发生传导延缓和单向阻滞,导致多处折返激动。如果许多折返同时出现,则心房或心室的兴奋和收缩失去协调一致而形成纤维颤动。体表心电图心房肌的易损期(窦性正常下传时)位于QRS波群的后半部(图3-4),即R波的降支或S波的升支处,10~30ms。心室肌易损期位于T波升支到顶点前的20~30ms时期内。电解质紊乱、心肌炎症、心肌缺血等多种原因可引起心房或心室的易损期病理性增宽,此时易发生心房颤动或心室颤动。

2.超常期:是指在心肌组织的相对不应期之后,正值心肌复极化结束之前的一段时间,应用阈下刺激可引起扩布性兴奋反应。超常期有兴奋性超常期和传导性超常期两种,前者指阈下刺激能引导扩布性动作电位,兴奋性比正常高,但产生动作电位的振幅、0相除极速度和不应期可小于正常。而传导性超常期是指心脏在传导抑制状态下,得到了意外的、短暂的改善,此期时间很短暂。超常传导和超常应激密切相关,有学者认为超常应激是超常传导的基础,也可以说超常传导是一系列细胞顺序超常应激的总和。临床心电图超常传导的概念是指传导阻滞发生了意外的传导改善。房室结的超常期常位于T波之后的U波初期。

第2节　心脏不应期的测定方法

临床心脏电生理检查采用各种程控期前刺激的方法测定心脏各部位不应期,通常以期前激动无法传播通过心脏某个特定组织时的最长期前刺激耦联间期表示有效不应期,以引起较基础刺激传导时间延长时的最长期前刺激耦联间期表示相对不应期。发放期前刺激后,在体表和心腔内的心电图无法记录到远端心电信号表明组织进入了有效不应期,记录到延迟出现的远端心电信号表明组织处于相对不应期。

由于心脏传导系统具有双向传导功能,也同样存在着前向和逆向不应期,因此,应在各部位的近端处(冲动传入端)测定心脏传导系统各部位的不应期。在心房进行刺激可了解房室传导系统的前向不应期,心室刺激则了解房室传导系统的逆向不应期。

一、测定不应期的常见方法

(一)程控期前刺激法

1.程控期前刺激S_1S_2法:为最常用的测定方法,即通过4~10个周长恒定的基础刺激S_1,使心脏组织的应激状态保持稳定,在最末一个S_1刺激之后,发放一个期前刺激S_2。通常从舒张晚期开始以10ms或20ms的步长逐渐缩短S_1S_2耦联间期,观察期前刺激时心脏某组织的前向传导或逆向传导反应,直到被测组织出现传导中断为止(图3-5、图3-6和图3-8)。

2.程控期前刺激RS_2法:采用患者自身的R-R间期为基础周长,在感知自身心搏4~10次R波后发放期前刺激S_2,S_2可进行以10ms为步长的负扫描或正扫描。观察RS_2时心脏某组织前向传导应激或逆向传导应激情况,直到被测组织出现传导中断为止(图3-9)。

(二)体表心电图简易测定法

可估测心脏某些部位的不应期。

1.房室结有效不应期:能够引起P波下传中断的最长R-P间期,可以看作是房室结有效不应期范围。

2.房室结的相对不应期:能引起其后P-R间期延长的最长R-P间期,可看作是房室结的相对不应期范围。

3.心室不应期:常用房室交界区性、室性期前收缩来估测。

4.旁路前向功能不应期:一般认为预激综合征合并心房颤动时,连续两个通过旁路传导形成的最短R-R间期可视为房室旁路前向功能不应期(图3-10)。如果房室旁路前向有效不应期过短(<280ms),则有可能使下传的激动落入心室易损期,诱发心室颤动。

二、心脏各部位不应期的定义

(一)前向不应期

1. 窦房结有效不应期:出现 A_2 呈插入型房性期前收缩 $A_1-A_3= A_0-A_0$ 时最长的 A_1A_2 间期(图3-2和图3-11,图4-8)。

2. 心房肌不应期,包括以下几种。①相对不应期:出现 S_2-A_2 间期长于 S_1-A_1 间期时的最长 S_1S_2 间期;②有效不应期:无法引起心房除极(A_2 波消失)时的最长 S_1S_2 间期;③功能不应期:能出现 A_2 波时最短的 A_1-A_2 间期(图3-12)。

3. 房室结前向不应期,包括以下几种。①相对不应期:出现 A_2-H_2 间期长于 A_1-H_1 间期时最长的 A_1-A_2 间期;②有效不应期:A_2 波后 H_2 波消失时最长的 A_1-A_2 间期(图3-2);③功能不应期:为 A_1、A_2 能连续下传时产生的最短 H_1-H_2 间期。

4. 房室结快径路前向不应期,包括以下几种。①相对不应期:A_2-H_2 间期跳跃式延长前出现 A_2-H_2 间期长于 A_1-H_1 间期时最长的 A_1-A_2 间期;②有效不应期:A_2-H_2 间期发生跳跃式延长时最长的 A_1-A_2 间期;③功能不应期:A_2-H_2 间期跳跃式延长前出现 A_1、A_2 能连续下传时最短的 H_1-H_2 间期(图3-13)。

5. 房室结慢径路前向不应期,包括以下几种。①相对不应期:常被快径路传导掩盖无法测出;②有效不应期:A_2-H_2 跳跃式延长后 H_2 波发生脱漏时最长的 A_1-A_2 间期;③功能不应期:A_2-H_2 跳跃式延长后 A_1A_2 能连续下传形成的最短 H_1-H_2 间期。

6. 希浦系统前向不应期,包括以下几种。①相对不应期:H_2-V_2 间期长于 H_1-V_1 间期或引起心室内差异性传导型 QRS 波群时最长的 H_1-H_2 间期;②有效不应期:无法引起心室除极时最长的 H_1-H_2 间期;③功能不应期:A_1、A_2 能连续经希浦系统下传时最短的 V_1-V_2 间期。

7. 房室交界区前向不应期(未能记录到 H 波时),包括以下几种。①相对不应期:出现 A_2-V_2 间期长于 A_1-V_1 间期时最长的 A_1-A_2 间期;②有效不应期:V_2 波消失时最长的 A_1-A_2(或 P_1P_2)间期;③功能不应期:出现 A_1、A_2 能连续下传心室时最短的 V_1-V_2 间期。

8. 房室旁路前向不应期,包括以下几种。①有效不应期:R_2 波群预激图形突然消失时最长的 A_1-A_2 间期;②功能不应期:A_1、A_2 连续引起呈预激图形的最短 V_1-V_2 间期。

(二)逆向不应期

1. 心室不应期,包括以下几种。①相对不应期:心室刺激 S_2-V_2 间期长于 S_1-V_1 间期时的最长 S_1S_2 间期;②有效不应期:无法引起心室 V_2 波时最长的 S_1S_2 间期;③功能不应期:能出现 V_2 波时最短的 V_1-V_2 间期(图3-3)。

2. 希浦系统逆向不应期,包括以下几种。①有效不应期:心室刺激时需在发生逆传阻滞前记录到 H_2 波后,逆行 H_2 波消失时最长的 V_1-V_2 间期(图3-5);②功能不应期:V_1、V_2 能连续经希浦系统逆传时形成的最短 H_1-H_2 间期。

3. 房室结逆向不应期,包括以下几种。①相对不应期:心室刺激经希浦系统逆传时 H_2-A_2 间期长于 H_1-A_1 间期时最长的 H_1-H_2 间期;②有效不应期:H_2 波后 A_2 波消失时最长的 H_1-H_2 间期(图2-24);③功能不应期:H_1、H_2 后出现的最短 A_1-A_2 间期。

4. 房室交界区逆向不应期(未能记录到 H 波时),包括以下几种。①相对不应期:心室刺激出现 V_2-A_2 间期长于 V_1-A_1 间期时最长的 V_1-V_2 间期;②有效不应期:A_2 波消失时最长的 V_1-V_2 间期;③功能不应期:能连续经希浦系统逆行传导至心房时最短的 A_1-A_2 间期。

5. 房室旁路逆向不应期,包括以下几种。①有效不应期:心室刺激时经旁路逆传的 A_2 波突然消失,或出现经希浦系统逆传时最长的 V_1-V_2 间期(图3-17和图3-18);②功能不应期:经旁路连续逆传至心房时形成的最短 A_1-A_2 间期。

三、影响临床不应期测定的因素

(一)心脏组织不同部位的影响

1. 房室结不应期最长,心室肌不应期次之,心房不应期最短。

2. 右束支不应期比左束支长,左前分支不应期比左后分支长。故在临床心电图中,右束支传导阻滞比左束支传导阻滞发病率高,左前分支阻滞的心电图比左后分支阻滞多见。

3. 不同心肌组织连接处的不应期差别较大。

(1)常见的有:①窦房结与心房肌之间;②房室结与希氏束之间;③希浦系统与心室肌之间。这三个连接区的传导速度慢,不应期差别大,被称为传导的三个闸门。

(2)另一些心肌组织与其他组织的连接处。例如,右心房与上下腔静脉、右心耳、冠状窦、三尖瓣环、卵圆窝之间,左心房与左心耳、二尖瓣环四支肺静脉之间,右心室与三尖瓣环、肺动脉之间,左心室与二尖瓣环、主动脉之间等部位存在心肌移行区,容易形成肌袖部、峡部,这些部位因传导速度慢,不应期差别显著,极易发生折返激动,是心律失常的好发部位,如右心室流出道的特发性室性心动过速、发生在肺静脉与左心房底部的局灶性心房颤动和右心房后峡部缓慢传导引起的心房扑动等。

(二)心率和基础刺激周长的影响

心动周期缩短时,心房肌、心室肌、希浦系统、预激旁路的不应期缩短,反之亦然,即它们的不应期与前心动周期呈正比关系(图3-6、图3-15、图3-16)。而房室结则与之呈反比关系,即房室结不应期随前心动周期缩短反而延长,这些电生理特性有保护心室功能的作用。

(三)神经因素的影响

在心率固定时,迷走神经张力增强对心室肌不应期影响较小,但可使房室结不应期延长,心房肌不应期缩短。交感神经张力增强使所有心肌的自律性、传导性、收缩性均加强,不应期缩短,尤其是房室结不应期明显缩短。在心房颤动患者中,高迷走神经张力使心房不应期缩短、离散度增加,为肺静脉电传导的异质性奠定了基础,进而产生折返激动,并可使心房颤动持续时间延长。目前采用电隔离术治疗心房颤动,射频消融除去迷走神经作用可能具有预防心房颤动复发的作用。

(四)性别和年龄的影响

在其他条件相同的情况下,女性比男性的不应期长,故在心电图中,女性较男性 Q-T 间期长。心肌组织的自律性、传导性、不应期均有明显的年龄依赖性,患者较年轻时,心率快,不应期短。

(五)不应期测定方法的影响和注意点

1.刺激电流强度对不应期的影响:心房和心室的有效不应期均与所采用的刺激电流大小呈反比。当刺激电流增至 10mA 时,心室的有效不应期将缩短近30ms。此外,高刺激电流还增加非临床性心律失常的诱发率。为了排除刺激电流对不应期的影响并准确观察干预前后的不应期变化,大多数心电生理研究室采用两倍舒张期阈值作为标准刺激电流。经食管心脏电生理采用高于阈值 2~3V 作为标准刺激输出。

2.基础刺激周长对不应期的影响:用不同的基础刺激周长所测定的不应期不同。在正常情况下,心房、希浦系统和心室的有效不应期是与基础刺激周长直接相关的(呈正比),即随着基础刺激周长的缩短而缩短(图3-6)。相反,当基础刺激周长逐渐缩短时,房室结的有效不应期延长(呈反比)。

3.测定部位对不应期的影响:为了准确测定不应期,所记录部位的选择非常重要。如心房和心室的不应期应分别在刺激的部位测量(图3-12和图3-19),而房室结和希浦系统的不应期应在希氏束电图上测量。

四、常见不应期的正常范围参考值

见表3-1。

表3-1　常见不应期的正常范围参考值

研究人	心房	房室结	希浦系统	心室
Denes 等	150 ~ 360	250 ~ 365		
Akhtar 等	230 ~ 330	280 ~ 430	340 ~ 430	190 ~ 290
Josephson 等	170 ~ 300	230 ~ 425	330 ~ 450	170 ~ 290
陈新等	200 ~ 270	250 ~ 450	210 ~ 260	
王慧等*	200 ~ 302	238 ~ 406		

*为经食管心脏电生理测定。

第3节 心脏不应期的临床意义

一、与不应期有关的心电生理特性

(一)不应期与兴奋性、传导性

1.不应期与兴奋性:一个心动周期可以看成由兴奋期和不应期两部分组成,其可反映心肌组织的兴奋和传导状态。当某处心肌组织在兴奋期时,激动在该组织的传导完全正常。当该组织处于相对不应期时,激动在该组织传导缓慢。而当处于有效不应期时,激动在该组织传导中断。因此,根据此电生理特性,可在体表心电图中推测心肌组织的兴奋性状态。当房室传导中断时,可以推测房室结[和(或)希浦系统]处于有效不应期。房室传导延缓时,其处于相对不应期。

2.不应期与传导性:根据不应期与传导的关系,还可以推断房室传导中断是干扰性的,还是阻滞性的。较早出现的P波,遇到房室结生理性有效不应期无法下传时,称为干扰性阻滞。如果P波位于T波后较远的位置,遇到病理性房室结[和(或)希浦系统]有效不应期延长而不能下传,是由房室传导有效不应期病理性延长造成的,称为传导阻滞。

不同部位或组织不应期(兴奋性和传导性)长短不同。当一处或部分组织进入不应期后,可以使另一处或部分不应期较短的组织继续应激传导,使某种特殊的传导束或组织的电生理特性得以显示,临床上常利用不同部位或组织不应期(兴奋性和传导性)不一致来进行电生理诊断和鉴别诊断(图3-5和图3-18)。例如图3-6示不同基础周长使心房应激不应期略有差异改变,从而诱发心动过速,显示出此心动过速的特征,便于心电生理诊断。

(二)心律失常与心脏不应期的相关性

不同心肌组织之间连接处的不应期相差较大,尤其在特殊传导系统与心肌组织的连接处,如窦房结与心房肌之间、希浦系统与心室肌之间、结希区与希氏束之间。这三个连接区的传导速度慢,不应期差别大,容易发生传导延缓或阻滞,是激动折返等心律失常的好发部位。

1.心动周期对不应期的影响:心肌的不应期常随心动周期的变化而改变。当心动周期缩短时,不应期相应缩短,心动周期延长时随之延长。在进行心脏电生理检查时,基础刺激周长缩短,其测试的不应期也会缩短(图3-6)。应用这种心电生理特性,经常变换不同的基础刺激周期来诱发心动过速或其他电生理现象,分析这种心电现象机制,对心脏电生理诊断有重要意义。

2.心脏传导阻滞与不应期的相关性:心脏传导阻滞是由于心肌的不应期呈病理性延长,使本来能正常传导的激动出现传导延缓或中断的一种异常状态。心肌不应期可仅为有效不应期或相对不应期的病理性延长,也可两者均有延长。传导阻滞持续的时间可呈一过性、间歇性或持久性。持久性传导阻滞是心肌器质性损伤的结果。病理性延长的不应期受多种因素的影响,如心肌缺血、心肌炎症、电解质紊乱和中毒等。在心脏本身的因素中,其主要受心率快慢的影响。

房室传导阻滞可并发尖端扭转性室性心动过速,表现为心室的慢-快综合征,是由心室弥漫性传导障碍和复极不均匀引起的,各部位心肌的不应期延长,以致心室肌与浦肯野纤维之间形成多发性折返途径(图3-7)。这种心室肌复极不均匀是广泛、弥漫的,是由极度心动过缓造成的。这种心室的慢-快综合征不同于其他原因,如心肌病、心肌炎、心肌缺血等引起,仅限于心室的某一区域,其周围健康心肌的传导性和不应期均正常的心室颤动。

二、与不应期相关的特殊心电现象

(一)裂隙现象
详见第10章。

(二)蝉联现象
详见第10章。

(三)连缀现象

连缀现象是指心律失常的发生已为其同时再次、反复发生,以及这种心律失常持续存在或进一步演化成慢性心律失常提供重要条件。

1.心电图二联律法则中的连缀现象:窦性心动过缓、窦性静止、窦房传导阻滞、心房颤动的长R-R间期、房室传导阻滞等长心动周期时,可造成不应期延长和不应期离散度增加(图3-7),易引起房性、室性或房室交界区的期前收缩,而这些期前收缩后的长代偿间期又引起长而不均匀的不应期,有利于下一个期前收缩的出现,如此反复可形成各种期前收缩的二联律。

2.心房颤动的连缀作用:心房颤动可使心房不应期进一步缩短,明显缩短的心房不应期可使心房肌的自律性增加,使房性期前收缩发生率增高,易触发心房颤动。心房不应期缩短还可使折返子波的波长缩短,有利于心房颤动的持续和稳定。心房颤动还可使心房肌不应期的频率自适应性能力下降、破坏或反向改变,从而使心房颤动转复为窦性。心房率变慢后,心房不应期仍处于明显缩短状态,有利于房性期前收缩的出

现和房性期前收缩触发心房颤动。

3.心室颤动的连缀现象:心室颤动引起的血流动力学作用使心肌缺血、损伤,造成心室肌不应期延长,不应期离散度骤增,使心室颤动持续而难以转复,或电击除颤的功率越来越大,复律药物剂量越来越大,但成功率却越来越低。

(四)不应期剥脱现象

不应期剥脱现象是指异位心搏提前激动了阻滞区域,使其不应期提前开始,也提前结束,致使原先被阻滞的激动可在该区域脱离不应期发生传导。这种心脏电生理现象常发生于房室结-希浦系统,表现为房室传导意外改善(图3-16)。

第4节   心脏不应期电生理病例解析

病例1(图3-1)

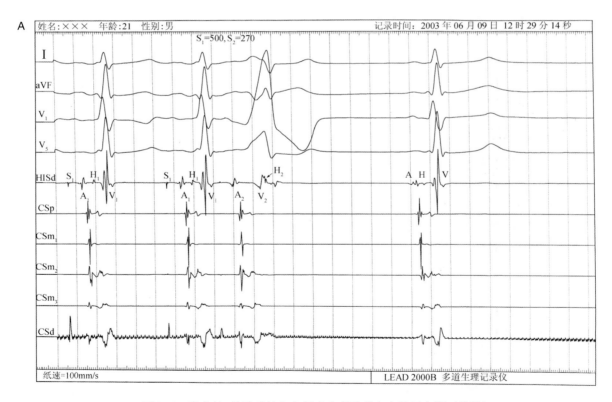

图3-1   房室结-希浦系统和左侧房室旁路前向有效不应期。(待续)

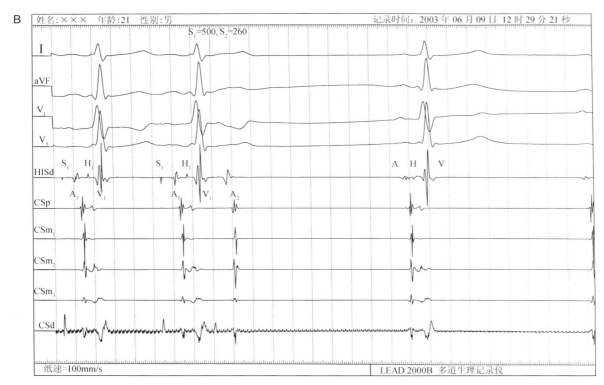

图 3-1（续）

【临床资料】

患者，男，21 岁，反复阵发性胸闷、心悸 3 年余，加重 1 年。临床诊断：阵发性室上性心动过速。

【电生理特征与分析】

图 3-1 A 示 S_1S_1 基础周长 500ms 的右心房程控期前刺激，S_1S_2 耦联间期 270ms 时，在 HISd 见 A_1-H_1 间期 70ms，H_1-V_1 间期 45ms，A_1-V_1 间期 115ms。V_1 波在 CSm_1 最早出现，A_1-V_1 间期仅为 80ms，心室 V_1 波激动先后依次为 CSm_1、CSm_2、CSp、CSm_3、CSd 和 HISd，呈明显左侧偏心性前向传导，体表心电图 QRS 波群呈 A 型心室预激图形。HISd 部位 A_2-H_2 间期延长至 180ms，H_2 波埋在 V_2 波中，H_2 波后有一小 V 波，可能是经房室结-希浦系统下传激动部分心室的电位波，在体表心电图

上表现为终末粗钝 S 波。H_2 波至小 V 波间期为 40ms。V_2 波在 CSm_1 最早激动，激动顺序与 V_1 波相似。此时 H_1-H_2 间期 360ms，R_2 呈现完全心室预激图形，表明房室结进入相对不应期，发生传导延缓，激动以左侧房室旁路前传为主。

图 3-1 B 示 S_1S_2 耦联间期递减 10ms（260ms）时，A_1-H_1 间期及 H_1-V_1 间期不变，V_1 波激动顺序不变，A_2 波后 H_2 波和 V_2 波消失，表明房室结-希浦系统和左侧房室旁路均进入前向有效不应期，造成房室传导中断（纸速=100mm/s）。

【电生理诊断】

①窦性心律；②房室结-希浦系统前向有效不应期 500ms/260ms；③左侧房室旁路前向有效不应期 500ms/260ms。

病例2（图3-2）

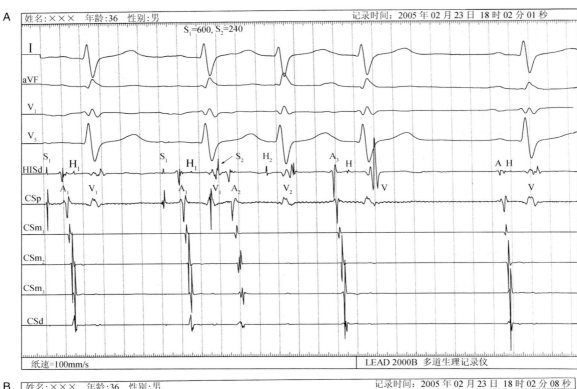

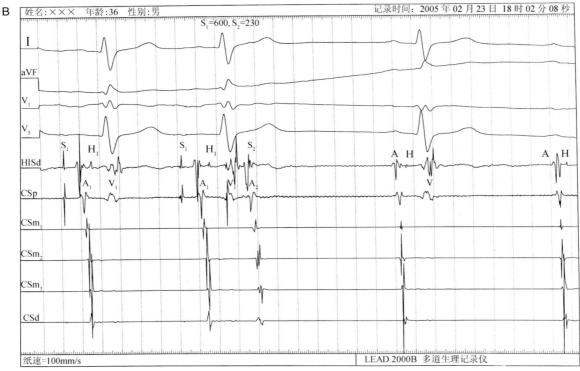

图3-2　窦房结、房室结前向有效不应期。

【临床资料】

患者,男,36岁。阵发性胸闷、心悸3年余,心脏超声和X线心脏三位片检查无异常发现。临床诊断:阵发性室上性心动过速。

【电生理特征与分析】

图3-2为S_1S_1基础周长600ms的右心房程控期前刺激。图A示S_1S_2耦联间期240ms时,HISd处见A_1-H_1间期85ms,H_1-V_1间期55ms。A_2-H_2间期已延长至200ms,H_2-V_2间期50ms,此时H_1-H_2间期390ms,房室结进入相对不应期。此外,V_2后提前出现与窦性激动顺序一致的A_3波,其后A-A间期850ms与基础窦性周期一致。A_2呈插入性,是激动在心房逆向传导过程中遇到窦房结不应期,激动未能进入窦房结重整其节律引起的Ⅲ区反应。图B示S_1S_2耦联间期递减10ms(230ms)时,A_1-H_1间期及H_1-V_1间期不变,A_2波后的H_2波和V_2波消失,表明房室结已进入有效不应期,造成房室传导中断(纸速=100mm/s)。

【电生理诊断】

①窦性心律;②房室结前向有效不应期600ms/230ms;③窦房结有效不应期600ms/240ms(呈Ⅲ区反应)。

病例3(图3-3)

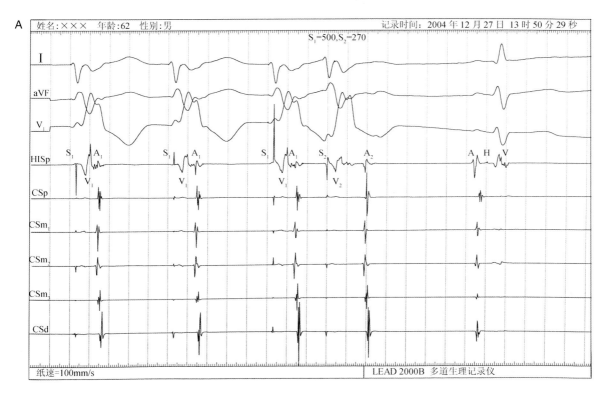

图3-3 心室有效不应期。(待续)

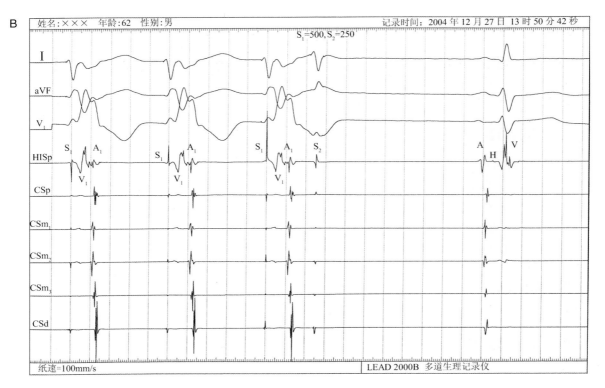

图 3-3（续）

【临床资料】

患者,男,62 岁。临床诊断:阵发性室上性心动过速。

【电生理特征与分析】

图 3-3 为基础周长 500ms 的左心室 S_1S_2 程控期前刺激时记录。窦性心律时 HISp 处 A 波领先,CS 各部位 A 波在后,A-H 间期 70ms,H-V 间期 40ms,QRS 波群形态正常。图 A 为 S_1S_2 耦联间期 270ms 时,于体表心电图中见 S_1 与 S_2 刺激波后紧跟呈右束支传导阻滞图形的 QRS 波群,系起搏左心室引起。心腔内 V_1、V_2 波后可见在 HISp 部位领先的逆传 A 波,V_1-A_1 间期 90ms,V_2-A_2 间期已延长至 180ms,电刺激脉冲稳定起搏心室。由于耦联间期较短,V_2 在逆行传导时遇到房室结逆向相对不应期出现了室房传导延缓。图 B 示 S_1S_2 耦联间期 250ms 时,见 S_1 后 V_1 及 A_1 不变,但 S_2 后 V_2 波消失,表明心室已处于有效不应期无法应激(纸速=100mm/s)。

【电生理诊断】

①窦性心律;②左心室 S_1S_2 程控期前刺激;③心室有效不应期 500ms/250ms。

病例4（图3-4）

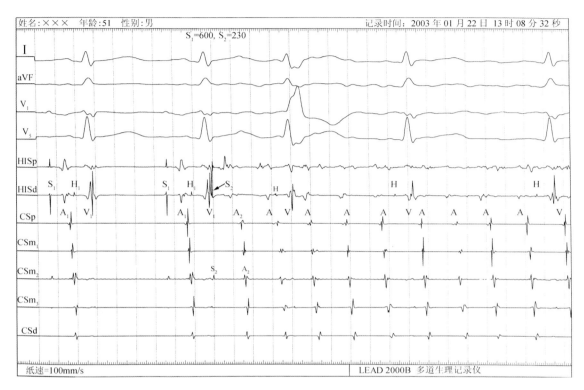

图3-4 心房肌易损期诱发心房扑动。

【临床资料】

患者,男,51岁。临床诊断:房室结双径路,阵发性室上性心动过速。

【电生理特征与分析】

图3-4示基础周长600ms的程控期前刺激,S_1S_2耦联间期230ms时高位右心房刺激。见HISd中S_1-A_1间期60ms,A_1-H_1间期70ms,H_1-V_1间期55ms,CSm_2处S_1-A_1间期110ms,HISd处A_1波至CSp处A_1波间距40ms。另见S_2-A_2间期延长至80ms,HISd处A_2波至CSp处A_2波间距延长至70ms,CSm_2处S_2-A_2间期延长至160ms,心房处于相对不应期的早期(易损期),其后诱发出A波在HISp领先的心房扑动,故推测心房相对不应期包含易损期。A波规则出现,A-A间期180ms,HISp处开始时可见分裂的双峰电位,随后出现碎裂电位,显示出心房底部传导延缓的电生理特征。房室之间分别呈3:1、4:1传导,HIS处V波前可见H波,A-H间期60~100ms,H-V间期55ms不变。A_2波后第一个QRS波群呈右束支传导阻滞型,符合长短周期规律,为心室内差异性传导(纸速=100mm/s)。

【电生理诊断】

①心房S_1S_2程控期前刺激;②心房肌易损期诱发心房扑动。

病例5（图3-5）

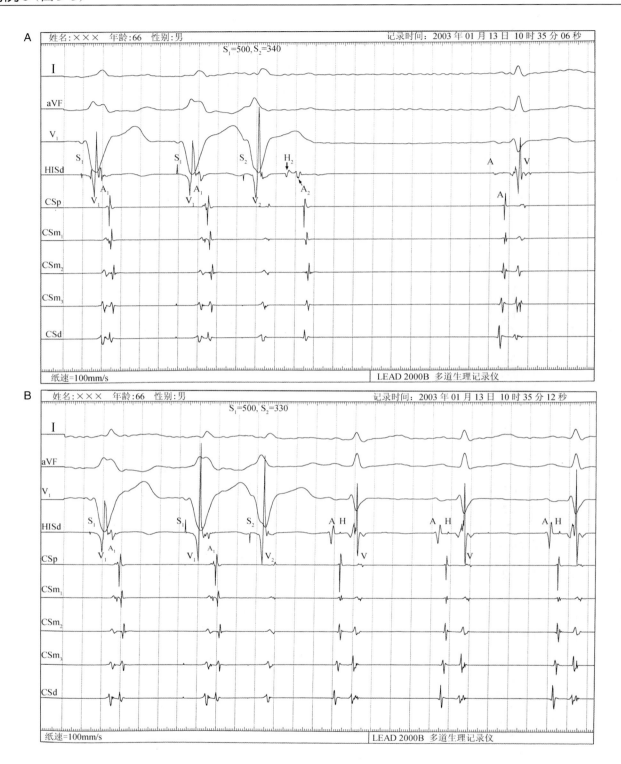

图3-5 希浦系统逆向不应期。

【临床资料】

患者，男，66岁。临床诊断：阵发性室上性心动过速。

【电生理特征与分析】

图3-5为基础刺激周长500ms的右心室程控期前刺激时记录，窦性心律时A波在HISd处最早出现，A-H间期60ms，H-V间期40ms。图A示$S_1S_2$340ms后紧跟V_1、V_2波，逆行A_1、A_2波均在HISd处领先，为房室结-希浦系统逆行传导形成的心房激动。V_1-A_1间期80ms，V_2波后可见逆

行H_2波及A_2波，V_2-H_2间期长达210ms，H_2-A_2间期50ms。表明V_2逆行传导过程中遇到希浦系统逆向相对不应期，发生了传导延缓，而房室结逆向传导正常。A_2波后有代偿间期。图B示S_2递减10ms（330ms）时，见V_2波后的H_2、A_2波均消失，表明希浦系统已进入逆向有效不应期，发生传导中断。V_2波后无代偿间期（纸速=100mm/s）。

【电生理诊断】

①窦性心律；②希浦系统逆向有效不应期500ms/330ms。

病例6（图3-6）

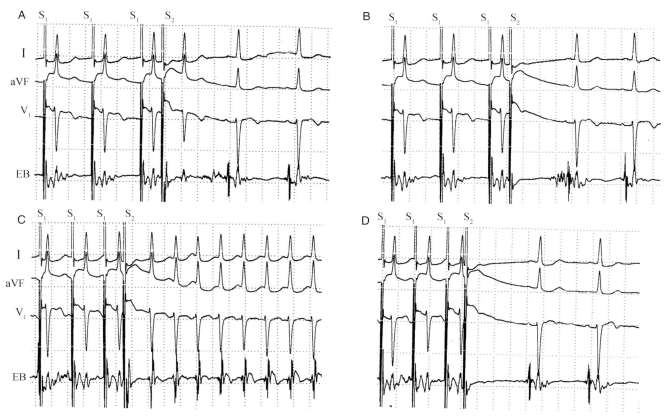

图3-6 不同基础刺激周长对心房不应期的影响。

【临床资料】

患者，女，35岁，反复胸闷、心悸5年余。临床诊断：阵发性室上性心动过速。

【电生理特征与分析】

图3-6为经食管左心房S_1S_2程控期前刺激，I、

aVF、V_1、食管双极导联同步记录，窦性心律时心电图正常。图A示S_1S_1基础周长600ms，S_1S_2耦联间期260ms时，S_2后可见P_2波及R_2波群。图B示S_1S_2递减10ms（250ms）时，后P_2波及R_2波群均消失，表明心房已进入有效不应期。图C示S_1S_2基础周长缩短为400ms，耦联间期缩短至240ms时，S_2后仍可见到A_2波及R_2波群，心房仍然应激，且心房激动下传至心室，

S₂-R₂间期340ms,并诱发出窄QRS波群心动过速。心动过速时R-R间期为300ms,逆行P波埋在QRS波群终末,R-P间期≤60ms,明显小于P-R间期,逆行P波在各导联无偏心性,符合慢-快型房室结折返性心动过速特征。图D示S₁S₂递减10ms(230ms)时,S₂后P₂波及R₂波群消失,表明心房已进入有效不应期。本例在缩短S₁S₁基础周期长度后,心房有效不应期也随之缩短,说明心脏不应期与心动周期长短密切相关(纸速=25mm/s)。

【电生理诊断】

①窦性心律;②心房有效不应期600ms/250ms,400ms/230ms;③诱发慢-快型房室结折返性心动过速。

病例7（图3-7）

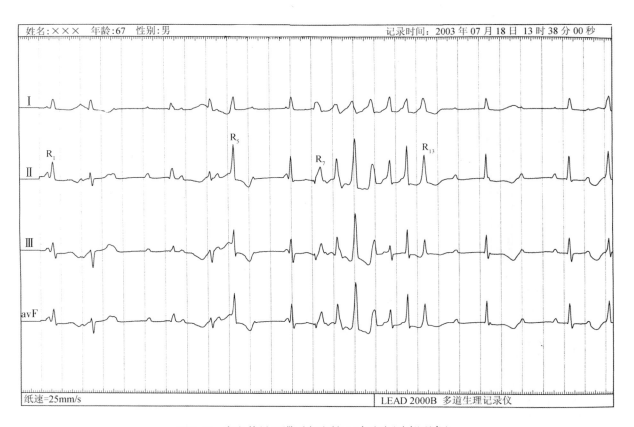

图3-7 房室传导阻滞引起室性心动过速(连缀现象)。

【临床资料】

患者,男,67岁。晕厥2次,急诊入院。临床诊断:心肌病。

【心电图特征与分析】

图3-7示P-P间期660ms,相对固定。窄QRS波群的R-R间期1380ms,为高度房室传导阻滞。R₁、R₅宽大畸形呈插入性,对房室交界区性逸搏节律未产生影响,提示心室激动传导不均匀,房室交界区逸搏点有传入阻滞。R₇~R₁₃宽大畸形,形态各异,R-R间期约350ms,为室性心动过速(纸速=25mm/s)。

【电生理诊断】

①窦性心律;②高度房室传导阻滞;③房室交界性逸搏心律;④室性期前收缩;⑤短串多形性室性心动过速;⑥心室内不均匀传导,提示广泛心肌受损。

病例8（图3-8）

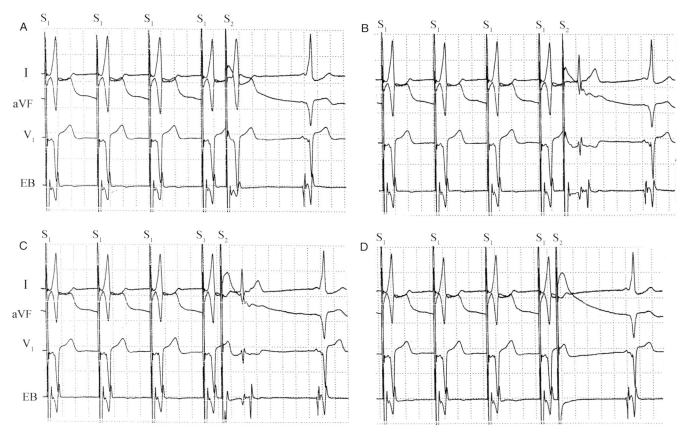

图3-8　右侧房室旁路有效不应期长于房室交界区有效不应期。

【临床资料】

患者,女,42岁。临床诊断:预激综合征,阵发性室上性心动过速。

【电生理特征与分析】

图3-8为基础周长800ms时的经食管左心房S_1S_2程控期前刺激,Ⅰ、aVF、V_1、食管双极导联同步记录,窦性心律时心电图呈现B型心室预激图形。图A示S_1S_2耦联间期370ms时,R_1、R_2波群均呈B型心室预激图形,S_2-R_2间期120ms。图B示S_1S_2耦联间期递减10ms(360ms)时,S_2-R_2间期恢复至200ms,R_2波群心室预激波消失,呈不完全性右束支传导阻滞图形,表明右侧房室旁路进入前向传导有效不应期,心房激动从房室结-希浦系统下传心室。R_2波群后可见在Ⅰ导联直

立、aVF和V_1导联倒置的逆行P波。Ⅰ导联$R-P^-$间期180ms,V_1导联$R-P^-$间期130ms,aVF导联$R-P^-$间期150ms,双极食管(EB)导联$R-P^-$间期140ms,系激动沿右侧房室旁路逆行传导至心房形成。图C示S_1S_2耦联间期280ms时,R_2波群形态同图B,仍见逆行P波,P_2-R_2间期已延长至250ms,提示房室结-希浦系统已进入相对不应期。图D示S_1S_2耦联间期270ms时,S_2后的P_2波及R_2波群消失,心房进入有效不应期,无法了解房室结-希浦系统有效不应期,只能推测≤心房不应期(纸速=25mm/s)。

【电生理诊断】

①窦性心律;②B型预激综合征,右侧显性房室旁路;③房室旁路前向有效不应期800ms/360ms;④旁路有效不应期长于房室交界区有效不应期;⑤右侧偏心性逆行P波;⑥心房有效不应期800ms/270ms。

病例9（图3-9）

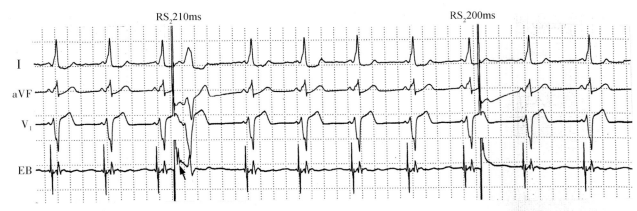

图3-9 经食管程控RS₂期前刺激法测定心房不应期。

【临床资料】

患者，男，27岁，阵发性心悸两年余。临床诊断：预激综合征，阵发性室上性心动过速。

【电生理特征与分析】

图3-9示窦性心律时P-P间期850ms，心率70次/分，P-R间期100ms，QRS波群宽大畸形呈B型心室预激图形。经食管给予心房RS₂程控期前刺激，RS₂210ms时S₂后可见P₂波（箭头所示），代偿间期不完全，窦房结处于节律重整区。R₂波群呈完全心室预激图形，提示房室结-希浦系统已进入相对不应期致传导显著减慢，或者进入有效不应期致传导中断，心房激动均沿房室旁路前传至心室。此时前一次窦性P波至P₂波间期250ms，前一次窦性QRS波群至R₂波群间期400ms。RS₂递减10ms（200ms）时，P₂波及R₂波群消失，此时前一个窦性P波至S₂波间期240ms，心房进入有效不应期（纸速=25mm/s）。

【电生理诊断】

①窦性心律；②B型预激综合征，右侧房室旁路；③心房有效不应期240ms；④房室结前向有效不应期长于房室旁路；⑤房室旁路前向有效不应期<250ms。

病例10（图3-10）

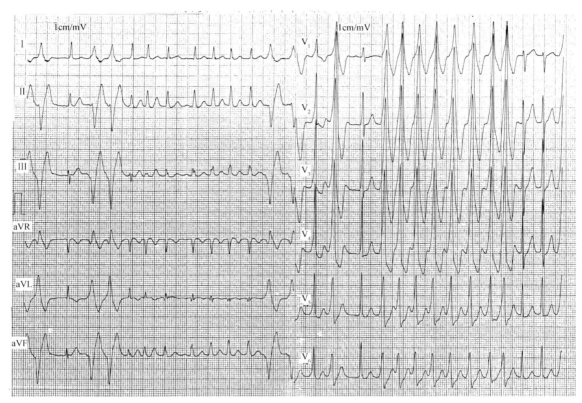

图3-10 心房颤动时估测房室旁路和房室结-希浦系统不应期。

【临床资料】

患者,男,60岁。临床诊断:预激综合征,心房颤动。

【电生理特征与分析】

图3-10示P波消失代之为大小不等、频率不一致的f波,心室率快,R-R间期长短不等,QRS波群有多种形态。宽大畸形的R波群呈RBBB型,起始粗顿,有心室预激波,预激波程度不同,R波群形态略有差异,其最短R-R间期240ms,为房室旁路能连续传导形成。

窄QRS波群时最短R-R间期为350ms,可认为是房室结-希浦系统连续传导形成,同时提示旁路传导功能丧失是由从房室结-希浦系统下传的激动连续隐匿性传导到旁路造成的(纸速=25mm/s)。

【电生理诊断】

①心房颤动伴快心室率;②A型预激综合征,左侧房室旁路;③旁路前向有效不应期≤240ms;④旁路连续前向隐匿性传导阻滞(蝉联现象);⑤房室结前向有效不应期≤350ms。

病例11（图3-11）

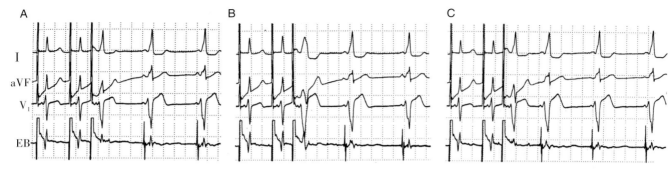

图3-11　窦房结有效不应期。

【临床资料】

患者,男,27岁。阵发性心悸两年余,心脏超声和X线胸片检查正常。临床诊断:预激综合征,阵发性室上性心动过速。

【电生理特征与分析】

图3-11为S_1S_1基础周长600ms的经食管心房程控期前刺激,I、aVF、V_1、双极食管导联(EB)同步记录,窦性心律时P-R间期100ms,QRS波群宽大畸形可见δ波,表现为B型心室预激图形。基础刺激S_1下传的QRS波群畸形程度较窦性心律时轻,系左心房起搏时激动经房室结-希浦系统下传心室为主,小部分经房室旁路预激心室造成,提示存在右侧房室旁路。

图A示S_1S_2耦联间期380ms时,图B示S_1S_2耦联间期370ms时,均见最后一次P_1波至第1次窦性P波的间期<2倍窦性P-P间期,代偿间期不完全。图C示S_1S_2耦联间期360ms时,其后窦性P波提前发生,造成最后一次P_1波与第1次窦性P波的间期等于原窦性P-P间期,P_2波呈插入性房性期前收缩,无代偿间期。表明窦房结已进入不应期,致心房期前刺激无法侵入(纸速=25mm/s)。

【电生理诊断】

①窦性心律;②窦房结有效不应期600ms/360ms;③B型预激综合征,右侧房室旁路。

病例12（图3-12）

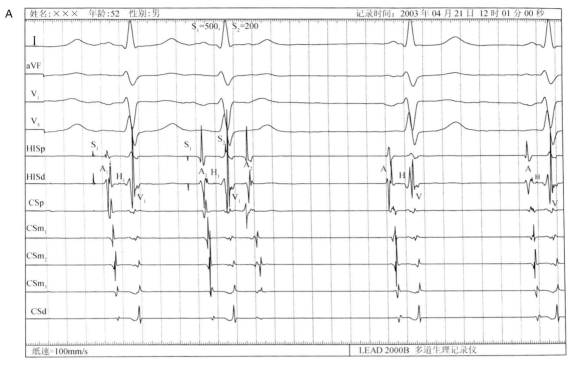

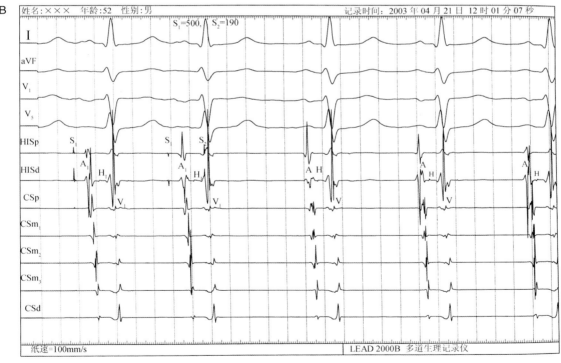

图3-12　心房相对不应期及有效不应期。

【临床资料】

患者,男,52岁。临床诊断:阵发性室上性心动过速。

【电生理特征与分析】

图3-12A示基础周长500ms的高位右心房程控期

前刺激，S_1S_2 耦联间期 200ms 时，HISd 部位见 S_1-A_1 间期 50ms，A_1-H_1 间期 80ms，H_1-V_1 间期 40ms。S_2 波落在 V_1 波中，S_2-A_2 间期延长至 110ms，此时 A_2 波的激动顺序与 A_1 波不同，A_1 波最早出现在 HIS 部位，而 A_2 波最早出现在 CSp，此处的 S_2-A_2 间期为 70ms，表明右心房部分心肌因进入相对不应期，发生传导延缓而出现了心房激动顺序的改变。A_1-A_2 间期为 210ms，是心房功能不应期。图 3-12B 示 S_1S_2 耦联间期递减 10ms

（190ms）时，S_2 后 A_2 波消失，说明心房无法应激已进入有效不应期（纸速=100mm/s）。

【电生理诊断】

①窦性心律；②心房程控期前刺激；③心房相对不应期≥500ms/200ms；④心房有效不应期 500ms/190ms；⑤心房功能不应期 500ms/210ms。

病例13（图3-13）

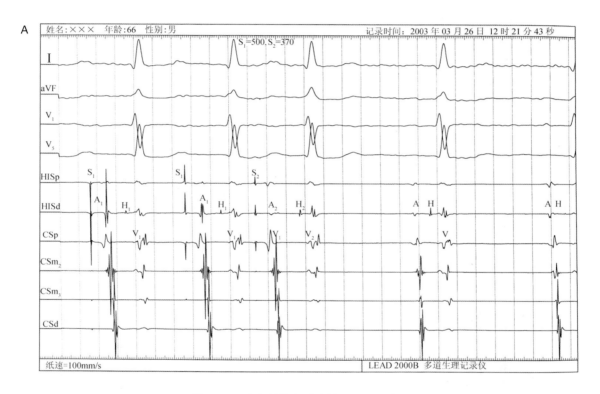

图3-13 房室结快径路有效不应期。（待续）

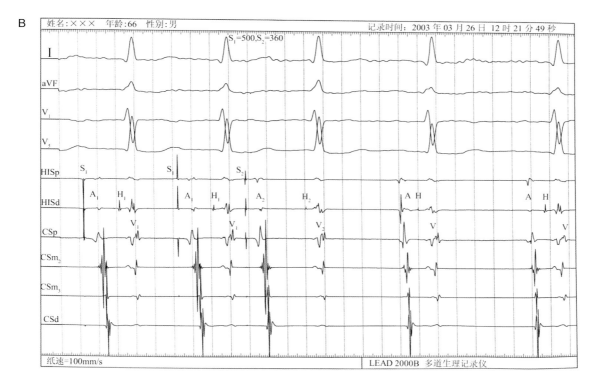

图 3-13（续）

【临床资料】

患者,男,66岁。阵发性心悸、胸闷10年,每次发作几分钟至几小时不等,可突然缓解。近3个月来,发作频繁,持续数小时才能缓解。临床诊断:阵发性室上性心动过速。

【电生理特征与分析】

图3-13为基础周长S_1S_1 500ms的高位右心房程控期前刺激,窦性心律时A-H间期100ms,H-V间期50ms,房室结-希浦系统传导时间正常。图A示S_1S_2 耦联间期370ms时,HISd标测部位见A_1-H_1间期110ms,H_1-V_1间期50ms,A_2-H_2间期170ms,H_2-V_2间期50ms,A_2-H_2间期略有延长,但A_2激动仍沿房室结快径路下传心室。图B示S_1S_2耦联间期360ms时,A_2-H_2间期跳跃延长至250ms,H_2-V_2间期45ms,快径路已进入有效不应期造成传导中断,S_2激动心房后沿慢径路下传至心室,希浦系统传导正常(纸速=100mm/s)。

【电生理诊断】

①窦性心律;②房室结双径路传导现象;③房室结快径路有效不应期500ms/360ms。

病例14（图3-14）

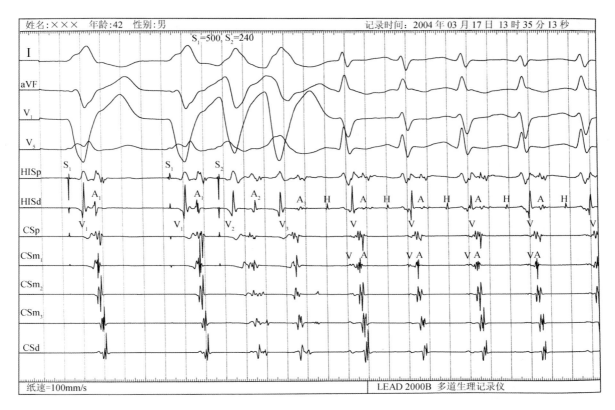

图3-14　房室结逆向不应期,心室相对不应期。

【临床资料】

患者,男,42岁。临床诊断:阵发性室上性心动过速。

【电生理特征与分析】

图3-14示右心室心尖部程控期前刺激,基础周长500ms,S_1S_2耦联间期240ms时,体表心电图QRS波群呈左束支传导阻滞合并电轴左偏。V_1波后可见在HISd处最早出现,呈中心性逆行传导的A_1波,CS部位的A_1波由近端至远端逐渐延迟。V_2波后逆行A_2波顺序发生变化,A_2波在CSm_1处最早(距冠状窦口1cm),HISp处最后,逆行心房激动顺序呈左侧偏心性,为左侧房室旁路逆行传导引起,提示此时房室结-希浦系统处于逆向不应期中。V_2波后发生一次形态特征同

V_1、V_2波的心室内折返激动(V_3),V_3波前未见H波。V_2使心室进入相对不应期,引起心室内缓慢传导(尤其是束支内),系由折返所致。V_3经左侧房室旁路逆行传导至心房后诱发出窄QRS波群心动过速。其A-H间期130ms,H-V间期60ms,逆行心房激动顺序同V_2、V_3时完全一致,表明为左侧房室传导逆行传导形成的顺向型房室折返性心动过速(纸速=100mm/s)。

【电生理诊断】

①心室程控期前刺激;②房室结-希浦系统逆向不应期500ms/240ms;③心室相对不应期约为500ms/240ms;④诱发心室内单次折返(V_3现象);⑤左侧房室旁路;⑥诱发顺向型房室折返性心动过速。

病例15（图3-15）

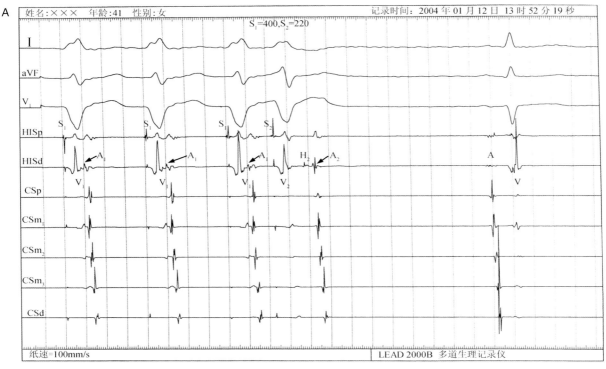

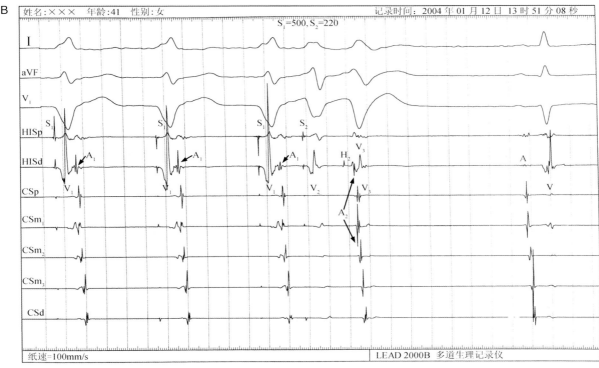

图3-15 不同基础刺激间期与相同耦联间期对希浦系统逆向不应期的影响。

【临床资料】

患者,女,41岁。临床诊断:房室结双径路,阵发性室上性心动过速。

【电生理特征与分析】

图3-15A示基础周长 S_1S_1 400ms 的右心室程控期前刺激,S_1S_2 耦联间期220ms时,V_1 波后的逆行 A_1 波在HISd处领先,V_1-A_1 间期80ms,CS部位A波由近端至远端逐渐延迟出现,心房激动顺序呈中心性逆传。V_2 波后可见 H_2 及 A_2 波,V_2-H_2 间期120ms,H_2-A_2 间期45ms,逆行A波仍在HISd最早出现,心房激动顺序未发生变化,呈中心性逆传。V_2-H_2 间期明显延长,表明此时希浦系统逆向传导已进入相对不应期,但房室结逆向传导正常。

图3-15B示基础周长 S_1S_1 500ms,S_1S_2 仍为220ms时,见 V_2-H_2 间期延长至180ms,H_2-A_2 间期仍为45ms,逆行心房激动顺序未发生变化。此现象说明基础刺激周长延长造成希浦系统逆向相对不应期延长,S_1S_2 耦联间期不变,但造成 V_2-H_2 间期比基础刺激周长400ms时明显延长。V_2 波后出现一次形态相似的 V_3 波,其前可见H波,A_2 波叠埋在 V_3 波中间,是 V_2 激动经室间隔、左心室缓慢逆行传至希氏束后,再沿右束支前传至右心室,发生一次束支折返引起的心室重复性反应(纸速=100mm/s)。

【电生理诊断】

①窦性心律;②右心室程控期前刺激;③不同基础刺激间期及相同耦联间期对希浦系统逆向不应期形成的影响;④诱发心室内单次束支折返(V_3 现象)。

病例16(图3-16)

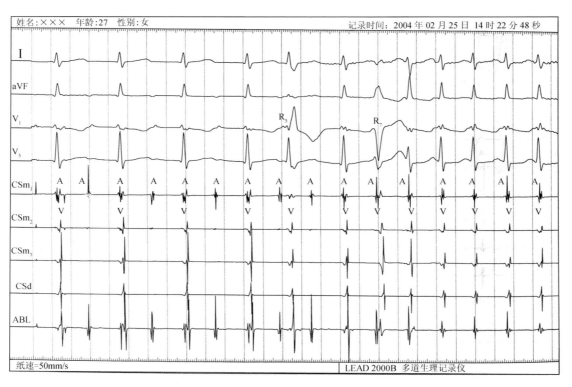

图3-16　影响房室结双径路下部共同径路不应期的因素。

【临床资料】

患者,女,27岁。临床诊断:阵发性室上性心动过速。

【电生理特征与分析】

图3-16示窄QRS波群心动过速发作时记录(射频导管ABL在希氏束部位附近)。QRS波群形态无特殊改变,前3次R-R间期340ms,两次R波之间可见在aVF导联倒置、V₁导联负正双相的逆行P波。心腔内心电图见逆行A波规则出现,A-A间期170ms,A波与V波之比为2:1,一次逆行A波重叠在V波中,V-A间期约50ms,下一次逆行A波出现在两次V波之间,逆行心房激动呈中心性逆传,提示在房室结-希浦系统发生了交替性隐匿性传导,形成2:1房室传导阻滞。

呈右束支传导阻滞型的R₅提前出现,为室性期前收缩,其后A波与V波恢复为1:1传导,R-R间期330ms。室性期前收缩未能终止心动过速,也未能改变心动过速频率表明心室不参与折返。但R₅逆行传导至希氏束及房室结,造成房室结-希浦系统提前激动,使该部位不应期前移(不应期剥脱现象),其后房室结-希浦系统便恢复了1:1传导。呈左束支阻滞型的R₇前出现了明显的长短心动周期,是由左束支不应期延长造成的心室内差异性传导所致(纸速=50mm/s)。

【电生理诊断】

①慢-快型房室结折返性心动过速;②房室结下部共同径路-希浦系统交替性隐匿性传导蝉联现象;③室性期前收缩终止蝉联现象;④不应期剥脱现象。

病例17(图3-17)

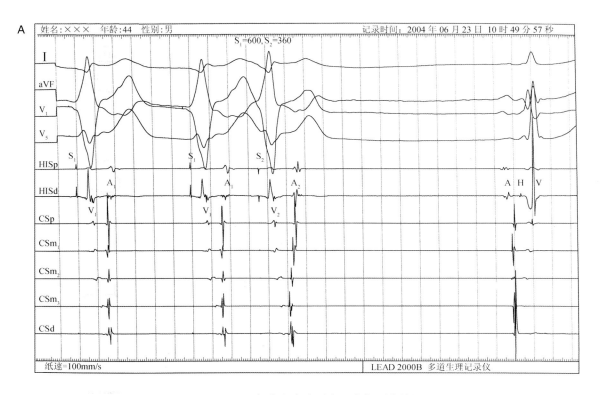

图3-17 左侧房室旁路逆向不应期。(待续)

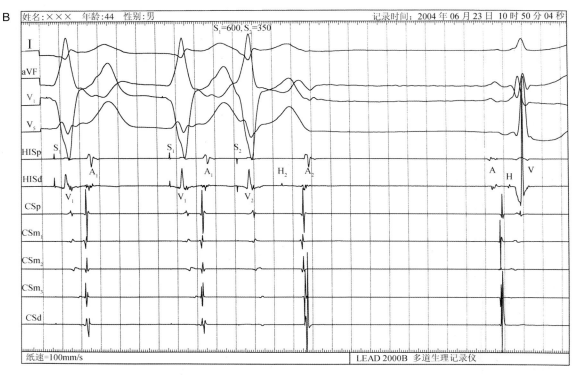

图3-17(续)

【临床资料】

患者,男,44岁,反复阵发性胸闷、心悸10余年。临床诊断:阵发性室上性心动过速。

【电生理特征与分析】

图3-17为右心室基础周长600ms的S_1S_2程控期前刺激时记录,窦性QRS波群宽大畸形,起始部顿挫,呈A型预激图形。窦性心律时,心内标测见最早心室激动点与心室起搏的最早逆行心房激动点一致,都在CSd和CSm_3,表明前向及逆向传导均为同一条房室旁路。

图A示S_1S_2耦联间期360ms时,在CSd见V_1-A_1间期140ms,HISd见V_1-A_1间期155ms,V_1-A_1间期具有左侧偏心性传导特征,即A_1波出现的时间顺序为CSd、

CSm_3、CSm_2、CSm_1、CSp、HISd、HISp。V_2-A_2间期在各标测部位均略有延长,但A_2激动顺序同A_1波。

图B示S_1S_2耦联间期递减10ms(350ms)时,V_1-A_1间期和逆传A_1波激动顺序不变,S_2后V_2-A_2间期在各标测部位均有明显延长,HISd处V_2-A_2间期310ms,其间可见H_2波,V_2-H_2间期210ms,A_2最早出现在CSp和HISd处,逆行心房激动顺序呈中心性,表明左侧房室旁路已进入有效不应期,逆行传导终止,激动经希浦系统-房室结逆行传导(纸速=100mm/s)。

【电生理诊断】

①窦性心律;②A型预激综合征;③左侧房室旁路逆传有效不应期600ms/350ms;④左侧房室旁路逆向不应期>房室结-希浦系统逆向不应期。

病例18（图3-18）

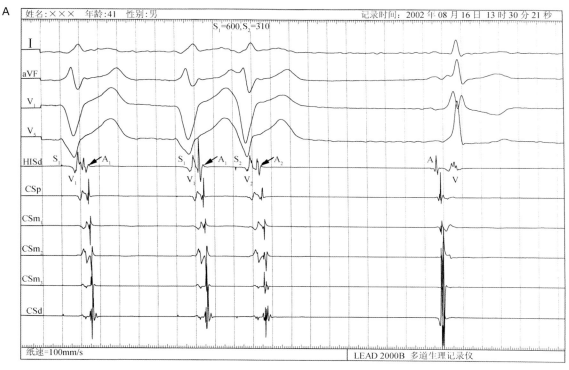

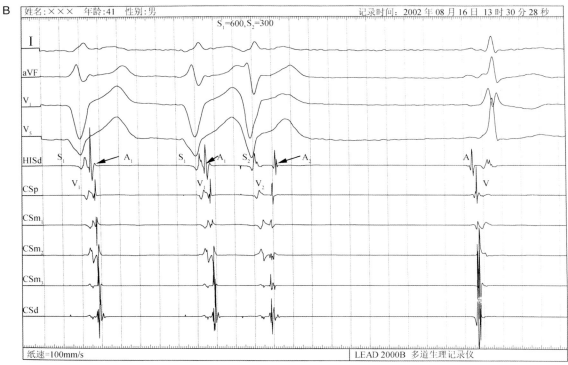

图3-18　右侧房室旁路逆向不应期长于左侧房室旁路。

【临床资料】

患者,男,41岁。反复阵发性胸闷、心悸10余年,最近发作频繁。临床诊断:预激综合征,阵发性室上性心动过速。

【电生理特征与分析】

图3-18为右心室基础周长600ms的S_1S_2程控期前刺激时记录,窦性QRS波群宽大畸形,起始部顿挫,呈A型心室预激图形。窦性心律时最早心室激动点在CSm_2和CSm_3处(距冠状窦口3cm),具有左侧偏心性特征。而心室起搏时室房逆行传导的最早心房激动点在右侧,V_2-A_2间期仅80ms。

图A示S_1S_2耦联间期310ms时,CSd处见V_1-A_1间期130ms,HlSd处V_1-A_1间期最短仅100ms,具有右侧偏心性传导特征。V_2-A_2间期在各标测部位均略有延长,但A_2激动顺序不变。

图B示S_1S_2耦联间期递减10ms(300ms)时,见逆传

A_1波激动顺序与V_1-A_1间期不变。但A_2激动顺序已发生改变,最早出现在CSm_2和CSm_3处,V_2-A_2间期100ms。最迟出现在HISd处,V_2-A_2间期170ms。呈左侧偏心性,表明此时右侧房室旁路已进入逆向有效不应期,激动只沿左侧旁路逆行传导。后经射频导管消融术证实存在左右两条房室旁路,左侧房室旁路具有房室前向和逆向传导功能,靶点位于距冠状窦口3.5cm处。右侧房室旁路在左侧旁路消融阻断后,未见前向传导特征,心室起搏时室房逆行传导特征同图A,射频导管在希氏束旁(右前间隔)放电后成功阻断旁路,右心室起搏时出现房室分离(纸速=100mm/s)。

【电生理诊断】

①窦性心律;②A型预激综合征,显性左侧壁房室旁路,隐匿性右前间隔房室旁路;③右侧房室旁路逆向有效不应期600ms/300ms;④右侧房室旁路逆向有效不应期长于左侧房室旁路。

病例19（图3-19）

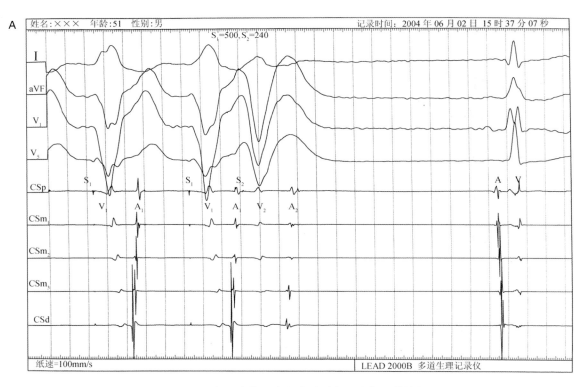

图3-19　心室不应期和房室旁路逆向不应期。（待续）

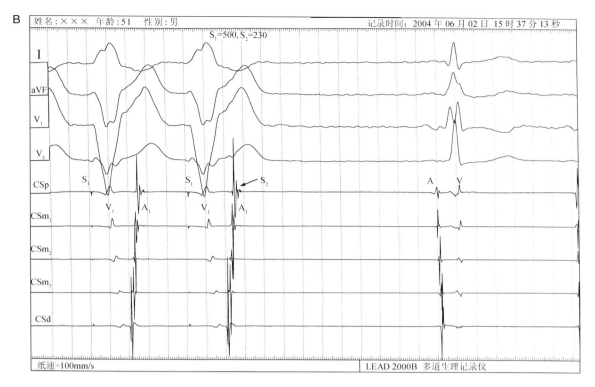

图 3-19（续）

【临床资料】

患者,男,51 岁,反复阵发性胸闷、心悸不适 10 余年。临床诊断:阵发性室上性心动过速。

【电生理特征与分析】

图 3-19 为右心室基础周长 500ms 的程控期前 S_1S_2 刺激时记录,见窦性心律时 QRS 波群宽大畸形,起始部顿挫,呈 A 型心室预激图形。图 A 示 S_1S_2 耦联间期 240ms 时,在 CSd 见 V_1-A_1 间期 70ms,在 CSp 见 V_1-A_1 间期 150ms,逆行心房激动具有左侧旁路逆行传导的偏心性特征,即 A_1 波出现的时间顺序为 CSd、CSm_3、CSm_2、CSm_1、CSp。A_2 波激动顺序不变,表明逆传仍以

左侧房室旁路占优势。此时 R_2 波群更宽大,时限为 150ms,心室进入相对不应期,呈现出缓慢传导。造成 V_2-A_2 间期在各标测部位均延长 40ms,逆行心房最早激动点与窦性时最早心室激动一致,都在 CSd 部位,表明为同一条旁路。图 B 示 S_1S_2 耦联间期递减 10ms (230ms)时,V_1-A_1 间期和逆行心房激动顺序不变,但 S_2 后 V_2 和 A_2 波消失,心室已进入有效不应期,无法应激(纸速=100mm/s)。

【电生理诊断】

①右心室程控期前刺激;②心室有效不应期 500ms/230ms;③A 型预激综合征,左侧房室旁路逆向不应期≤心室不应期。

病例20（图3-20）

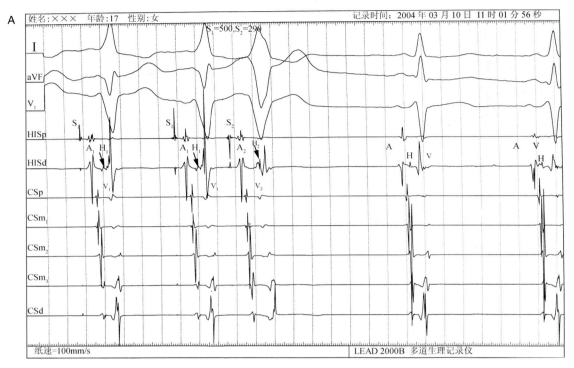

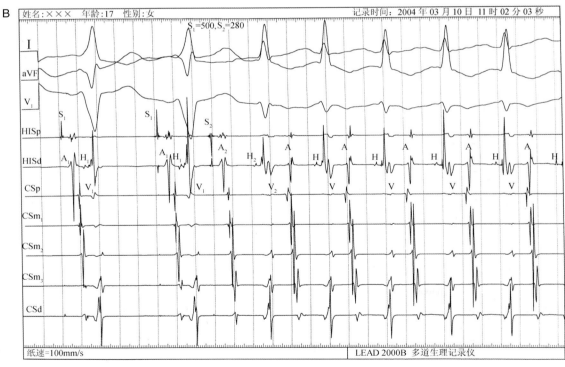

图3-20　右侧房室旁路前向不应期。

【临床资料】

患者,女,17 岁,反复阵发性胸闷、心悸 10 余年。临床诊断:预激综合征,阵发性室上性心动过速。

【电生理特征与分析】

基础周长 500ms 的右心房 S_1S_2 程控期前刺激,窦性心律时 QRS 波群宽大畸形,起始部见预激波,呈 B 型心室预激图形。

图 3-20A 示 S_1S_2 耦联间期 290ms 时,V_1V_2 波均呈心室预激图形,HISd 部位见 A_1-H_1 间期 70ms,H_1-V_1 间期 30ms。H_2 波融在 V_2 波中,A_2-H_2 间期延长为 150ms,表明 A_2 波提前造成激动,在房室结发生传导延缓,提示房室结已进入相对不应期,心室预激程度增加,R_2 波更宽大畸形。此时的 V_1-V_2 间期 300ms,是房室旁路前向功能不应期。

图 3-20B 示 S_1S_2 耦联间期递减 10ms(280ms)时,A_1-H_1 间期及 H_1-V_1 间期不变,R_2 波突然恢复正常,A_2-H_2 间期延长至 190ms,H_2-V_2 间期 40ms,此时 H_1-H_2 间期 400ms,表明房室旁路已进入有效不应期,激动沿房室结-希浦系统缓慢下传至心室,经房室旁路逆传到心房,诱发出窄 QRS 波群心动过速。逆行 A 波最早出现在 CSp 处(标测导管的位置:CSp 位于右心房,CSm_1 位于冠状窦口),最远在 CSd 处,为顺向型房室折返性心动过速(纸速=100mm/s)。

【电生理诊断】

①窦性心律;②右心房程控期前刺激;③B 型预激综合征,显性右侧房室旁路;④旁路前向有效不应期 500ms/280ms,长于房室结-希浦系统;⑤旁路前向功能不应期 500ms/300ms;⑥诱发出顺向型房室折返心动过速。

病例 21(图 3-21)

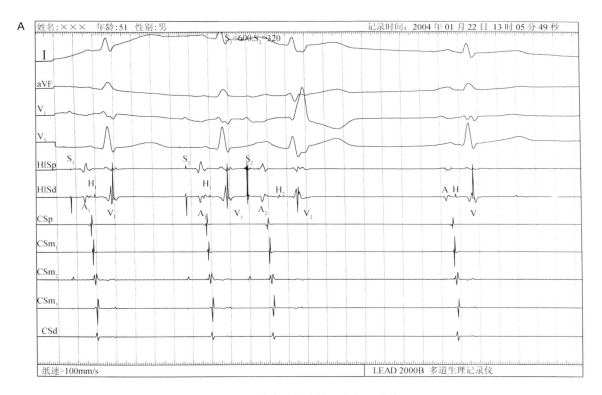

图 3-21 希浦系统有效不应期。(待续)

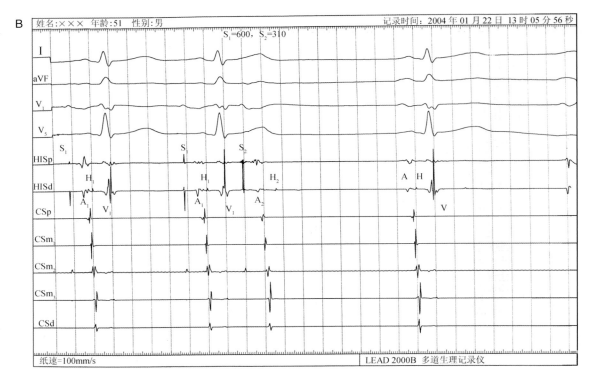

图 3-21(续)

【临床资料】

患者,男,51岁,反复阵发性胸闷、心悸 10余年,加重 1年。临床诊断:房室结双径路,阵发性室上性心动过速。

【电生理特征与分析】

图 3-21A 示 S_1S_1 基础周长 600ms,程控期前刺激 S_1S_2 耦联间期 320ms 时,在 HISd 见 A_1-H_1 间期 60ms, H_1-V_1 间期 50ms, A_2-H_2 间期延长至 100ms, H_2-V_2 间期延长至 60ms。此时 H_1-H_2 间期 360ms,R_2 呈现右束支传导阻滞图形,表明房室结及希浦系统均进入相对不应期。V_1-V_2 间期 370ms,是希浦系统前向功能不应期。

图 3-21B 示 S_1S_2 耦联间期递减 10ms(310ms)时,A_1-H_1 间期及 H_1-V_1 间期不变,A_2-H_2 间期仍为 100ms,H_1-H_2 间期仍为 360ms。但 H_2 后的 V_2 波消失,表明希氏束下部位进入有效不应期,造成心室内传导中断(纸速=100mm/s)。

【电生理诊断】

①窦性心律;②希氏束下部位前向有效不应期 600ms/360ms;③希浦系统前向功能不应期 600ms/370ms。

病例22（图3-22）

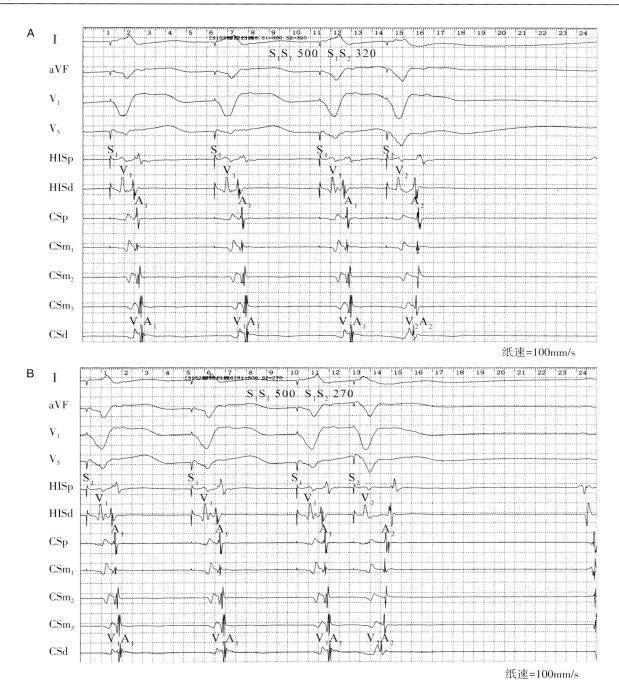

图3-22 房室旁路逆向有效不应期长于房室结-希浦系统。（待续）

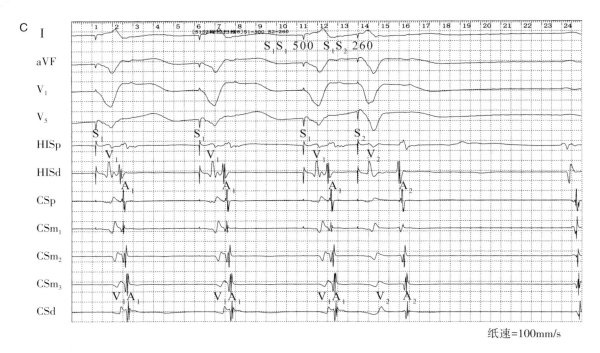

纸速=100mm/s

图3-22(续)

【临床资料】

患者,男,32岁,反复阵发性胸闷、心悸10余年。临床诊断:阵发性室上性心动过速。

【电生理特征与分析】

图3-22A示基础周长500ms,S_1S_2耦联间期320ms的右心室程控期前刺激。V_1波后均见在HISd最早出现的逆行A波,V-A间期仅90ms,CS各部位A波几乎与V波融合。在希氏束部位与冠状窦远端均出现最早心房激动点,表明心室激动分别沿房室结-希浦系统和左侧房室旁路逆行传导。HISd与CSp中V_2-A_2间期发生轻微延长,而CSd中的VA仍然融合,说明旁路逆行传导不变,房室结-希浦系统逆行传导已发生延缓。图3-22B示S_1S_2耦联间期负扫描至270ms时,HISd中V_1波后的VA间期未改变。V_2-A_2间期延缓到150ms,CSd的VA依然融合,说明旁路逆传不变,但房

室结-希浦系统逆行传导进一步减慢,逆行心房激动呈现左侧偏心性。图3-22C为S_1S_2耦联间期260ms时,HISd的V-A间期180ms,CS部位的VA突然分开,CSd中V-A间期160ms,说明此时左侧房室旁路进入逆传有效不应期,发生了逆行传导阻滞。激动只沿房室结-希浦系统逆行传导,心房呈现中心性激动顺序。本例随着心室S_1S_2耦联间期的缩短,房室结-希浦系统进入逆行相对不应期,发生了递减性逆行传导,而旁路逆行传导不变。旁路一旦进入逆传不应期,逆行传导立即终止,表现出旁路逆传"全或无"的电生理特征(纸速=100mm/s)。

【电生理诊断】

①右心室程控期前刺激;②左侧壁房室旁路;③旁路逆向有效不应期500ms/260ms,长于房室结-希浦系统。

第4章　窦房结功能检测

窦房结及周围心房组织病变引起功能障碍是产生严重心律失常、导致心源性晕厥的一个重要原因。典型的或严重的窦房结功能障碍比较容易诊断,而早期的非典型窦房结功能障碍则须进行窦房结功能检测等才能明确诊断。通过心脏电生理检测窦房结功能可评价窦房结的自律性、传导性、基本节律情况,并判断窦房结及周围心房组织病变的程度,也可了解药物对窦房结功能的影响和作用,对判断预后及指导治疗有重要意义。

第1节　窦房结功能降低的体表心电图特征

目前常规心电图检查、动态心电图记录以及长程心电记录仍然是评价窦房结功能可靠的基本方法,约80%窦房结功能障碍的患者可表现出异常的心电图改变。

一、严重窦性心动过缓的心电图特征

1.窦性 P 波频率持续低于 50 次/分,同时伴有乏力、头晕、晕厥、胸部不适、纳差等症状。

2.P-R 间期>0.12s,QRS 波群形态正常或异常。

3.常伴有房室交界区性或室性逸搏出现。

4.运动试验、阿托品试验、窦房结恢复时间等检查阳性指标(有临床意义的指标)。

二、窦性停搏的心电图特征

窦性停搏是指窦房结在特定的时间内丧失自律性,不能产生窦性冲动(P波),又称为窦性静止。

1.窦性 P 波后突然出现一个无窦性 P 波的长间歇,可长达数秒,>3s 有临床意义。

2.长 P-P 间期与窦性 P-P 间期无倍数关系,但常超过基础窦性周期的 1.5 倍。

3.长间歇后易出现房室交界区性或室性逸搏,无下级逸搏者,须甄别是否合并下级逸搏点功能障碍。

三、窦房传导阻滞的心电图特征

窦房传导阻滞是指窦房结正常发出的激动在窦房交界区发生传导延缓或中断,造成窦性 P-P 间期发生改变或窦性 P 波脱漏,按阻滞程度不同可分为一度、二度、三度窦房传导阻滞。

1.一度窦房传导阻滞

因无法记录到窦房结电位,在体表心电图无法诊断。

2.二度窦房传导阻滞

通过心电图 P-P 间期改变可间接做出诊断,分为二度 Ⅰ 型与二度 Ⅱ 型两种类型。

(1)二度 Ⅰ 型窦房传导阻滞:窦性 P-P 间期逐渐缩短,直至出现 P 波脱漏,长 P-P 间期小于 2 倍的最短/P-P间期,周而复始出现以上改变。

(2)二度 Ⅱ 型窦房传导阻滞:窦性 P-P 间期规则的情况下突然出现 1 次长 P-P 间期,长 P-P 间期是基础 P-P 间期的整倍数。

3.三度窦房传导阻滞

在体表心电图无法与窦性停搏区别,须结合窦房结电图确诊。

(1)长时间无窦性 P 波出现,常出现房室交界区性或室性逸搏。

（2）如在窦性P波消失前后记录到二度窦房传导阻滞的心电图特征，可提示该长间歇内存在三度窦房传导阻滞。

第2节 窦房结功能检测

一、窦房结恢复时间

窦房结恢复时间（SNRT）为窦房结受到心房激动超速抑制后恢复自身节律所需的时间，反映了窦房结的自律性及起搏功能，是临床电生理学评价窦房结功能的一项重要指标。

（一）机制

窦房结恢复时间形成的可能机制为：①心房超速抑制刺激引起局部自主神经末梢内源性乙酰胆碱释放，致窦房结细胞膜电位增加（负值增大）呈超极化状态，窦房结自律性激动暂时停止，刺激停止后超极化状态迅速消失，膜电位恢复；②心房超速抑制刺激使细胞膜离子交换泵功能异常，致窦房结细胞舒张期自动化除极速度减慢和（或）局部pH值降低，引起窦房结自律性被抑制。

（二）检测方法

可采用心内导管法或食管法起搏心房进行测定，检查前应停用影响窦房结功能的药物至少5个半衰期。

应用比自身心率快10~20次/分的频率开始 S_1S_1 刺激心房，每级递增10~20次/分，每次刺激时间持续30~60s，同时描记最后3~5s心房刺激至恢复窦性节律后的10次心搏为止。每级间隔2min，以避免起搏刺激对窦房结抑制产生叠加作用。常用90次/分、110次/分、130次/分、150次/分、170次/分的频率直至刺激脉冲停止后的长间距不再延长为止。一般在110次/分或130次/分时易获得最长的窦房结恢复时间。

心内导管法取不同刺激频率中最长的末次A波至第1次窦性A波起始处的间距为窦房结恢复时间，食管法取不同刺激频率中最长的末次S波至第1次窦性P波起始处的间距为窦房结恢复时间。有时长间距并不出现在第1次窦性周期之前，而是发生在其后或数次心搏后，这种现象称为继发性窦房结恢复时间延长或继发性停搏，可持续数分钟之久（图4-2）。

如刺激停止后先出现房室交界区逸搏，则末次A波至房室交界区逸搏的间距称为窦-交接（结）区恢复时间（SJRT）。一般超速刺激对低位起搏点的抑制作用比高位起搏点更强，停止刺激后窦房结起搏功能应比房室交界区恢复得早，如果相反则说明窦房结功能低下，窦-交界（结）区恢复时间的临床意义与窦房结恢复时间相同。

检查过程中要密切注意患者反应和心电图改变，当长间距>5000ms时要及时起搏以免造成意外。随后逐渐减慢起搏频率，直至窦房结恢复原有节律后再停止起搏（图4-4至图4-5）。

（三）正常范围及临床意义

1. 窦房结恢复时间的正常范围为800~1500ms，老年人窦房结恢复时间以1600ms为正常值上限。窦房结恢复时间>2000ms可诊断病态窦房结功能。

2. 房室交界区恢复时间的正常范围为<1500ms。若>2000ms或当窦房结恢复时间>2000ms时仍无房室交界区逸搏出现，均提示房室交界区的自律性也不正常，应考虑有双结病变。

3. 校正窦房结恢复时间（CSNRT）与窦性周期长度有关，为消除窦性周期长度对窦房结恢复时间的影响，可采用特异性较高的CSNRT。CSNRT = SNRT-SCL（基本窦性周长或刺激停止后的第1次窦性周期长度）。正常范围<550ms，老年人<600ms。

4. 窦房结恢复时间指数（SNRTI）为SNRT占基础窦性周长的百分率。

$$SNRTI = \frac{SNRT}{P-P(对照的SCL)} \times 100\%（正常范围<180\%）$$

5. 总恢复时间（TRT）为刺激停止后至恢复到原有窦性周长所需的时间。正常范围<5000ms或短于5个自身窦性周期的长度。

食管法起搏左心房检测中最大值SNRT有时也会出现在 S_1S_1、S_1S_2、$S_1S_2S_3$ 刺激或 RS_2 刺激后（图4-3）。特别在窦房结功能障碍者中，行上述检测时可能出现代偿间期过度延长（超过正常范围）或窦性停搏，提示窦房结自律性或传导性下降，需要进一步核查SNRT和SACT，还须仔细确认窦性基本周期，最终确定CSNRT。

二、心脏固有心率

心脏固有心率(IHR)是指用药物排除自主神经对心脏影响后的窦房结自动除极频率,可区别窦房结功能障碍是因窦房结器质性病变还是由自主神经引起的功能异常。

1. 检测方法:记录用药前的静息心电图,然后用阿托品 2mg(0.04mg/kg)和普萘洛尔 5mg(0.1mg/kg)混合液在 3~5min 内静脉注射完毕,同时记录注射后即刻、1min、3min、5min、7min、10min、20min 的心电图,其中最快而稳定的心率即为实测的固有心率(IHR_0)。

2. 正常范围及临床意义:正常 IHR 与年龄有关。预测固有心率(IHRp)=118.1-(0.57×年龄),自主神经张力(ANT)=[RHR 药物阻滞前(静息时心率)/IHR_0(固有心率实测值)-1]×100%。若 RHR<IHR_0,则结果为负,属于由迷走神经张力增强或交感神经张力减弱引起;若 RHR>IHR_0,则结果为正,属于由交感神经张力增强或迷走神经张力减弱引起。

在测定 IHR 后重复检测 SNRT 等指标,如用药前后均异常,可诊断为窦房结自律性降低型病态窦房结综合征。如用药前异常、用药后正常,为迷走神经张力增高型病态窦房结综合征。如用药前正常、用药后异常,为交感神经张力减低型病态窦房结综合征。

三、窦房传导时间

窦房传导时间(SACT)是窦房结发出冲动传导至心房并开始除极的时间,反映了窦房结的传导功能,是评价窦房结功能的重要指标之一。直接的测定方法须测量窦房结电位至心房电位的时距,但记录窦房结电位较为困难,临床上多采用心内或经食管心房程控期前刺激的方法间接测定窦房传导时间。

(一)机制

心房程控刺激测定窦房传导时间的机制为心房刺激脉冲激动了窦房结又不使其抑制,当刺激停止后窦房结又能适时重整窦性周期,并传出激动形成不完全性代偿间期。在假定窦性周期恒定以及窦房传入和传出时间相等的情况下测出窦房传导时间。

(二)电生理特征

心房期前刺激时,窦房结对期前刺激产生反应,会形成代偿间期不同的4个区域(图4-1)。

1. I 区:即窦房干扰区。此时心房期前刺激耦联间期较长,位于舒张晚期的期前刺激在逆传窦房结的过程中与窦性激动在窦房交接区发生干扰,未能进入窦房结,代偿间期完全,耦联间期加代偿间期恰等于窦性周期的2倍(图例4-7)。电生理特征为 $A_1A_2+A_2A_3=2A_0A_0$(A_1A_2 为期前刺激耦联间期,A_2A_3 为期前刺激后的代偿间期,A_0A_0 为基本窦性周期,下同)。

2. II 区:即窦房结重整区。随着心房期前刺激耦联间期的缩短,期前刺激逆行进入窦房结并重整了窦性周期,出现较恒定的不完全性代偿间期(图4-7和图4-8)。电生理特征为 $A_1A_2+A_2A_3>A_0A_0$,但<$2A_0A_0$,窦房传导时间在此区域测定。此时的代偿间期中包括:①刺激脉冲逆行传入窦房结的房窦传导时间;②窦房结自身周期长度;③窦房结重整周期后,冲动前向传导至心房的窦房传导时间。在假定窦性周期长度恒定,窦房逆向传导和顺向传导时间一致的情况下,只要从代偿间期中减去窦性周期长度即获得窦房传导总时间(TSACT)。窦房传导时间=TSACT/2,即($A_2A_3-A_0A_0$)/2。

3. III 区:即窦房结插入区。心房期前刺激耦联间期进一步缩短时,因遇到上次窦性激动后在窦房交界区形成的不应期,期前刺激无法逆行传入窦房结。故代偿间期突然缩短,期前刺激呈插入性出现,耦联间期加代偿间期恰等于基本窦性周期(图4-8),电生理特征为 $A_1A_2+A_2A_3=A_0A_0$。

4. IV 区:即窦房折返区。当期前刺激耦联间期再缩短时,窦房结已进入有效不应期,期前刺激无法传入。但窦房结不同部位的不应期存在差异,激动在处于相对不应期的边缘组织中缓慢传导,当另一部分组织恢复应激后,激动便从此处传至心房形成窦房折返。此时代偿间期小于窦性周期(图3-2和图4-8),电生理特征为 $A_1A_2+A_2A_3<A_0A_0$。

(三)测定方法

1. 程控期前刺激法(Strauss 法):多采用 S_1S_2 或 RS_2 法进行心房程控期前刺激负扫描,直至出现不完全代偿间期恒定的 II 区反应。

2. 连续刺激法(Narula 法):此法简单方便,机制与程控期前刺激法相似,以达到 II 区反应。采用比基础窦性心律快 5~10 次/分的频率连续定数刺激心房 8~10 次,以达到重整窦性周期又不抑制窦房结的目的,重复至少3次后取平均值。SACT=($A_1A_3-A_0A_0$)/2。(注:A_1 为刺激时末次 A 波,A_3 为刺激停止后的第1次窦性 A 波,A_1A_3 为代偿间期,A_0A_0 为基本窦性周期)。

(四)正常范围及临床意义

一般认为窦房传导时间正常范围≤150ms,>180ms

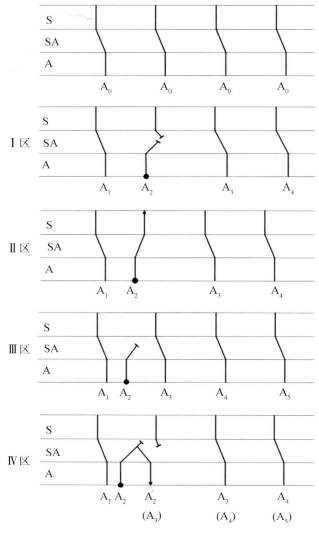

图4-1   代偿间期不同的4个区域。

为阳性。总窦房传导时间正常范围<300ms,≥300ms为阳性。

(五)影响窦房传导时间测定的因素

1.窦性周期长度的影响:如果患者存在窦性心律不齐,窦性周长不一致是测定窦房传导时间正常值范围大、重复性差的主要因素之一。为避免窦性心律不齐的影响,一般采用刺激前确定基本的窦性周期(A_0A_0)或代偿间期后第一次窦性周期长度A_3A_4替代A_0A_0。对于窦性心动过缓伴窦性心律不齐者,尤其需要排除不典型窦房传导阻滞时,确定基本的窦性周期(A_0A_0)很重要。

2.窦房传导时间的影响:间接法窦房结传导时间是在假定窦性周期长度恒定,窦房结传入和传出时间相同的情况下测出的。但是可能大多数窦房结传出时间要慢于传入时间,造成实际窦房传导时间要长于测定的窦房传导时间。故有人建议采用窦房传导总时间来评价窦房传导功能。

3.心房传导时间的影响:病态窦房结综合征患者常有心房肌病变,导致心房内传导时间延长,从而影响窦房传导时间的测值。

4.抑制窦房结自律性的影响:无论哪种刺激方法均有抑制窦房结自律性的可能,从而造成窦房传导时间延长。

四、窦房结有效不应期

窦房结不应期是一项反映窦房结功能的重要指标,临床常采用间接、简便的方法测定。

五、窦房结电图

(一)记录方法

1.记录部位:窦房结位于上腔静脉与右心房交界处心内膜1~2mm处。当导管电极在X线透视下送到上腔静脉内后,使导管前端呈弯曲状,弧度大致与右心缘平行,顶端朝向内侧,然后缓慢将导管后撤,稍加转动将电极定位于右心房与上腔静脉交接处的窦房结区域后记录。

2.记录条件:要求放大增益100μV/cm,时间常数为0.1s,高频滤波为50Hz,记录速度在100~200mm/s为宜。并同步记录多导联体表心电图,以P波起点清晰者作为检测的参考点。

(二)正常范围及临床意义

窦房结电位是位于心房A波出现之前的局部电图上缓慢上升的波,当窦房传导时间正常时,可见一平滑上斜的电位融入心房电位中。由窦房结电位的起点至心房A波起点之间的间期即为窦房传导时间。窦房传出阻滞可能是许多窦房结恢复时间延长的原因,这使得窦房结电位在窦性静止或窦房传导阻滞的鉴别上有重要价值,窦房结电图(SNE)上直接测得的窦房传导时间正常范围为60~120ms。

窦房结功能异常的窦房结电位研究为临床电生理学研究的重要手段,但因记录方法复杂、条件要求高,又受到基线漂移、窦房结电位与T波或U波重叠等因素的影响,致起始点不易辨别,只能在50%左右的患者中记录到窦房结电位,且伪差较大,所以窦房结电图的临床应用受到限制。

总之,评估窦房结功能须结合基础窦性心律、房间(内)传导时间、SACT、SNRT和其他房性心律失常进行综合判断。

第3节 窦房结功能检测电生理病例解析

病例1（图4-2）

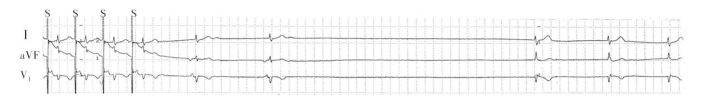

图4-2 窦房结恢复时间异常延长。

【临床资料】

患者,男,65岁。主诉:反复头晕、黑蒙3年。临床诊断:病态窦房结综合征。

【电生理特征与分析】

图4-2示频率90次/分的经食管心房S_1S_1刺激30s后,见末次刺激脉冲波至第1次P波间距仅为1360ms,第1、2次P波的间距1760ms,P波在Ⅰ导联低平,aVF导联倒置,V_1导联直立,为房性逸搏。长达6280ms的间距发生在第2次心搏后至房室交界区逸搏之间,第3、4、5次QRS波群形态基本正常,其前均未见P波,为房室交界区逸搏(纸速=25mm/s)。超过6s全心停搏,其间房室

交界区和心室均未见逸搏,提示逸搏功能不佳。

在测定窦房结恢复时间时,通常末次心房刺激波到第一个窦性P波起点的时距最长,但有些患者在心房刺激停止后,最长的P-P间期却出现在第2、3次,甚至第4、5次心动周期,这种现象称为继发性窦房结恢复时间延长,是窦房结功能受损特异性高的一项指标。本图最长的间距发生在第3个心动周期,其前后未见窦性P波,表明窦房结自律性严重下降。

【电生理诊断】

①窦性心律;②继发性窦房结恢复时间延长伴全心停搏;③窦房结功能障碍;④房性逸搏;⑤房室交界区逸搏心律,间歇性逸搏功能不全。

病例2（图4-3）

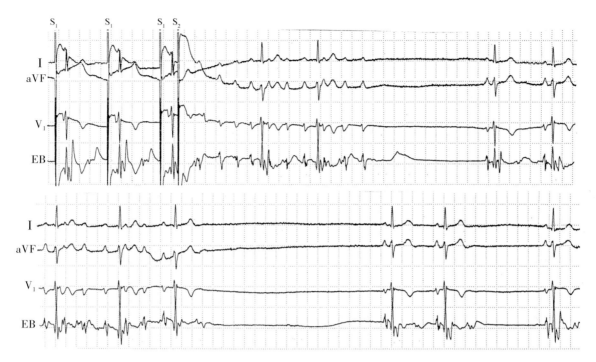

图4-3　窦房结恢复时间异常延长。

【临床资料】

患者，男，60岁。主诉：反复头晕、黑蒙1个月。临床诊断：病态窦房结综合征，慢-快综合征。

【电生理特征与分析】

图4-3上图示Ⅰ、aVF、V₁、EB导联同步记录，基础周长1000ms的经食管心房程控期前刺激，见S_1S_2耦联间期340ms时，诱发出P'-P'330ms左右的短阵房性心动过速，心动过速自行终止后突然出现长达2350ms的长间距，然后恢复缓慢的窦性心律。

图4-3下图示短阵房性心动过速时P'-P'间期390ms，基本规则，QRS波群形态正常。房性心动过速突然终止后出现长达4170ms的长间距，然后恢复窦性心律，继而出现一个2400ms的长P-P间期（纸速=25mm/s）。

病态窦房结综合征是指窦房结及其周围组织的病变所引起的起搏和（或）激动传出障碍。在各种损伤窦房结动脉的致病因素作用下，窦房结动脉供血不足，窦房结因此而充血、水肿、坏死、退行性变、纤维化和脂肪浸润。心房及房室交接区的心肌组织也可有纤维化，并可累及房室束支等区域，致使窦房结的起搏功能或冲动传出功能发生障碍或衰竭，出现窦性心动过缓、窦性停搏、窦房传导阻滞的心电图改变。当病变累及心房组织时，可出现多种快速性房性心律失常。本例患者电生理特征表现为快速的房性心动过速抑制了窦房结，由于窦房结的自律性严重下降，房性心动过速终止后即出现了窦性静止，未见房室交界区和心室逸搏，提示逸搏功能不佳。

【电生理诊断】

①窦性心律；②房性心动过速；③窦房结恢复时间异常；④窦性静止伴全心停搏；⑤慢-快综合征。

病例3（图4-4）

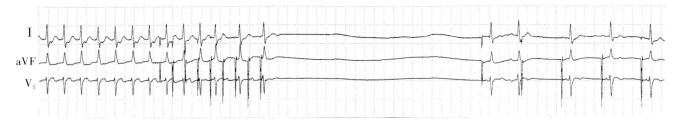

图4-4 窦房结恢复时间异常延长。

【临床资料】

患者，男，58岁。主诉：反复头晕、黑蒙、胸闷、心悸3年。临床诊断：阵发性室上性心动过速。

【电生理特征与分析】

心内电生理检查证实，存在隐匿性左侧房室旁路，并经射频导管消融术成功阻断房室旁路。图4-4示经食管心房刺激诱发出频率为170次/分的顺向型房室折返性心动过速，给予220次/分的超速刺激终止心动过速后出现长达4800ms的心脏停搏，房室交界区和心室均未见逸搏，提示逸搏功能不佳。及时发放72次/分的紧急起搏，除第2次刺激外均有效起搏心房，数秒后心率恢复正常（纸速=25mm/s）。

患者反复出现头晕、黑蒙、胸闷、心悸，顺向型房室折返性心动过速终止后出现心脏停搏，系快速的心房激动超速抑制了窦房结，在长达4800ms的时间内未能恢复激动，表明窦房结自律性严重下降。

【电生理诊断】

①预激综合征，隐匿性左侧房室旁路；②顺向型房室折返性心动过速；③窦房结恢复时间异常伴全心停搏；④心房起搏心律。

病例4（图4-5）

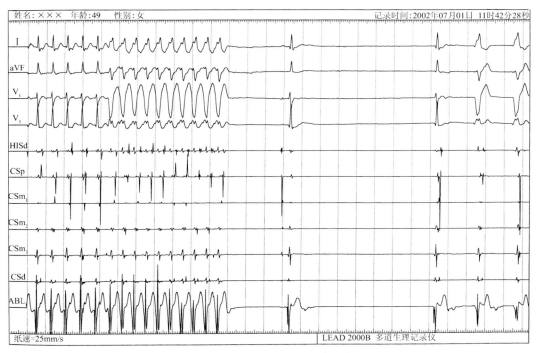

图4-5 窦房结恢复时间异常延长。

【临床资料】

患者,女,49岁。主诉:反复头晕、胸闷、心悸1年,经常发作后晕厥。临床诊断:①阵发性室上性心动过速;②病态窦房结综合征。

【电生理特征与分析】

图例4-5示电生理检查中诱发出频率为187次/分的顺向型房室折返性心动过速,采用200次/分的右心室超速刺激终止了心动过速,在窦性心搏后出现长达3360ms的继发性窦性静止,立即给予紧急心室起搏(最

后2次呈左束支阻滞型的QRS波群)。术中常规心内电生理标测,在距冠状静脉窦口3.5cm处标测到消融靶点,成功阻断房室旁路。消融术后10天,行电生理检查示窦房结功能异常,植入VitatronSSI108起搏器(纸速=25mm/s)。

【电生理诊断】

①窦性心律;②窦房结功能障碍,继发性窦性静止;③隐匿性左侧房室旁路;④顺向型房室折返性心动过速。

病例5(图4-6)

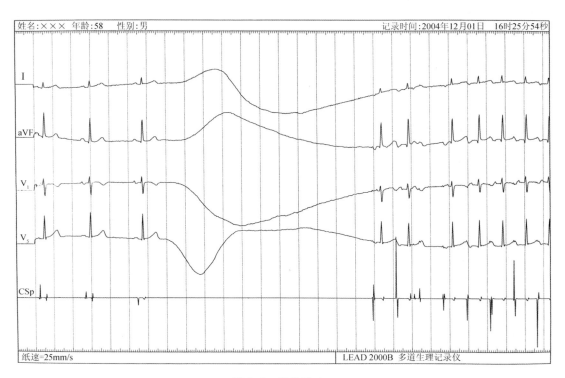

图4-6 窦性静止。

【临床资料】

患者,男,58岁。临床诊断:阵发性心房颤动。

【电生理特征与分析】

图4-6示在应用环状标测导管指引下的射频导管肺静脉电隔离术中,I、aVF、V₁、V₅、CSp导联同步记

录,进行左上肺静脉电隔离治疗中突然出现长达5000ms的P-P间期,房室交界区和心室均未见逸搏,提示逸搏功能不佳。立即给予心房紧急起搏后恢复正常(纸速=25mm/s)。

【电生理诊断】

①窦性心律;②窦性静止伴全心停搏;③心房起搏。

病例6（图4-7）

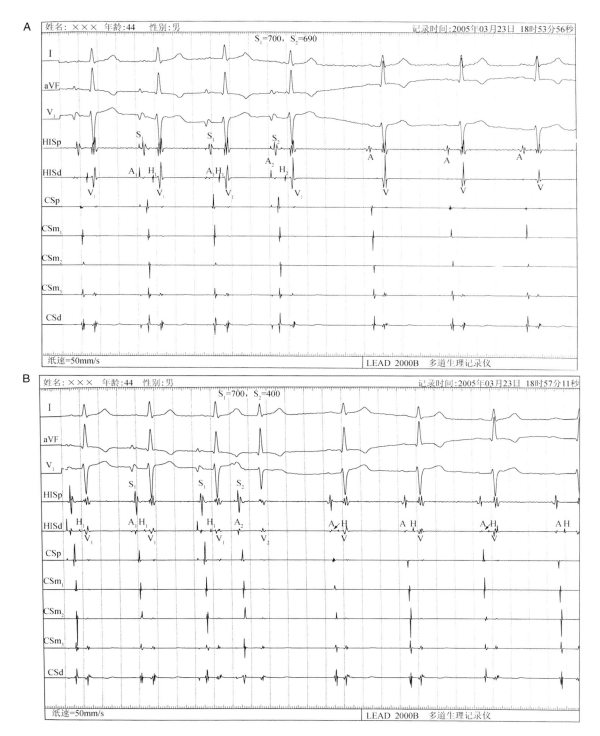

图4-7 窦房结对心房期前刺激的Ⅰ区、Ⅱ区反应。

【临床资料】

患者,男,44岁。临床诊断:预激综合征,阵发性室上性心动过速。

【电生理特征与分析】

经射频导管成功消融右后间隔房室旁路后进行电生理检查,图4-7A示基础周长700ms,S_1S_2耦联间期690ms时的高位右心房程控期前刺激,见窦性心律时A波在HISp领先,窦性周期长度830ms,心房刺激时A_1-H_1间期110ms,H_1-V_1间期50ms,A_2-H_2间期120ms,H_2-V_2间期50ms。A_1-A_3间期1660ms,等于两个窦性周长,表明由于S_1S_2耦联间期较长,心房S_2期前刺激与窦性激动在窦房交界区相遇干扰,未能重整窦性周期,属Ⅰ区反应。

图4-7B示S_1S_2耦联间期缩短至400ms时,见窦性周长800ms,A_2-A_3间期980ms,A_1-A_3间期1400ms > 800ms,但<1600ms,表明随着S_1S_2耦联间期的缩短,窦房结已处于重整区域,属Ⅱ区反应(纸速=50mm/s)。

【电生理诊断】

①窦性心律;②窦房结Ⅰ区、Ⅱ区反应。

病例7（图4-8）

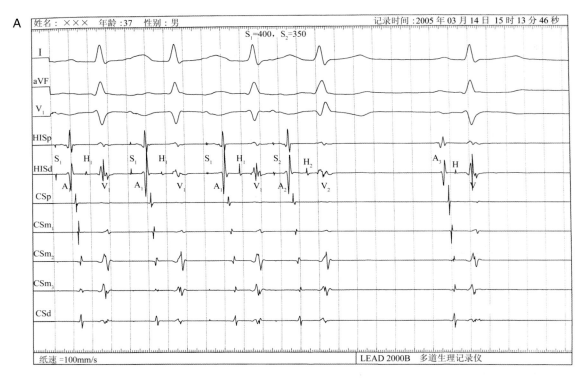

图4-8　窦房结对心房期前刺激的Ⅱ、Ⅲ、Ⅳ区反应。(待续)

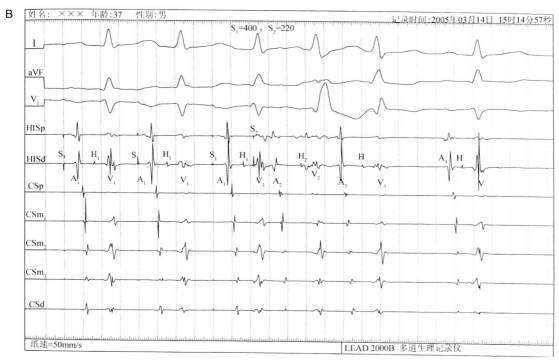

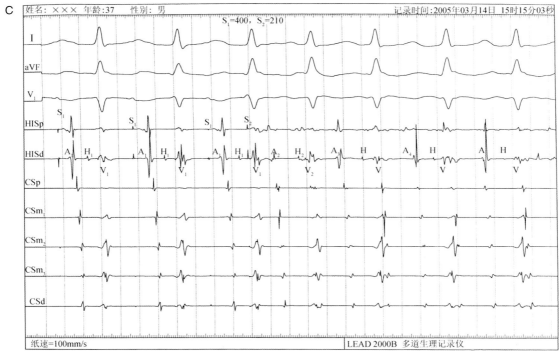

图4-8（续）

【临床资料】

患者,男,37岁。临床诊断:预激综合征,隐匿性房室旁路,阵发性室上性心动过速。

【电生理特征与分析】

经射频导管成功消融左侧壁房室旁路后,进行基础周长400ms的高位右心房程控期前刺激。图4-8A

示 S₁S₂ 耦联间期 350ms 时，见窦性心律（最后一次心搏，A₃）时最早 A 波出现在 HISp 及 HISd 部位，随后为 CSp 直至 CSd，心房内激动顺序正常。HISd 可见 S₁-A₁ 间期 50ms，A₁-H₁ 间期 100ms，H₁-V₁ 间期 55ms。S₂-A₂ 间期 50ms，A₂-H₂ 间期 120ms，H₂-V₂ 间期 55ms，R₂ 呈不完全性右束支传导阻滞型。此时 A₂-A₃ 间期 820ms 长于 600ms（窦性周期长度），A₁-A₃ 间距 1150ms，表明窦房结处于重整状态（Ⅱ区反应）。

图 4-8B 示 S₁S₂ 耦联间期缩短至 220ms 时，HISd 中见 S₂-A₂ 间期延长至 80ms，A₂-H₂ 间期延长至 170ms，V₂ 波出现碎裂电位，R₂ 波群呈完全性右束支传导阻滞型，表明心房、房室结及右束支均处于相对不应期，出现传导延缓。V₂ 波后出现提前的 A₃ 波，此时 A₁-A₃ 间期缩短至 610ms，与 A₃-A₄ 周长一致，窦房结已进入不应期（Ⅲ区反应）。

图 4-8C 示 S₁S₂ 耦联间期缩短 10ms（210ms）时，见 S₂-A₂ 间期延长至 100ms，A₂-H₂ 间期不变，A₁-A₃ 间期 320ms，随后诱发心动过速，A₃-A₄ 间期 210ms，心房激动顺序与窦性心律时一致，A-H 间期 140ms，H-V 间期 50ms，表明为窦房折返性心动过速（Ⅳ区反应）。

【电生理诊断】

①窦性心律；②窦房结Ⅱ区、Ⅲ区、Ⅳ区反应；③窦房折返性心动过速。

第5章　快速性房性心律失常

第1节　快速性房性心律失常的体表心电图特征

一、房性心动过速

(一)心电图特征

1.P'形态与窦性P波不同,常因折返部位或激动传出方向而异。根据肢体导联上P'波形态的变化可初步判断起源部位:①Ⅰ、aVL导联定左右;②Ⅱ、Ⅲ、aVF导联定上下。

(1)Ⅰ、aVL导联P'波呈正相或双相提示右心房先激动,P'波倒置或呈等电位时提示左心房先激动。

(2)Ⅱ、Ⅲ、aVF导联P'波直立时表明心房上部先激动,反之为心房底部先激动。

(3)V₁导联P'波呈正相、食管导联P'波早于V₁导联出现时,提示左心房先激动反之为右心房先激动。

2.心动过速频率变化较大,常为120~240次/分,有时心动过速终止前P'-P'间期会逐渐延长,常系折返环路内发生传导延缓所致。

3.一般P'-R间期<R-P'间期,P'-R间期<1/2R-R间期。房室结不应期长于心动过速周长时常合并一度或二度房室传导阻滞,但不影响心动过速的周长和维持,一旦P'波消失,心动过速也随之终止。

(二)三种类型房性心动过速特点比较

1.心房内折返性心动过速的频率,一般为120~240次/分,P'-P'间期较规则,突发突止,无"温醒"现象。房性期前刺激能诱发或终止,心房快速起搏时可发生拖带现象。

2.自律性房性心动过速频率较慢,多在70~140次/分,通常不超过200次/分,P'-P'间期常不规则,心动过速发作时P'-P'间期逐渐缩短后恒定不变,而终止前P'-P'间期逐渐延长直至恢复窦性心律,即"温醒"和

"冷却"现象。期前刺激不能诱发或终止,心房超速起搏不能诱发和终止。

3.紊乱性房性心动过速(触发机制或多个异位节律点引起)频率一般为150~260次/分,P'波形态多变,P'-P'间期各异,P'-R间期和R-R间期不等,但P'波间有等电位线,常伴一度或二度房室传导阻滞。

二、心房扑动

(一)典型心房扑动(峡部依赖型)

现已明确绝大多数心房扑动为右心房内大折返引起,在同一折返环路内视折返运动的方向不同又可分为逆钟向和顺钟向两类。

1.P波消失,代之以形态相同、快速而规则的心房扑动波(F波),F波频率大多在250~350次/分。

2.F波在Ⅱ、Ⅲ、aVF及V₁导联最清楚:①逆钟向型心房扑动表现为Ⅱ、Ⅲ、aVF导联呈无等电位线的负相锯齿状F波,V₁导联呈正相F波,此型较常见;②顺钟向型心房扑动表现为Ⅱ、Ⅲ、aVF导联呈无等电位线的正相锯齿状F波,V₁导联呈负相F波,此型较少见。

3.可伴有不同比例的房室传导,常呈2:1及4:1等偶数传导,3:1及5:1等奇数传导少见,可合并房室交界区的交替性文氏传导现象。当出现1:1房室传导,心室率>250次/分时应考虑合并预激旁路传导,出现>5:1或6:1房室传导又能排除药物影响时,需考虑合并存在房室传导阻滞。

4.通常QRS波群正常,伴有束支传导阻滞、心室内差异性传导或旁路前向传导时,QRS波群宽大畸形。

(二)非典型心房扑动(非峡部依赖型)

折返途径和折返环路大小均不一,为心房内大折

返或者多个功能性微折返引起。

1.F波频率比典型心房扑动快且不稳定,通常为340～430次/分;F波的形态不规则、极向明显不一,可直立或倒置;F波之间可见等电位线。

2.房室传导比例多变,造成R-R间期不规整,心室率快、慢不一,可转变为心房颤动或典型心房扑动。

3.相当多的患者可在心腔内同时记录到心房扑动波和心房颤动波。

三、心房颤动

P波与等电位线均消失,代之以连续出现快而不规则的、形态各异、振幅不等的f波。以V_1导联最明显,其次为Ⅱ、Ⅲ、aVF导联。f波频率为350~600次/分。

1.V_1导联上f波振幅>0.1mV为粗大型心房颤动,频率偏慢。f波振幅≤0.1mV者为细小型心房颤动,有时甚至无法辨认,频率偏快。

2.诱发局灶性心房颤动的P'波形态有助于局灶点初步定位:①P'on T现象的房性期前收缩绝大多数起源于肺静脉;②起源于肺静脉的P'波在Ⅱ、Ⅲ、aVF导联呈正相时,房性期前收缩灶多位于上部肺静脉;③起源于肺静脉的P'波在Ⅱ、Ⅲ、aVF导联呈负相时,房性期前收缩灶多位于下部肺静脉。

3.R-R间期极不规则,心室率快、慢不一。QRS波群呈室上型,可伴不同程度的心室内差异性传导,多呈右束支传导阻滞图形。R-R间期越不规则、心室率越快,心室内差异性传导越显著。

4.心室率>100次/分时称为心房颤动伴快速心室率(快速型心房颤动),心室率>200次/分时要注意心房颤动合并预激旁路传导的可能,心室率缓慢≤50次/分且十分规则时需考虑合并三度房室传导阻滞。偶尔出现≥1.5s且不固定的长R-R间期大多为房室交界区连续的隐匿性传导所致。

5.心房颤动伴心室率规则、QRS波群室上型,频率在70~130次/分时可考虑为心房颤动合并房室交界区自律性心动过速(非阵发性房室交界区心动过速)。

四、窦房折返性心动过速

1.各导联P波形态与窦性P波相似,至少在三个互相垂直的Ⅰ、aVF、V_1导联上几乎与窦性一致。

2.心动过速的频率较慢且变化大,范围多在80~200次/分,大多在80~130次/分。

3.P-R间期根据心动过速的频率而变化,一般P-R间期正常。心率快时P-R间期可延长,少数持续性窦房折返性心动过速常发生房室文氏型或2:1传导阻滞。

4.心动过速发作起始及终止前心率快慢可出现轻微变化,兴奋迷走神经可减慢或终止心动过速。

5.心动过速有自限性,常在短时间内自行终止。终止后代偿间期常等于或略长于窦性周期。

第2节　快速性房性心律失常的电生理机制和特点

一、房性心动过速

(一)发生机制

房性心动过速系局限于心房的快速心律,可起源于心房内任何部位,但冠状静脉窦口周围、肺静脉口周围以及上腔静脉口周围是多发部位。按形成机制可分为折返性、自律性和触发活动性三类,大部分房性心动过速为折返形成。

1.折返机制:心房内组织由病变或其他原因造成不应期不一致和传导不均匀而形成的折返环路,是心房内折返性心动过速的电生理基础。其折返环路可位于窦房结区域外的心房任何部位,可以是心房肌纤维之间形成的微折返,或是心房肌的纵向分离形成不应期和传导速度不一致的两条径路,也可以是具有解剖基础形成的大折返环路。当一个或多个心房期前刺激进入折返环相对不应期,发生传导延缓时,如恰逢折返环其他部分已脱离有效不应期后即可能诱发,快速心房起搏刺激时也可因发生房内传导延缓而诱发。

2.自律性机制:在病理状况下,心房内异位节律点的自律性增高,频率超过窦性时即出现自律性房性心动过速。形成自律性房性心动过速的异位病灶点约有50%分布在左心房,尤多见于左心耳和肺静脉口周围。自律性房性心动过速就是一种加快速度的自身异位节律,而且这种异位节律点周围不存在保护性传入阻滞,一旦窦性节律的频率超过异位节律的频率时,心动过速即终止,所以心房超速起搏可对其产生超速抑制作用。但是这种频率增快的心房异位节律点却能发生传出阻滞,致自律性房性心动过速频率不稳定。另外这种心动过速所具有的温醒现象和冷却现象是自律性心动过速的特征,借此可与其他机制形成的心动过速相鉴别。

3.触发活动机制:为心房肌细胞异常后除极活动所产生。当后除极电位达到阈电位水平时,即产生一个新的动作电位,连续的后除极便形成了触发活动性房性心动过速。

(二)电生理特征

1.心房内折返性心动过速(图5-3至图5-5)

(1)可被心房程控期前刺激所诱发,刺激部位越接近折返环路,诱发窗口就越宽,容易诱发。反之,刺激部位距折返环路越远,越需要耦联间期短的期前刺激才能诱发。

(2)快速心房起搏刺激。快频率的心房S_1S_1刺激能在折返部位形成文氏型传导延缓,当传导延缓至一定程度时即可诱发心动过速。与期前刺激相同,刺激部位越接近折返环路越容易诱发。由于房室交界区和心室不参与折返,因此快速心房起搏刺激形成房室传导阻滞和束支传导阻滞时,对心房内折返性心动过速的诱发和维持不产生影响。

(3)房内折返性心动过速可由快速心房刺激或房性期前刺激所终止,刺激部位离折返环路越近,刺激越容易进入折返环路而终止心动过速。当适时刺激进入折返环路时,可在折返环路内产生一个传导阻滞区,使折返无法继续而终止心动过速。当刺激部位距折返环路远,心动过速不易终止时,可采用两个或多个期前刺激,前一个刺激使折返部位不应期缩短,后一个刺激就容易进入折返环路终止心动过速。

(4)一般情况下,室性期前刺激和快速心室刺激不易诱发或终止心房内折返性心动过速。但在合并具有良好逆传功能的房室旁路或房室结双径路患者中,当心室期前刺激能沿旁路或房室结快径路快速逆传至心房时,亦可起到与房性期前刺激相同的作用。

(5)心动过速时快速心房刺激常形成拖带现象,显性拖带可见房性融合波,为刺激激动和心动过速激动在刺激区域发生碰撞干扰的结果。

2.自律性房性心动过速

(1)一般为自发或药物诱发,不易被程控期前刺激诱发或终止。

(2)心动过速时心房激动顺序与窦性不同,其取决于自律性增高点的部位,第1个心房激动顺序与其后完全一致。

(3)发作时有频率逐渐增加的"温醒"现象和终止时频率逐渐减慢的"冷却"现象。

(4)心房超速刺激仅能抑制而不能终止心动过速。

(5)可伴有二度房室传导阻滞,A-H间期的长短与心动过速的频率有关,不影响心动过速的维持。

3.触发活动性房性心动过速

(1)可被快速心房起搏或心房程控期前刺激所诱发,诱发时无房内传导延缓现象。

(2)诱发房性心动过速的期前刺激耦联间期与心动过速开始的周长直接相关。

(3)当房性心动过速时,采用单相动作电位记录技术可记录到后除极电位。

(4)超速抑制刺激可终止房性心动过速,但不会发生拖带现象。

(5)腺苷、维拉帕米、普萘洛尔以及兴奋迷走神经均可终止心动过速。

二、心房扑动

(一)发生机制

大量的动物实验及临床研究证实,心房扑动大多是激动在右心房内大折返所形成的环行运动,通过观察各部位所在电极记录到的A波时间顺序可了解折返激动运行的路线,对心房扑动折返环路的途径、传导延缓区域等都有了较为透彻的认识(图5-1)。

临床上根据位于下腔静脉和三尖瓣之间的峡部是否为心房扑动折返环路的必需部位,而将心房扑动分为峡部依赖型和非峡部依赖型两类。

1.峡部赖型(典型心房扑动):其特点为峡部是折

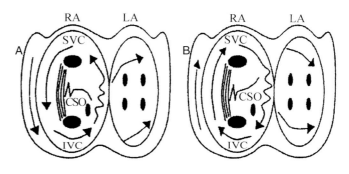

图5-1 心房扑动折返环示意图。
图A为逆钟向折返环路;图B为顺钟向折返环路
RA,右心房;LA,左心房;SVC,上腔静脉入口;IVC,下腔静脉入口;CSO,冠状静脉窦口

返环路的必经部位,折返激动在此区域形成缓慢传导,因此对峡部进行线性消融可以阻断心房扑动的折返环路,从而根治心房扑动。

(1)逆时针方向心房扑动:折返激动从冠状静脉窦口方向朝上经过房间隔到达上腔静脉口附近后,再沿右心房侧壁往下传导至峡部形成逆时钟运转。

(2)顺时针方向心房扑动:激动方向与上述部位相反,即折返激动从峡部下腔静脉侧沿右心房侧壁向上传导,再沿房间隔向下传导形成顺时针运转。

2.非峡部依赖型(非典型心房扑动):折返激动围绕界嵴、上下腔静脉入口、卵圆窝、冠状静脉窦口、肺静脉入口以及(或)二尖瓣等部位形成。当心房内存在多个心房扑动折返环路时,常形成多种形态的心房扑动波。

(二)电生理特征

1.常由耦联间期较短的心房期前刺激落在心房相对不应期诱发(基础刺激周长越短越容易诱发),也可由快速心房刺激诱发,诱发时可见心房内传导延缓现象,表现为刺激部位至各记录部位的A-A间期延长。部分心房扑动在稳定前可先有心房颤动样改变,当颤动波周长突然变长后,紊乱的颤动波转为规则的扑动波。

2.发作起始常在低位右心房或冠状静脉窦口处记录到碎裂电位,持续一段时间后可消失,表明该部位为传导延缓区域(图5-11)。

3.常规心房标测时,典型心房扑动的激动顺序可表现为高位右心房→低位右心房→冠状窦近端→希氏束→冠状窦远端,也可表现为低位右心房→高位右心房→希氏束→冠状窦近端→冠状窦远端,右心房电位均领先于左心房电位表明左心房并非折返所需部位。采用Halo电极标测时可进一步明确激动方向及传导延缓部位。典型心房扑动的另一特征为低位右心房或冠状静脉窦口处A波常位于F波负相起始处,说明激动由心房底部向心房上部传导时形成负相扑动波(图5-9)。

4.当心房扑动发生不同比例的房室传导时,阻滞区域大多位于房室结,A波后的H波消失;也可发生在希氏束以下部位,A波后出现H波,但V波消失。

5.部分患者合并存在房室旁路时,可自行发生心房扑动与房室折返性心动过速互相转换现象(图5-13)。

6.超速刺激频率略快于心房扑动,当发生拖带现象时可见心房融合波,拖带后偶尔可转变为形态不同或频率更快的心房扑动。当发生隐匿性拖带时不会出现P波形态或房内激动顺序的改变,也不会终止心动过速,表明所拖带的心房组织是折返环的一部分。此

时,刺激激动仅在折返环路内与环行运动发生碰撞,折返环路外心房肌除极顺序无变化,故通过隐匿性拖带能判断折返环路部位以及激动传出部位,发生隐匿性拖带的峡部为常见消融部位。

7.超速或猝发刺激可终止峡部依赖型心房扑动,有时会转为心房颤动,常在持续数秒或数分后转复为窦性心律。

三、心房颤动

(一)发生机制

心房颤动形成机制复杂,至今仍在探讨中。多年来存在两种主要理论:①异位兴奋灶机制;②折返激动机制。在这基础上相继提出过主导环折返学说、多子波折返学说、自律性增高学说、肺静脉等部位的局灶起源学说等,但至今尚无一种确切的理论能够解释所有心房颤动的形成机制。

1.异位兴奋灶机制:通常起源于心房内一个或多个局限部位(局灶)的自律性增高或存在触发活动,发放快速冲动使心房肌因心动过速出现电重构作用,从而促进向多子波折返转化,形成局灶性心房颤动。近年来,认识到具有自律性增高或存在触发活动的局灶部位有90%来源于肺静脉,其中70%来自左上肺静脉和右上肺静脉,其次分别为左下肺静脉、右下肺静脉、右心房界嵴、右心房间隔及冠状窦口等附近。临床研究表明在肺静脉内标测到高尖的肺静脉电位可能与左心房心肌向肺静脉延伸形成的肌袖组织有关,在肺静脉进行电隔离消融术成功阻断电位后,可治愈心房颤动,因而支持局灶学说。根据局灶在心房颤动的作用又可分为局灶触发和局灶驱动两种,前者指局灶仅触发心房颤动的发生,不参与维持,后者则同时参与心房颤动的发生和维持。

2.折返机制:折返为形成和(或)维持心房颤动的经典学说,多年来占据了主导地位。

(1)主导环折返理论认为心房肌传导性和应激性不一致形成了折返环,这种折返环的中央阻滞区是功能性的,系折返激动向环内传导,使环中心部位始终处于不应状态而形成功能性传导屏障,激动围绕着折返环向四周扩散形成折返。多子波折返理论是折返引起心房颤动发生机制的重要进展,由心房肌不应期缩短、离散度增大出现功能性阻滞弧,形成了许多振幅大小和传导方向不同的子波折返环,引起心房肌不规则收缩而形成心房颤动。同时认识到折返子波的数目取决

于心房的质量、心房肌的不应期、心房不同区域的传导速度,质量大、不应期短、传导速度延缓的心房可使折返子波数目增加,易诱发及维持心房颤动。故心房颤动的发作、持续以及终止与心房肌的传导速度、不应期、波长、各向异性传导及电重构等电生理特性有关。

(2)电重构现象指心房颤动与心房不应期显著缩短密切相关,表现为频率适应性减退和心房不应期离散度增加,以及激动在心房内传导速度减慢的电生理特征。通常心房颤动发生后致心房肌不应期出现明显的缩短,随着心房肌不应期的缩短,心房颤动的发作会越来越频繁,持续时间越来越长。

(二)电生理特征

1.高位右心房刺激较低位右心房或冠状窦部位容易诱发心房颤动。

2.常由心房程控期前刺激处于心房易损期时诱发,诱发时存在心房内传导延缓现象。基础刺激周长越短越容易诱发,因心房有效不应期随刺激周期缩短而缩短,但相对不应期变化不大,致耦联间期较短的期前刺激易侵入尚未完全恢复的心房组织,形成心房内传导延缓。

3.也可由快速心房刺激诱发,快速心房刺激后常造成心房不应期持续缩短一段时间,有助于心房颤动的诱发及维持,即电重构现象。

4.在心内不同的部位可标测到紊乱的A波,V波前均有H波,一般H-V间期正常。发生心室内差异性传导时,V波前可见H波,而室性期前收缩的V波前无H波。

5.部分心房颤动发作后自行转化为心房扑动,出现一个长于心房扑动周长的A-A间期后,A波趋向规则。

6.肺静脉电位特征。窦性心律时,可在肺静脉内记录到双电位,前电位一般振幅较低,为心房远场电位;后电位多呈高频尖锐状,称为尖峰电位或肺静脉电位(PVP)。在肺静脉开口部,肺静脉电位常紧随心房电位或与心房电位的终末部融合;在肺静脉深部,肺静脉电位则与心房电位明显分开。沿肺静脉长轴标测时,肺静脉电位呈现由开口向深部传导的激动顺序。肺静脉电位诱发房性期前收缩或心房颤动时,激动顺序与窦性心律时相反,可见肺静脉电位在先,心房电位在后,出现由深部向开口部传导的激动顺序(图5-18)。一般单个出现的肺静脉电位仅诱发房性期前收缩,而短阵快速的肺静脉电位可诱发心房颤动。多数情况下,肺静脉电位仅起到诱发作用,与心房颤动的维持无关。

四、窦房折返性心动过速

窦房折返性心动过速是指在窦房结内或窦房结与周围心房组织之间因折返机制而形成的心动过速,常由窦性或房性期前收缩诱发。

(一)发生机制

窦房结对心房期前刺激有4种反应形式,可分为四个区域。随着心房程控期前刺激耦联间期从舒张晚期开始缩短,会先后出现完全代偿反应区(Ⅰ区,干扰区)、不完全代偿反应区(Ⅱ区,重整区)、插入反应区(Ⅲ区,窦房结不应期)和窦房折返区(Ⅳ区,折返区)。其中折返区是因为较短耦联间期的心房期前刺激沿窦房结某些处于相对不应期的边缘组织或周围组织缓慢传导至窦房结,如此时窦房结已脱离不应期,激动进入窦房结后又重新传出,此时心房也脱离不应期,能再次激动心房,形成窦房折返。大多数情况下,窦房折返仅能维持一个或几个心房回波,但在一定的条件下可形成三个以上的心房回波从而形成窦房折返性心动过速。

此外,快速心房起搏频率达到一定程度时,激动可在房窦逆行传导过程中形成单向阻滞和传导延缓,一旦激动延缓程度符合窦房折返的条件便可诱发窦性回波或窦房折返性心动过速。因房室结和心室肌不参与折返,所以房室传导阻滞和束支传导阻滞不影响心动过速,但兴奋迷走神经可减慢或终止心动过速。由心动过速传入重整了窦房结,因此心动过速终止后代偿间期常等于或略长于窦性周期(图5-2和图5-8)。

偶尔,存在房室旁路或房室结快径路为基础的快速室房逆行传导时,逆行A波起到与房性期前刺激类似的作用,心室期前刺激或快速刺激也可以诱发或终止窦房折返性心动过速(图5-2和图5-8)。

(二)电生理特征

1.可通过快速心房刺激或心房程控期前刺激诱发和终止,有较为明显的诱发窗口(图5-7)。

2.当心室快速刺激或心室程控期前刺激诱发时,先出现逆行心房激动。

3.心动过速的诱发与房内传导延缓及房室传导阻滞无关。

4.心房激动顺序与窦性一致,最早激动出现在高位右心房,然后是中位右心房,再是低位右心房和希氏束部,最后为冠状静脉窦(图5-8)。

5.由于心动过速频率较慢,一般希氏束电图上A-H间期及H-V间期正常,当心动过速频率较快时,可发生 A–H 间期延长。

6.心动过速常在短时间内自行终止,兴奋或刺激

迷走神经可减慢或终止心动过速。

第3节　快速性房性心律失常电生理检查病例解析

病例1（图5-2）

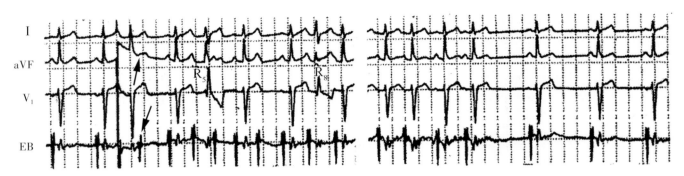

图5-2　左侧房室旁路逆传心房激动诱发窦房折返性心动过速。

【临床资料】

患者,男,56岁。临床诊断:阵发性室上性心动过速。

【电生理特征与分析】

隐匿性左侧房室旁路患者,窦性心律时心电图显示正常,在食管法心脏电生理检查中能反复诱发出顺向型房室折返性心动过速以及窦房折返性心动过速。图5-2左图示 RS$_2$ 心房期前刺激220ms,时 R$_2$ 波群后出现与顺向型房室折返性心动过速时形态一致的逆行 P 波（箭头所示）,P$^-$波在 aVF 导联倒置,V$_1$ 导联直立,滤波双极食管导联中呈负正双相,R–P$^-_{Eb}$<R–P$^-_{V1}$,为左侧隐匿性房室旁路逆行传导形成。逆行 P$^-$ 波后诱发心动过速,

P–P 间期 340~440ms,P 波在 I 、aVF 导联直立,V$_1$ 导联呈正负双相,滤波双极食管导联中正负正三相,与窦性形态完全一致,发生 3∶2 文氏型及 2∶1 房室传导阻滞时心动过速不终止。R$_5$ 及 R$_8$ 呈完全性及不完全性右束支传导阻滞图形,为其前存在长短心动周期而形成的心室内差异性传导。图5-2右图为连续记录,可见心动过速终止后代偿间期与窦性周期长度基本一致。以上变化表明心房期前激动顺传心室后,经房室旁路快速逆行传导至心房,并诱发窦房折返性心动过速(纸速=25mm/s)。

【电生理诊断】

①窦性心律;②窦房折返性心动过速;③隐匿性左侧房室旁路;④房室旁路折返性逆行 P 波。

病例 2（图 5-3）

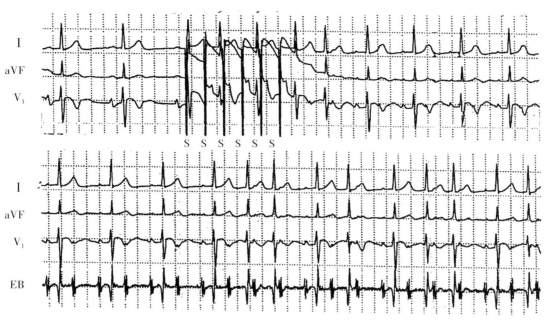

图 5-3　心房内折返性心动过速。

【临床资料】

患者，男，61 岁。临床诊断：原发性高血压、阵发性室上性心动过速。

【电生理特征与分析】

图 5-3 上图示窦性心律时 I、aVF 导联中 P 波时限≥0.12s，V_1 导联中 P 波呈正负双相，$Ptf_{V1}<-0.04mm\cdot s$。给予频率 200 次/分的快速心房刺激后诱发出心动过速，见 P'波在 I、aVF 导联矮小直立，V_1 导联中呈负正双相，P'-P'间期 0.4s。房室之间呈 2:1 传导，下传的 P-R 间期 0.2s，QRS 波群形态无特殊。图 5-3 下图见当房室之间呈 2:1、4:3、3:2 不典型文氏传导时心动过速仍然存在，

食管导联中 P'波早于 V_1 导联出现（纸速=25mm/s）。

图 5-3 有以下特点：①当心动过速时，P'波形态与窦性明显不同，食管导联中 P'波早于 V_1 导联出现，提示左心房先激动，可排除窦房折返性心动过速；②P'波出现在 QRS 波群前后，发生 2:1、3:2、4:3 文氏型传导时心动过速不终止，意味着心室并不参与折返环路，可排除顺向型房室折返性心动过速；③心脏电生理检查可以诱发及终止心动过速，表明为折返性心动过速，可排除自律性增高性房性心动过速。

【电生理诊断】

①窦性心律；②左心房肥大；③心房内折返性心动过速伴房室传导文氏现象。

病例3（图5-4）

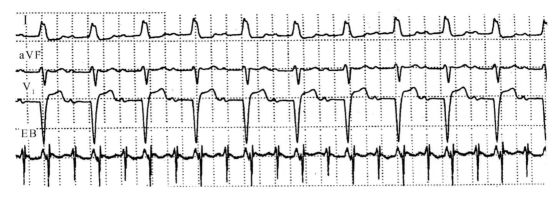

图5-4　心房内折返性心动过速、房室2:1传导伴完全性左束支传导阻滞。

【临床资料】

患者,女,65岁。临床诊断:冠心病。

【电生理特征与分析】

图5-4示Ⅰ、aVF、V₁、双极食管导联同步记录。单从体表心电图可见P波在Ⅰ、aVF导联直立,V₁导联正负双相,规则出现,P-P间距0.66s,P-R间距0.28s,QRS波群呈左束支传导阻滞型,时限0.12s,酷似窦性心律,一度房室阻滞伴完全性左束支传导阻滞。但在双极食管导联中却清晰显示出隐埋在QRS波群中尖锐高大的P'波,P'-P'间距0.34s,频率176次/分,P'-P'之间可见等电位线,发生房室2:1传导时不终止心动过速,说明房室结以及心室不是折返必需部位,为房性心动过速(纸速=25mm/s)。

本例心房内折返性心动过速需与以下心动过速相鉴别。①自律性房性心动过速,由心房异位灶自发性4相舒张期除极速率增快引起,不能被程控期刺激所诱发或终止,但是可被超速起搏所抑制。虽然与心房内折返性心动过速一样可发生房室传导阻滞,但心房内折返性心动过速具有折返特征可鉴别。另外,自律性房性心动过速发作时,出现频率逐渐加快的"温醒"现象是房内折返性心动过速所不具备的;②窦房结折返性心动过速,大部分心房内折返性心动过速可根据心房激动顺序及P'波形态与窦性明显不同做出鉴别,少部分因折返环路靠近窦房结,心动过速时P'波形态与窦性相近,在鉴别上有一定困难。但窦房折返性心动过速频率较慢且变化大,范围在80~200次/分,大多在80~130次/分,且有自限性,多在短时间内自行终止。本例房性心动过速频率较快,持续时间长,可与此鉴别。此外,当心房内折返性心动过速终止时所具有的代偿间期可得到进一步佐证。

【电生理诊断】

①心房内折返性心动过速;②房室2:1传导;③完全性左束支传导阻滞。

病例4（图5-5）

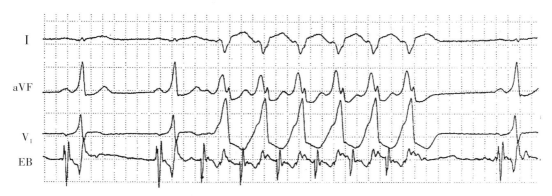

图5-5　房内折返性心动过速伴房室旁路顺向传导。

【临床资料】

患者,男,60岁。临床诊断:预激综合征,阵发性室上性心动过速。

【电生理特征与分析】

图5-5示第1、2、9次QRS波群为窦性心搏,P-R间期仅0.1s,QRS波群宽大畸形可见δ波,Ⅰ导联呈rs型,aVF导联呈R型,V₁导联呈Rs型,为左侧房室旁路顺向传导形成的A型预激图形改变。第3次提前出现的P'波后诱发出短阵宽QRS波群心动过速。P'波在aVF导联直立,双极食管导联中P'波呈正负正负多相波,P'-P'间期0.3~0.37s,R-P'间期>P'-R间期,P'-R间期0.10s,QRS波群预激程度明显增大,Ⅰ导联呈QS或rS型,aVF、V₁导联R型,P'波消失后心动过速终止(纸速=50mm/s)。

本例心电图窦性心律时显示出预激图形,由房性期前收缩诱发,呈完全预激图形的宽QRS波群心动过速。此时要辨别有哪些部位参与了心动过速的折返环路,在明确心动过速的折返部位后就可做出正确的诊断。①因心动过速时QRS波群呈完全预激图形,P波在QRS波群前面,首先要考虑到预激综合征旁路前向传导的逆向型性房室折返性心动过速。此时折返激动沿预激旁路顺向传导,并从房室结逆行传导至心房,逆行P波虽然出现在QRS波群前面,但应在aVF导联倒置。而图5-5所示心动过速时,P'波在aVF导联直立,显然不符;②心动过速时,P波形态与房性期前收缩一致,频率在160~200次/分,说明为房内折返性心动过速。此时折返环路位于心房内,房室旁路并不参与折返,而作为"无辜者"存在,仅起到将折返激动传递到心室的作用。

【电生理诊断】

①A型预激综合征,显性左侧壁房室旁路;②房内折返性心动过速;③无辜性房室旁路。

病例5（图5-6）

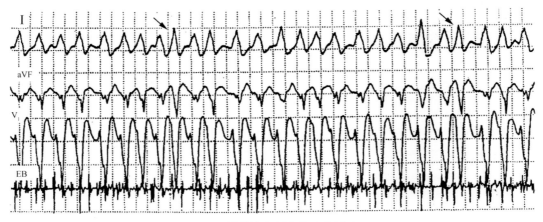

图5-6　预激综合征合并心房颤动。

【临床资料】

患者，男，55岁。临床诊断：预激综合征，心房颤动。

【电生理特征与分析】

图5-6示QRS波群宽大畸形，起始粗钝，在 I 导联呈R型，aVF、V₁导联呈rs、rS型，呈B型预激综合征图形。在EB导联中可见振幅大小不一，频率快慢不一的心房颤动波。R-R间距长短不一，极不规则，最短R-R间距仅0.24s（箭头所示），显示为预激综合征合并心房颤动图形（纸速=25mm/s）。

本例患者存在右后壁显性房室旁路，EB导联显示出快速的f波，心房颤动均沿旁路顺向传导造成极快心室率，最短R-R间距仅0.24s，提示旁路前向有效不应期短于240ms。心房颤动时，快速的心房激动沿不应期较短的房室旁路顺向传导至心室，引起快速的心室率，是临床危重症之一，常造成严重的后果。心室率的快慢取决于房室旁路和房室结-希浦系统的前向传导功能。①房室旁路前向传导功能强时，心房颤动主要或全部从房室旁路前向传导，心室率常>200次/分，快而不规则，QRS波群呈完全预激图形。尤其旁路前向有效不应期<280ms者，极快且不规则的心室率使心室激动顺序异常，造成心室肌不应期和传导离散。当平均R-R间期≤250ms或最短R-R间期≤180ms时，易蜕变为心室颤动危及生命；②房室旁路前向传导能力较差或房室结-希浦系统前向传导能力较强时，心房颤动主要经房室结-希浦系统前向传导，当间歇经房室旁路前向传至心室时，心电图上便间歇出现完全或不完全性预激图形，此类患者的心室率相对较慢，临床意义与无房室旁路的心房颤动患者相似；③房室旁路无前向传导能力者，即为隐匿性房室旁路，发生心房颤动时不会出现心室预激，此时患者的心室率取决于房室结-希浦系统的前向传导能力。对本例患者采用延长旁路不应期的药物以及射频导管消融术阻断房室旁路传导为有效的治疗方法。

【电生理诊断】

①预激综合征合并心房颤动；②显性右后壁房室旁路；③房室旁路前向有效不应期≤240ms。

病例6（图5-7）

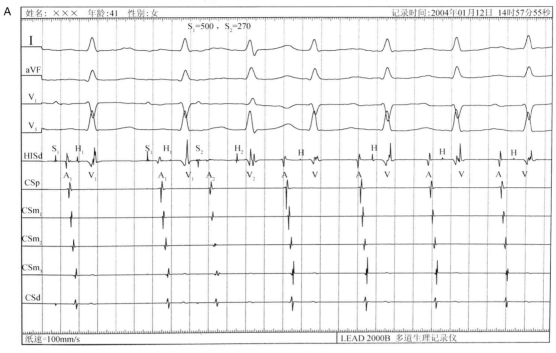

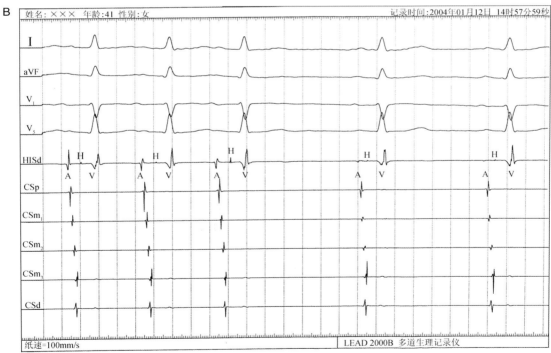

图5-7　心房期前刺激诱发窦房折返性心动过速。

【临床资料】

患者,女,41岁。阵发性胸闷、心悸1年余,每次持续30min至1h后能自行缓解,因心悸加重伴乏力半月余就诊。临床诊断:房室结双径路,阵发性室上性心动过速。

【电生理特征与分析】

图5-7示成功消融房室结慢径路后,进行基础周长500ms的心房S_1S_2程控期前刺激。窦性心律时A波最早出现在HISd,冠状窦电极中CSp处A波早于CSd出现。A-H间期70ms,H-V间期55ms,心房激动顺序及希氏束各间期正常(B图中最后两次心搏)。

图5-7A为S_1S_2 270ms时,A_1-H_1间期及H_1-V_1间期与窦性时相同,A_2-H_2间期已延长至170ms,H_2-V_2间期仍为55ms不变。V_2波后诱发心房激动顺序与窦性心律相似的窄QRS波群心动过速,第1次A-A间期400ms,第2、3次A-A间期370ms,频率在150~162次/分。除第1次A-H间期100ms外,其余A-H间期和H-V间期不变。

图5-7B为图5-7A的连续记录,见A-A间期400ms,A-H间期及H-V间期仍然不变。4s后因A波突然消失而终止了心动过速,终止后的代偿间期略长于其后窦性周期。

本例窄QRS波群心动过速为房性期前刺激诱发,心动过速频率较慢,心房激动顺序与窦性心律时相同,持续时间又短,代偿间期略长于窦性周期这些特点均符合窦房折返性心动过速的电生理特征(纸速=100mm/s)。

【电生理诊断】

①窦性心律;②心房程控期前刺激诱发窦房折返性心动过速。

病例7 (图5-8)

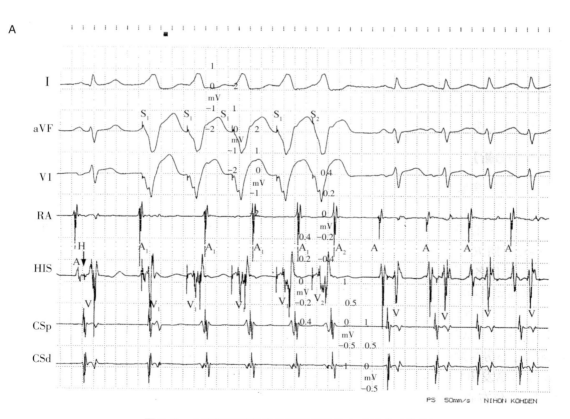

图5-8　心室期前刺激诱发窦房折返性心动过速。(待续)

B

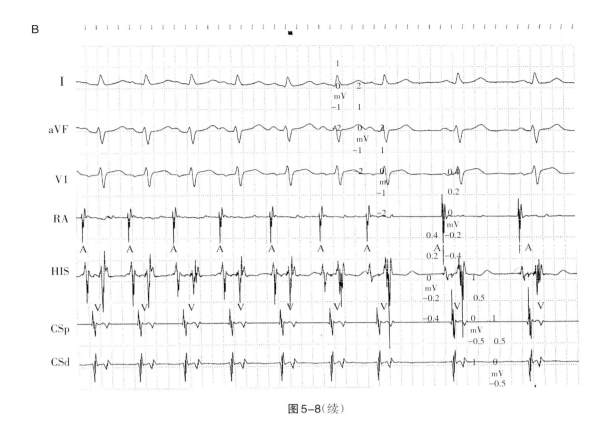

图5-8（续）

【临床资料】

患者，男，36岁，阵发性胸闷、心悸10余年。临床诊断：预激综合征，阵发性室上性心动过速。

【电生理特征与分析】

图5-8为成功消融房室旁路后连续记录。图5-8A第1次及图5-8B最后2次P-QRS波群为窦性心搏，A波最早出现在高位右心房，其次为HISd、CSp、CSd。HISd电图中A-H间期70ms，H-V间期50ms，心房激动顺序以及希氏束电图各间期正常。

图5-8A示基础周长400ms，$S_1S_2$320ms的右心室期前刺激，宽大畸形呈左束支传导阻滞型的QRS波群为右心室起搏形成，见逆行A波均最早出现在HISd处，随后出现在高位右心房与冠状窦，呈中心性逆行心房激动顺序。A_2波后诱发出窄QRS波群心动过速，P波形态与窦性一致，高位右心房处A波最早出现，其次出

现在希氏束及冠状窦部，心房激动顺序与窦性一致。第1次A-A间期430ms，第2、3次A-A间期380ms，心动过速频率为139~158次/分。图5-8B示心动过速时心房激动顺序与前一致，A-A间期延长后终止了心动过速，代偿间期与其后窦性周期长度相似，表明为窦房折返性心动过速。

一般窦房折返性心动过速由窦性期前收缩或房性期前收缩诱发，但本例为心室期前刺激形成的逆行A波诱发，其原因是房室结-希浦系统的逆行传导功能较强，逆传形成的A_1A_2间期为320ms，A_2相当于一次房性期前收缩，诱发窦房折返性心动过速（纸速=50mm/s）。

【电生理诊断】

①窦性心律；②心室程控期前刺激诱发窦房折返性心动过速。

病例8（图5-9）

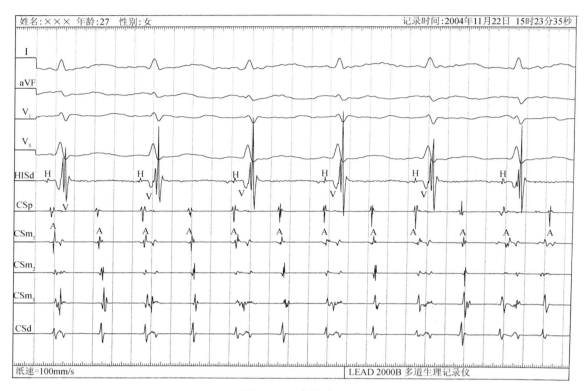

姓名:××× 年龄:27 性别:女 　　　　　　记录时间:2004年11月22日 15时23分35秒

| I |
| aVF |
| V₁ |
| V₅ |
| HISd |
| CSp |
| CSm₁ |
| CSm₂ |
| CSm₃ |
| CSd |

纸速=100mm/s　　　　　　LEAD 2000B 多道生理记录仪

图5-9 心房扑动。

【临床资料】

患者,女,27岁。反复阵发性心悸5年,常在劳累后发作,每次发作持续数分钟,能自行缓解。临床诊断:预激综合征,阵发性室上性心动过速。

【电生理特征与分析】

图5-9示射频导管消融术成功阻断右侧房室旁路传导后的记录,体表心电图中P波消失,出现锯齿状F波,房室呈2:1传导,表现出心房扑动的心电图特征。由于希氏束导管电极靠近心室侧,希氏束电图记录到大V波,V波前可见明显的H波,H波时限15ms,H-V间期45ms。在H波前可见早于CSp出现的小A波,A-H间期50ms。冠状静脉窦电极中A波规则出现,A-A间期230ms,A波最早出现在HISd,随后依次出现在CSp、CSm₁、CSm₂、CSm₃、CSd,心房激动顺序自右向左。本例心房扑动系一过性,未能进一步标测,仅提示心房扑动发生在右心房,并在房室结区域发生了2:1传导阻滞(纸速=100mm/s)。

[电生理诊断]

①右心房扑动;②房室结区域2:1传导阻滞。

病例 9（图 5-10）

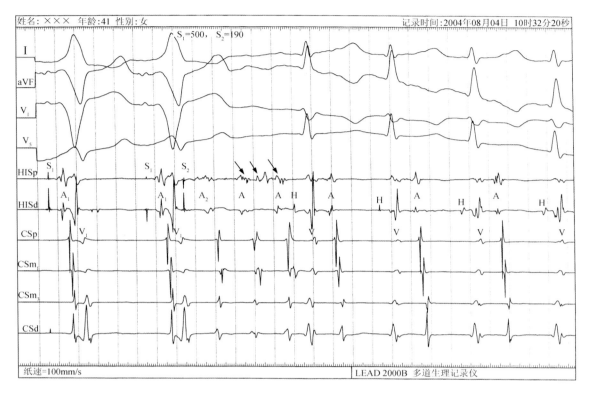

姓名：×××　年龄：41　性别：女　　　　　　　　　　　　　　记录时间：2004年08月04日　10时32分20秒

S₁=500，S₂=190

纸速=100mm/s　　　　　　　　　　　　　　LEAD 2000B 多道生理记录仪

图 5-10　心房内折返诱发顺向型房室折返性心动过速。

【临床资料】

患者，女，41 岁。临床诊断：预激综合征，房室结双径路，阵发性室上性心动过速。

【电生理特征与分析】

心房程控期前刺激时诱发房室结双径路跳跃现象（图略），图 5-10 示基础周长 500ms，S₁S₂190ms 时的右心房程控期前刺激，体表心电图中 QRS 波群宽大畸形呈 B 型预激图形。心腔内心电图可见 S₁-A₁ 间期 40ms，A₁ 波在 HISp 最早出现，其次为 HISd 以及 CS 各部位，希氏束部位 V 波提前出现造成 AV 融合。S₂-A₂ 间期延长到 100ms，HISp 处 A 波至 CSp 处 A 波间期延长到 100ms，心房肌处于相对不应期，发生传导延缓，

随后诱发 2 次房内折返，HISp 处可见碎裂电位（箭头所示），A-A 间期 180ms，最后 1 次 A 波下传心室后房内折返终止。其后却诱发出窄 QRS 波群心动过速，V-V 间期 430ms，逆行 A 波在 HIS 处领先，随后出现在 CSp、CSd。A-H 间期 250ms，H-V 间期 50ms，V-V 间期 400ms，为右侧房室旁路逆行传导形成的顺向型房室折返性心动过速。心动过速时，A-H 间期长达 250ms，表明房室结慢径路参与了顺向传导，以致心动过速频率仅 150 次/分（纸速=100mm/s）。

【电生理诊断】

①右心房程控期前刺激诱发心房内折返；②心房内折返诱发顺向型房室折返性心动过速。

病例10（图5-11）

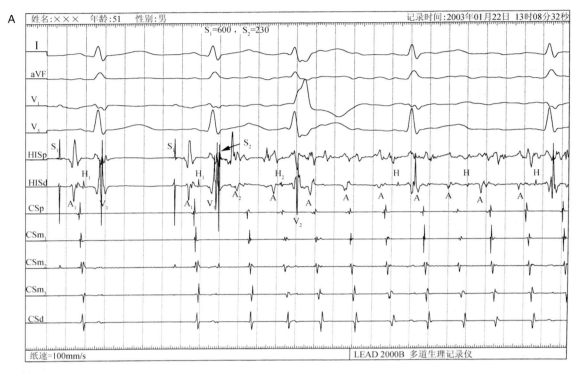

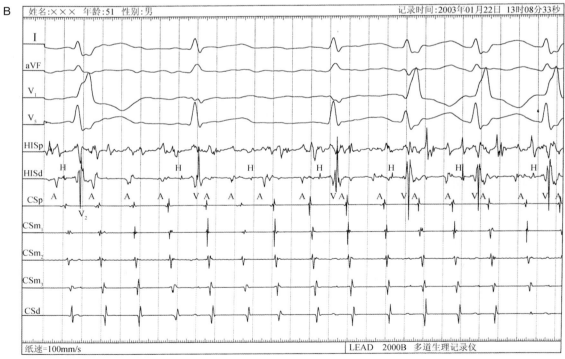

图5-11 心房扑动伴功能性右束支传导阻滞。

【临床资料】

患者,男,51岁。临床诊断:房室结双径路,阵发性室上性心动过速。

【电生理特征与分析】

图5-11A示基础周长600ms的右心房程控期前刺激,S_1S_2耦联间期230ms时,HISd处见A_1-H_1间期70ms,H_1-V_1间期50ms,HISd处A_1波至CSp处A_1波间期40ms。A_2波时限增宽,HISd处A_2波至CSp处A_2波间期延长至80ms后诱发出心房扑动,A波规则出现,A-A间期190ms,在HISp处可见明显的碎裂电位。A波后第1次QRS波群(V_2)呈完全性右束支传导阻滞图形,其前可见H_2波,H_2-V_2间期50ms,H_1-H_2间期430ms,为右束支进入不应期引起。

图5-11B为图5-11A连续记录,第1次呈右束支传导阻滞的QRS波群即为图A的V_2波。见前半部分房室分别呈3:1、4:1传导,R-R间期延长,QRS波群形态正常,H-V间期50ms。另在第6次A波以及图5-11A第9次A波后见H波,其后无V波,发生了希浦系统内阻滞。第3次QRS波群后房室均转为2:1传导,R-R间期及H-H间期缩短至370ms,H-V间期固定在50ms,QRS波群呈完全性右束支传导阻滞图形,发生了持续的功能性右束支传导阻滞。图5-11显示出右束支传导阻滞与R-R间期长短关系密切,H-H间期短于束支不应期后即出现右束支传导阻滞。

此外,HISd处除有2次A波后出现H波但无V波外,其余在H波后均出现V波,H-V间期正常,未下传的心房激动大多阻滞在希氏束以上,即房室结部位(纸速=100mm/s)。

【电生理诊断】

①右心房程控期前刺激诱发心房扑动;②房室结2:1、3:1阻滞偶伴希浦系统阻滞;③功能性右束支传导阻滞伴蝉联现象。

病例11(图5-12)

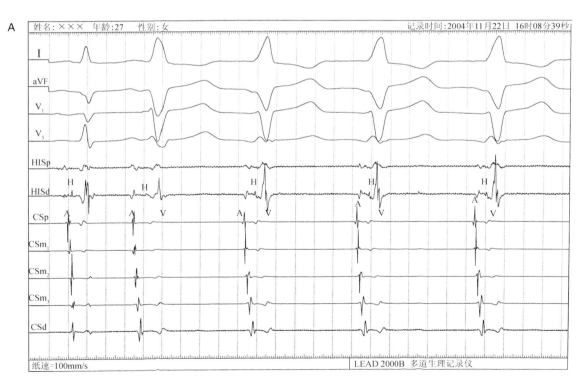

图5-12　预激综合征合并房性心动过速与心房扑动。(待续)

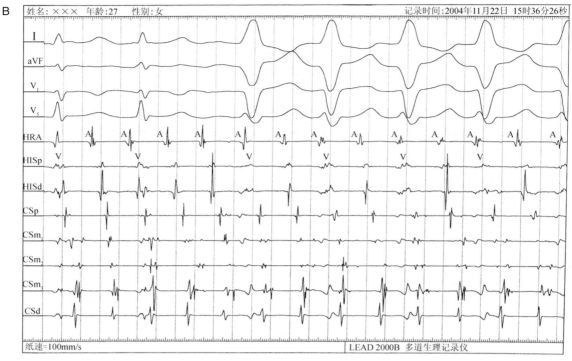

图5-12(续)

【临床资料】

患者,女,27岁。临床诊断:预激综合征,阵发性室上性心动过速。

【电生理特征与分析】

图5-12A示第1次A波为窦性激动,体表心电图QRS波群呈不完全预激图形,A波最早出现在HISp处,其次分别为HISd、CSp、CSm₁、CSm₂、CSm₃和CSd。HISd中可见H波,A-H间期45ms,H-V间期50ms。第2次A波提前出现,HISd处A波略早于HISp与CSp,其后3次A波均在CSp处最早出现,然后是HISd与HISp,冠状窦内激动顺序同前,A-A间期600ms,提示为起源于心房底部的房性心动过速。体表心电图中

QRS波群呈完全预激图形,HISd中H波已融合在V波起始部,表明心房激动均沿旁路下传至心室。

图5-12B为诱发心房扑动时记录,心腔内各标测点见A波最早出现在HRA,随后为HISp、HISd(位于心房侧)、CSp、CSm₁、CSm₂、CSm₃及CSd,A-A间期200ms,心房率300次/分。房室呈现2:1传导,前2次QRS波群形态正常,激动沿房室结-希浦系统下传心室。自第3次QRS波群起形态宽大畸形,呈完全预激图形,激动沿房室旁路2:1下传至心室(纸速=100mm/s)。

【电生理诊断】

①窦性心律;②预激综合征,显性右后壁房室旁路;③房性心动过速合并房室旁路1:1传导;④心房扑动合并房室结-希浦系统及房室旁路2:1传导。

病例12（图 5-13）

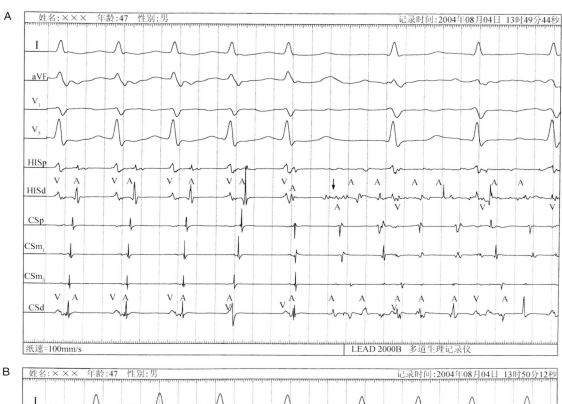

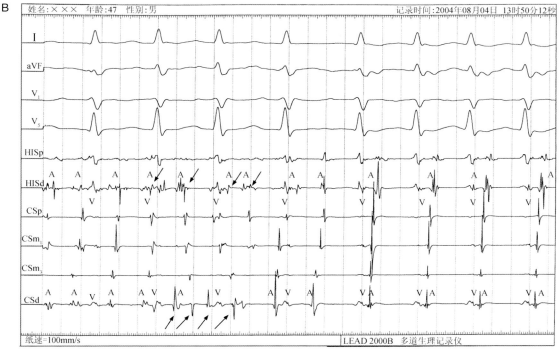

图 5-13　顺向型房室折返性心动过速与心房扑动互相转换。

【临床资料】

患者,男,47岁。临床诊断:预激综合征,阵发性室上性心动过速。

【电生理特征与分析】

图 5-13A 前半部分示心室刺激诱发的窄 QRS 波群心动过速,R-R 间期310ms,心室率 193 次/分。心腔

内逆行A波最早出现在CSd,随后为CSm₃、CSm₁、CSp、HISd和HISp,逆行心房激动顺序呈左侧偏心性,为左侧壁房室旁路逆行传导引起的顺向型房室折返性心动过速。第4次逆行A波提前40ms出现,最早A波重叠在CSd的V波中,激动顺序同前。第5次A波激动顺序发生改变,A波最早出现在HISd处,其次为HISp,CSp与CSd处A波同时出现,表明此时心室激动先沿房结-希浦系统逆向传导至右心房底部,同时也沿旁路逆行传导至左心房。随后在HISd处出现碎裂电位(箭头所示),并诱发出心房扑动。A-A间期200ms,心房率300次/分,房室呈现2:1传导。以上电生理特征说明由第4次A波提前发生,致房室结-希浦系统逆向不应期缩短,造成右心房底部提前激动(第5次A波)而

发生了传导延缓,从而诱发心房扑动。

图5-13B示心房扑动持续20余秒后,见CSd处第4次A波后出现明显的分裂电位(箭头所示),随后心房激动顺序发生改变,A波在CSd处领先,但HISd处A波仍早于CSp,提示左心房内发生折返并终止了心房扑动。从第5次V波起又出现左侧壁房室旁路逆传性A波,左心房内折返又诱发顺向型房室折返性心动过速(纸速=100mm/s)。

【电生理诊断】

①预激综合征,左侧壁房室旁路;②顺向型房室折返性心动过速;③心房扑动;④顺向型房室折返性心动过速与心房扑动互相转换现象。

病例13 (图5-14)

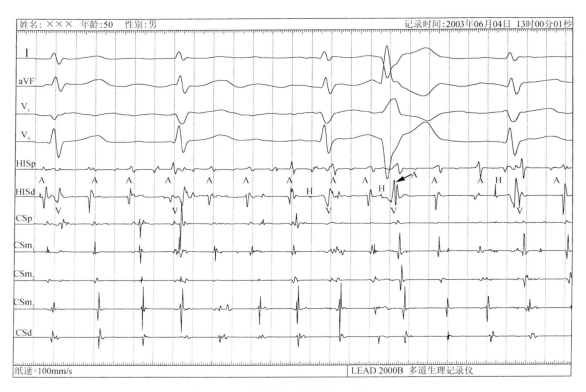

图5-14　室性期前收缩重整心房扑动。

【临床资料】

患者,男,50岁。临床诊断:预激综合征,阵发性室上性心动过速。

【电生理特征与分析】

图5-14示射频消融成功阻断房室旁路后,电生理检查示扑动波在aVF导联倒置,Ⅰ、V₅导联直立。

心腔内希氏束与冠状窦电极中均记录到在HISd处领先的A波,HISp处可见分裂电位,A-A间期200ms,频率为300次/分,冠状窦部位的激动顺序自CSp向CSd传播,表明为右心房内形成的心房扑动。HISd处的V波前可见H波,虽然A-H间期多变,但H-V间期固定在50ms,说明心房扑动时房室传导延缓或阻滞均发生在房室结。

此外,第4次QRS波群宽大畸形提前出现,在Ⅰ、V₅导联呈负相,aVF、V₁导联呈正相,为起源于左心室的期

前收缩。HISd中见H波出现在V波起始处,无传导关系,但V波后可见提前50ms出现在HISd领先的A波(箭头所示),为心室激动逆行传导至心房形成,其后A-A间期200ms及心房内激动顺序与前相同,表明该次心房激动进入折返环路重整了心房扑动(纸速=100mm/s)。

【电生理诊断】

①心房扑动;②室性期前收缩伴房室结-希浦系统逆行传导;③心房扑动重整现象。

病例14(图5-15)

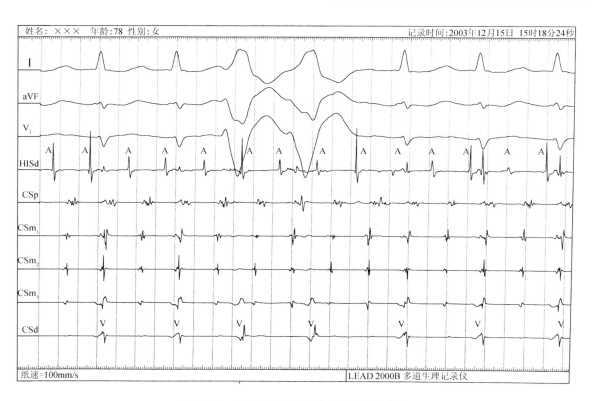

图5-15 心室期前收缩不影响心房扑动周长。

【临床资料】

患者,女,78岁。临床诊断:阵发性室上性心动过速。

【电生理特征与分析】

图5-15示A波规则出现,A-A间期200ms,心房率300次/分,为心房扑动。2次A波后出现1次V波,房室

呈现2:1传导,R-R间期400ms,心室率150次/分,QRS波群形态正常。出现第2次QRS波群后提前发生两次周长为350ms的室性期前收缩,但A-A间期及心房激动顺序未见改变,表明心室提前激动并不影响心房激动,心房扑动的折返环路在心房内(纸速=100mm/s)。

【电生理诊断】

①心房扑动;②心室提前激动未影响心房激动顺序。

病例15（图5-16）

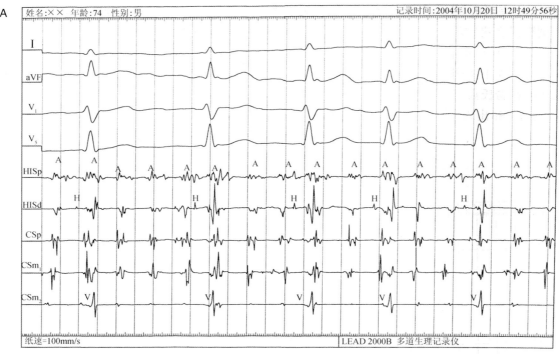

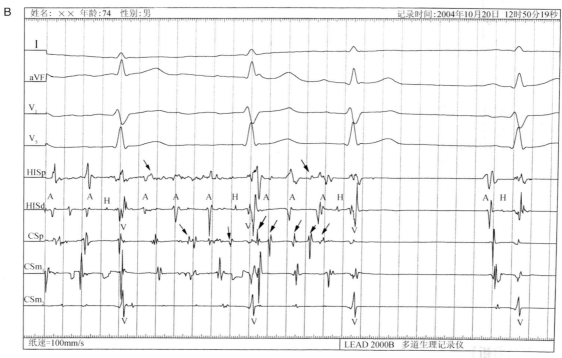

图5-16 心房内传导延缓终止心房扑动。

【临床资料】

患者,男,74岁,与图5-17为同一患者。临床诊断:预激综合征,阵发性室上性心动过速。

【电生理特征与分析】

图5-16A示心房刺激诱发出的心房扑动,见A-A间期180ms左右,希氏束电图与冠状窦电图中的A波

几乎同时出现,QRS波群形态正常。房室呈4:1、3:1、2:1传导,V波前均见H波,A-H间期80~120ms,H-V间期固定在50ms,表明房室结内发生了隐匿性传导致大多数A波被阻滞在房室结未下传,而下传的A波在房室结-希浦系统内传导正常。

图5-16B为图5-16A同次发作时的记录,见第1次V波后的A波在希氏束部提前出现,并出现明显的紊乱电位,同时在CSp出现了碎裂及分裂的电位(箭头

所示),心房激动顺序发生变化后心房扑动自行终止。提示右心房底部(峡部)是折返环路的传导延缓区域,该部位发生明显的传导延缓后,折返终止,并恢复了窦性心律(纸速=100mm/s)。

【电生理诊断】

①峡部依赖型心房扑动;②房室结内隐匿性传导;③峡部发生传导延缓终止心房扑动。

病例16(图5-17)

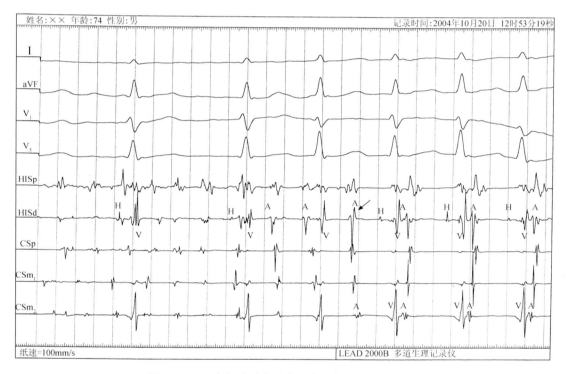

图5-17 心房颤动诱发顺向型房室折返性心动过速。

【临床资料】

患者,男,74岁。临床诊断:预激综合征,阵发性室上性心动过速。

【电生理特征与分析】

本例系图5-16同一患者,存在显性左前侧壁房室旁路和隐匿性右前间隔房室旁路。图5-17前半部分示心腔内各记录部位可见间期不规则,振幅不等的心房颤动波。QRS波群形态正常,HISd的V波前可见H波,H-V间期50ms。自第2次V波后A波转为规则,

A-A间期延长,最后一次A波(箭头所示)后可见H波,A-H间期170ms,H-V间期50ms。然后诱发窄QRS波群心动过速,逆行A波在HISd与CSm₂两处同时领先出现,提示左前侧壁房室旁路和右前间隔房室旁路同时逆行传导。V波前见H波,H-V间期50ms,表明激动沿房室结-希浦系统顺向传导,为顺向型房室折返性心动过速(纸速=100mm/s)。

【电生理诊断】

①心房颤动;②顺向型房室折返性心动过速。

病例17（图5-18）

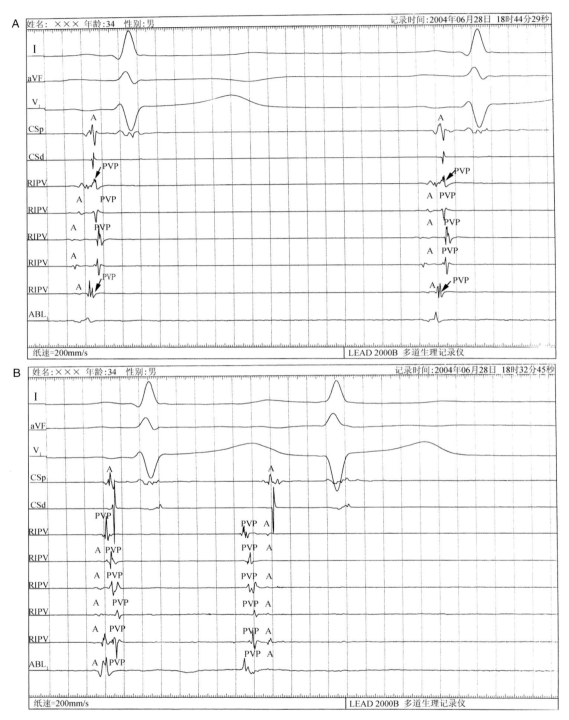

图5-18　窦性心律及房性期前收缩时肺静脉电位。

【临床资料】

患者,男,34岁。临床诊断:心房颤动。

【电生理特征与分析】

图5-18示行导管射频消融术肺静脉电隔离时,

20 极环状 Halo 电极导管位于右下肺静脉时的记录。可见窦性心律时低频的心房远场电位在先，高频的肺静脉尖峰电位在后。标测电极 9、10 极与 1、2 极处心房电位与肺静脉电位几乎融合（箭头所示），而 3、4 极，5、6 极，7、8 极处两电位明显分离；表明标测电极顶端与尾端相连接处为心房与右下肺静脉之间的优势传导路径。

图 5-18B 示第 1 次为窦性心搏，见肺静脉电位在右下肺静脉标测电极 9、10 极，以及消融导管电极处最早出现，与右心房电位融合在一起。第 2 次心搏提前出现为房性期前收缩，可见肺静脉电位早于心房电位出现，两电位间距延长至 120ms，说明存在传出延缓。最早的肺静脉电位仍然出现在标测电极 9、10 极与消融导管电极处，表明标测电极 9、10 极处是心房与右下肺静脉之间的优势传导路径，并且消融导管电极正位于 9、10 极处（纸速=200mm/s）。

【电生理诊断】

①窦性心律；②肺静脉电位；③起源于右下肺静脉的房性期前收缩。

第6章　心房、房室及心室内传导阻滞

第1节　心房、房室及心室内传导阻滞的体表心电图特征

一、心房内传导阻滞心电图特征

心房内传导阻滞的心电图表现为P波异常，一般分为不完全性心房内传导阻滞、间歇性心房内传导阻滞和完全性心房内传导阻滞3种类型。

（一）不完全性心房内传导阻滞

1. 排除右心房、左心房肥大。

2. 不完全性左心房传导阻滞P波增宽时限>0.11s，呈双峰状时间距≥0.04s，形态类似"二尖瓣型P波"，可引起P-R间期延长。

3. 不完全性右心房传导阻滞P波高尖，振幅≥0.25mV，时限正常，形态类似"肺型P波"。

（二）间歇性心房内传导阻滞

1. 窦性P-P间期基本规则。

2. 出现同一导联异常双峰P波间隙为间歇性、不完全性左心房传导阻滞。

3. 出现同一导联异常高尖P波间隙为间歇性、不完全性右心房传导阻滞。

4. 较少见同一导联双峰P波和高尖P波间歇、交替出现。

5. 当频率增快或减慢时出现的心房内传导阻滞分别称为3相/4相心房传导阻滞。

（三）完全性心房内传导阻滞

1. 同一导联中出现两种心房激动波，一种为基本节律，多数为窦性心律，后有相关QRS波群。另一种为具有双向阻滞圈的单侧异位心房节律，无法下传心室。

2. P波与P波互不相关，均不受对方干扰，两者可重叠，但无融合波。

3. 常见的单侧异位心房节律振幅低、缓慢且不齐，也可为孤立性心房颤动、心房扑动或房性心动过速。

4. 心脏移植术后可见到两种节律均为窦性的心房分离。

5. 完全性心房内传导阻滞须与房性并行心律及肌电伪差等相鉴别。

二、房室传导阻滞心电图特征

（一）一度房室传导阻滞

1. 窦性P-R间期延长，成年人>0.21s，儿童>0.18s。

2. 一般P-R间期固定不变，也可在心率大致相等时P-R间期动态改变<0.04s。

3. 大多数一度房室传导阻滞发生在房室结，少数可因心房内传导延缓或心室内传导延缓引起。

4. 心室内双侧束支同步传导延缓程度相等时，可出现P-R间期延长伴正常QRS波群；双侧束支同步传导延缓且程度不等时，出现P-R间期延长伴一侧束支传导阻滞图形。

5. 存在房室结双径路传导时可持续或间歇出现功能性一度房室传导阻滞改变。

（二）二度 I 型（文氏型）房室传导阻滞

1. 典型二度 I 型房室传导阻滞

（1）P-P间期基本规则。

（2）P-R间期进行性延长，直至QRS波群脱漏。

（3）P-R间期的增量（逐搏净增长量）进行性缩短，造成R-R间期进行性缩短。

（4）QRS波群脱漏后长间歇的长度，等于2个窦性周期之和减去总增量。

（5）长间歇后的第1次R-R间期均比该间歇前的

任何一次R-R间期长。

2.不典型二度Ⅰ型房室传导阻滞

（1）P-R间期逐渐延长或不变,文氏周期中第一次P-R间期异常地延长或缩短。

（2）P-R间期的增量时大时小,造成R-R间期时长时短或渐长突长。

（3）文氏周期中最后一次增量最大,造成P-R间期突然延长,易造成心房回波或反复搏动而终止文氏周期。

（4）窦性心律不齐、隐匿性传导、房室结双径路传导等是造成不典型文氏现象的常见因素。

（三）二度Ⅱ型房室传导阻滞

1.P-P间期基本规则。

2.房室传导比例固定,常呈2∶1或3∶1传导,偶见3∶2、4∶3传导。

3.P-R间期固定,大多正常,也可延长。

4.两侧束支同步发生2∶1传导阻滞时,可表现为2∶1房室传导阻滞伴正常QRS波群。

5.一侧束支完全性传导阻滞伴另一侧束支2∶1传导阻滞时,表现出2∶1房室传导阻滞伴束支阻滞型QRS波群。

6.一般将3∶1以上的房室传导阻滞诊断为高度房室传导阻滞,如绝大多数P波无法下传则诊断为几乎完全性房室传导阻滞,常出现逸搏或逸搏心律伴不完全性房室脱节。

（四）三度房室传导阻滞（完全性房室传导阻滞）

1.P-P间期与R-R间期基本规则,P-P间期短于R-R间期,心房率>心室率,两者无传导关系。

2.心室频率及QRS波群形态取决于阻滞区域。①阻滞区域在房室结,逸搏节律点在希氏束分叉以上,则心室率>40次/分,QRS波群形态正常;②阻滞区域及逸搏节律点均在希氏束以下,则心室率<40次/分,QRS波群宽大畸形。

3.心室内完全性三分支传导阻滞时也可表现出三度房室传导阻滞。

4.三度房室传导阻滞须与干扰性完全性房室脱节相鉴别。

三、束支及分支传导阻滞心电图特征

（一）完全性右束支传导阻滞

1.QRS波群时限≥0.12s。

2.QRS波群形态:①起始向量正常;②V₁、V₂导联

呈rsR′、rR′或M型,Ⅲ、aVR导联呈QR型,R波宽钝、挫折;③Ⅰ、aVL、V₅、V₆导联呈Rs或qRs型,S波宽钝>40ms。

3.继发性ST-T改变:①V₁、V₂导联ST段压低,T波倒置;②V₅、V₆导联ST段抬高,T波直立。

4.QRS波群形态类似完全性,但时限<0.12s时,称为不完全性右束支传导阻滞。

（二）完全性左束支传导阻滞

1.QRS波群时限≥0.12s。

2.QRS波群形态:①V₁、V₂导联呈宽而深的QS或rS型,r波极小;②Ⅰ、aVL、V₅、V₆导联呈宽钝、顶端切迹的R波,q波及s波消失;③V₅、V₆导联室壁激动时间≥0.06s;④电轴正常或轻度左偏。

3.继发性ST-T改变:①V₁、V₂导联ST段上斜型抬高,T波直立;②Ⅰ、aVL、V₅、V₆导联ST段呈下斜型压低,T波倒置或双相。

4.QRS波群形态类似完全性左束支阻滞型,但时限>0.1s且<0.12s时,称为不完全性左束支传导阻滞。

（三）左前分支传导阻滞

1.QRS波群时限≤0.11s,aVL导联室壁激动时间≤0.045s。

2.QRS波群形态:①Ⅰ、aVL导联呈qR型,q波时限≤0.02s,R_{aVL}>R_Ⅰ及R_{aVR};②Ⅱ、Ⅲ、aVF导联呈rS型,S_Ⅲ>S_Ⅱ及S_{aVF}。

3.额面QRS电轴左偏-45°~-90°。

4.ST-T无特殊改变。

（四）左后分支传导阻滞

1.QRS波群时限≤0.11s。

2.QRS波群形态:①Ⅰ、aVL导联呈rS型;②Ⅱ、Ⅲ、aVF导联呈qR型,q波时限≤0.02s。

3.额面QRS电轴右偏>+90°~+120°,大多在120°左右。

4.ST-T无特殊改变。

须排除引起电轴右偏的其他病因,如右心室肥大、肺气肿、显著垂位心脏等。

四、常见的双侧束支以及不完全性室内三分支传导阻滞心电图特征

（一）常见双侧束支传导阻滞

1.表现为P-R间期延长,QRS波群形态正常。可能为双侧束支发生一度阻滞,并且两侧束支传导减慢程度相等引起。

2. 表现为 2∶1 心室漏搏，QRS 波群形态正常。可能因双侧束支同时发生二度阻滞，并且由同步 2∶1 传导阻滞引起。

3. 表现为一侧束支传导阻滞图形伴 P-R 间期延长。可能由：①双侧束支同时发生一度传导阻滞，但两侧束支传导减慢程度不等引起；②一侧束支发生一度传导阻滞，另一侧束支发生三度传导阻滞引起。

4. 表现为一侧束支传导阻滞图形伴有 2∶1 心室漏搏。可能因：①双侧束支同时发生二度传导阻滞，并且同步 2∶1 传导阻滞，但由传导速度不等引起；②一侧束支发生二度传导阻滞且 2∶1 心室漏搏，另一侧束支发生三度传导阻滞引起。

5. 表现为交替左、右束支传导阻滞图形伴 P-R 间期正常或延长。可能由：①双侧束支发生不同步 2∶1 传导的二度传导阻滞引起；②一侧束支发生 2∶1 传导，另一侧束支一度传导阻滞引起。

6. 表现为完全性房室传导阻滞：由双侧束支均发生三度传导阻滞引起。

(二)不完全性室内三分支传导阻滞

1. 右束支传导阻滞+左前分支传导阻滞，同时合并 P-R 间期延长或伴有部分心室漏搏。

2. 右束支传导阻滞+左后分支传导阻滞，同时合并 P-R 间期延长或伴有部分心室漏搏。

3. 左束支传导阻滞(左前分支阻滞+左后分支阻滞)，同时合并 P-R 间期延长或伴有部分心室漏搏。

4. 交替性、间歇性出现右束支传导阻滞，左前分支传导阻滞及左后分支传导阻滞，或者交替性、间歇性出现右束支传导阻滞+左前分支传导阻滞、右束支传导阻滞+左后分支传导阻滞、左束支传导阻滞。

5. 当不完全性三分支传导阻滞时，出现的 P-R 间期延长及心室漏搏尚须排除阻滞区域发生在房室交界区，依赖希氏束电图明确诊断。

6. 当心室内三分支均为完全性传导阻滞时，心电图表现出完全性房室传导阻滞的改变。

第2节　心房、房室及心室内传导阻滞的电生理特征

窦性心律时，正常心房激动起始于高位右心房(频率较快时)或中位右心房(频率较慢时)的外侧，从该处传播到低位右心房，房室交界区，然后传递到左心房。通常采用测量体表心电图，由 Ⅱ 导联或 V₁ 导联的 P 波起始，到希氏束电图 A 波的 P-A 间期代表右心房内的传导时间，正常值范围在 10~60ms。当右心房内发生传导延缓或阻滞时，P-A 间期、高位右心房 A 波至希氏束部位的 A-A 间期，甚至 A-H 间期均可延长。

从 P 波或高位右心房 A 波起始测量到冠状窦电极远端 A 波的 P-A 或 A-A 间期，代表整个心房的传导时间，正常值范围在 60~90ms。临床上大多数的心房内传导延缓发生在右心房至左心房之间，尤其体表心电图 P 波时限超过 120ms 时，会出现 P 波至冠状窦 A 波间期的明显延长。需重视的是，单由 P-A 间期来评价心房内传导阻滞还不够全面，例如，双侧心房都存在传导延缓时，心房内各标测点的间期均会延长。

房室传导阻滞可以发生在心房至心室之间的任何部位，包括心房、房室结、希氏束、希氏束下(左、右束支及浦肯野纤维网)等部位。由于体表心电图无法记录到房室传导系统各部位的电位，不能明确发生阻滞的部位以及阻滞程度，但根据心腔内记录技术结合程控刺激技术得出的结果，可以对房室传导阻滞做出初步诊断及推测。例如，一度房室传导阻滞伴束支传导阻滞时，一度房室传导阻滞部位可以发生在房室结区域，也可以发生在心室另一侧束支，体表心电图是无法判断的，只能依赖希氏束电图明确诊断。

一、正常房室传导

(一)希氏束电图

1. P-A 间期：是指自体表心电图 P 波开始点至希氏束电图 A 波之间的时距，也可采用高位右心房 A 波至希氏束电图 A 波的间期，窦性心律时反映了右心房内的激动传导时间，正常值范围在 25~60ms。

2. A-H 间期：是指自希氏束电图上 A 波起始点至 H 波起始的间距，反映了右心房后下间隔部的激动通过房室结到达希氏束的传导时间，代表房室结的传导时间，正常值范围在 50~120ms。

3. H 波：H 波为出现在 V 波前的一种时限很短的快速尖锐双相或三相波，反映了希氏束内的传导时间，正常值范围在 10~15ms。

4.H-V 间期：是指自希氏束电图上 H 波起始点至 V 波起始点的间期，代表了激动从希氏束近端至心室肌的传导时间，正常值范围在 35~55ms（图 6-1）。

（二）测定房室结传导阻滞点

心房递增起搏刺激是评价房室传导功能的重要方法，可以通过检测房室传导各阻滞点来了解房室结-希浦系统的传导功能。

1.一度房室结传导阻滞点：随心房刺激频率的增加，A-H 间期会逐渐延长，出现 A-H 间期>120ms 时的最低心房刺激频率为一度房室结传导阻滞点。正常一度房室结传导阻滞点应≥100 次/分，如心房刺激频率<100 次/分即出现 A-H 间期>120ms，表明房室结存在传导延缓。

2.文氏型房室结传导阻滞点：进一步增加心房刺激频率，可出现 A-H 间期逐渐延长的文氏型房室传导阻滞，出现此现象时的最低心房刺激频率即为文氏型房室结传导阻滞点，正常文氏型房室结传导阻滞点≥130 次/分（图 6-3 和图 6-4）。

3.2:1 房室结传导阻滞点：进一步提高心房刺激频率，可出现 H 波及 V 波 2:1 消失的房室结传导阻滞，出现此现象的最低心房刺激频率为 2:1 房室结传导阻滞点，正常 2:1 房室结传导阻滞点≥180 次/分。

4.希浦系统阻滞点：通常在快速心房刺激时很少发生 H-V 间期延长，因房室结传导延缓能使希浦系统脱离不应期，故当心房刺激频率低于 150 次/分时，不会发生二度或三度希氏束下传导阻滞。如在 A-H 间期不变的情况下，发生 H-V 间期进行性延长或 V 波脱漏，则具有发生房室传导阻滞的高度危险性（图 6-12）。

二、房室传导阻滞区域定位

（一）希氏束以上部位传导阻滞

指阻滞区域发生在希氏束以上的部位，希氏束及以下部位不受影响。

1.一度希氏束上传导阻滞（图 6-10）

（1）P-A 间期延长：表示右心房内发生传导阻滞。

（2）A-H 间期延长：A-H 间期大多超过 140ms，表示房室结内发生传导阻滞。

2.二度希氏束上传导阻滞（图 6-10 和图 6-11）

（1）二度 I 型：A-H 间期逐渐延长，而 H-V 间期固定不变，直至 H 波和 V 波脱漏，传导阻滞一般发生在房室结内。

（2）二度 II 型：A-H 间期正常或延长，H-V 间期正常，A-H 间期和 H-V 间期固定不变，不同比例发生一次 A 波之后的 H 波与 V 波脱漏。

3.三度希氏束上传导阻滞 A 波后无相关 H 波，A 波与 H 波及 V 波无关系，H-V 间期固定，A 波频率快于 V 波（图 6-11）。

（二）希氏束内传导阻滞

阻滞区域在希氏束内，也可分为三度，但需记录到清晰的近端和远端 H 波，否则难以诊断。当 H_2-V 间期<30ms 时，应注意避免将右束支电位误认为远端 H 波。

1.一度传导阻滞：表现为 H 波时限增宽≥30ms，出现切迹或分裂成两个 H 波。单纯希氏束内一度传导阻滞时，因时限很短，一般不会出现 P-R 间期延长（图 6-8、图 6-13 和图 6-15）。

2.二度 I 型传导阻滞罕见，表现为 H 波增宽分裂成 2 个 H 波，A-H 间期和 H_2-V 间期不变，但 H_1 和 H_2 间距逐渐延长，最后 H_2 波和 V 波消失。

3.二度 II 型传导阻滞表现为 H 波增宽分裂成 2 个 H 波，A-H_1 间期和 H_2-V 间期不变，H_2 波及 V 波间歇性消失。

4.三度传导阻滞表现为 A 波与 V 波无关，A-H_1 间期和 H_2-V 间期正常但无传导关系，A-H_1 频率快于 H_2-V 频率。

（三）希氏束以下部位传导阻滞

指阻滞区域发生在希氏束以下部位，包括心室内左右束支、分支以及浦肯野纤维，可同时伴有希氏束以上部位传导阻滞。

1.一度希氏束下传导阻滞：表现为 H-V 间期延长>55ms，QRS 波群宽大畸形，也可为窄 QRS 波群。

2.二度希氏束下传导阻滞

（1）二度 I 型：H-V 间期逐渐延长，直至 H 波后的 V 波消失（图 6-5、图 6-6、图 6-12、图 6-14 和图 6-16）。

（2）二度 II 型：H 波后出现 V 波，H-V 间期正常，不同比例发生一次 V 波脱漏（图 6-12）。

3.三度希氏束下传导阻滞：A 波后有相关 H 波，而 V 波前无 H 波，A-H 频率快于 V 波频率，A 波与 V 波无传导关系，QRS 波群宽大畸形。

三、心室内传导阻滞

心室内传导阻滞是指发生于希浦系统内的传导阻滞，包括希氏束、左右束支（或三分支）以及浦肯野纤维系统。通常整个希氏束传导时间很短，在 25~30ms，只要有1个分支传导正常,一般H-V间期就不会超过55ms。电生理检查发现H-V间期延长几乎与宽QRS波群并存,当一侧束支阻滞时,H-V间期超过60ms即表明对侧束支存在传导阻滞。

(一)单侧束支或分支传导阻滞

发生单侧束支或分支传导阻滞时,一般P-A间期、A-H间期正常。

1.完全性右束支传导阻滞大多H-V间期正常,很少发生H-V间期延长(图6-2)。

2.完全性左束支传导阻滞中有50%~80%可出现H-V间期延长,但H-V间期延长者不一定会出现P-R间期延长(图7-18)。

3.左前分支传导阻滞通常H-V间期正常。

4.左后分支传导阻滞大约40%出现H-V间期延长。

(二)常见的双束支传导阻滞

1.完全性右束支传导阻滞合并H-V间期延长同时存在完全性左束支传导阻滞或希氏束远端阻滞。

2.完全性左束支传导阻滞合并H-V间期延长同时存在完全性右束支传导阻滞或希氏束远端阻滞(图6-9和图7-18)。

3.一侧束支传导阻滞伴二度房室传导阻滞:①A-H间期正常伴V波脱漏,表明二度房室传导阻滞发生在双侧束支;②A波后无H波及V波,表明二度房室传导阻滞发生在房室结;③如果$A-H_1$间期正常,而H_2-V脱漏,则表明二度房室传导阻滞发生在希氏束内。

4.完全性左束支传导阻滞+左前分支阻滞合并H-V间期延长属三分支传导阻滞。

(三)交替性束支传导阻滞

窦性心律时出现伴P-R间期改变的交替性束支传导阻滞,常提示希浦系统传导功能不稳定,病变涉及希氏束、左右束支主干。呈束支阻滞的H-V间期>100ms,并随不同的束支阻滞而发生长短变化。

第3节　心房、房室及心室内传导阻滞电生理病例解析

病例1(图6-1)

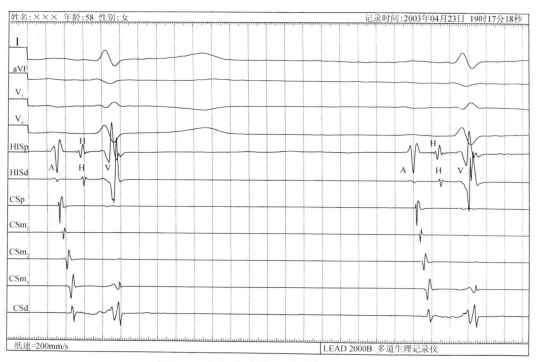

图6-1　心房、房室结-希浦系统正常传导。

【临床资料】

患者,女,58岁。临床诊断:阵发性室上性心动过速。

【电生理特征与分析】

图6-1示窦性心律时A波最早出现在HISp,然后是HISd、CSp、CSm1、CSm₂、CSm₃,最后为CSd。HISp部记录到大A波与大V波,HISd部记录到小A波与大V波,HISp与HISd的A波和V波之间均见到时限15ms的尖锐三相H波,HISp部A-H间期70ms,H-V间期55ms,HISd部A-H间期80ms,H-V间期50ms,房室结-希浦系统各部位传导顺序及时间正常(纸速=200mm/s)。

【电生理诊断】

①窦性心律;②房室结、希氏束、浦肯野系统传导正常。

病例2(图6-2)

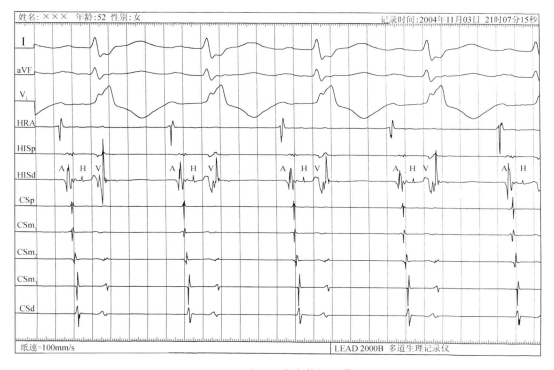

图6-2　单纯右束支传导阻滞。

【临床资料】

患者,女,52岁。临床诊断:阵发性室上性心动过速。

【电生理特征与分析】

图6-2示窦性心律时P-P间期600ms,P-R间期200ms,QRS波群呈完全性右束支传导阻滞型。心腔内A波最早出现在高位右心房,其次为希氏束,随后出现在冠状窦近端、冠状窦中端、冠状窦远端。见P-A间期50ms,高位右心房A波至冠状窦远端A波间期90ms,A-H间期100ms,H-V间期55ms,心房、房室结、希氏束传导正常(纸速=100mm/s)。

【电生理诊断】

①窦性心律;②心房、房室结、希氏束传导正常;③完全性右束支传导阻滞。

病例3（图6-3）

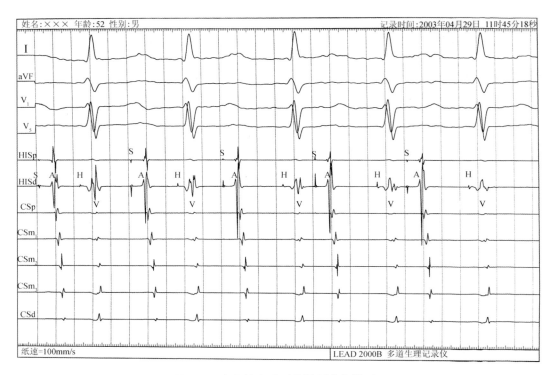

图6-3　房室结文氏型传导阻滞点低下。

【临床资料】

患者,男,52岁。临床诊断:阵发性室上性心动过速。

【电生理特征与分析】

图6-3示频率120次/分的高位右心房S_1S_1刺激,见S-A间期恒定为60ms,A-H间期逐搏延长,分别为160ms、190ms、260ms、280ms、280ms。H-V间期却固定在40ms不变,QRS波群形态正常。本例房室结文氏阻滞点<130次/分,表明房室结不应期偏长,存在传导延缓现象,而H-V间期固定不变符合希浦系统传导正常的电生理特征(纸速=100mm/s)。

【电生理诊断】

①高位右心房起搏;②右心房传导正常;③房室结文氏型传导阻滞点低下;④希浦系统传导正常。

病例4（图6-4）

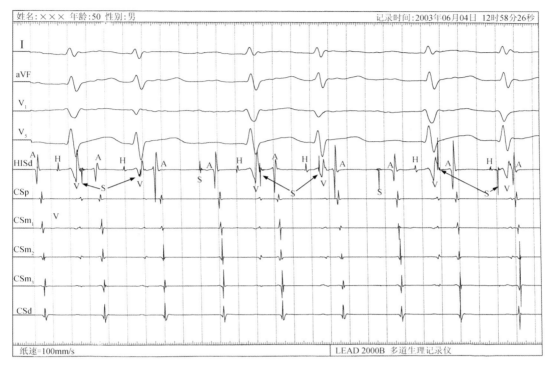

图6-4 房室结3:2文氏型传导。

【临床资料】

患者，男，50岁。临床诊断：阵发性室上性心动过速。

【电生理特征与分析】

图6-4示频率180次/分的高位右心房S_1S_1刺激，见S-A间期恒定为70ms，房室呈3:2传导。第1、4、7次A-H间期120ms，H-V间期60ms。第2、5、8次A-H间期分别为160ms、180ms、210ms，H-V间期70ms。第

3、6、9次A波后的H波及V波均消失，房室结内发生传导阻滞。说明在快频率心房起搏时，房室结内发生3:2文氏型传导，希浦系统发生了轻微传导延缓，房室结-希浦系统正常传导反应（纸速=100mm/s）。

【电生理诊断】

①高位右心房起搏；②右心房传导延缓；③房室结内3:2文氏型传导；④希浦系统传导延缓。

病例5（图6-5）

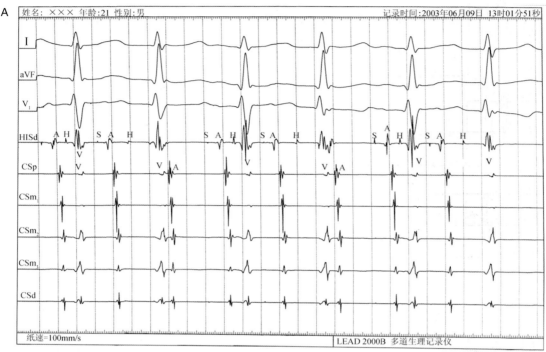

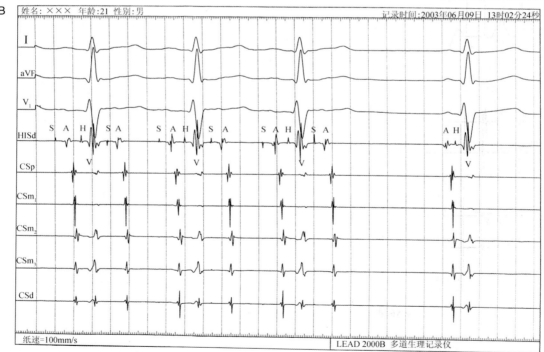

图6-5 希氏束上部合并下部文氏型传导阻滞。（待续）

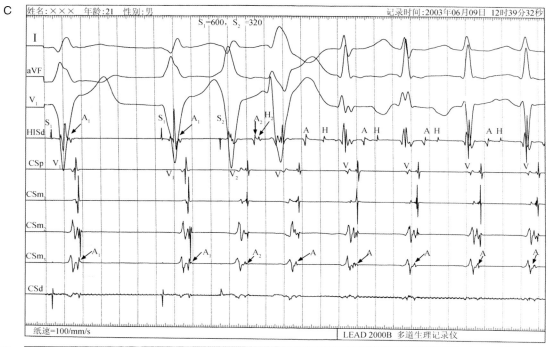

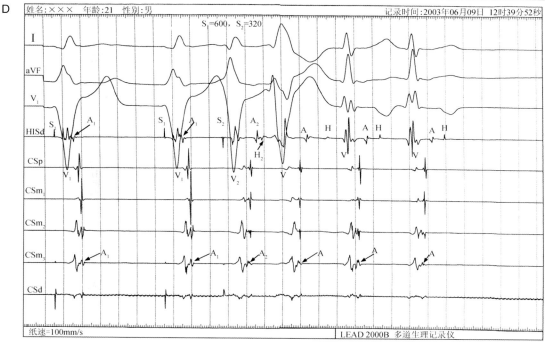

图6-5(续)

【临床资料】

患者,男,21岁。临床诊断:预激综合征,阵发性室上性心动过速。

【电生理特征与分析】

图6-5A示射频导管消融术成功阻断左侧壁房室

旁路后,给予频率为200次/分(S₁S₁周长300ms)的高位右心房刺激。见每次S波均稳定起搏心房,S-A间期恒定为50ms。房室呈3∶2传导,第1、4、7次A-H间期90ms,H-V间期40ms,房室结-希浦系统传导正常。第2、5、8次A-H间期分别为120ms、135ms、145ms,H-V间期110ms,QRS波群轻度畸形,表明房室结内与希浦系统均发生传导延缓。第3、6次A波后的H波及V波均消失,房室结内发生传导阻滞。

图6-5B示心房起搏频率增快至214次/分(S_1S_1周长280ms)时,见第1、3、5次A-H间期90ms,H-V间期40ms。第2、4、6次A波出现在V波后150ms处,其后H波及V波均消失,表明房室结已处于有效不应期,房室结呈现出2:1传导。

图6-5C示射频消融术前基础周期长度600ms,S_1S_2耦联间期320ms的右心室程控期前刺激。见A_1波分别在HIS及CS处领先,心室激动分别沿希氏束和房室旁路逆行传导至心房。希氏束处A_2波突然延迟,逆行A波在CSm_3领先,逆行心房激动呈左侧偏心性,随后诱发顺向型房室折返性心动过速。第1次QRS波群呈完全性左束支传导阻滞型,H-V间期60ms,第2、3次QRS波群呈不完全性右束支传导阻滞型,H-V间期70ms、120ms,第4、5次QRS波群形态正常,A-H间期80ms,H-V间期140ms、120ms。表现出希氏束远端及

心室内传导延缓的电生理特征,由于心室激动延迟,逆行心房激动到达房室结也延迟,故心动过速时A-H间期反而短于H-V间期。

图6-5D同样为基础周期长度600ms,S_1S_2耦联间期320ms的右心室程控期前刺激,诱发3次连续的房室折返,QRS波群分别呈完全性左束支传导阻滞型及不完全性右束支传导阻滞型。H-V间期逐搏延长为50ms、90ms、150ms,最后1次H波后V波消失,说明在希氏束下部发生文氏型传导阻滞终止了心动过速(纸速=100mm/s)。

【电生理诊断】

①窦性心律;②预激综合征,左侧壁房室旁路;③顺向型房室折返性心动过速;④希氏束上部3:2传导合并希氏束下部3:2传导;⑤希氏束下部文氏型传导终止顺向型房室折返性心动过速。

病例6(图6-6)

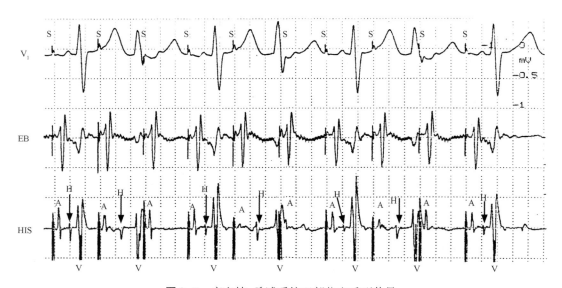

图6-6 房室结-希浦系统双部位文氏型传导。

【临床资料】

患者,女,23岁。反复发作心动过速2年,复发1天就诊。临床诊断:预激综合征,房室结双径路,阵发性室上性心动过速。

【电生理特征与分析】

图6-6示经射频导管消融术成功阻断房室旁路

后,给予周期长度300ms的S_1S_1心房刺激,房室之间呈3:2传导,第2、4、6次QRS波群轻度畸形。从HIS处可见第1、4、7、10次A波后的A-H间期80ms,H-V间期固定为50ms。第2、5、8次A波后的A-H间期延长至120ms,H-V间期延长至100ms。第3、6、9次A波后的H波及V波均消失,房室结发生传导阻滞致H-V间期消失(纸速=100mm/s)。

浦系统文氏型传导。

【电生理诊断】

①心房起搏心律；②房室结3∶2文氏型传导；③希

病例7（图6-7）

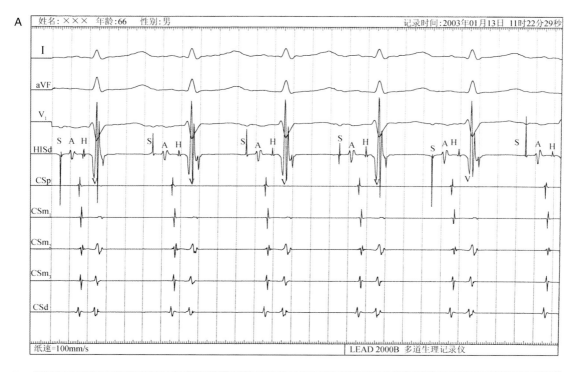

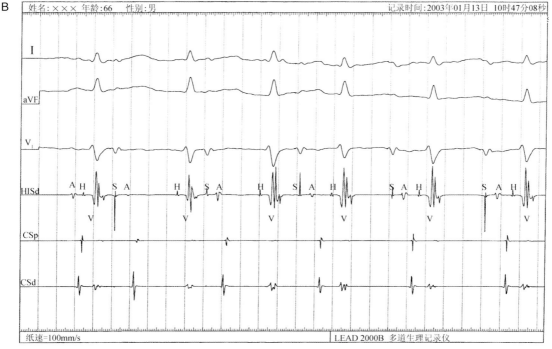

图6-7 房室结反文氏型传导。

【临床资料】

患者,男,66岁。临床诊断:阵发性室上性心动过速。

【电生理特征与分析】

图 6-7A 示 120 次/分的高位右心房 S_1S_1 刺激,见 S–A 间期 50ms,A–H 间期 70~90ms,H–V 间期固定在 45ms,QRS 波群形态正常。图 6-7B 示同样给予 120 次/分的心房起搏,第 1 次 S 波落在窦性心搏的 ST 段上,其后 A–H 间期长达 290ms,H–V 间期 45ms。随着

S 波离 V 波越来越远,A–H 间期也逐渐恢复到100ms,而 H–V 间期不变。表明第 1 次心房起搏激动由于出现较早,在下传时遇到房室结相对不应期早期,出现显著传导延缓。自第 2 次心房起搏开始,心房激动逐渐脱离房室结不应期后,房室结传导恢复正常(纸速=100mm/s)。

【电生理诊断】

①窦性心律;②高位右心房起搏;③房室结反文氏型传导;④希浦系统传导正常。

病例8(图6-8)

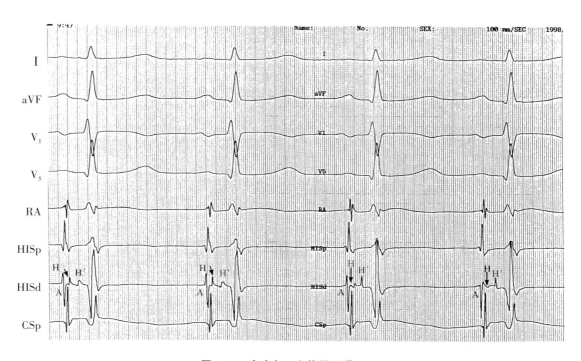

图6-8 希氏束一度传导阻滞。

【临床资料】

患者,男,56岁。临床诊断:阵发性室上性心动过速。

【电生理特征与分析】

图 6-8 示窦性心律 P–P 间期 0.7s,心率 85 次/分,P–R 间期 0.17s,QRS 波群形态正常。HISd 部位 A–V 间

期不变,但在 A 波与 V 波之间可见形态不同的两次 H 波,H_1 与 H_2 间期 40ms,A–H_1 间期固定在 40ms,H_2–V 间期固定在 55ms,表明希氏束内发生了一度传导阻滞。由希氏束内阻滞时限较短,未造成 P–R 间期延长,QRS 波群形态无异常(纸速=100mm/s)。

【电生理诊断】

①窦性心律;②希氏束内一度传导阻滞。

病例9（图6-9）

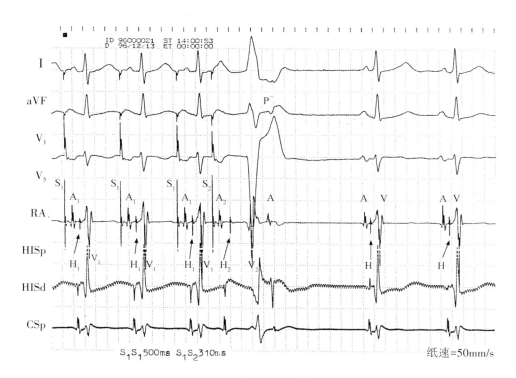

图6-9　双侧束支功能性传导阻滞。

【临床资料】

患者,男,26岁。临床诊断:阵发性室上性心动过速。

【电生理特征与分析】

图 6-9 示基础刺激周长 500ms,S_1S_2 耦联间期 310ms 的高位心房程控期前刺激。希氏束部位见 S_1-A_1 间期 50ms,A_1-H_1 间期 80ms,H_1-V_1 间期 40ms。S_2-A_2 间期 50ms,A_2-H_2 间期 110ms,H_2-V_2 间期延长至 150ms,V_2 波群呈完全性左束支传导阻滞图形,希浦系统内发生了传导延缓。此时 H_2-V_2 间期明显延长表明希氏束远端或右束支也进入不应期,提示双侧束支发生功能性传导阻滞。V_2 后可见一次在希氏束领先冠状窦的逆行 A 波,逆行 P 波在 Ⅰ 导联负正双相,aVF 导联倒置(纸速=50mm/s)。

【电生理诊断】

①窦性心律;②高位右心房程控期前刺激;③心室内双侧束支功能性传导阻滞;④房室结-希浦系统逆行激动。

病例10（图6-10）

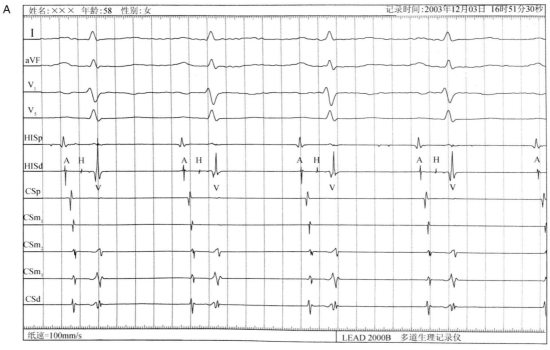

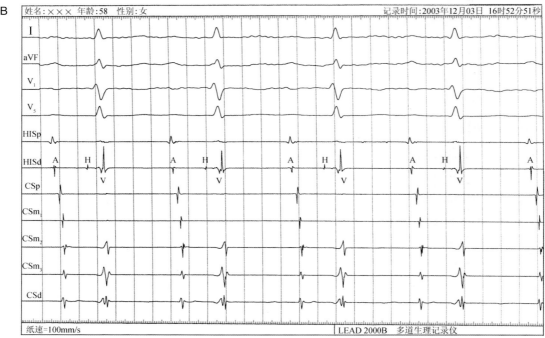

图6-10　房室结一度、二度Ⅰ型、2∶1传导阻滞。（待续）

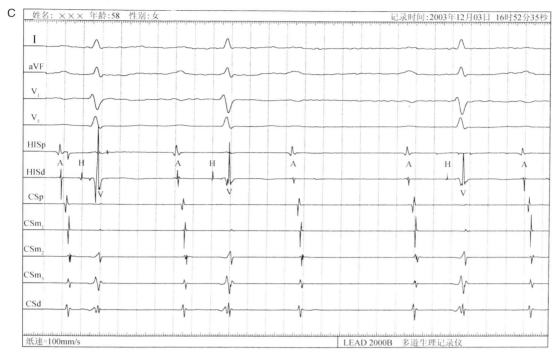

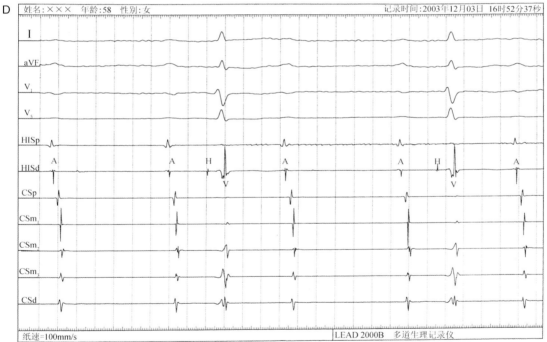

图6-10(续)

【临床资料】

患者,女,58岁。临床诊断:房室传导阻滞。

【电生理特征与分析】

图 6-10A 示 P-P 间 期 640ms, P-R 间 期 170ms,

QRS波群形态正常。心腔内心电图见A波最早出现在 HISp,随后为 HISd、CSp、CSm₁、CSm₂、CSm₃、CSd,HISd 中见 A-H 间期90ms,H-V 间期50ms,房室传导系统激 动顺序及时间正常。

图 6-10B 示 P-P 间期仍为 640ms, P-R 间期延长至 260ms,表现出一度房室传导阻滞心电图改变。HISd

中可见 A-H 间期 180m，H-V 间期 50ms，房室传导阻滞发生在房室结区域，希浦系统传导正常。

图 6-10C 示 P-P 间期 630ms，前 3 次 P-R 间期逐渐延长后发生 QRS 波群脱落，出现文氏型房室传导阻滞。从 HISd 中可见第 1 次 A-H 间期 120ms，H-V 间期 50ms；第 2 次 A-H 间期延长至 190ms，H-V 间期仍为 50ms；第 3 次 A 波后的 H 波与 V 波均消失。表明文氏型房室传导阻滞是由 A-H 间期逐渐延长，H-V 间期不变的希氏束上（房室结）阻滞引起。第 4 次 A-H 间期延长至 210ms，H-V 间期 50ms 不变，文氏周期中第 1 次 A-H 间期就明显延长，提示第 3 次 A 波虽然在房室结未能下传，但造成该区域形成 1 次不应期，致下一次激动落在相对不应期中形成显著传导延缓，即发生了隐匿性传导。

图 6-10D 为图 6-10C 连续记录（图 6-10C 最后 1 次 A 波为图 6-10D 第 1 次 A 波），示 P-P 间期仍为 630ms，心房激动顺序不变，房室之间出现 2:1 传导。第 1、3、5 次 A 波后 H 波以及 V 波均消失，说明传导阻滞发生在房室结区域。第 2、4 次 A 波后的 A-H 间期延长到 210ms，而 H-V 间期仍为 50ms 不变，结合图 6-10C，表明 A-H 间期延长是房室结隐匿性传导造成（纸速=100mm/s）。

【电生理诊断】

①窦性心动过缓；②房室结一度传导阻滞；③房室结二度 I 型、2:1 传导阻滞；④希浦系统传导正常。

病例11（图 6-11）

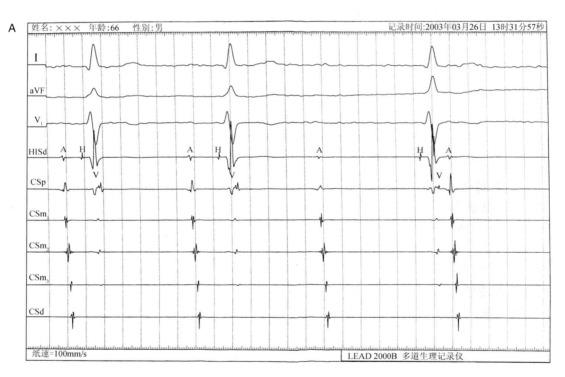

图6-11 房室结二度 I 型、三度传导阻滞。（待续）

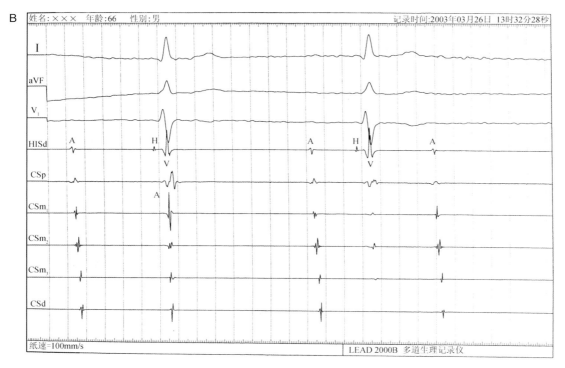

图6-11(续)

【临床资料】

患者,男,66岁。临床诊断:房室传导阻滞。

【电生理特征与分析】

图6-11A示A-A间期700ms,心房率85次/分,QRS波群形态正常。A波最早出现在HISd,随后为CSp、CSm₁、CSm₂、CSm₃、CSd,心房激动顺序正常。HISd中见第1、2次A-H间期由110ms延长至170ms,H-V间期40ms,第3次A波后H波及V波均消失,表明房室结发生了文氏型传导阻滞,希浦系统传导正常。最后1次V波延迟出现,V-V间期1100ms,其前可见

H波,H-V期40ms不变,为希氏束区域逸搏。最后1次A波出现在ST段上,其后未见H波,激动在房室结内阻滞。

图6-11B示V-V间期1100ms,V波前可见固定H波,H-V间期40ms,但A波与H波无关,房室结内发生了完全性传导阻滞。第1次V波中可见1次中心性A波,与前1次A波间距500ms,系希氏束区域逸搏逆传心房引起,表明房室结存在逆行传导(纸速=100mm/s)。

【电生理诊断】

①窦性心律;②房室结文氏型传导阻滞;③三度房室结传导阻滞;④希氏束区域逸搏。

病例12（图6-12）

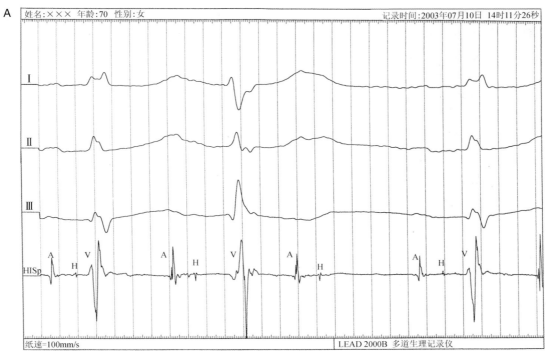

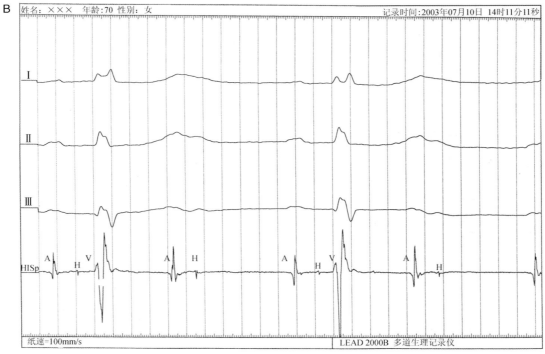

图6-12 希氏束下传导阻滞。

【临床资料】

患者，女，70岁。临床诊断：冠心病，房室传导阻滞。

【电生理特征与分析】

图6-12示P波规则出现，P-P间期670ms，A-H间期固定在140ms。第1次H-V间期70ms，QRS波群呈

完全性左束支传导阻滞型表明发生传导延缓，同时提示右束支也发生传导延缓。第2次H-V间期显著延长至180ms，QRS波群电轴右偏，呈完全性右束支传导阻滞型，表明右束支传导延缓程度已超过左束支。第3次A-H波后的V波消失，左、右束支均发生传导中断，高度提示双侧束支发生了同步不等速的二度Ⅰ型传导阻滞，出现P-R间期不等的交替性束支阻滞现象。第4次H-V间期120ms，QRS波群仍呈完全性左束支传导阻滞型，提示此时双侧束支仍存在传导延缓，左束支传导延缓程度重于右束支。

图6-12B示P波规则出现，P-P间期650ms，房室之间呈2:1传导，P-R间期固定在260ms，QRS波群呈

完全性左束支传导阻滞型。HISp显示A波后均可见H波，A-H间期140ms不变。第1、3次H波后出现V波，H-V间期分别为95ms、90ms，提示右束支同时发生传导延缓。第2、4次A-H波后V波消失，表明双侧束支发生了传导阻滞，造成2:1心室漏搏（纸速=100mm/s）。

【电生理诊断】

①窦性心律；②房室结一度传导阻滞；③希氏束下（双侧束支）一度传导阻滞；④希氏束下（双侧束支）二度Ⅰ型传导阻滞；⑤希氏束下（双侧束支）2:1传导阻滞。

病例13（图6-13）

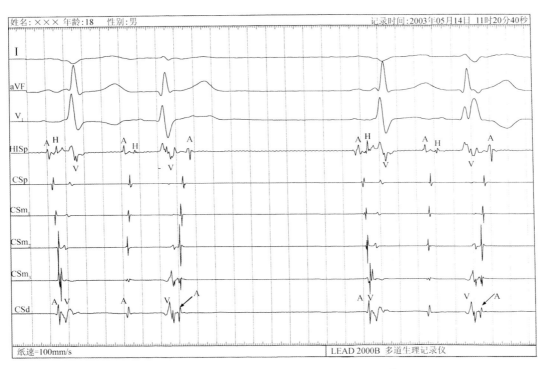

图6-13 房性期前收缩合并一度希氏束传导阻滞。

【临床资料】

患者，男，18岁。临床诊断：预激综合征，阵发性室上性心动过速。

【电生理特征与分析】

图6-13示窦性心律时第1、3次QRS波群呈预激

图形，A波最早出现在HISp，随后为CSp、CSd，心房激动顺序正常。HISp处可见尖锐的H波，A-H间期60ms，H-V间期55ms，CSm₃及CSd处A波与V波融合，显示出左前侧壁房室旁路。第2、5次在CSd与HISp同时领先的A波提前出现，为房性期前收缩，其A-H间期同样为60ms，H-V间期长达150ms。第2次QRS波群形态正常，第4次QRS波群呈完全性右束支传导阻

滞型。2次房性期前收缩后的V波后均见于CSd及CSm₃领先的逆行A波(箭头所示),心房逆行激动顺序与左前侧壁房室旁路部位相符。2次房性期前收缩的心室激动无论是否发生右束支传导阻滞,其H-V间期均完全一致。虽然未能记录到远端H波,也可高度提示H-V间期延长发生在希氏束远端,即发生了一度希

氏束传导阻滞(纸速=100mm/s)。

【电生理诊断】

①窦性心律;②预激综合征,左前侧壁房室旁路;③房性期前收缩;④左侧偏心性逆行心房激动;⑤提示一度希氏束传导阻滞;⑥功能性右束支传导阻滞。

病例14（图6-14）

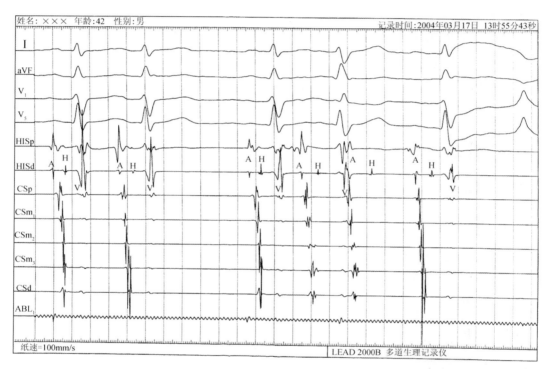

图6-14 房性期前收缩合并房室结与希浦系统双部位文氏型阻滞。

【临床资料】

患者,男,42岁。临床诊断:预激综合征,阵发室上性心动过速。

【电生理特征与分析】

图6-14示第1、3、6次A波为窦性激动形成,其A-H间期60~100ms,H-V间期55ms,房室传导正常。第2、4、5次A'波为房性期前收缩,第2次A'-H间期80ms,H-V间期55ms,房室传导无明显变化。第4次

A'-H间期100ms,H'-V间期延长至100m,第5次A'-H间期120ms,H波后的V波消失。由于连续2次提前出现房性期前收缩,激动在希氏束上(房室结)与希氏束下(希浦系统)两个部位内均遇到不应期,发生了双部位文氏型传导(纸速=100mm/s)。

【电生理诊断】

①窦性心律;②房性期前收缩;③房室结与希浦系统双部位功能性文氏型传导阻滞。

病例15（图6-15）

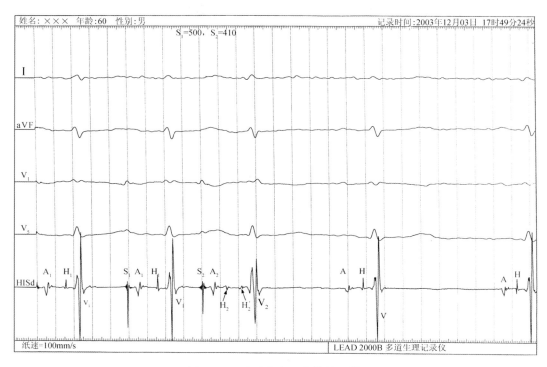

图6-15 希氏束内一度传导阻滞。

【临床资料】

患者,男,60岁。临床诊断:阵发性室上性心动过速。

【电生理特征与分析】

图6-15示基础周期长度500ms,S_1S_2耦联间期410ms的高位右心房程控期前刺激,HISd见窦性心律时A-H间期100ms,H-V间期50ms,心房起搏时S_1-A_1间期40ms,A_1-H_1间期120ms,H_1-V_1间期55ms,房室传导均正常。A_2-V_2间期长达210ms,其中可见分裂的双H波,A_2-H_2间期80ms,H_2-H_2'间期80ms,H_2'-V_2间期50ms,表现出一度希氏束内传导阻滞的电生理特征(纸速=100mm/s)。

【电生理诊断】

①窦性心律;②右心房程控期前刺激;③一度希氏束内传导阻滞。

病例16（图6-16）

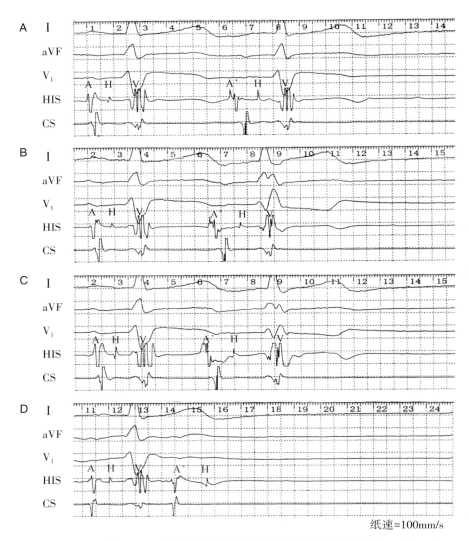

纸速=100mm/s

图6-16　房性期前收缩显示希氏束下传导延缓与阻滞。

【临床资料】

患者，男，56岁。临床诊断：胸闷、心悸待查。

【电生理特征与分析】

图6-16A、B、C、D为同一患者不同时间记录，窦性心律时HIS部见A-H间期100ms，H-V间期50ms。

图6-16A见房性期前收缩A'波与其前窦性A波的耦联间期为530ms。房性期前收缩的A'-H间期110ms，H-V间期50ms，QRS波形正常。图6-16B见当房性期前收缩的耦联间期缩短至450ms时，A'-H间期120ms，H-V间期60ms，QRS波呈右束支阻滞图形。图6-16C见房性期前收缩的耦联间期缩短至400ms时，A'-H间期

120ms，H-V间期延长至120ms，QRS波仍为右束支阻滞图形。图6-16D当房性期前收缩的耦联间期缩短至300ms时，A'-H间期130ms，而H波后的V波消失，表明希氏束以下部位发生了传导中断。本例患者从希氏束电图中可以看到，随着房性期前收缩耦联间期的缩短，房室结传导速度未发生明显改变。但希浦系传导却发生显著的传导延缓与阻滞，说明希浦系传导功能受损，也提示当房性期前收缩的P-R间期延长伴束支阻滞时，房室传导延缓及阻滞的部位发生在希氏束以下。

【电生理诊断】

①窦性心律；②房性期前收缩合并希氏束下传导延缓与阻滞。

第7章　房室结双径路和房室结折返性心动过速

房室结双径路及多径路传导是在生理性或病理性改变的情况下，由房室交界区不同区域出现不应期不一致，造成传导速度快慢不一而形成，极易伴发房室结折返性心动过速、不典型文氏型房室传导阻滞、反复搏动等多种心律失常的一种心脏电生理现象。房室结双径路及多径路传导现象常见于健康人群，在正常人群中的发生率为10%～30%，而且大多在心脏电生理检查时发现。患者无心律失常发生时多数不需进行治疗，只有在伴发心律失常时才具有临床意义。

第1节　房室结双径路和房室结折返性心动过速的体表心电图特征

窦性心律时，因房室结快径路传导速度快，往往掩盖了慢径路传导，体表心电图一般无法显示出房室双径路传导，但是可以通过房室结双径路所伴发的心律失常证实其存在，通常以房室结折返性心动过速以及假性房室传导阻滞最常见。

一、房室结折返性心动过速（AVNRT）

1.慢-快型房室结折返性心动过速的心电图特征：折返激动沿慢径路顺向传导，快径路逆向传导。

（1）常由房性期前收缩诱发，诱发时大多出现明显延长的P'-R间期。

（2）心动过速常突然发作及突然终止，频率变化较大。慢径路传导速度慢，即P'-R间期长短决定着心动过速频率的快慢，多数在150~200次/分。

（3）QRS波群形态大多正常，少数发生功能性束支传导阻滞时波群呈宽大畸形。

（4）部分逆行P⁻波隐埋在QRS波群中无法显现，近1/3出现在QRS波群终末部，在下壁导联中形成假性s波，在V₁导联形成假性r'波，只有极少数情况下逆行P⁻波出现在QRS波群前，形成假性q波。食管导联能清楚显示出逆行P⁻波，R-P⁻间期<70ms。

（5）发生二度房室传导阻滞，QRS波群脱漏时可观察到逆行P⁻波在Ⅱ、Ⅲ、aVF导联中倒置、V₁导联中呈负正双相。

2.快-慢型房室结折返性心动过速的心电图特征：折返激动沿快径路顺向传导，沿慢径路逆向传导。

（1）当房性期前收缩诱发时，P'-R间期不延长，室性期前收缩诱发则出现明显延长的R-P⁻间期。

（2）心动过速反复发作，持续时间较短，常自行终止，有时间隔几次窦性心搏后又可发作。

（3）心动过速频率常在170~250次/分，除了发生功能性束支传导阻滞外，QRS波群形态基本正常。

（4）逆行P⁻波出现在QRS波群前，R-P⁻间期>P⁻-R间期，P⁻波在Ⅰ导联直立，Ⅱ、Ⅲ、aVF导联倒置，在V₁导联呈负正双相或倒置。

（5）心动过速在发生房室传导阻滞时不会终止，以2:1房室传导阻滞多见。

3.慢-慢型房室结折返性心动过速的心电图特征：发生在房室结多径路中，折返激动沿一条慢径路（中径路）逆向传导，沿另一条慢径路（最慢径路）顺向传导。

（1）R-P⁻间期>70ms，P⁻-R间期较长，心动过速频率多数较慢。R-P⁻间期常<P⁻-R间期，逆行P⁻波出现在ST段或T波中。

（2）此类心动过速在心电图中不易与后间隔房室

旁路引起的顺向型房室折返性心动过速相鉴别。

二、房室结双径路致假性房室传导阻滞

1.一度房室传导阻滞:当激动连续沿房室结慢径路下传并隐匿性传导至快径路,造成快径路持续的功能性阻滞时,心电图便形成类似一度房室传导阻滞的

改变。心率发生改变或发放期前刺激能恢复正常房室传导者,可以诊断一度房室传导阻滞系房室结双径路传导造成。

2.二度Ⅰ型房室传导阻滞:当房室结快、慢径路分别发生3:2交替传导或者文氏型传导时,可表现出不典型二度Ⅰ型房室传导阻滞的心电图改变。

第2节 房室结双径路和多径路的电生理检查

一、解剖部位及电生理基础

1.解剖部位的认识:目前,随着射频导管消融术的发展及电生理研究的深入,已逐渐认识到房室结双径路的存在可能有相对应的解剖学结构支持(图7-1)。成人房室结长约5mm,宽5mm,厚0.8mm。其一侧与中央纤维体相邻,但是另一侧不绝缘的纤维组织可与心房肌相连。位于Koch三角底部的房室结区域分成2个延伸部位:一部分是相对较长的右后延伸支,沿三尖瓣环并朝向冠状静脉窦口处走行;另一部分是相对较短的左后延伸支,其朝二尖瓣环方向走行。目前认为,右后结延伸支及其相对应的房室结区域被认为是AVNRT环路中"慢径路"的解剖学基础。部分AVNRT环路中的"慢径路"也可能涉及左后结延伸支。从解剖学和结构的角度上来看,"快径路"的定义尚不够明确,可能的解剖学基础是由位于致密房室结和移行细胞间交界处的致密房室结周围(位于Koch三角前部)的移行细胞层组成。形成AVNRT的确切电解剖环路尚不清楚,但是目前的证据表明,房室结双径路的电生理是构成AVNRT的基础。即在房室结周围的心肌组织存在不应期及传导特性不同的传导部位,分别构成快径路与慢径路。快径路位于致密房室结的前上方,慢径路位于致密房室结的后下方,快径和慢径分别沿致密房室结两侧走行,解剖上都在致密房室结之外。选择性射频消融术在上述部位可以分别阻断快、慢径路传导,成功治愈房室结折返性心动过速也证实了房室结双径路具有一定的解剖学基础(图7-1)。

2.电生理基础:根据电生理特性可将房室结双径路分为顺向性、逆向性、双向性三种类型。心房电生理检查可以显示顺向性房室结双径路,逆向性房室结双径路一般需心室刺激才能揭示。

大多数顺向性房室结双径路的电生理特性为快径路不应期长,传导速度快;慢径路不应期短,传导速度慢。窦性激动常沿传导速度快的快径路至心室,因而掩盖了慢径路传导,电生理检查时通过心房分级递增或程控期前刺激,使激动在不应期较长的快径路内发生阻滞,从而沿慢径路缓慢下传,显示出慢径路传导特征。临床电生理学将A_2-H_2间期突然延长的慢径路传导现象称为房室结双径路"跳跃"现象。一般认为在心房期前刺激耦联间期缩短10ms,A_2-H_2间期延长的增量超过60ms便可诊断为前向性房室结双径路。如以A_1-A_2为横坐标,以A_2-H_2间期为纵坐标画出房室传导曲线,无房室结双径路者,该曲线光滑无中断,若为房室结双径路患者,则该曲线有一次中断(图7-2)。

偶尔,房室结双径路患者在心电生理检查时呈"光滑"房室结传导曲线(无中断现象),其原因有:①快径路和慢径路的传导速度及有效不应期较接近;②快径路或慢径路有效不应期过长,使心房刺激均从快径路或慢径路下传;③快径路或慢径路只有逆行传导功能,仅在心室刺激时才可见到室房传导曲线中断。

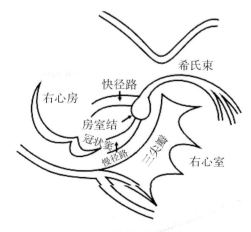

图7-1 房室结径路示意图。

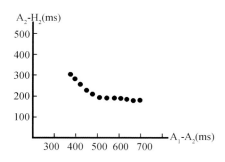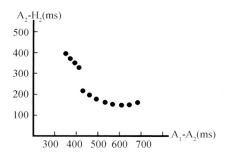

图7-2 房室传导曲线示意图。
左图示房室传导曲线光滑；右图示房室传导曲线出现1次中断

二、电生理检查

1.心房S_1S_1分级递增刺激

（1）当心房S_1S_1刺激周期长度接近或到达快径路不应期时，激动落入快径路相对不应期，A-H间期逐渐延长，随后激动落入快径路有效不应期改从慢径路传导，A-H间期突然发生成倍延长。如激动沿慢径路传导并反复逆行隐匿性传导至快径路，使快径路无法恢复传导，可造成A-H间期持续延长直至刺激结束，这种电生理改变即为房室结双径路的蝉联现象。

（2）当心房S_1S_1刺激周期长度短于快径路有效不应期时，A-H间期发生成倍延长的3:2传导。第1次激动从快径路传导，A-H间期正常，慢径路传导被掩盖；第2次激动落入快径路有效不应期后改从慢径路传导，A-H间期出现跳跃式延长；第3次激动落入慢径路有效不应期未下传，H波及V波均消失。刺激频率不变时，以上改变会周而复始发生（图7-3）。

2.心房S_1S_2程控期前刺激

（1）快径路不应期长于慢径路。当采用心房S_1S_2负扫描法，期前刺激耦联间期较长时，A_2激动沿快径路前向传导，A_2-H_2间期逐渐延长。随着S_1S_2耦联间期的缩短，A_2激动落入快径路有效不应期中，沿慢径路传导，A_2-H_2间期出现跳跃式延长>60ms的跳跃现象（图7-7和图7-8）。S_1S_2耦联间期继续缩短，跳跃后的A_2-H_2间期也会逐渐延长，当S_1S_2耦联间期缩短至慢径路有效不应期时，A_2后的H_2波及V_2波消失，房室传导中断。如果A_2-H_2间期出现2次或以上跳跃现象，可考虑存在房室结多径路传导，如能在不同基础周期长度的心房期前刺激中重复出现，则诊断较为可靠。

（2）慢径路不应期长于快径路。因房室结慢径路传导速度慢且不应期又长，当期前刺激耦联间期长时，慢径路传导速度慢被快径路传导所掩盖，当期前刺激

耦联间期短时，又因激动易落入慢径路有效不应期无法传导，故心房期前刺激无法显示此类房室结双径路。只有当心房激动沿快径路下传，然后诱发快-慢型房室结折返性心动过速时，依据其电生理特性才能揭示此类房室结双径路。

（3）当快、慢径路不应期和传导速度相差较大，且下部共同径路和希浦系统的有效不应期短于快、慢径路传导时间差，慢径路又存在逆行传导阻滞时，适时的心房期前刺激会诱发1:2房室传导现象。即1次心房激动分别沿着快、慢径路同步显著不等速下传，先后引起2次心室激动，1次A波后出现2次V波。

3.心室程控期前刺激：少数情况下，房室结慢径路前向有效不应期反而长于快径路，窦性心律时激动沿传导速度快的快径路传导，心房期前刺激时激动易落在慢径路不应期中，仍然沿快径路传导，所以在心房程控期前刺激时，房室传导曲线是连续的。但在心室内进行分级递增刺激时会出现互差>60ms的两种V-A（H-A）间期，程控期前刺激时发生V_2-A_2（H_2-A_2）间期的跳跃式延长，出现室房传导曲线中断，说明存在逆向性房室结双径路，其快径路逆传不应期长于慢径路。如心室期前激动沿逆向慢径路缓慢逆传至心房或上部共同径路，从快径路下传后便可诱发单次折返或快-慢型房室结折返性心动过速（图7-16至图7-21）。

4.形成房室结双径路折返的必需条件：房室结双径路传导是一种常见的电生理现象，多数在电生理检查中仅表现出不应期不一致和传导速度不等的特性，若要诱发出房室结折返还需以下条件。

（1）共同径路。房室结双径路下部存在一条连接快慢径路的共同径路已为人们所公认。虽然对房室结双径路是否存在上部共同径路，或者房室结双径路与部分心房肌直接相连的问题仍有争议，但在这些部位的参与下可构成完整的折返环路，并且形成折返心搏

或折返性心动过速。

（2）逆向不应期。快径路逆向不应期较短，激动才能从快径路逆行传导，如快径路逆向不应期较长则不易形成逆行传导。

（3）慢径路前向传导速度。激动沿慢径路前向传导的速度要慢，需要足够的时间差才能使快径路脱离逆向不应期形成折返（图7-4）。

（4）适时的心房激动在快径路内形成前向传导阻滞，只沿慢径路前向传导，然后从已脱离不应期的快径路逆行传导形成折返。如慢径路能继续前向传导，则能形成折返性心动过速，否则只能形成单次折返。

三、房室结多径路

1.房室结三径路：房室结三径路少见。与诊断房室结双径路一样，须显示出三条径路的传导特性才能明确诊断，即在心房程控期前刺激时出现2次跳跃延长的 A_2-H_2 间期，房室传导曲线两次中断。房室结三条径路的传导能力决定了诱发房室结折返性心动过速的类型，假如三条径路均能前向传导和逆行传导，理论上可组成6种不同的折返环路。但是各条径路之间因不应期较长或存在隐匿性传导等因素，使某些径路表

失传导能力，难以构成如此复杂多变的折返环路。

其心电生理特点为心房程控期前刺激时，随着耦联间期的缩短，激动落在快径路的前向有效不应期，改从不应期较短的中间径路前向传导，A_2-H_2 间期发生一次跳跃式延长。如耦联间期继续缩短，激动落在中间径路的前向有效不应期中，改从慢径路前向传导，A_2-H_2 间期再次发生跳跃现象。A_2-H_2 间期跳跃后，如另外两条径路存在逆向传导能力，一般情况下仅能诱发慢-快型或快-慢型房室结折返性心动过速，偶尔也可诱发出慢-慢型房室结折返性心动过速。如三条径路均无逆行传导能力，只能表现出2次跳跃现象而不能诱发心动过速。但是在合并房室旁路时，A_2-H_2 间期的跳跃延长恰巧给房室旁路脱离逆行不应期创造了条件，可诱发顺向型房室折返性心动过速。

2.房室结四径路：房室结四径路更少见。电生理特征为随着心房程控期前刺激耦联间期的缩短，A_2-H_2 间期出现3次跳跃现象，房室传导曲线出现3次中断。由于房室结四径路可组成更为复杂的折返环路，其前向和逆向的传导速度又不同，与房室结三径路一样，在条件适合时会诱发复杂多变的房室结折返性心动过速，但通常为慢-快型房室结折返性心动过速。

第3节　房室结折返性心动过速的电生理检查

一、形成折返环路的部位

多年来关于房室结折返性心动过速折返环路是否存在上部与下部共同径路，心房或希氏束的某些部位是否参与折返等问题存在共识与争议。

1.远端共同径路即房室结下部共同径路。在折返环路远端存在一条共同径路已达共识。以下电生理表现说明存在远端共同径路：①当发生房室结折返性心动过速时，用心室期前刺激提前激动希氏束，心动过速仍维持及不影响其频率；②当发生房室结折返性心动过速时，给予心房期前刺激，经慢径路下传后可使希氏束激动延迟发生，提示远端共同径路发生传导延缓；③当发生发生顺向文氏型或2:1房室传导时，房室结折返性心动过速仍然存在并保持频率不变，此时阻滞点常在希氏束以下（图7-14和图7-15）。

2.近端共同径路即房室结上部共同径路。长期

以来对房室结折返环路是否存在近端共同径路的问题存在争议。但近年来，根据射频导管消融术治疗房室结折返性心动过速的结果，越来越多的学者认为并不存在近端共同径路，而是房室结周围组织与部分心房肌参与了房室结折返性心动过速。依据为：①当发生房室结折返性心动过速时，在不伤及房室结的情况下经冷冻损伤心房组织即可消除心动过速，表明心房肌参与了折返；②采用手术破坏心房至房室结的连接组织后，心室起搏时的房室结逆行传导出口发生了改变，提示折返环路包括了心房与房室结的连接组织；③尤其在射频导管消融治疗房室结折返性心动过速时，在不损伤致密房室结的情况下，可以分别在由下腔静脉心房入口、三尖瓣环、冠状静脉窦口3个解剖标志组成的 Koch 三角顶部（希氏束附近）和 Koch 三角底部（冠状静窦口附近），选择性地消融房室结快径路及慢径路，从而根治房室结折返性心动过速。说明

损伤的仅仅是房室结周围组织,房室结折返环路并不局限在房室结内,也无法证实存在近端共同径路,这与电生理检查时分别标测到房室结快、慢径路的出口一致。以上结果表明房室结折返性心动过速的折返环路包括房室结周围组织,即整个房室交界区,一部分心房肌也参与了折返。

二、心动过速诱发机制

(一)心房程控期前刺激

1. 慢-快型房室结折返性心动过速

(1)绝大多数均可由心房期前刺激诱发,S_1S_2耦联间期递减10ms,A_2-H_2间期跳跃延长>60ms,激动沿慢径路下传后即可诱发心动过速。少数在A_2-H_2间期发生跳跃后并不立即诱发心动过速,而是S_1S_2耦联间期继续缩短,直至快径路逆向不应期消失,发生逆行传导后才能诱发出心动过速。一般来说,A_2-H_2间期跳跃值的增量越大,慢径路传导速度越慢,快径路越容易脱离逆向不应期而诱发慢-快型房室结折返性心动过速。此外,不同部位的刺激对房室结双径路的不应期影响较大,刺激高位右心房时快径路的不应期要比刺激冠状静脉窦时的不应期要长,故高位右心房刺激比冠状静脉窦刺激更容易诱发慢-快型房室结折返性心动过速(图7-9和图7-11)。罕见情况下,当房室结快、慢径路的不应期以及传导速度相差极大,房室结下部共同径路及希浦系统有效不应期短于快、慢径路的前向传导时间差时,可形成1次心房激动分别沿快、慢径路同步不等速下传,形成2次心室激动。如果此时慢径路传导速度非常缓慢,能使快径路脱离逆向不应期,就有可能诱发慢-快型房室结折返性心动过速。

(2)极少部分诱发慢-快型房室结折返性心动过速时并无明显的A_2-H_2间期跳跃,可能与下列因素有关:①在自主神经张力的影响下,房室结双径路不应期相接近,快径路相对不应期较长或有效不应期仅稍长于慢径路;②房室结慢径路的递减传导能力较弱,造成双径路传导时差减小;③心房功能不应期较长,期前刺激使心房首先进入有效不应期,无法显示双径路不应期。可采用改变基础刺激周期长度或多个期前刺激的方法,缩短心房不应期以及使房室结双径路不应期差别增大,就有可能显示出跳跃现象。

2. 快-慢型房室结折返性心动过速:此类患者因慢径路的前向不应期长于快径路,激动均沿快径路下传,所以心房程控期前刺激诱发心动过速时不会出现A_2-H_2间期"跳跃"延长。因快径路的不应期短于慢径路,前向传导速度又快,只要慢径路逆行传导功能好,基本上能满足形成折返的要求。故心房期前刺激能否诱发快-慢型房室结折返性心动过速取决于慢径路的逆向不应期和逆行传导能力,一旦沿快径路下传的激动能脱离慢径路的逆向不应期便能形成折返,快径路所具有的快速传导能力又保证了心动过速的持续。与慢-快型AVNRT相比,快-慢型AVNRT时心动过速的周长通常由房室结慢径路逆传速度的快慢决定。

3. 慢-慢型房室结折返性心动过速:此型少见,常发生在房室结多径路,心房期前刺激可见2次跳跃现象,诱发心动过速时A_2-H_2间期明显延长。当快径路进入前向有效不应期后,心房期前刺激便沿最慢径路顺向传导,再沿中间径路逆向传导。此时,快径路无逆行传导能力,造成激动在两条慢径路之间折返,此外,心房激动从快径路前传,沿一条慢径路逆行传导,再沿另一条慢径路前向传导也可诱发慢-慢型房室结折返性心动过速。与慢-快型或快-慢型房室结折返性心动过速不同,慢-慢型心动过速时出现较长的V-A间期和A-V间期。

(二)心房分级递增刺激

在心房分级递增刺激中,当S_1S_1刺激频率达到快径路不应期时,常出现A-H间期明显或成倍延长的文氏型房室传导,系激动在快径路传导阻滞后沿慢径路下传形成,而且慢径路缓慢传导有利于快径路脱离逆向不应期,一旦快径路形成逆行传导即可诱发慢-快型房室结折返性心动过速。快频率心房刺激诱发快-慢型房室结折返性心动过速仅发生在A-H间期轻微延长后,不会发生跳跃式延长。

(三)心室刺激

1. 慢-快型房室结折返性心动过速:心室期前刺激较难诱发慢-快型房室结折返性心动过速,成功概率明显比心房期前刺激低。因为心室期前刺激极易在希浦系统内发生传导阻滞,激动无法逆传到房室结,只有在希浦系统和快径路具有良好的逆向传导能力时才可能诱发出慢-快型房室结折返性心动过速。但是采用心室快速刺激却能使希浦系统和快径路缩短逆传不应期,并使慢径路发生逆向传导阻滞,此时便能提高诱发概率。

2. 快-慢型房室结折返性心动过速:心室期前刺激是诱发快-慢型房室结折返性心动过速的常见方式,如存在逆向型房室结双径路,心室刺激在逆向不应期较长的快径路内传导受阻,便沿逆向不应期较短的慢径路缓慢逆行传导,出现跳跃式延长的V-A间期。因快径路的前向不应期短,传导能力较强,沿慢径路逆行传导的激动几乎均能从快径路前向传导,从而形成快-慢型房室结折返性心动过速。

三、房室结折返性心动过速的电生理特征

(一)慢-快型房室结折返性心动过速

1.心动过速时折返激动沿慢径路前向传导至心室形成 V 波,同时沿快径路逆向传导至心房,心房和心室几乎同时激动。最早逆行 A 波出现在希氏束电图上,继之激动出现在冠状静脉窦口及卵圆窝处,然后分别向左、右心房的其他部位呈中心性放射状传播(图7-11和图7-14)。

2.当心动过速时,将近70%的最早逆行 A 波出现在 H 波之后、V 波之前或开始处,约25%最早逆行 A 波隐埋在 V 波中,可出现 H-A-V 或者 H-V-A 顺序,所以逆行 A 波出现在 V 波之前或与 V 波重叠是慢-快型房室结折返性心动过速的特征性改变(图2-11和图7-14)。出现最早逆传 A 波的部位与逆传 H-A 间期有关,H-A 间期越短,最早的逆传 A 波就越可能出现在希氏束部位。当 H-A 间期延长时,最早的逆传 A 波就移向冠状静脉窦口。当后间隔旁路引起顺向型房室折返性心动过速时,最早的逆传 A 波也可出现在冠状静脉窦口,但是房室折返性心动过速必须在心室除极后再引起心房除极,各部位逆行 A 波均出现在 V 波之后,两者可资鉴别。

3.A-H 间期较长,H-A 间期较短,形成短 A-V 间期以及长 V-A 间期,通常 V-A>A-V。

4.因房室结慢径路前向传导速度的不同,心动过速频率变化较大,一般慢径路的传导速度决定着心动过速频率的快慢。多数在150~200次/分,少数情况下可高于250次/分或低于150次/分,甚至低于100次/分(图7-10)。

5.常因诱发心动过速时出现显著延长的 A-V 间期,造成心动过速周期长度长于束支不应期,故较少发生功能性束支传导阻滞。少见情况下,心动过速频率较快也可发生功能性束支传导阻滞,但是此时心动过速周期长度或 H-H 间期不会发生改变(图7-6和图7-12)。

6.心动过速时 H 波及 V 波消失而不影响 A-A 间期,提示阻滞部位在远端共同径路,希氏束并不是折返环的组成部分。逆行 A 波前有 H 波但 V 波消失,表明阻滞部位在希氏束以下,这些特征常见于慢-快型房室结折返性心动过速发生2∶1房室传导阻滞时,造成心室率成倍减慢(图7-14)。

7.心动过速时给予室性期前刺激,如提前激动希氏束不影响心动过速周长,A-A 间期不改变,也说明希氏束不参与折返。

(二)快-慢型房室结折返性心动过速

1.折返激动沿快径路顺向传导至心室形成 V 波,同时沿慢径路逆行传导至心房,最早的逆行 A 波通常出现在冠状静脉窦口,早于希氏束部位。

2.A-H 间期较短<200ms,H-A 间期较长,形成短 A-V 间期以及长 V-A 间期,通常 V-A>A-V。

3.发生2∶1房室传导阻滞时,如逆行 A 波后有 H 波但 V 波消失可与慢-快型房室结折返性心动过速相鉴别,H-H 间期及 A-A 间期不变,表明阻滞部位在希氏束以下。一旦恢复1∶1房室传导,常因心动周期出现长短改变而发生功能性束支传导阻滞(图7-19)。

4.心电图表现易与后间隔慢传导旁路引起的顺向型房室折返性心动过速以及心房间隔底部大折返引起的房性心动过速相混淆。在电生理检查中如发生2∶1房室传导阻滞不影响心动过速,可排除房室折返性心动过速,心动过速因跳跃式延长的 V-A(H-A)间期而诱发,可排除房性心动过速。

(三)慢-慢型房室结折返性心动过速

折返激动沿一条慢径路顺向传导,另外一条慢径路逆向传导而形成,频率较慢。最早逆行 A 波出现在冠状窦口,A-H 间期通常大于 H-A 间期,A-H 间期大多>200ms。

四、心动过速的终止机制

(一)心房刺激

1.心房超速刺激:心房不应期的长短直接影响着刺激能否进入折返环内,采用比心动过速频率快的超速刺激或猝发刺激时,常因第1、2次刺激夺获心房后缩短了心房不应期,使后面的刺激较易侵入折返环路的可激动间隙内,造成该区域双向阻滞从而终止心动过速。对于频率较慢的房室结折返性心动过速采用亚速刺激,常使激动在心动周期适当的时间内起到期前刺激作用后有效终止。超速刺激或亚速刺激过程中如发生重整或拖带现象表明了折返机制。

2.心房期前刺激:终止心动过速的前提为刺激能否有效夺获心房,如单次刺激无法终止心动过速,可采用2次期前刺激,第1次刺激夺获心房缩短心房不应期后,使第2次刺激较容易进入折返环路。但是心房期前刺激能否终止心动过速还取决于期前刺激耦联间期的长短:①当期前刺激耦联间期较长时,期前激动无法进入折返环路,对心动过速无影响,周期长度不会改

变；②当期前刺激耦联间期缩短到一定程度时，期前激动能进入折返环路内并重整心动过速；③当期前刺激耦联间期进一步缩短，激动进入折返环路后常在慢径路发生传导阻滞，并干扰快径路中的逆行折返激动，即发生双向阻滞后立即终止心动过速。

（二）心室刺激

与心室刺激诱发心动过速一样，终止心动过速取决于心室刺激能否通过希浦系统进入房室结双径路内。通常心室期前刺激受到较多的因素限制，最常见为期前刺激容易在希浦系统内阻滞，使激动无法进入折返环路。但是心室快速刺激却能使希浦系统缩短逆传不应期，增强逆行传导功能，如逆行激动能够侵入折返环路便可终止心动过速。

第4节 房室结双径路和房室结折返性心动过速电生理病例解析

病例1（图7-3）

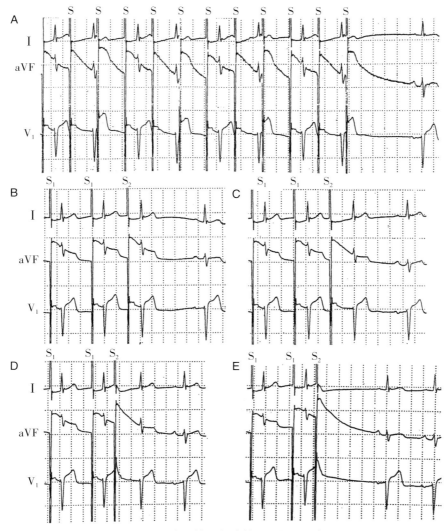

图7-3 房室结双径路传导"跳跃"现象。

【临床资料】

患者,男,30岁。临床诊断:胸闷待查。

【电生理特征与分析】

图7-3示食管法心脏电生理检查,图7-3A为S_1S_1分级递增刺激130次/分,见第1次S-R间期200ms、第2次S-R间期360ms,S-R间期周而复始呈现成倍延长的3:2跳跃现象。图7-3B至图7-3E为基础刺激周期长度700ms的心房S_1S_2期前刺激。图7-3B为$S_1S_2$600ms时,S_2-R间期210ms,激动沿快径路传导;图7-3C为S_1S_2递减10ms(590ms)时见S_2-R间期突然延长至360ms,快径路已进入有效不应期,激动沿慢径路传导,表现出房室结双径路的跳跃现象;图7-3D为S_1S_2耦联间期缩短至380ms时S_2-R间期继续延长至420ms;图7-3E为S_1S_2递减10ms(370ms)时慢径路已进入有效不应期,房室传导中断,在程控期前刺激扫描过程中未见逆行P⁻波出现。本例食管电生理检查显示房室结双径路传导的跳跃现象,表现在:①当S_1S_1分级递增刺激时,S-R间期出现成倍延长;②当心房S_1S_2程控期前刺激时,随着耦联间期缩短10ms,S_2-R间期突然延长至360ms,增量长达160ms。虽然激动改由慢径路传导后速度已相当缓慢,但在整个期前刺激扫描过程中未见逆行P⁻波,表明快径路无逆行传导功能,故不能诱发折返及心动过速(纸速=25mm/s)。

【电生理诊断】

①窦性心律;②房室结双径路传导现象;③快径路有效不应期700ms/590ms;④慢径路有效不应期700ms/370ms。

病例2(图7-4)

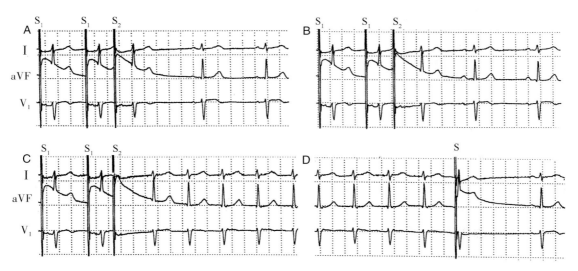

图7-4　慢-快型房室结折返性心动过速。

【临床资料】

患者,女,42岁。临床诊断:阵发性室上性心动过速。

【电生理特征与分析】

图7-4示食管法心脏电生理检查,窦性心律时心电图无异常。给予基础刺激周长750ms的心房程控期前刺激。图7-4A为S_1S_2耦联间期460ms时,见S_2-R间期280ms。图7-4B为S_1S_2耦联间期递减10ms(450ms)时,S_2-R间期突然跳跃延长至420ms,表现出房室结双径路传导现象。图7-4C为S_1S_2耦联间期递减至410ms时,S_2-R间期继续延长至620ms后诱发出窄QRS波群心动过速,R-R间期580ms,心率103次/分,逆行P⁻波隐埋在QRS波群中,在V_1导联中表现出假性r'波,为慢-快型房室结折返性心动过速。图7-4D为心动过速时随意发放了一次心房刺激,S波恰巧落在QRS波群起始,夺获心房后便终止了心动过速。

本例患者有阵发性室上性心动过速病史,在心房程控期前刺激递减10ms便诱发出S₂-R间期跳跃现象,存在房室结双径路传导。当期前刺激耦联间期进一步缩短后,房室结慢径路缓慢的传导足以使快径路脱离逆向不应期,诱发慢-快型房室结折返性心动过速。一般情况下,慢-快型房室结折返性心动过速的频率取决于慢径路的传导速度,本例正是由慢径路顺向传导速度缓慢造成心动过速时频率仅103次/分(纸速=25mm/s)。

【电生理诊断】

①窦性心律;②房室结双径路;③心房程控期前刺激诱发慢-快型房室结折返性心动过速。

病例3 (图7-5)

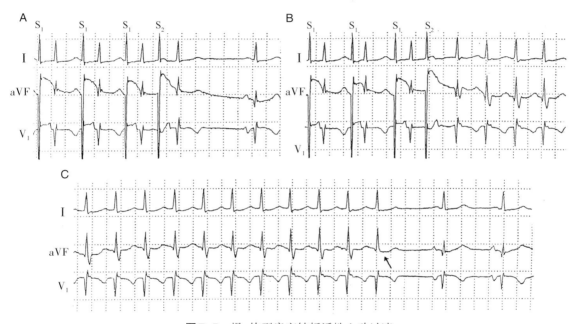

图7-5　慢-快型房室结折返性心动过速。

【临床资料】

患者,女,38岁。临床诊断:阵发性室上性心动过速。

【电生理特征与分析】

图7-5示食管法心脏电生理检查时的记录,当图7-5基础刺激周期长度600ms时的心房程控期前刺激。图7-5A为S₁S₂耦联间期450ms时,见S₂-R间期260ms。图7-5B为S₁S₂递减10ms(440ms),S₂-R间期突然跳跃延长至420ms,增量达160ms,随之诱发窄QRS波群心动过速。当心动过速时R-R间期400ms,心率150次/分,逆行P波埋在QRS波群终末,在aVF导联形成"s"波,在Ⅰ、V₁导联直立。图7-5C见逆行P波消失后(箭头所示)心动过速终止,说明快径路发生逆

传阻滞。

折返性窄QRS波群心动过速中最常见的为慢-快型房室结折返性心动过速和顺向型房室折返性心动过速,由于此2种类型心动过速在QRS波群形态以及频率等多方面均较接近,有时在心电图鉴别较为困难。本例随着心房程控期前刺激耦联间期缩10ms,S₂-R间期跳跃式延长的增量达160ms,可诊断为房室结双径路。S₂-R间期跳跃后诱发的窄QRS波群心动过速具有频率较慢,逆行P波隐埋在QRS波群终末,在aVF导联形成假性s波的特点。符合慢-快性房室结折返性心动过速特征(纸速=25mm/s)。

【电生理诊断】

①窦性心律;②房室结双径路;③心房程控期前刺激诱发慢-快型房室结折返性心动过速。

病例4（图7-6）

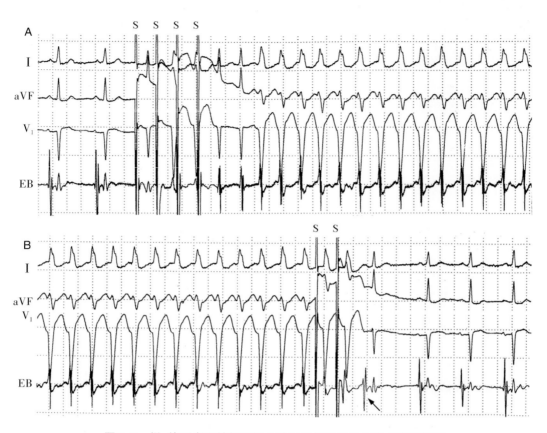

图7-6 慢-快型房室结折返性心动过速伴功能性左束支传导阻滞。

【临床资料】

患者，女，38岁。临床诊断：阵发性室上性心动过速。

【电生理特征与分析】

图7-6A为食管法心脏电生理检查，见窦性心律时QRS波群形态正常，给予190次/分的4次心房刺激，第1次S-R间期140ms，第2次S-R间期220ms，随之诱发慢-快型房室结折返性心动过速，第3、4次S波落在QRS波群中。起始2次QRS波群形态正常，R-R间期300ms，第3次QRS波群起R-R间期缩短至280ms，并呈完全性左束支传导阻滞型。食管导联中可见逆行P⁻波隐埋在QRS波群中，出现在宽QRS波群的前半部分，无论QRS波群是否呈束支传导阻滞型，R-P⁻间期均为50ms，符合慢-快型房室结折返性心动过速的电生理特征。

图7-6B为连续记录，R-R间期延长至300ms时QRS波群仍呈左束支传导阻滞型，食管导联中R-P⁻间期仍为50ms。发放2次刺激夺获心房后终止了心动过速，宽QRS波群后可见1次呈负正双相的逆行P⁻波（箭头所示），其后QRS波群变窄，P⁻-R间期140ms，P⁻波与其前宽QRS波群的间期恰为心动过速周长，提示第2次心房刺激在房室结快径路传导阻滞后，从慢径路缓慢地沿已脱离不应期的束支下传至心室，形成正常QRS波群。同时从慢径路下传的激动又沿快径路逆行传导至心房，形成逆行P⁻波（纸速=25mm/s）。

本图宽QRS波心动过速系由慢-快型房室结折返性心动过速伴功能性左束支传导阻滞引起。一般房室结折返性心动过速时频率相对慢，以及诱发时有明显延长的P-R间期，故不易引起功能性束支传导阻滞。本例诱发宽QRS波心动过速时，虽然S-R间期未见明显延长，但因第1次心房起搏的QRS波群与前窦性QRS波群形成长周期，第2次心房起搏的QRS波群明显提前，造成长短周期后即形成2次左束支功能性阻滞。因R-R间期缩短，左束支不应期也相应缩短，故心动过速中第3、4次QRS波群恢复正常。自从第5次QRS波群开始，心动过速频率增快，折返周期短于左束支不应期，所以发生了连续的左束支功能性传导阻滞，即左束支的蝉联现象。

房室结折返性心动过速时发生功能性束支传导阻滞，是否会影响心动过速周长？因折返是发生在房室交界区，心室并不参与折返环路，束支传导阻滞发生在折返环路以外，所以无论束支是否阻滞均不会影响心动过速周长，也不会终止心动过速。图7-6示心动过速时宽QRS波群与窄QRS波群的R-P⁻间期均为

50ms，说明心房与右心室几乎同时激动，左心室激动是否延迟均未能影响心动过速周长。也证实了不论慢-快型房室结折返性心动过速是否发生功能性束支传导阻滞，其食管导联中R-P⁻间期<70ms的电生理特征都不会发生改变。

【电生理诊断】

①窦性心律；②房室结双径路；③心房起搏诱发及终止慢-快型房室结折返性心动过速；④功能性左束支传导阻滞。

病例5（图7-7）

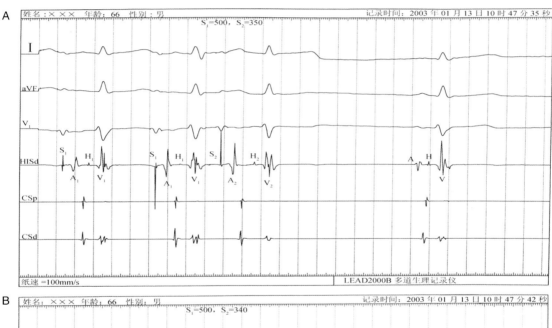

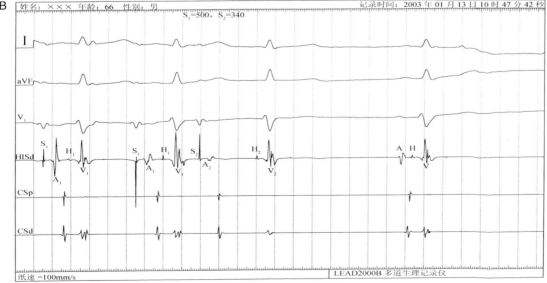

图7-7 房室结双径路传导现象。

【临床资料】

患者,男,66岁,阵发性头晕、胸闷、心悸10余年,每次发作数秒至数分钟不等。临床诊断:阵发性室上性心动过速。

【电生理特征与分析】

图7-7示基础周期长度500ms的心房S_1S_2程控期前刺激,窦性心律时A_1-H_1间期70ms,H_1-V_1间期50ms,QRS波群形态正常。图7-7A为S_1S_2耦联间期350ms时,见A_1-H_1间期90ms,H_1-V_1间期50ms。A_2-H_2间期140ms,H_2-V_2间期50ms,A_2-H_2间期延长表明此时房室结快径路已进入相对不应期发生传导延缓。图7-7B图为S_1S_2耦联间期递减10ms(340ms)时,见A_2-H_2间期突然跳跃延长至260ms,H_2-V_2间期仍然为50ms。说明快径路进入有效不应期,激动改从房室结慢径路下传,因快径路无逆传功能,未见逆行A波(纸速=100mm/s)。

【电生理诊断】

①窦性心律;②房室结双径路传导现象;③快径路有效不应期500ms/340ms。

病例6(图7-8)

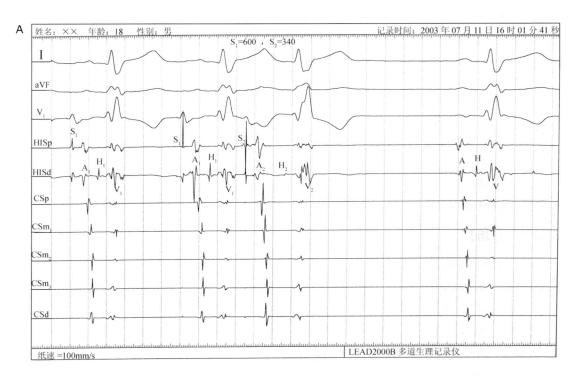

图7-8　房室结双径路传导现象。(待续)

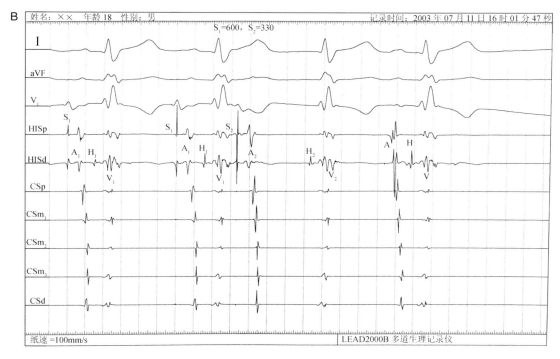

图7-8（续）

【临床资料】

患者,男,18岁。阵发性胸闷、心悸2年,运动及情绪激动时易发作,每次持续数分钟至数十分钟,突发突止。临床诊断:阵发性室上性心动过速。

【电生理特征与分析】

图7-8示基础周期长度600ms的 S_1S_2 心房程控期前刺激,窦性心律时最早A波出现在HISp,随后为HISd、CSp直至CSd,心房激动顺序正常。 A_1-H_1 间期90ms, H_1-V_1 间期50ms,QRS波群均呈右束支传导阻滞图形。图7-8A为 S_1S_2 耦联间期340ms时,见 A_1-H_1 间期100ms, H_1-V_1 间期50ms。显示 A_2-H_2 间期160ms,

H_2-V_2 间期50ms,此时房室结快径路已进入相对不应期出现传导延缓。

图7-8B为 S_1S_2 耦联间期缩短10ms（330ms）时,见窦性心律与基础刺激 S_1 后的A-H间期及H-V间期无变化。而 A_2-H_2 间期突然跳跃延长至360ms,增量长达200ms, H_2-V_2 间期仍为50ms。说明房室结快径路已进入有效不应期,激动改从慢径路缓慢下传形成跳跃现象。V波后无逆行A波,表明快径路存在逆传阻滞未能形成折返（纸速=100mm/s）。

【电生理诊断】

①窦性心律;②房室结双径路传导现象;③快径路有效不应期600ms/330ms;④完全性右束支传导阻滞。

病例7（图7-9）

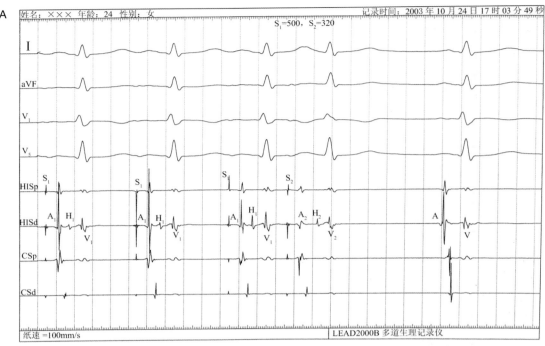

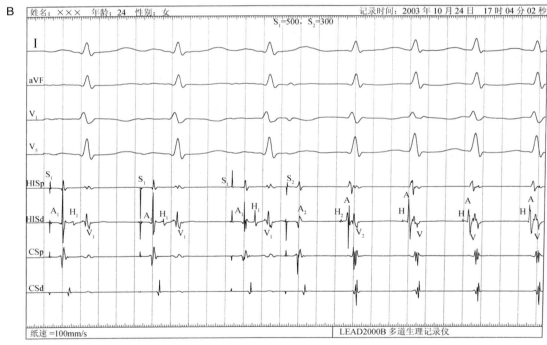

图7-9　慢-快型房室结折返性心动过速。

【临床资料】

患者，女，24岁。反复胸闷、心悸1年余，每次持续4~5min，因再发1天就诊。临床诊断：阵发性室上性心动过速。

【电生理特征与分析】

图7-9示基础周期长度500ms的S_1S_2心房程控期前刺激，窦性心律时最早A波出现在HIS部位，随后为CSp直至CSd，心房激动顺序正常。图7-9A为S_1S_2耦

联间期320ms时见A_1-H_1间期60ms，H_1-V_1间期50ms，A_2-H_2间期120ms，H_2-V_2间期50ms。图7-9B为S_1S_2耦联间期缩短20ms（$S_1S_2$300ms）时，见A_2-H_2间期突然跳跃延长至250ms，随后诱发窄QRS波群心动过速，H_2-V_2间期仍为50ms。最早逆行A波出现在HISd的H波之后、V波之前，随后为HISp及CSp、CSd，表明S_1S_2耦联间期300ms时房室结快径路进入有效不应期，激动改从慢径路缓慢下传形成"跳跃"现象，然后又沿快径路逆行传导形成慢-快型房室结折返性心动过速（纸速=100mm/s）。

【电生理诊断】

①窦性心律；②房室结双径路；③慢-快型房室结折返性心动过速；④快径路有效不应期500ms/300ms。

病例8（图7-10）

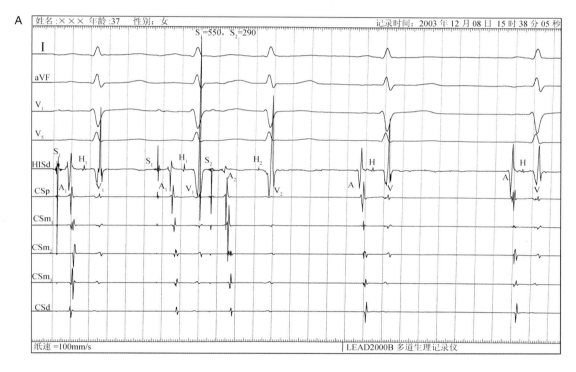

图7-10 慢-快型房室结折返性心动过速。(待续)

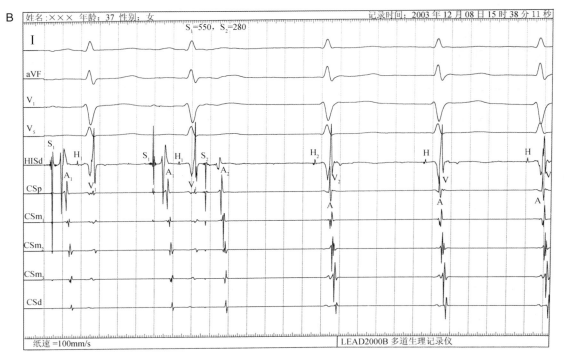

图7-10(续)

【临床资料】

患者,女,37岁。阵发性头晕、胸闷、心悸10余年,加重1月就诊。临床诊断:阵发性室上性心动过速。

【电生理特征与分析】

图7-10示基础周期长度550ms的S_1S_2心房程控期前刺激,窦性心律时最早A波出现在HISd,随后为CSp直至CSd,A_1-H_1间期80ms,H_1-V_1间期45ms,心房激动顺序及房室传导正常。图7-10A图为S_1S_2耦联间期290ms时,见A_1-H_1间期100ms,H_1-V_1间期45ms,A_2-H_2间期已延长至210ms,H_2-V_2间期仍为45ms,此时房室结快径路已进入相对不应期出现传导延缓。

图7-10B为S_1S_2耦联间期缩短10ms(280ms)时,见A_2-H_2间期突然跳跃延长至530ms,增量长达320ms,随后诱发心动周期长度为600ms的窄QRS波群心动过速。H波在V波前,H_2-V_2间期仍为50ms,逆行A波掩埋在V波中。CSp中A波先于CSd出现,逆行心房激动顺序呈中心性改变,系慢-快型房室结折返性心动过速。以上电生理特征表现出慢径路不但有效不应期短,而且前向传导速度非常缓慢,致慢-快型房室结折返性心动过速的频率仅为100次/分(纸速=100mm/s)。

【电生理诊断】

①窦性心律;②房室结双径路;③慢-快型房室结折返性心动过速;④快径路有效不应期550ms/280ms。

病例9（图7-11）

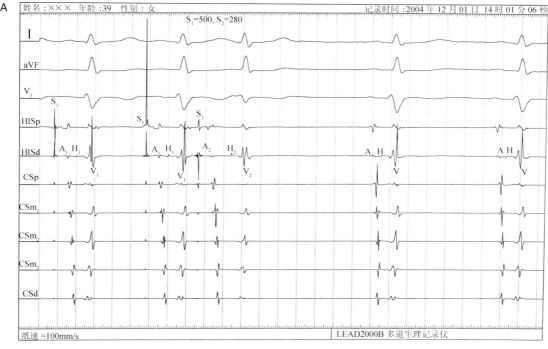

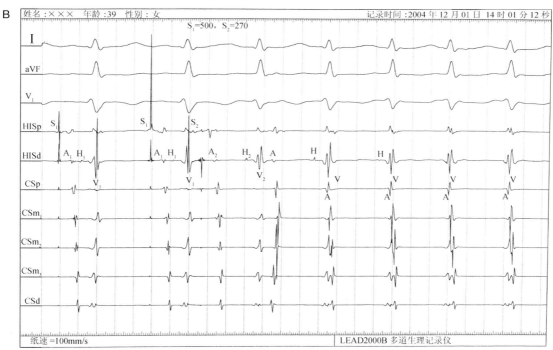

图7-11 慢-快型房室结折返性心动过速。（待续）

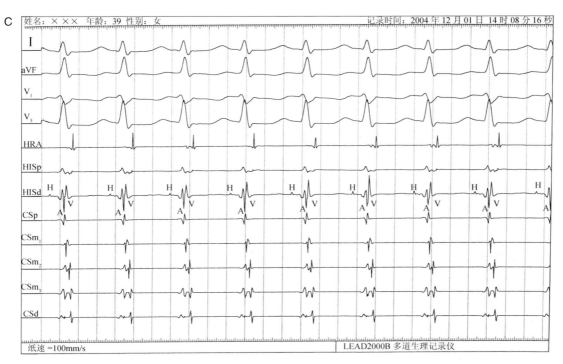

图7-11（续）

患者，女，39岁。阵发性胸闷、心悸6年，每次持续数分钟，能自行缓解，因再发1周就诊。临床诊断：阵发性室上性心动过速。

【电生理特征与分析】

图7-11示基础周长500ms的右心房S_1S_2程控期前刺激，窦性心律时最早A波出现在HISp，心房激动顺序正常，A-H间期60ms，H-V间期45ms。图例7-11A为S_1S_2耦联间期280ms时，HISd中见A_1-H_1间期70ms，H_1-V_1间期45ms，A_2-H_2间期已延长至100ms，表明房室结快径路已经进入相对不应期出现传导延缓。H_2-V_2间期45ms不变。

图7-11B为S_1S_2耦联间期递减10ms（270ms）时，

A_1-H_1间期及H_1-V_1间期不变。A_2-H_2间期突然跳跃延长至170ms，H_2-V_2间期仍不变，表明快径路已进入有效不应期，激动改从慢径路传导。V_2波后出现一次逆行A波，随后诱发出窄QRS波群心动过速。

图7-11C见心动过速时V-V间期330ms，V波前可见H波，H-V间期50ms。逆行A波最早出现在HISp及HISd的V波起始处。随后A波出现在CSp、CSm_1、CSm_2、CSm_3，在HRA以及CSd最后出现，体表心电图V1导联出现假性r'波。整个心房激动顺序呈现中心性改变，即由心房间隔部向心房两侧壁传导，表现出慢-快型房室结折返性心动过速的电生理特征（纸速=100mm/s）。

【电生理诊断】

①房室结双径路；②慢-快型房室结折返性心动过速；③中心性逆行心房激动顺序。

病例10（图7-12）

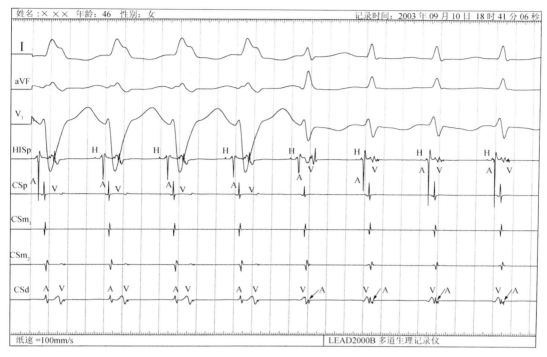

图7-12　慢-快型房室结折返性心动过速伴功能性左束支传导阻滞。

【临床资料】

患者，女，46岁。阵发性头晕、胸闷、心悸2年，加剧2个月，晕厥1次，每次发作持续10余分钟后能自行缓解。临床诊断：阵发性室上性心动过速。

【电生理特征与分析】

图7-12示心房程控期前刺激出现 A_2-H_2 间期"跳跃"后，诱发出慢-快型房室结折返性心动过速。前半部分见 QRS 波群呈完全性左束支传导阻滞型，V-V 间期 350ms。因左心室激动延迟，冠状窦部的 V 波明显落后，造成 A-V 间期延长，希氏束电图中逆行A波出现在 V 波之前，A 波前仍可见 H 波，H-V 间期 80ms。后半部分 QRS 波群突然恢复正常，CSd中 V 波提前 70ms，但其后 V-V 间期 350ms 不变，HISp中逆行A波仍然出现在 V 波前，虽然冠状窦电极中逆行 A 波与 V 波重叠在一起，但 A-A 间期和 H-H 间期却不变。以上电生理特征表现出心室不是房室结折返的必需部分，发生束支传导阻滞不会影响心动过速周长（纸速=100mm/s）。

【电生理诊断】

①房室结双径路；②慢-快型房室结折返性心动过速伴功能性左束支传导阻滞。

病例11（图7-13）

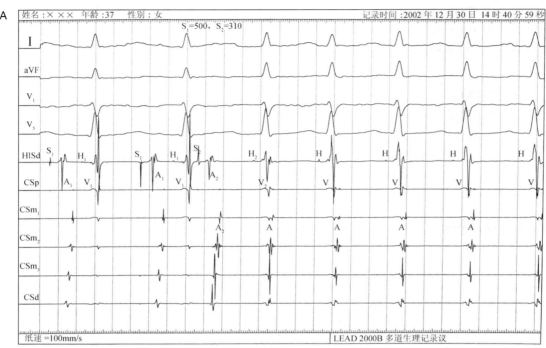

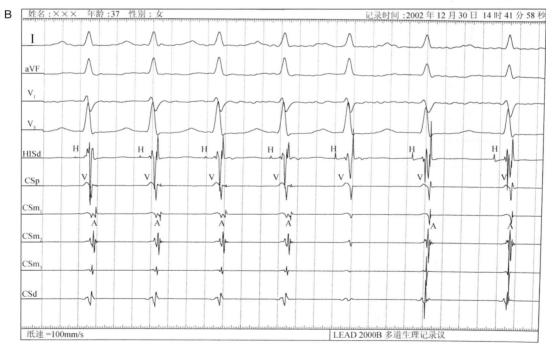

图7-13   慢-快型房室结折返性心动过速伴上部共同径路阻滞。

【临床资料】

患者,女,37岁。阵发性胸闷、心悸10余年,每次发作持续10余分钟至数小时不等,一般须用药后才能缓解。临床诊断:阵发性室上性心动过速。

【电生理特征与分析】

图7-13A示基础周期长度500ms,心房程控期前刺

激耦联间期 S_1S_2 310ms 时,见 A_1-H_1 间期 130ms, H_1-V_1 间期 50ms, A_2-H_2 间期跳跃式延长至 260ms, H_2-V_2 间期 50ms,随后诱发出窄 QRS 波群心动过速。 V-V 间期 370ms,V 波前可见 H 波,H-V 间期仍为 50ms,逆行 A 波隐埋在 V 波中,表明为慢-快型房室结折返性心动过速。

图 7-13B 为图 7-13A 同次诱发后记录,见第 5 次 V 波中的逆行 A 波消失,其前 H-H 间期不变,其后 H-H 间期分别延长至 420ms、450ms,但 H-V 间期均不变。

逆行 A 波消失未终止心动过速,提示存在上部共同径路并发生心房传导阻滞,折返激动可沿快径路通过上部共同径路传导至慢径路,继续折返运动。本例说明不同的个体可能存在上部共同径路或有多个心房出口(纸速=100mm/s)。

【电生理诊断】

①房室结双径路;②慢-快型房室结折返性心动过速;③房室结上部共同径路伴逆向传导阻滞。

病例12（图7-14）

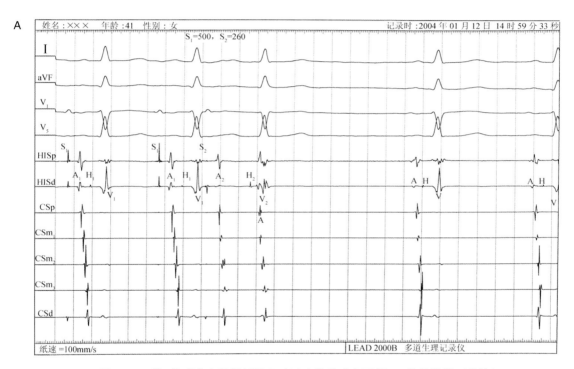

图 7-14　慢-快型房室结折返性心动过速伴希氏束下部 2:1 传导阻滞。(待续)

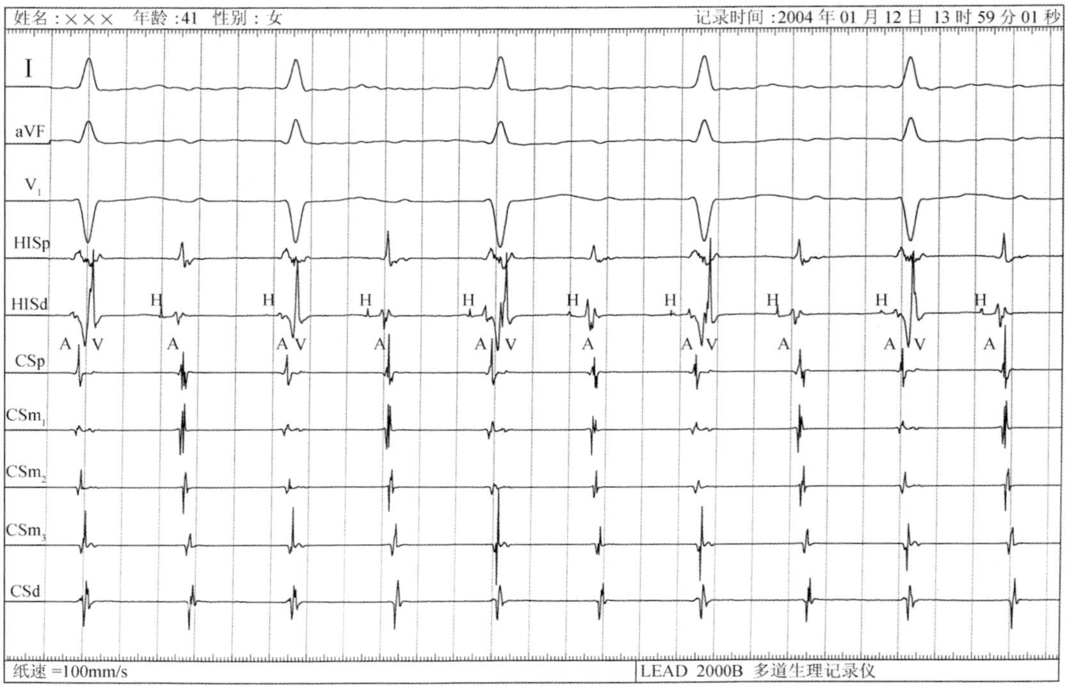

图7-14(续)

【临床资料】

患者,女,41岁。阵发性胸闷、心悸1年余,每次持续30min至1h后能自行缓解,因心悸加重伴乏力半月余就诊。临床诊断:阵发性室上性心动过速。

【电生理特征与分析】

图7-14A为基础周长500ms,S_1S_2 260ms,窦性心律时心房激动顺序正常。HISd中可见A_1-H_1间期70ms,H_1-V_1间期55ms。A_2-H_2间期跳跃延长至200ms,H_2-V_2间期仍为55ms,表明存在房室结双径路,激动已从慢径路传导。V_2波中可见一次中心性逆行A波,说明出现了1次慢-快型房室结折返激动。

图7-14B示不同时间诱发的慢-快型房室结折返性心动过速,V-V间期550ms,HISd处除V波前见到逆行A波外,在2次V波间还可见1次逆行A波,A波前见到H波,H-A间期45ms。逆行A波均在HISd最早出现,随后出现在HISp以及冠状窦各部位,A-A间期275ms恰巧为V-V间期的1/2。H波后有A波无V波,可证实慢-快型房室结折返性心动过速在希氏束下部发生了2:1传导阻滞。此时,既不终止心动过速也不影响频率,表明房室结折返性心动过速的折返环路存在下部共同径路(纸速=100mm/s)。

【电生理诊断】

①慢-快型房室结折返性心动过速;②下部共同径路希氏束下2:1传导阻滞。

病例13（图7-15）

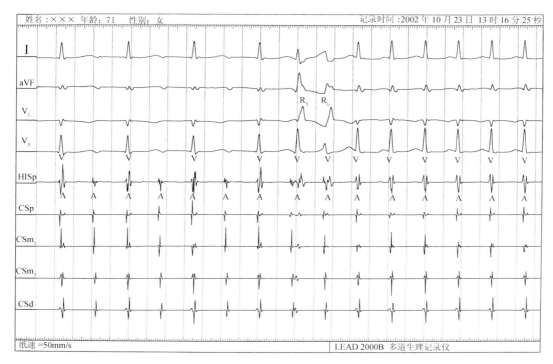

图7-15　慢-快型房室结折返性心动过速伴下部共同径路2:1传导阻滞。

【临床资料】

患者,女,71岁。反复发作性心悸40年,近半年发作频繁。劳累后易发作,每次发作15~20min,可自行缓解。临床诊断:阵发性室上性心动过速。

【电生理特征与分析】

图7-15示电生理检查中诱发的窄QRS波群心动过速,前半部分R-R(V-V)间期700ms,除V波中见到逆行A波外,在2次V波间还可见1次逆行A波,A-A间期350ms,恰为V-V间期的一半。A波最早出现在HISp及CSp处,体表心电图中逆行P波在aVF、V5导联倒置,在Ⅰ导联呈现负正双相。后半部分见V-V间期突然缩短为350ms,V波中均有逆行A波,心房激动顺序及频率同前,表明前半部分为慢-快型房室结折返性心动过速伴有下部共同径路2:1传导阻滞,造成QRS波群脱漏并暴露出逆行P波形态。恢复1:1房室传导开始的2次QRS波群呈右束支传导阻滞图形(R5、R6),为其前具有长短心动周期所造成的心室内差异性传导。此时A波出现在V波前,A-A间期不变说明虽然激动在房室结下部共同径路恢复了1:1传导,但仍发生了传导延缓。以上电生理特征均支持房室结双径路存在下部共同径路(纸速=50mm/s)。

【电生理诊断】

①慢-快型房室结折返性心动过速;②下部共同径路2:1传导阻滞。

病例14（图7-16）

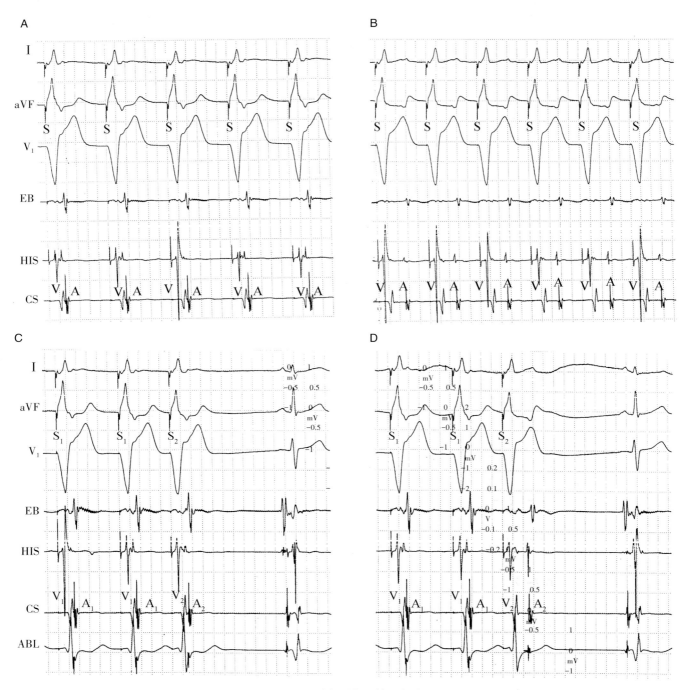

图7-16　逆向型房室结双径路。

【临床资料】

患者,女,23岁。反复发作性心动过速2年,复发1天就诊。临床诊断:阵发性室上性心动过速。

【电生理特征与分析】

图7-16A示右心室起搏刺激S_1S_1周长600ms时,见V波后均出现在HIS部领先的逆行A波,V-A间期90ms,逆行心房激动顺序呈中心性,显示逆向型房室

结快径路传导。图7-16B示S₁S₁周长500ms时，见V-A间期成倍延长至200ms，逆行A波仍在HIS部领先，为激动在快径路中逆传受阻，改从慢径路逆传，表现出逆向型房室结双径路传导电生理特征。

图7-16C为基础刺激周长600ms的右心室程控期前刺激，S₁S₂耦联间期490ms时，见逆行A₁、A₂波均在CSd处领先，V₁-A₁间期90ms，V₂-A₂间期100ms，逆行心房激动顺序呈中心性。图7-16D为S₁S₂耦联间期缩

短10ms（480ms）时，见V₂-A₂间期突然跳跃延长至200ms，增量达100ms，A₂激动顺序仍呈中心性，表现出逆向型房室结双径路电生理特征（纸速=50mm/s）。

【电生理诊断】

①窦性心律；②逆向型房室结双径路传导跳跃现象。

病例15（图7-17）

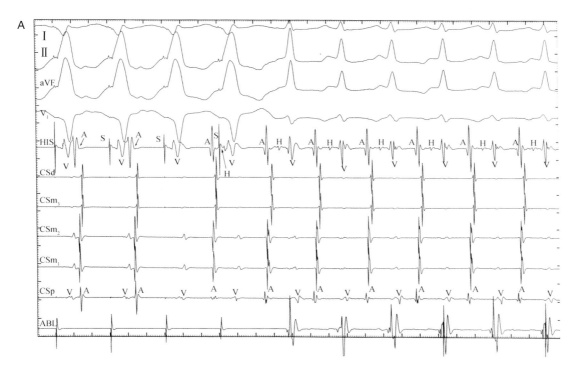

图7-17 快-慢型房室结折返性心动过速伴下部共同径路2:1传导阻滞。（待续）

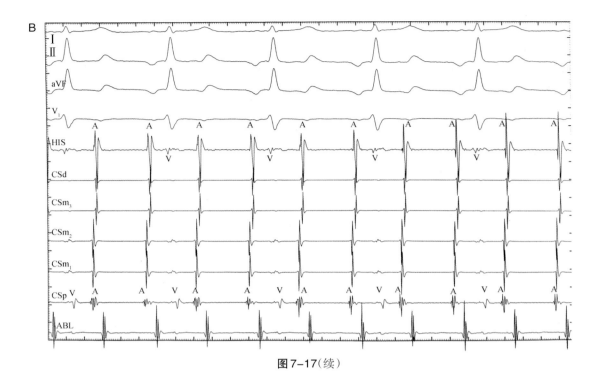

图7-17(续)

【临床资料】

患者,男,45岁。临床诊断:阵发性室上性心动过速。

【电生理特征与分析】

图7-17A示周期长度600ms的右心室S_1S_1刺激,V波后均见到希氏束部位最早出现的逆行A波,心房激动顺序为HIS、CSP、CSm_1、CSm_2、CSm_3,最后为CSd。前2次V-A间期60ms,提示心室激动沿房室结快径路逆行传导,第3次逆行A波突然延迟出现,心室激动已沿房室结慢径路逆行传导。在第4次V波起始可见逆行心房激动下传形成的H波(箭头所示),说明心房激动虽然已传导至希氏束,但被心室起搏激动干扰未能传至心室。第5次V-A间期明显延长至200ms,随后诱发窄QRS波群心动过速。V-V(R-R)间期280ms,逆行P⁻波出现在QRS波群前,R-P⁻>P⁻-R,P⁻波在Ⅱ、aVF、VⅠ导联倒置,逆行心房激动顺序不变。希氏束电图中A波出现在2次V波中间,A波后可见H波,A-

H间期80ms,H-V间期50ms,表明窄QRS波群心动过速为激动沿房室结快径路前向传导,再沿慢径路逆行传导形成的快-慢型房室结折返性心动过速。

图7-17B为心动过速发作时另一次记录,见逆行P⁻波在Ⅱ、aVF、V_1导联倒置,逆行A波顺序同图7-17A时一致,A-A间期仍为280ms。但在2次A波后仅见一次V波,V-V间期成倍延长,表明快-慢型房室结折返性心动过速在下部共同径路发生了2:1传导阻滞。本例心动过速时逆行P⁻波出现在QRS波群前,须与其余2种长R-P⁻心动过速鉴别:①房室慢旁路逆行传导形成的顺向型房室折返性心动过速,此类心动过速的折返环路包括心房与心室,是房室大折返,在发生房室2:1传导阻滞的情况下仍维持心动过速可排除;②本例心动过速是在心室起搏出现V-A间期跳跃的情况下诱发的,可排除源于心房底部的房性心动过速(纸速=100mm/s)。

【电生理诊断】

①逆向型房室结双径路;②快-慢型房室结折返性心动过速合并下部共同径路2:1传导阻滞。

病例16（图7-18）

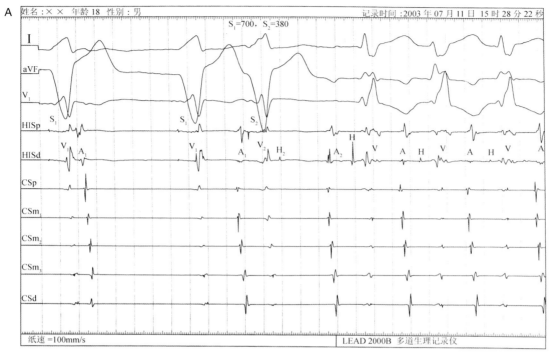

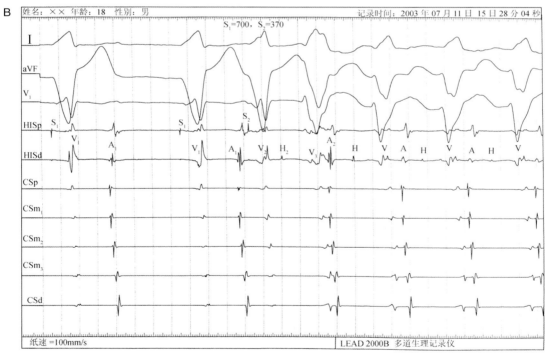

图7-18　快-慢型房室结折返性心动过速伴功能性束支传导阻滞。（待续）

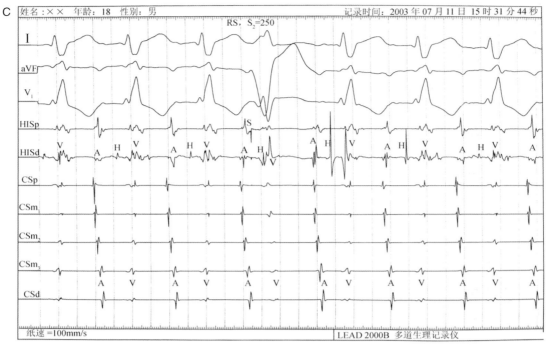

图7-18（续）

【临床资料】

患者,男,18岁。为图7-8同一患者。临床诊断:阵发性室上性心动过速。

【电生理特征与分析】

图7-18为基础周长700ms的右心室程控期前刺激时记录。图7-18A示S_1S_2耦联间期380ms时,见第1次V_1波后的A波最早出现在HISp,然后依次为HISd、CSp、CSm_1、CSm_2、CSm_3、CSd,心房激动为窦性顺序。第2次V_1波后的V-A间期230ms,H波隐埋在V波末。最早A_1波出现在CSp,其次为HISd与CSm_1,然后为CSm_2、CSm_3与HISp,最后出现在CSd,逆行心房激动顺序为中心性。于V_2波后清晰可见H_2波,V_2-H_2间期120ms,H_2-A_2间期250ms,其后A_2波排列顺序与A_1波一致。随后诱发出QRS波群呈右束支传导阻滞型的心动过速,逆行P⁻波在aVF导联倒置。A波出现在V波后,V-A间期200ms,逆行心房激动顺序同前,V-V间期370ms,A-H间期130ms,H-V间期50ms,H-H间期370ms。以上电生理特征表明患者存在逆向型房室结双径路,心室期前刺激通过希氏束沿着房室结慢径路逆行传导,再从房室结快径路顺向传导便诱发出快-慢型房室结折返性心动过速。心动过速由心室期前刺激诱发,诱发时呈V-H-A序列可以排除房性心动过速。

图7-18B示另一次心室刺激,S_1S_2耦联间期370ms时,见V_1-A_1间期为230ms,V_2-H_2间期延长至140ms,H_2-A_2间期仍为250ms,因慢径路逆行传导速度慢,所以A_2波出现在心室内束支折返形成的V_3波后。随后诱发出QRS波群呈左束支阻滞型的心动过速,逆行P⁻波仍在aVF导联倒置。V-V间期370ms不变。V-A间期缩短至140ms,逆行心房激动顺序同图7-18A一致。A-H间期仍为130ms,H-V间期延长至130ms,H-H间期370ms不变,说明折返周长未变。发生希氏束下传导延缓时不影响心动过速的频率,表明存在远端共同径路以及右束支发生传导延缓而非传导中断。

图7-18C前半部分为QRS波群呈右束支传导阻滞型心动过速,第4次QRS波群提前出现,为心室期前刺激$RS_2$250ms时形成,H波隐埋在V波中,其后A波未提前而且激动顺序不变,A-H间期因其前出现长间期而缩短20ms,H-V间期不变造成V波提前,但前后A-A间期不变,心室期前刺激并未影响折返周长可排除房室慢旁路的存在(纸速=100mm/s)。

【电生理诊断】

①心室程控期前刺激揭示逆向型房室结双径路;②快-慢型房室结折返性心动过速伴功能性左束支传导阻滞。

病例17（图7-19）

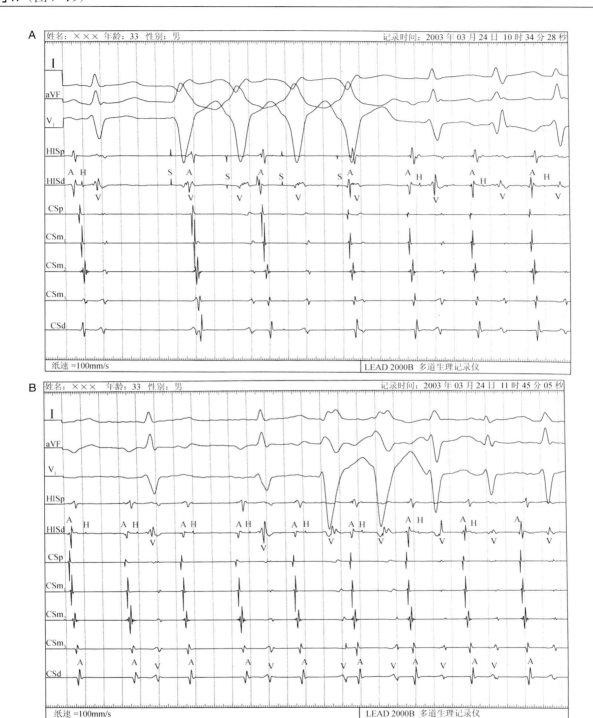

图7-19 快-慢型房室结折返性心动过速伴2:1希氏束下传导阻滞。

【临床资料】

患者,男,33岁。临床诊断:房室结双径路,阵发性室上性心动过速。

【电生理特征与分析】

图7-19A示第1次P-QRS波群为窦性心搏,见最早A波出现在HISd部,随后依次出现在HISp、CSP、

CSm_1、CSm_2、CSm_3、CSd。HISd 中 A-H 间期 50ms，H-V 间期 50ms。随后给予 4 次频率为 200 次/分的心室 S_1S_1 刺激，见第 1 次 V 波后的 A 波顺序与窦性一致。第 2 次 V 波后的逆行 A 波在 HISd 领先，呈中心性激动顺序。第 3、4 次 V 波后的 A 波突然改为 CSp 领先，V-A 间期发生跳跃式延长达 300ms，随后诱发窄 QRS 波群心动过速。心动过速由心室起搏时 V-A 间期"跳跃"延长后诱发，逆行 P$^-$ 波在 aVF 导联倒置，R-P$^-$ 间期>P$^-$-R 间期。逆行 A 波在 CSp 最早出现，领先于希氏束及 CSd，A-H 间期 70ms，H-V 间期 50ms，逆行心房激动顺序呈中心性，表明为快-慢型房室结折返性心动过速，可排除房性心动过速。

图 7-19B 示心动过速时逆行心房激动顺序及 A-H 间期与 H-V 间期同图 7-19A 一致，但前半部分可见第

1、3 次 H 波后 V 波消失，发生了 2:1 希氏束下传导阻滞，系激动从慢径路逆行传导到心房，再沿快径路顺向传导至希氏束形成，此特征可与慢-快型房室结折返性心动过速合并 2:1 希氏束下传导阻滞鉴别。从第 5 次 A 波后又恢复了 1:1 房室传导，开始 2 次 QRS 波群宽大畸形，系存在长短 R-R 周期，造成 2 次左束支功能性阻滞。本图表现出无论是否发生房室及束支传导阻滞，A-A 间期不变，逆行心房激动顺序也不变，表明希氏束以及心室均不是折返环路所需部位，可排除房室折返性心动过速（纸速=100mm/s）。

【电生理诊断】

①窦性心律；②逆向型房室结双径路；③快-慢型房室结折返性心动过速伴 2:1 希氏束下传导阻滞。

病例18（图 7-20）

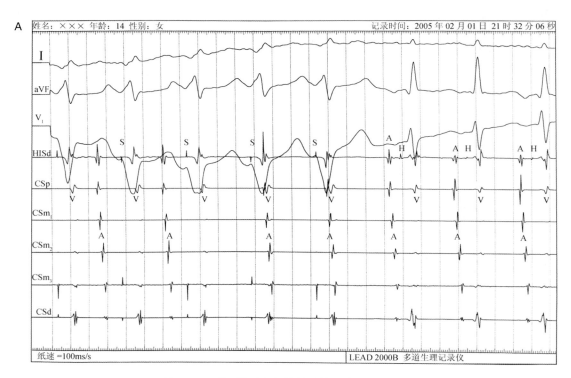

图 7-20　快-慢型房室结折返性心动过速。（待续）

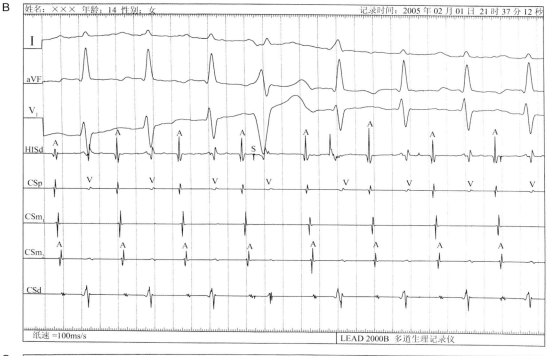

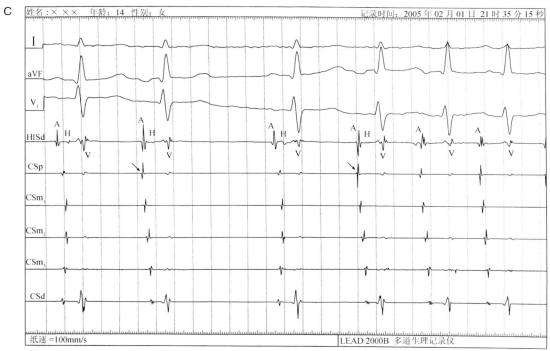

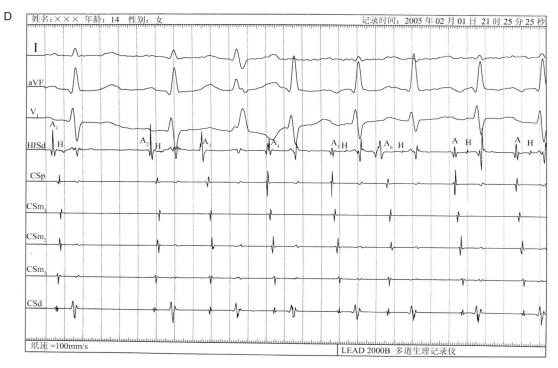

图7-20（续）

【临床资料】

患者，女，14岁。临床诊断：房室结双径路，阵发性室上性心动过速。

【电生理特征与分析】

图7-20A示右心室 S_1S_1 周长350ms起搏刺激，第1、2次V波后的逆行A波在HISd与CSp同时最早出现，V-A间期150ms。第3、4、5次V-A间期突然跳跃式延长至340ms，出现逆向型房室结双径路传导现象，随后诱发出长R-P⁻心动过速，逆行P⁻波在aVF导联倒置，A波仍然在HISd与CSp同时最早出现，逆行心房激动顺序与心室起搏时一致，由心室起搏诱发可排除房性心动过速。

图7-20B示心动过速时给予耦联间期260ms的 RS_2 刺激，见V波提前260ms出现，但A-A间期以及心房激动顺序不变，可排除房室慢旁路引起的顺向型房室折返性心动过速。结合图7-20A特征表明为快-慢型房室结折返性心动过速。

图7-20C示第1、3次心搏为窦性心律，A波在HISd领先，随后为冠状窦近端至远端，HISd中A-H间期70ms，H-V间期45ms。第2次及第4次逆行P⁻波在aVF导联倒置，A波在CSp领先（箭头所示），第4次A波后诱发图7-20A一样的心动过速，A_2、A_4 及其后心动过速时的心房激动顺序和图7-20A一致。本图说明在适当的条件下，窦性心律时只要慢径路能够脱离逆向不应期即可诱发，是快-慢型房室结折返性心动过速的电生理特征之一。

图7-20D示窦性心律时心房激动顺序与图7-20C时相同，第3、6次A波提前出现，HISd部位A波领先于冠状静脉窦，为房性期前收缩。A-H间期延长至150ms，A_4、A_5在CSp领先，为慢径路逆传。A_6后诱发出上述心动过速，A-H间期及H-V间期不变（纸速=100mm/s）。

【电生理诊断】

①窦性心律；②逆向型房室结双径路；③快-慢型房室结折返性心动过速。

病例19（图7-21）

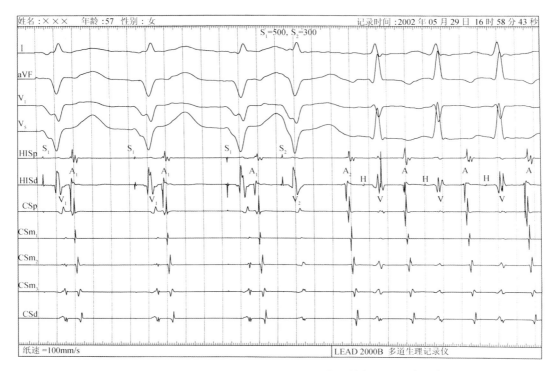

图7-21　心室程控期前刺激诱发快-慢型房室结折返性心动过速。

【临床资料】

患者，女，57岁。临床诊断：房室结双径路，阵发性室上性心动过速。

【电生理特征与分析】

图7-21示基础刺激周长500ms、S_1S_2耦联间期300ms的右心室程控期前刺激，见V_1波后A_1波在CSd处领先，V-A间期100ms，逆行心房激动顺序呈中心性。V_2波后V-A间期突然延长至300ms，A_2波仍在CSd处领先，随后诱发窄QRS波群心动过速，A波激动

顺序同前，A-H间期120ms，H-V间期50ms，逆行P⁻波在aVF导联倒置，表现出快-慢型房室结折返性心动过速电生理特征（纸速=100mm/s）。

【电生理诊断】

①逆向型房室结双径路；②快-慢型房室结折返性心动过速。

【临床资料】

患者，女，57岁。临床诊断：房室结双径路，阵发性室上性心动过速。

病例20（图7-22）

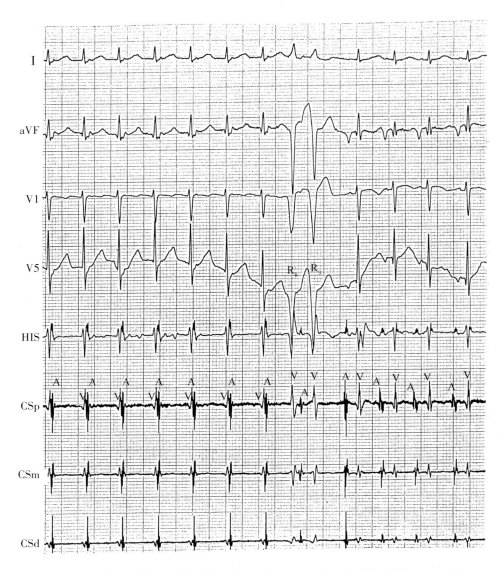

图7-22　慢-快型房室结折返性心动过速转变为快-慢型房室结折返性心动过速。

【电生理特征与分析】

图7-22示程控心房期前刺激时，A_2-H_2间期跳跃延长后诱发的窄QRS波群心动过速，R-R间期420ms，Ⅰ、aVF、V_1导联均见直立的逆行P⁻波，心腔内HIS及CS各部位的逆行A波隐埋在V波末，逆行心房激动呈中心性，为慢-快型房室结折返性心动过速。第8、9次呈左束支传导阻滞型的QRS波群提前出现，为源于右心室的室性期前收缩。R_8后的A波提前20ms出现，提示室性期前收缩的逆行激动已经沿快径路逆行传导至心房，同时干扰了沿慢径路下传的激动。R_9在逆行传导中遇到快径路逆向不应期，便沿房室结慢径路缓慢逆行传导至心房，R-P间期跳跃式延长达380ms，在aVF导联出现深倒置的逆行P⁻波，随后诱发逆行A波在CSp部领先的心动过速，A-A及V-V间期与发生室性期前收缩前的慢-快型房室结折返性心动过速一致，V-A间期>A-V间期，表明为快-慢型房室结折返性心动过速（纸速=25mm/s）。

【电生理诊断】

①双向性房室结双径路；②慢-快型房室结折返性心动过速；③快-慢型房室结折返性心动过速；④室房隐匿性传导。

第8章　预激综合征及房室折返性心动过速

预激综合征是指起源于窦房结或心房的激动,除沿着正常的房室传导系统下传激动心室以外,快速通过异常的房室传导束(房室旁路)提前激动一部分或全部心室肌,引起特殊心脏电生理改变,并且极易伴发快速性心律失常的一种临床综合征。预激综合征所伴发的快速性心律失常中最常见的为房室折返性心动过速,其次为房性心律失常,这种以心律失常为主的临床危急症可通过射频导管消融术得到有效的根治。

第1节　预激综合征及房室折返性心动过速的体表心电图特征

一、心电图表现

(一)显性房室旁路(Kent束)的心电图特征

1. P-R 间期<0.12s。
2. QRS波群增宽,时限≥0.12s。
3. QRS波群起始部有预激波(δ波)。
4. P-J 间期正常。
5. 继发性ST-T改变。

(二)Mahaim束旁路的心电图特征

1. P-R 间期正常或轻微延长。
2. QRS波群正常或宽大畸形,畸形时大多呈左束支传导阻滞图形。
3. QRS波群起始部可见预激波。
4. 可伴继发性ST-T改变。

(三)短P-R间期综合征(James束旁路)的心电图特征

1. P-R 间期<0.12s。
2. QRS波群形态正常。
3. QRS波群起始部无预激波。

二、体表心电图定位

(一)显性房室旁路

心房激动沿旁路快速下传时,旁路插入端心室肌

先激动形成除极向量,投影在某导联上即形成QRS波群起始40ms的预激波(δ波)。当预激向量由该导联负极向正极投影时,预激波为正相,以"+"表示;投影方向相反时,预激波为负相,以"-"表示。显性旁路定位方法较多,一般以预激波、QRS波群的方向以及胸前导联R/S>1移行部位来定位,但在形成最大心室预激,即QRS波群时限≥0.12s时定位较准确。临床上常采用一种简易方法,能快速地大致区分出旁路部位:①V$_1$导联分左右;②Ⅲ、aVF导联分前后;③Ⅰ、aVL导联定间隔。可将房室旁路部位大致分为左前、右前、左后、右后四个区域。

1. V$_1$导联分左右:预激波在V$_1$导联呈正相,房室旁路位置在左侧;预激波在V$_1$导联呈负相,房室旁路位置在右侧(约30%的右后旁路在V$_1$导联表现出正相预激波)。

2. Ⅲ、aVF导联分前后:预激波在Ⅲ、aVF导联呈正相,旁路位置在前方;预激波在Ⅲ、aVF导联呈负相,旁路位置在后方。

3. Ⅰ、aVL导联定间隔:预激波在Ⅰ、aVL导联呈正相,旁路位置靠间隔;预激波在Ⅰ、aVL导联呈负相,旁路位置偏向左侧游离壁(不适合右侧旁路)。

(二)隐匿性房室旁路

临床上较常见的一部分房室旁路因无前向传导功能,无论是窦性心律还是心房起搏,从不显示心室预激

波,仅表现为正常心电图,此时无法证实存在旁路。但该类旁路却具有良好的逆向传导功能,经心室起搏或诱发顺向型房室折返性心动过速时,根据逆行P波可证实存在旁路,故称为隐匿性房室旁路。

顺向型房室折返性心动过速时,按逆行心房激动投影在各导联形成的P⁻波形态,可对旁路部位做出初步判断。一般旁路插入心房端的部位最早形成逆行激动,然后向其他部位传导。当心房激动在某导联由负端向正端投影时,即表现出直立的逆行P波;由正端向负端投影时,表现出倒置的逆行P波。此外,食管导联能显示出高尖的逆行P波,在心动过速时对隐匿性旁路的初步定位颇有帮助。

1. 右侧房室旁路

(1)旁路位于右侧时,右心房激动在前,左心房激动在后,V₁导联逆行P波早于食管导联逆行P波出现。

(2)逆行P波在Ⅰ、aVL导联直立,V₁导联倒置时旁路位于右侧间隔部。①逆行P波在Ⅱ、Ⅲ、aVF导联深倒置时,旁路位于右后间隔;②逆行P波在Ⅲ、aVF导联直立时,旁路位于右前间隔。

2. 左侧房室旁路

(1)旁路位于左侧时,左心房激动在前,右心房激动在后,食管导联逆行P波早于V₁导联逆行P波出现。

(2)逆行P波在V₁导联直立,Ⅰ、aVL、Ⅱ、Ⅲ、aVF导联倒置时,旁路位于左侧。当逆行P波在Ⅰ、aVL导联深倒置,Ⅲ或aVF导联直立时,旁路位于左前侧壁。

(3)逆行P波在Ⅰ、aVL、V1导联直立,Ⅱ、Ⅲ、aVF导联深倒置时,旁路位于左后间隔。

精确的旁路定位需采用心内膜标测法,射频导管消融术即在心内膜标测的指引下通过射频电能来阻断旁路的传导。

第2节　房室旁路的电生理检查

一、旁路电生理特征

(一)旁路的兴奋性

旁路组织对起搏发生反应的能力称为旁路的兴奋性,旁路兴奋性的高低因旁路的类型不同而异。旁路在每次兴奋后也会产生不应期,但由于旁路相对不应期很短而难以测出,临床电生理检查主要检测有效不应期。旁路的有效不应期变异范围较大,可长于1000ms或者短于200ms。一般认为:①>1000ms为超长有效不应期;②600~1000ms为长有效不应期;③280~600ms为短有效不应期;④<250ms为超短有效不应期。

1. 大多数房室旁路的不应期较短、传导速度快,常造成旁路参与折返的心动过速频率较快。旁路具有短不应期的特性是预激综合征合并心房颤动时发生极快心室率的电生理基础,此时最短的R-R间期可大致反映出旁路的前向有效不应期。

2. 旁路不应期超长或偏长是产生隐匿性预激综合征和间歇性预激综合征的重要因素,一般旁路的前向不应期比逆向不应期要长,当旁路不应期长于房室结-希浦系统时,提前发生的激动容易在旁路形成前向传导阻滞,改从房室结-希浦系统下传,诱发顺向型房室折返性心动过速。旁路因逆向不应期短,发生逆

向传导阻滞极少见,故预激综合征患者发生的房室折返性心动过速以顺向型多见。

(二)旁路的传导性

1. 典型传导特性

(1)绝大多数旁路在电生理学特性上属于快反应纤维,前向传导速度比房室结-希浦系统快,并且传导时间恒定。在心房递增起搏时A-V(δ)间期不变,不随刺激频率增加而发生传导时间延长,无频率或周期依赖性递减传导。刺激频率达到旁路有效不应期时便发生2:1传导,即"全或无"传导现象。

(2)随着心房刺激频率逐渐增快,房室结-希浦系统传导速度逐渐减慢甚至发生传导阻滞,而旁路传导速度快而恒定,造成心室预激程度逐渐加重直至形成完全预激。但是形成心室完全预激后再增加刺激频率不会加大预激程度。希氏束电图中表现出A-H间期逐渐延长,H-V间期逐渐缩短,甚至H波掩埋在V波中。

(3)大多数旁路具有双向传导能力,旁路的逆向传导具有顺向传导同样的电生理特性:①在心室刺激频率改变或进行程控期前刺激时,室房传导的V-A间期常不变或延长25ms以下;②心室刺激时心房逆行激动顺序呈偏心性,即左侧房室旁路逆向传导时,左心房激动在先,右心房激动在后;右侧房室旁路逆向传导时,

右心房激动在先,左心房激动在后。

2.不典型(变异性)传导特性

(1)旁路单向传导:旁路分别存在前向或者逆向传导阻滞的现象,在临床上较为常见:①部分旁路只有前向传导而无逆向传导能力,因此不会发生顺向型房室折返性心动过速;②对于前向传导能力较强的旁路,因大多数房室结-希浦系统的逆向传导能力较差无法形成逆向传导,故极少发生逆向型房室折返性心动过速;③仅有逆向传导能力的房室旁路称为隐匿性房室旁路,虽然无心室预激表现,但易与心房、房室结-希浦系统和心室共同构成房室大折返环路,在期前刺激等因素下诱发出顺向型房室折返性心动过速。

(2)慢传导特性房室旁路:绝大多数旁路传导速度快而恒定,但少数旁路为慢反应纤维,表现为具有与房室结一致的对自主神经张力有反应以及频率依赖性递减传导的特性,称为慢传导特性旁路。绝大多数慢旁路仅有逆向传导功能,在心室递增刺激时会出现逆向文氏型传导,少数慢旁路虽然有前向传导功能,但因传导速度极慢,常被房室结-希浦系统传导掩盖而无法显示。慢旁路参与的顺向型房室折返性心动过速有长V-A间期的特点。

(3)旁路递减性传导:通常旁路传导速度快而恒定,呈"全或无"传导现象。但少数旁路在前向或逆向传导过程中均会发生传导衰减现象。A-V或V-A间期随着刺激周期的缩短而逐渐延长,直至发生完全阻滞,QRS波群恢复正常或逆行心房激动波消失,即发生文氏型传导。Mahaim型房束旁路的电生理特征即具有对心房刺激呈前向递减性传导反应,但是无逆传功能。

(4)旁路3相和4相传导阻滞:与不应期发生改变有关,电生理表现为心房刺激频率增快或减慢到一定程度时δ波消失、A-V间期及QRS波群恢复正常。前者为旁路发生3相阻滞,后者与旁路发生4相阻滞有关。

(5)旁路隐匿性传导:旁路发生隐匿性传导主要与不应期有关:①对于旁路有效不应期长于房室结的患者,激动可沿着房室结-希浦系统前向传导,然后隐匿性传导至房室旁路,造成旁路持续性阻滞;②对于旁路有效不应期短于房室结的患者,激动沿着房室旁路前向传导,然后隐匿性传导至房室结-希浦系统,导致后者形成持续功能性阻滞,形成间歇性心室预激;③旁路之间发生隐匿性传导造成激动仅沿其中一条旁路传导,是多旁路患者在心电图上仅表现出单旁路的原因之一。

(三)旁路自律性

旁路也具有自律性,已有关于起源于旁路的各种自律性异位激动的报道:①旁路性期前收缩,提前发生的QRS波群比窦性期前收缩更加宽大畸形,在各导联与心室预激波形一致,逆行P波隐埋在QRS波群中或在其后,可排除房性期前收缩沿旁路下传,但起源于旁路插入心室端部位的期前收缩,也可表现为比窦性期前收缩更加宽大畸形,在各导联与心室预激波形一致的QRS波群;②旁路性期前收缩并行心律失常,起源于旁路的激动与经房室结-希浦系统前向传导的窦性激动共同形成较罕见的室性融合波;③旁路性逸搏,发生在长间歇后比窦性心搏预激程度更重的QRS波群,其前后无相关P波;④旁路性加速的逸搏心律,QRS波群呈预激波形的加速性逸搏心律,也可能由旁路插入心室端附近的心肌自律性激动形成。

二、影响预激程度的因素

预激综合征的QRS波群是激动同时分别从房室旁路和房室结-希浦系统前向传导形成的室性融合波,预激程度的大小与下列因素有关(图8-1)。

(一)起搏点与旁路部位

旁路距心房内刺激点越近,预激程度越大,反之则越小(图8-4和图8-5)。

1.右侧房室旁路

(1)窦性心律或右心房刺激时起搏点距右侧旁路较近,激动能较早地沿右侧旁路下传心室,心室预激程度要大于左侧旁路。

(2)左心房刺激时,起搏点离右侧旁路较远,起搏激动到达房室结-希浦系统的时间要比右侧旁路早,两者传导时差比窦性心律时小,右侧旁路的心室预激程度反而会减小。当左心房刺激频率增快,房室结-希浦系统传导速度显著延缓时,两者传导时差增大,心室预激程度又会明显增大(图8-5)。

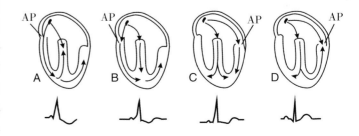

图8-1　预激程度影响因素示意图。

2.左侧房室旁路

（1）左心房刺激时，激动到达左侧旁路时间比房室结-希浦系统早，心室预激程度较窦性心律时明显增大，同时会随着左心房刺激频率的增加出现完全预激图形。

（2）右心房刺激时，由于激动点离左侧旁路有一定距离，以及激动在心房内传导延迟等原因，有时无法显示左侧旁路，或者心室预激程度较左心房刺激明显减小。

（3）对于右侧、左侧均存在显性房室旁路者，窦性心律时往往仅显示出右侧房室旁路，左侧旁路被掩盖无法显示，但在左心房刺激时，由于刺激点靠近旁路，能显示出左侧房室旁路的传导特性。

（二）心房内传导时间

激动在心房内传导到旁路的时间越早于传导到房室结的时间，心室预激程度越大，反之则越小。心房在病理情况下发生弥漫性病变时，自窦房结传导至旁路的时间显著延长，尤其旁路位于左侧时，其传导特性会被掩盖。

（三）旁路传导时间

1.取决于旁路纤维的长度以及激动在旁路内传导的速度，激动在旁路内传导速度越快，到达心室肌的时间越早，预激程度越大，反之则越小。

2.通常旁路传导纤维束短，传导速度快，在心电图上容易显示预激图形。但具有递减传导特性的房束旁路纤维细长、传导速度又慢，在窦性心律时不会或者仅轻微显示出预激，只有在心房刺激引起房室结-希浦系统传导减慢时才会显示出房束旁路传导特性。

（四）房室结-希浦系传导速度

1.房室结-希浦系统传导速度越慢，心室预激程度越大，反之则越小。对于部分房室结-希浦系统传导速度较快者，尤其左侧旁路离窦房结较远，窦性心律时不易显示心室预激。

2.心房刺激频率增快或者期前刺激耦联间期缩短时，可使房室结-希浦系统传导速度明显减慢，激动从旁路下传速度相对快于房室结-希浦系统，心室预激成分加大，甚至形成完全预激，可以确诊预激综合征（图8-4）。

3.由于房室结-希浦系统传导速度发生改变，在相同刺激频率下，同一导联的预激QRS波群宽度会发生不同改变，有时呈现出渐宽渐窄的"手风琴"现象。

三、房室旁路的电生理诊断

（一）显性房室旁路电生理诊断

房室旁路具有前向传导功能时，窦性激动分别沿旁路和房室结-希浦系统传导至心室。由于旁路传导速度快，心室提前激动，因而A-V间期或A-δ间期缩短，但A-H间期不变，常造成H-V间期缩短。快频率心房刺激时，房室结-希浦系统发生传导延缓，A-H间期延长，但旁路传导速度不变，心室预激程度增大致V波提前将H波掩盖。A-H间期明显延长时，H波可出现在V波后。

（二）隐性房室旁路电生理诊断

隐性房室旁路是指旁路具有前向传导能力，但由于受到起搏点离旁路较远、旁路传导速度较慢以及房室结-希浦系统传导速度较快等因素影响，不能显示出心室预激特征的现象，常造成诊断困难。可采用一些检查手段暴露出预激波，从而明确诊断。

1.P-R或A-V间期：右侧房室旁路离窦房结较近，窦性心律时比较容易显示出预激图形。而左侧房室旁路离窦房结较远，如果窦性激动到达旁路时间较晚时，体表导联中P-R间期较长，无心室预激或预激波不明显。但是：①食管导联能表现出相对短的P-R间期，甚至QRS波群起始早于体表导联，这是因为食管导联"贴近"左心房及左心室，能较早反映出左心室激动，比体表导联更清楚地记录到预激波；②心腔内冠状窦电极的A-V间期短于希氏束部位。这些特点对诊断隐性预激综合征及初步鉴别房室旁路的部位具有较高的临床价值。

2.心房刺激检查：采用心房刺激频率增快或期前刺激耦联间期的缩短，使心房激动落入房室结-希浦系统不应期中传导减慢，造成A-H间期延长。因旁路传导速度恒定，A-V间期不变，致H-V间期缩短甚至V波将H波掩盖，心室的预激成分增多后即显示出预激图形。也可以在心室刺激时记录到偏心性心房激动顺序显示旁路。

（三）隐匿性房室旁路电生理诊断

隐匿性房室旁路是指旁路无前向传导功能，无论是窦性心律还是心房刺激均不显示心室预激。但该类旁路却具有良好的逆向传导功能，与心房、房室结-希浦系统和心室构成房室折返环路，可形成顺向型房室折返性心动过速（图8-8和图8-28）。

1.心室刺激时出现偏心性心房激动顺序如下：①

左侧隐匿性房室旁路逆向传导时,冠状窦电极中V-A间期明显缩短,甚至VA波融合,VA波融合处即为旁路部位;②右侧隐匿性房室旁路逆向传导时,位于右心房或希氏束部位电极中的V-A间期明显缩短,甚至VA波融合。

2.顺向型房室折返性心动过速时,可从逆行心房激动顺序来判断隐匿性旁路的心房端所在部位。因多数隐匿性旁路位于左侧,食管内心脏电生理检查方便其显示。

3.自发的室性期前收缩也可显示隐匿性房室旁路的逆向传导功能,与心室刺激一样,常根据逆行心房激动的偏心顺序初步判断旁路部位。

(四)变异型预激综合征电生理诊断

1.Mahaim束旁路

(1)Mahaim房束旁路:为近年来发现并经射频导管消融术证实的新类型旁路。房束旁路的电生理特性与房室结类似,具有递减传导特性,在心房刺激频率增加或房性期前刺激时会表现出递减性传导:①一般情况下,房束旁路传导慢于房室结-希浦系统,窦性心律时仅表现出正常的P-R间期和QRS波群,或者心室预激波间歇出现;②随着心房刺激频率增快,房室结-希浦系统传导慢于房束旁路或发生阻断时,心室预激程度逐渐增加,直至呈完全预激图形;③应用频率较快的心房刺激可使房束旁路从1∶1下传转变为文氏型下传;④房束旁路无逆传功能,心室刺激时最早心房激动点位于希氏束区域;⑤大多数房束旁路位于右侧,诱发旁路前传型心动过速时QRS波群呈左束支传导阻滞型,并伴有1∶1的逆行P波,一旦逆行P波消失,心动过速立即终止(图8-10)。

(2)Mahaim结室旁路:即传统的Mahaim纤维。①心电图表现为P-R间期正常或轻度延长,QRS波群呈左束支传导阻滞型,有预激波;②电生理表现为心房刺激时随着频率增加以及期前刺激,耦联间期缩短,A-V间期逐渐延长而预激程度不变;③结室旁路诱发的左束支传导阻滞型心动过速往往同时伴有房室分离,表明心房不参与折返,可与房束旁路诱发的左束支传导阻滞型心动过速相鉴别。

2.慢传导特性房室旁路:窦性心律时P-R间期及QRS波群形态正常,无预激表现。心内电生理检查的特点包括①顺向型房室折返性心动过速时室房传导时间长,一般V-A间期>100ms;②在分级递增刺激或期前刺激时常发生A-V间期或V-A间期频率依赖性

延长>30ms,表明旁路发生前向性或逆向性文氏型传导;③发生心动过速时心房激动顺序呈偏心性,最早激动点大多位于冠状静脉窦口及其附近;④心动过速时,在希氏束处于不应期时进行心室起搏,可提前激动心房,逆传激动点与心动过速时相同,表明心室激动经旁路逆向传导,可与快-慢型房室结折返性心动过速相鉴别。

(五)短P-R间期综合征电生理诊断

短P-R间期综合征的心电图表现为窦性心律时P-R间期<0.12s,QRS波群形态正常,因房室结加速传导以及存在James束旁路或心房-希氏束旁路传导等原因均可形成此种改变:①如心房分级递增刺激频率≥200次/分时,房室仍保持1∶1传导,并且A-V间期比窦性心律时增加≤100ms,提示存在房室结加速传导,但也不能完全排除旁路传导;②静脉注射维拉帕米5mg后,如见房室阻滞点提前,并且房室传导时间的频率依赖性增加,表明为房室结加速传导,否则考虑James束或心房-希氏束旁路传导。临床罕见由短P-R间期综合征引起的心动过速。

(六)诊断多发性房室旁路

由于各条旁路的解剖部位、不应期、传导特性以及传导速度均不同,通过改变刺激频率或程控期前刺激耦联间期等方法,可以显示出不同部位或不同类型的旁路。

1.窦性心律:在多条旁路前向不应期比较接近的情况下,窦性频率发生轻微改变即可显示出多旁路的电生理特征。①体表心电图在各导联交替或间歇出现两种以上的心室预激图形;②当多条旁路同时前向传导时,在体表心电图上无法明确诊断。但是在心腔内标测时可以记录到多部位最短的A-V或V-A间期,有时甚至无法判断最早激动点(图8-29)。

2.心房刺激:心房刺激可以揭示有前向传导功能的多条房室旁路。①心房刺激频率较慢或期前刺激耦联间期较长时,心房激动沿不应期偏长但传导速度较快的旁路前向传导,A波后只出现一种心室预激波形;②心房刺激频率增快或期前刺激耦联间期缩短至不应期偏长旁路的前向有效不应期时,心房激动便改循另外一条不应期较短的旁路前向传导,A波后突然出现另外一种截然不同的心室预激波形;③多旁路在不同心房刺激频率时分别出现两种或两种以上的心室预激波形,也可在同一心房刺激频率时交替或间歇出现两种心室预激波形(图8-30);④不同基础周期长度的期

前刺激造成不应期的改变对于显示不同的旁路有一定帮助。

3.心室刺激:心室刺激时通过不同的逆行心房激动顺序可了解到多旁路逆向传导特征:①心室刺激或程控期前刺激时,常发生V-A间期改变,当多部位出现最早逆行心房激动点,如冠状窦标测电极与右心房标测电极中的逆行A波排列几乎成一条垂直线时,表明存在房室多旁路逆向传导;②改变心室刺激频率或期前刺激耦联间期时,交替或间歇性出现两种以上的旁路逆行性V-A间期及逆行P波形态;③心房刺激时最早心室预激部位与心室刺激时最早逆传心房激动点的部位不一致(图8-31和图8-32)。

4.房室折返性心动过速多旁路电生理表现

(1)逆向型房室折返性心动过速:诱发出逆向型房室折返性心动过速时可能存在多条房室旁路,有报道指出,50%~75%的逆向型房室折返性心动过速由多旁路参与折返形成。尤其左、右两侧存在房室旁路时,能够形成足够大的折返环路,结合不应期短及传导速度快的特点,多旁路极易形成逆向型房室折返性心动过速(图8-33)。

(2)心动过速频率改变:因旁路的前向、逆向传导速度均比房室结-希浦系统要快,所以一条旁路前向传导,另一条旁路逆向传导形成的逆向性房室折返性心动过速的频率非常快。而对于单条旁路患者,顺向型房室折返性心动过速常因房室结-希浦系统前向传导速度要明显慢于房室旁路而频率较慢。在排除房室结双径路后,同一患者的逆向型房室折返性心动过速的频率明显快于顺向型房室折返性心动过速,常表明存在多条房室旁路。

(3)逆行P波形态和V-A间期改变:①顺向型房室折返性心动过速时,逆行P波或V-A间期提示的旁路部位与显性预激部位不同,常为多旁路表现,如窦性心律时显示出右侧房室旁路前传特征,最短A-V间期出现在希氏束部位。而诱发顺向型房室折返性心动过速时却表现出左侧房室旁路逆传特征,最短的V-A间期出现在冠状窦远端;②顺向型房室折返性心动过速时出现两个最早逆行心房激动点,如冠状窦远端电极与低位右心房电极均记录到最短的V-A间期,说明左、右两侧均存在房室旁路;③房室折返性心动过速时,交替或间歇出现多种旁路逆行传导性V-A间期;④房室折返性心动过速,最早逆行心房激动点与心室刺激时不一致(图8-8、图8-31和图8-32)。

(七)揭示房室旁路合并房室结双径路

一部分房室旁路常合并存在房室结双径路,可通过改变心房刺激频率或程控期前刺激的耦联间期来揭示不同的旁路和房室结双径路。旁路前向不应期长于房室结双径路时,因旁路传导速度快,房室结双径路传导特征常被掩盖。当刺激频率增快或期前刺激耦联间期缩短至旁路有效不应期时,激动在旁路受阻,改从房室结快径路前传,A-V间期和QRS波群突然恢复正常。当刺激频率进一步增快或期前刺激耦联间期缩短至快径路有效不应期时,A-H间期出现>60ms的跳跃式延长,激动改从慢径路前传,有时会诱发慢-快型房室结折返性心动过速或顺向型房室折返性心动过速。当旁路不应期短于房室结双径路时,因旁路传导速度快,不应期又短,激动总是沿旁路前传,房室结双径路传导特征被掩盖无法显示,在阻断旁路传导后才能暴露出房室结双径路。

四、旁路的电生理定位

(一)房室旁路的分区

房室旁路主要沿着房室瓣环分布,大部分位于左侧或右侧游离壁,少部分位于间隔部。从X线影像、心内膜标测、射频导管成功消融等方面进行总结,可将房室旁路分为10个区域(图8-2)。

1.右侧房室旁路:采用钟点定位法,在X线左前位斜位45°~60°投照时,将三尖瓣环假想成面对观者的时钟,冠状静脉窦口处为5点钟,希氏束顶端为12点钟至1点钟。

(1)右前间隔旁路:位于希氏束上下5mm内,即12点钟至1点钟。

(2)右中间隔旁路:位于希氏束下5mm至冠状静脉窦口上5mm之间,即3点钟附近。

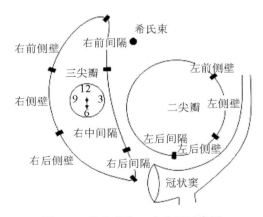

图8-2 房室旁路10个分区示意图。

（3）右后间隔旁路：位于冠状静脉窦口上5mm至三尖瓣环6点钟之间，相当于4点钟至6点钟。

（4）右后侧壁旁路：6点钟至8点半。

（5）右侧壁旁路：8点半钟至9点半。

（6）右前侧壁旁路：9点半钟至12点钟。

2.左侧房室旁路采用X线右前位斜位投照。

（1）左后间隔旁路：距冠状静脉窦口向左1.5cm内。

（2）左后侧壁旁路：距冠状静脉窦口1.5~3cm。

（3）左侧壁旁路：距冠状静脉窦口3~5cm。

（4）左前侧壁旁路：距冠状静脉窦口5cm以上。

（二）窦性心律标测

显性心室预激时，常规放置右心房、希氏束、右心室、冠状静脉窦等部位的导管电极。电极导管到位后，同步记录窦性心律时呈现心室预激的心腔内各部位心电图，分析各部位A波与V波的激动顺序关系，找出最早心室激动点及最短的A-V间期，V波最早出现的部位即是心室预激部位。记录到AV波融合、V波提前并早于体表预激波20ms的电极所在部位为最接近旁路的部位，通常在该部位能记录到理想的消融靶点图。

1.当低位右心房电极记录到提前的V波、A-V间期最短时，旁路位于右侧房室环部。用标测电极沿三尖瓣环仔细寻找心室最早激动点，根据钟点定位法可进一步区分旁路部位。

2.当希氏束部电极记录到提前的V波、A-V间期最短时，旁路位于右前间隔。

3.当冠状静脉窦近端电极记录到提前的V波、A-V间期最短时，旁路位于左后间隔。

4.当冠状静脉窦中端电极记录到提前的V波、A-V间期最短时，旁路位于左侧壁。

5.当冠状静脉窦远端电极记录到提前的V波、A-V间期最短时，旁路位于左前侧壁。

6.当多部位电极均记录到提前的V波、无法辨别何处V波最早时，提示存在多条旁路（图8-31和图8-32）。

（三）心房刺激标测

通常心室预激程度越大，对旁路的定位越准确。心房刺激可减慢房室结传导致心室预激程度增加，故心房刺激标测特别适合心室预激波不明显的旁路定位。心房刺激时，在A-H间期正常的情况下出现A-δ及A-V间期明显缩短，此时与窦性心律标测时一样，找到最早心室激动点即可明确旁路部位。其次，在刺激频率不变的情况下，改变刺激部位有利于快速找到旁路部位，如可分别刺激右心房、希氏束、冠状窦等部位，当起搏点位于旁路附近时会显示出心室完全预激图形。另外，在不同频率的心房刺激下标测，通过不同的最早心室激动点还可发现多旁路的存在（图8-30）。

（四）心室刺激标测

心室刺激标测时，可通过位于心腔内各部位导管电极记录到呈偏心性的最早心房激动点，以及最短V-A间期进行旁路定位。心室刺激标测与心动过速时标测一样，是隐匿性房室旁路定位不可缺少的方法（图8-14、图8-16、图8-22和图8-31）。

1.左侧房室旁路：心室激动首先逆向传导至左心房，然后向房间隔传播，最后到达右心房。冠状静脉窦电图中A波早于希氏束部，右心房处A波最后出现，逆行心房激动顺序呈左侧偏心性。根据冠状静脉窦电极不同部位的最早心房激动点可判断：①左前侧壁旁路，远端电极中A波早于近端出现；②左侧壁旁路，中端电极中A波早于近端及远端出现；③左后侧壁旁路，近端电极中A波早于远端出现。

2.右侧房室旁路：心室激动首先逆向传导至右心房，心房激动顺序与左侧房室旁路恰恰相反，低位右心房A波最早出现，通过房间隔向左心房传播，逆行心房激动顺序呈右侧偏心性。采用标测电极沿房室环的心室侧或心房侧逐点记录，记录到V-A融合的部位即为旁路所在位置。

3.间隔部旁路：心室激动沿后间隔部旁路逆向传导时，心房最早激动点位于冠状窦口附近，然后分别向右心房、左心房传播，逆行心房激动顺序呈中心性。当旁路位于前间隔部时，希氏束部A波最早出现，逆行心房激动顺序与慢-快型房室结折返性心动过速时相似。有时在心动过速时难以鉴别，可在希氏束处于不应期时给予心室提前起搏，此时心室激动无法沿希氏束逆向传导，如能逆行传至心房则表明存在房室旁路。

（五）心动过速标测

诱发顺向型房室折返性心动过速后，与心室刺激标测一样，同步记录心腔内各部位导管电极所记录到的最早A波以及最短V-A间期来判断旁路部位，标测点越多，准确性越高（图8-15至图8-19、图8-22至图8-27）。逆向型房室折返性心动过速则需与窦性标测一样，通过记录到最早心室激动点来判断旁路部位。

（六）旁路电位

旁路电位为一种时限为10~30ms的高频低幅电位，呈尖峰状，有时当导管电极紧贴旁路时才能记录到。旁路电位在顺向传导时出现在最短的 AV 之间，在逆向传导时出现在最短的 VA 之间。记录到旁路电位的部位为最佳消融靶点之一，但由于记录旁路电位困难且费时，在消融旁路时无须刻意去记录。

第3节　房室折返性心动过速的电生理检查

房室折返性心动过速（AVRT）是指心房肌和心室肌均为折返环必需部分的折返性心动过速，是预激综合征患者并发的常见快速性心律失常。依据激动在折返环路内运动方向的不同，可分为两种类型（图8-3）：①顺向型房室折返性心动过速（OAVRT），激动从心房沿房室结-希浦系统顺向传导至心室，然后沿室旁路逆向传导至心房，形成顺向型房室折返性心动过速，此型常见，占 90%~95%；②逆向型房室折返性心动过速（AAVRT），此型较少见，占 5%~10%，并且多为电生理检查中诱发，激动从心房沿房室旁路顺向传导至心室，再沿希浦系统-房室结或者另一条旁路逆向传导至心房，形成逆向型房室折返性心动过速，文献报道的逆向型房室折返性心动过速多数由多条旁路之间折返所致。

图8-3中左图为左侧房室旁路逆向传导，房室结-希浦系统前向传导形成的顺向型房室折返性心动过速。

图8-3中右图为右侧房室旁路前向传导，房室结-希浦系统逆向传导形成的逆向型房室折返性心动过速。

一、形成折返环路的部位

房室折返性心动过速的折返环路组成部位有明确的解剖依据，包括以下几部分。

1.房室旁路：顺向型房室折返性心动过速时，房室旁路作为折返环路的逆向传导支；逆向型房室折返性心动过速时，房室旁路作为折返环路的顺向传导支参与折返。射频导管消融术通过射频电能破坏旁路的传导功能，阻断折返环路而根治房室折返性心动过速。

2.房室结-希浦系统：顺向型房室折返性心动过速时，房室结-希浦系统作为顺向传导支；逆向型房室折返性心动过速时，房室结-希浦系统作为逆向传导支参与折返。

3.旁路同侧的心房肌：旁路同侧的心房肌作为折返环路的一部分参与了折返，而对侧心房肌并不需要参与折返。

4.旁路同侧的心室肌：旁路同侧的心室肌是折返环路的组成部分，对侧心室肌并不参与折返。当旁路同侧束支发生传导阻滞，旁路对侧心室肌就参与了折返，否则心动过速立即终止。例如，左侧房室旁路参与的顺向型房室折返性心动过速，一旦发生左束支功能性传导阻滞，心动过速要维持下去，激动必须沿右束支传导至右心室，然后穿过心室间隔逆传至左心室，再沿左侧房室旁路逆向传导至左心房，导致折返环路增大，心动过速的频率减慢。

5.两侧心房肌与心室肌：在左侧、右侧两条房室旁路均参与折返的房室折返性心动过速中，旁路插入部位的心房肌和心室肌均成为折返环路的一部分。

6.房室结双径路：房室旁路合并房室结双径路传导形成顺向型房室折返性心动过速时，其前向传导支可分为两部分，一部分为房室结快径路，另一部分为房室结慢径路，逆向传导支仍然为房室旁路。房室结快、慢径路分别参与折返会使心动过速的周期长度发生长短交替性改变（图8-7）。

二、顺向型房室折返性心动过速的电生理检查

（一）诱发机制

1.心房刺激诱发

（1）旁路前向有效不应期长于房室结-希浦系统：当心房期前刺激激动进入旁路有效不应期时便沿房室结-希浦系统前向传导，A_2-V_2 间期或 H_2-V_2 间期以及 QRS 波群恢复正常。此时只要房室结-希浦系统、心室肌等部位的任何一处发生传导延缓，使逆行激动脱

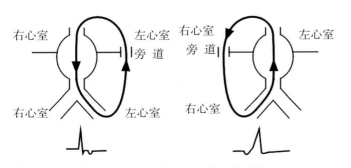

图8-3　房室折返性心动过速示意图。

离旁路和心房有效不应期即可形成逆行心房激动。此后,如果房室结-希浦系统也脱离前向不应期恢复传导,即可形成房室折返性心动过速,这是顺向型房室折返性心动过速最常见的诱发形式(图8-6)。

(2)房室结-希浦系统前向有效不应期长于房室旁路:一般情况下,心房期前刺激激动沿不应期短、传导速度快的旁路顺向传导,此时较难诱发顺向型房室折返性心动过速。但通过不同基础周长的期前刺激使激动进入旁路前向有效不应期的同时,假如房室结-希浦系统能脱离前向有效不应期,则可能诱发顺向型房室折返性心动过速,此时能否诱发的关键在于基础起搏周长是否缩短了房室结-希浦系统的不应期。

2.心室刺激诱发:通常房室旁路逆向有效不应期短于房室结-希浦系统,心室快速刺激或心室程控期前刺激引起的心室激动均沿旁路逆向传导至心房,如果激动沿已脱离前向不应期的房室结-希浦系统下传,即可诱发出顺向型房室折返性心动过速。有时会在较短耦联间期的程控期前刺激诱发心室内束支折返(V₃现象)后,再诱发出顺向型房室折返性心动过速,主要原因是束支折返形成的延缓激动足以使旁路以及心房脱离不应期而诱发折返。此外,大多数房室结-希浦系统的逆向传导功能要比顺向传导功能差,心室激动只能沿旁路逆向传导。故在单条旁路患者中,心室刺激诱发的房室折返性心动过速几乎均为顺向型(图8-21、图8-22、图8-27和图8-28)。

(二)电生理特征

1.心动过速常突然发作突然终止,频率大多在160~250次/分。在合并房室结双径路患者中,折返激动沿快径路前向传导时频率较快,而沿慢径路前向传导时频率明显减慢,甚至可低于100次/分。

2.通常QRS波群形态正常。但是因为室房传导快,折返周期常短于束支不应期,尤其诱发间期较短,在心动过速开始时常伴有功能性束支传导阻滞。当伴有旁路同侧功能性束支传导阻滞时,折返激动需沿对侧束支下传,然后穿过室间隔绕行至旁路,折返环路增大,导致V-V间期或V-A间期比未发生功能性束支传导阻滞时延长35ms以上。旁路对侧束支发生功能性传导阻滞时与折返环路无关,V-V间期无变化。此为Coumel定律,顺向型房室折返性心动过速时常利用这一特点初步判断旁路部位。

3.顺向型房室折返性心动过速因频率较快常伴有QRS波群振幅高低电交替或R-R周期长短交替,心率越快合并电交替机会越多。R-R周期长短交替的主要原因是折返激动落在房室结-希浦系统的相对不应期早期而出现A-H间期延长,因此折返周期也延长,导致下一次激动落在房室结-希浦系统相对不应期晚期或不应期之外,A-H间期便相应缩短,因此造成R-R周期长短交替。此外,对于合并房室结双径路传导者,顺向性房室折返性心动过速时因房室结快、慢径路顺向传导速度显著不等,A-H间期出现明显互差达100ms以上的长短交替,而旁路逆向传导的V-A间期不变,也可引起R-R间期显著长短交替。

4.心动过速时逆行A波位于V波后,V-A间期>70ms,V-A间期<A-V间期,心腔内各部位的心房最早激动点有助于旁路定位。发生二度房室或室房传导阻滞时,心动过速立即终止是房室折返性心动过速的特征性改变,这一特点可区别于房室结折返性心动过速或房内折返性心动过速。

(三)终止机制

由于房室折返性心动过速是心房和心室都参与的大折返运动,因此无论心房还是心室起搏几乎均能侵入折返环路重整或终止心动过速。

1.给予较早的心房期前刺激时,激动遇到房室结-希浦系统前向不应期,或者提前激动心室后遇到旁路的逆向不应期而终止心动过速,是房室折返性心动过速最常见的终止机制。

2.心房期前刺激可前向侵入旁路,与逆行激动发生碰撞而终止心动过速,表现为逆行A波消失后立即终止心动过速。

3.心室期前刺激时,可因旁路或心房肌处于不应期而发生逆向传导阻滞,逆行A波消失后心动过速终止。

4.心室期前刺激逆行侵入房室结-希浦系统与顺向传导的激动发生碰撞,终止心动过速。

5.心房或心室快速刺激终止心动过速的机制与期前刺激相同,对于频率较快的心动过速,常需超速或猝发刺激,激动侵入折返路后才能终止。在快速刺激诱发心动过速的拖带现象后,只要适当增加刺激频率即可终止心动过速。

三、逆向型房室折返性心动过速的电生理检查

(一)诱发机制

逆向型房室折返性心动过速多见于电生理检查中诱发,自发者少见。

1. 心房刺激诱发：逆向型房室折返性心动过速少见，仅见于有前传功能的显性旁路，大多数发生在多旁路患者中。此类心动过速常发生在旁路前向不应期较短者，心房期前刺激在房室结-希浦系统发生阻滞，沿房室旁路快速前向传导至心室。如果房室结-希浦系统逆传不应期短、逆传功能强，或者存在另外一条房室旁路时，激动能逆传至心室，再次从旁路前传后即可诱发逆向型房室折返性心动过速（图8-9和图8-33）。

2. 心室刺激诱发：与心房刺激一样，心室刺激诱发需要房室结-希浦系统有极强的逆向传导功能，或者存在多条旁路。另一条件是心室肌或束支间发生传导延缓，有利于房室结-希浦系统或者旁路脱离逆传不应期。当心室激动快速逆传至心房，再沿旁路顺传即可诱发逆向型房室折返性心动过速。

（二）电生理特征

1. 心房刺激诱发时，A-V间期缩短；心室刺激诱发时，V-A间期相对长（激动沿房室结-希浦系统逆向传导）或V-A间期较短（激动沿旁路逆向传导）。

2. 心动过速时QRS波群宽大畸形，与窦性心律时心室预激波形相似。频率常>200次/分，R-P⁻间期>P⁻-R间期，逆行P波在Ⅱ、Ⅲ、aVF导联倒置。

3. 心动过速时最早出现的V波、AV融合的记录点即为旁路部位。例如，左前侧壁旁路前传时，最早心室激动点出现在冠状窦远端电极；左后侧壁旁路前传时，最早心室激动点出现在冠状窦近端电极。

4. 激动沿房室结逆向传导时，希氏束电图上A波最早出现，室房激动为V-H-A顺序，心房激动顺序呈中心性；激动沿另一条旁路逆向传导时，距旁路最近的标测电极上A波最早出现，心房激动顺序呈偏心性。例如，右侧旁路顺传、左侧旁路逆传时，可在低位右心房电极记录到最短的A-V间期，在冠状窦电极记录到最短的V-A间期（图8-33）。

5. A波与V波呈1:1传导，发生二度房室或室房传导阻滞时，心动过速立即终止。

6. 发生两种预激图形的宽QRS波群心动过速，或者同一患者逆向型房室折返性心动过速的频率比顺向型房室折返性心动过速快，往往提示存在多条旁路参与折返。

四、变异型房室折返性心动过速的电生理检查

除了经典房室旁路引起的顺向型及逆向型房室折返性心动过速外，近年来发现的慢传导特性房室旁路以及房束旁路也是引起房室折返性心动过速的重要原因。因其电生理特性与典型的房室折返性心动过速不同，可称为变异型房室折返性心动过速。

（一）慢旁路性顺向型房室折返性心动过速

1. 窦性心律周期缩短或心房刺激时均可诱发，心房激动沿房室结传导，A-V间期以及QRS波群形态正常。心室刺激诱发时，V-A间期明显延长，最早心房激动点常位于冠状窦口附近。

2. 在心室刺激或心动过速逆向传导过程中，旁路具有房室结样递减传导特性，V-A间期延长常>100ms。室房传导明显延缓时，可出现V-A间期>A-V间期或逆向文氏型传导，但较少见。心动过速常终止于逆行A波消失后，即旁路发生逆向传导阻滞。

3. 心动过速时QRS波群形态大多正常，频率一般在100~200次/分。

4. 诱发心动过速后，在希氏束处于不应期时，给予心室RS₂刺激可提前激动心房，此时最早逆行心房激动位于冠状窦口及其附近部位。

（二）房束旁路(Mahaim)性逆向型房室折返性心动过速

折返激动从房束旁路缓慢前传至心室，沿房室结-希浦系统逆传至心房，属特殊的逆向型房室折返性心动过速。

1. 常由心房刺激诱发，随着心房刺激频率增快或期前刺激耦联间期缩短，A-H间期逐渐延长，H-V间期逐渐缩短，直至H波恒定于V波后。同时QRS波群由正常逐渐演变成预激波明显的左束支传导阻滞图形。一旦房室结-希浦系统脱离逆行不应期，激动逆传至心房，再沿房束旁路前传即可诱发（图8-10）。

2. 心动过速时，QRS波群呈左束支传导阻滞型伴电轴左偏，A-V间期及V-A间期均较长，于A波与V波间可见到尖锐的旁路电位，但AV不融合。逆行P波一般位于两次宽QRS波群中间，在Ⅱ、Ⅲ、aVF、V₂~V₆导联倒置。

3. 心动过速时，给予较晚的心房期前刺激，激动仍从房束旁路前传，房室结逆传。造成希氏束部位的V波及H波提前发生，而A波不提前，据此可排除结室旁路和房室结折返性心动过速。在未合并其他旁路时，心动过速最早逆行心房激动点在希氏束部位。

4. 心动过速时A波与V波呈1:1传导关系，发生房室分离时心动过速立即终止。此特征可与结室旁路引起的左束支阻滞型心动过速相鉴别。前者心房是折返必需部位，后者折返不需要心房参与。

第4节　预激综合征及房室折返性心动过速电生理检查病例解析

病例1（图8-4）

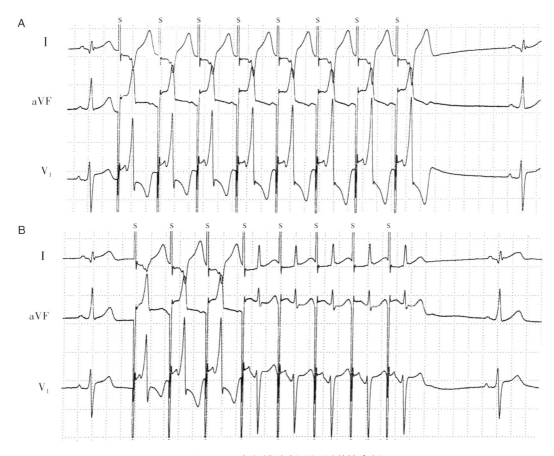

图8-4　心房起搏诊断可疑预激综合征。

【临床资料】

患者,女,35岁。临床诊断:阵发性室上性心动过速。

【电生理特征与分析】

图8-4为经食管心脏电生理检查记录。图A示窦性心律时P-R间期为0.16s,QRS波群形态基本正常,未见δ波,仅在 I 导联出现q波,aVF导联QRS波群起始部略缓慢,V₁导联呈RS型。经食管给予频率为110次/分的8次电脉冲均稳定起搏心房,每次P波后紧跟时限为0.12s的宽大畸形QRS波群,其前可见δ波。 I

导联δ波及QRS主波向下,aVF、V₁导联δ波及QRS波群主波向上,P-δ间期仅为0.10s。随着心房起搏的持续,可见心室预激程度逐渐增大,最后3次QRS波群呈完全预激图形。快频率心房起搏显示出左侧房室旁路前向传导的电生理特征。

图B示心房刺激频率增快至120次/分,前3次心房刺激下传的QRS波群仍呈预激图形。从第4次心房刺激开始,P-R间期及QRS波群形态均恢复正常, I 导联q波消失,aVF导联QRS波群振幅减小并出现S波,V₁导联rS型,S波深度增加,表明旁路已经发生传导阻滞,激动均沿房室结-希浦系统下传心室(纸速=25mm/s)。

本例为左侧房室旁路,窦房结与左侧旁路距离较远,窦性激动在到达旁路之前已经沿房室结-希浦系统下传心室,延迟从旁路下传的激动只引起旁路附近非常少的心室肌除极,在窦性心律时仅表现出 I 导联的 q 波、aVF 导联 QRS 波群起始部略缓慢、V_1 导联 r 波升高等细微的特征,给诊断预激综合征带来一定的困难,但通过快速心房刺激却显示出预激综合征传导特征。本例能明确诊断的原因如下:①食管心房起搏点位于左心房后壁,激动到达左侧旁路时间比房室结-希浦系统早,引起心室预激程度明显增大,可疑预激综合征得以确诊;②心房刺激引起房室结-希浦系统传导延缓,当传导速度明显慢于旁路时,便形成心室完全预激;③本例房室旁路的前向有效不应期长于房室结-希浦系统,旁路发生传导阻滞,房室结-希浦系统能持续下传形成正常 QRS 波群,表明旁路发生了持续性功能性阻滞,即旁路蝉联现象。通过 QRS 波群形态对比,可明确窦性心律时的 QRS 波群起始异常为心室不完全性预激造成。

【电生理诊断】

①窦性心律;②预激综合征,左侧房室旁路;③旁路蝉联现象。

病例2(图8-5)

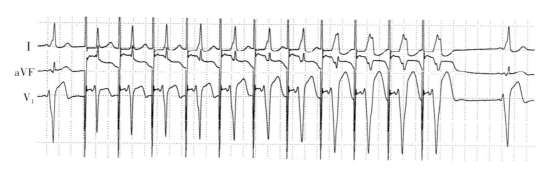

图8-5 左心房起搏对右侧旁路预激程度的影响。

【临床资料】

患者,男,32 岁。临床诊断:预激综合征,阵发性室上性心动过速。

【电生理特征与分析】

图8-5示为经食管心脏电生理检查记录,窦性心律时显示出右侧显性房室旁路,P-δ 间期为 0.10s,QRS 波群时限为 0.14s。经食管给予频率为 110 次/分的 11 次电脉冲刺激左心房时,可见前 3 次 QRS 波群畸形程度比窦性心律时要小,自第 4 次 QRS 波群起畸形程度逐渐增大,最后 4 次 QRS 波群畸形程度反而超过窦性心律,时限达 0.18s,期间 P-δ 间期始终为 0.10s(纸速=25mm/s)。

本图可见心室预激程度的大小和起搏点与旁路的距离以及房室结传导速度关系密切。窦性心律时预激程度较大是因为右侧旁路距窦房结较近,窦性激动能快速沿旁路下传,预先激动大部分心室肌。当刺激左心房时,刺激点到房室结的距离比右侧旁路近,刺激激动从房室结-希浦系统下传时间要比窦性心律时早,心室波畸形程度明显减小。因旁路传导速度比房室结-希浦系统要快,QRS 波群的起始仍由预激所致,QRS 波群变窄主要由终末预激消失引起。随着心房持续刺激,房室结-希浦系统发生传导延缓,沿右侧旁路下传心室的激动明显增加,又造成心室预激程度增大。当房室结-希浦系统传导明显延缓或阻滞时(被旁路传导所掩盖,无法显示),旁路下传激动引起整个心室肌除极,最后 4 次 QRS 波群便形成完全预激图形。

【电生理诊断】

①窦性心律;②预激综合征,显性右侧旁路;③起搏点及房室结-希浦系统传导速度影响预激程度。

病例3（图8-6）

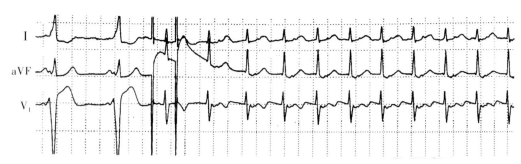

图8-6　右侧房室旁路合并房室结双径路诱发顺向型房室折返性心动过速。

【临床资料】

患者，女，45岁。临床诊断：预激综合征，阵发性室上性心动过速。

【电生理特征与分析】

图8-6显示窦性心律时P波直立，QRS波群宽大畸形，Ⅰ导联、aVF导联呈R形，V₁导联呈rS形，起始均见δ波，P-δ间期为0.08~0.10s，为右侧显性房室旁路。第二次QRS波群后给予频率180次/分的两次心房刺激，第1次S-R间期为0.16s，QRS波群恢复正常，第2次S-R间期成倍延长至0.42s，表现出房室结双径路传导电生理特性，随后诱发出窄QRS波群心动过速。开始时R-R间期为0.56s，随后缩短至0.44s。于ST段上可见在Ⅰ、aVF导联直立、V₁导联倒置的逆行P波，V₁导联R-P⁻间期短于Ⅰ导联R-P⁻间期，R-P⁻间期<P⁻-R间期，心房激动呈右侧偏心性。以上电生理特点符合右侧房室旁路逆向传导引起的顺向性房室折返性心动过速（纸速=25mm/s）。

本例经食管心脏电生理检查在心房程控期前刺激时显示出房室结双径路传导的跳跃现象（图略），图中两次心房刺激显示出房室结双径路传导的电生理特征。在S-R间期成倍延长，即激动沿房室结慢径路传导后诱发顺向型房室折返性心动过速，需与慢-快型房室结折返性心动过速相鉴别，但本图逆行P波清晰出现QRS波群后，R-P⁻间期≥0.10s，心房激动呈右侧偏心性，可排除房室结快径路逆向传导形成的慢-快型房室结折返性心动过速。

【电生理诊断】

①窦性心律；②预激综合征，显性右侧房室旁路；③房室结双径路；④顺向型房室折返性心动过速。

病例4（图8-7）

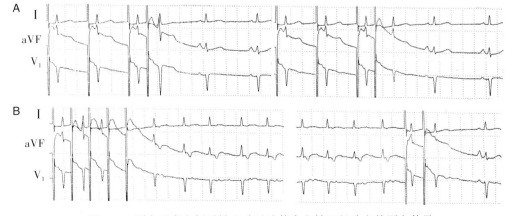

图8-7　顺向型房室折返性心动过速伴房室结双径路交替顺向传导。

【临床资料】

患者,女,42岁。临床诊断:阵发性室上性心动过速。

【电生理特征与分析】

图8-7为基础周期700ms的经食管心房S_1S_2程控期前刺激。图A左侧见S_1S_2耦联间期320ms时S_2-R间期为200ms,右侧见S_1S_2耦联间期310ms时S_2-R间期突然跳跃延长至300ms,增量达100ms,表现出房室双径路传导的电生理特性。

图B为分级递增法心房起搏刺激,左侧见前3次S-R间期逐渐延长,第4次S-R间期延长至300ms,第5次S-R间期延长至460ms后诱发出窄QRS波群心动过速。QRS波群后可见在aVF导联倒置、V_1导联负正双相的逆行P波,R-P⁻间期为0.10~0.12s,P⁻-R间期为0.34s与0.46s交替出现,造成R-R间期明显长短交替。右侧给予频率为200次/分的两次心房起搏,夺获心房后便终止了心动过速(纸速=25mm/s)。

图8-7为房室结双径路分别参与顺向传导,隐匿性左侧房室旁路逆向传导的顺向型房室折返性心动过速。其心电图及电生理特点如下。

(1)心动过速时QRS波群形态及时限正常,说明激动沿房室结-希浦系统顺向传导,心室内激动顺序未变。R-R间期长短交替是由P⁻-R间期长短交替形成,互差达0.12s,提示存在房室结双径路传导,在心房程控期前刺激S_1S_2递减10ms时,S_2-R间期发生了大于60ms的跳跃现象,并诱发出相同的心动过速,从而证实存在房室结双径路。

(2)心动过速时R-P⁻间期≥0.10s,逆行P波在aVF导联深倒置,V_1导联呈负正双相,为激动沿后间隔房室旁路逆向传导的特点。另外,图示窦性心律、心房刺激以及心动过速时均未见心室预激,符合隐匿性房室旁路的特点,该类旁路无顺向传导功能,但具有良好的逆向传导功能,成为顺向型房室折返性心动过速的逆向传导路径。由于房室结双径路交替顺向传导造成R-R间期长短交替,导致长R-R间期后的R-P⁻间期为0.10s,短R-R间期后的R-P⁻间期为0.12s,而逆行P波形态不变。该现象提示房室旁路具有频率依赖性逆向传导延缓,心内电生理检查时,170次/分心室起搏刺激时出现旁路递减性传导也证实了该现象。

【电生理诊断】

①窦性心律;②房室结双径路;③预激综合征,隐匿性左侧房室旁路;④顺向型房室折返性心动过速伴房室结双径路交替顺向传导。

病例5(图8-8)

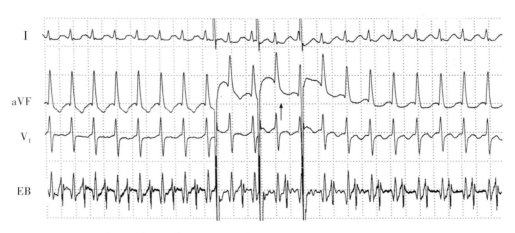

图8-8　隐匿性房室双旁路分别逆向传导引起两种顺向型房室折返性心动过速。

【临床资料】

患者,女,53岁。临床诊断:阵发性室上性心动过速。

【电生理特征与分析】

患者窦性心律时心电图无预激表现。图8-8为经食管心脏电生理检查诱发的窄QRS波群心动过速,R-R间期为310ms,频率为193次/分。QRS波群后可见逆行P波,在Ⅰ导联直立,aVF导联倒置,V₁导联不清晰,提示为右后侧壁旁路逆向传导,房室结-希浦系统顺向传导的顺向型房室折返性心动过速。图例中可见发放3次频率为100次的心房亚速刺激后,窄QRS波群心动过速仍然存在,R-R间期不变。但第2次心房刺激提前夺获心房,造成其后逆行P波的形态及R-P间期发生了变化(箭头所示)。转变为逆行P波在Ⅰ导联倒置,V₁导联直立,aVF导联不清晰,提示心动过速已改变为左前侧壁旁路逆向传导,房室结-希浦系统顺向传导的顺向型房室折返性心动过速。择期射频导管消融术分别在三尖瓣环6点钟处和二尖瓣环距冠状窦口5cm处成功阻断两条房室旁路(详见图8-32。纸速=25mm/s)。

隐匿性旁路因无前向传导功能,无论窦性心律、心房起搏还是心动过速时均不会显示预激图形,要明确诊断只能依赖心室起搏以及心动过速时的逆行心房激动顺序做出判断。本例心动过速前半部分逆行P波在Ⅰ导联直立,提示旁路位于右侧,aVF导联中逆行P波倒置又表明旁路位置靠后。心动过速后半部分逆行P波在Ⅰ导联倒置,V₁导联直立,符合左前侧壁旁路的电生理特征。

【电生理诊断】

①预激综合征,隐匿性右后侧壁房室旁路合并隐匿性左前侧壁房室旁路;②顺向型房室折返性心动过速。

病例6(图8-9)

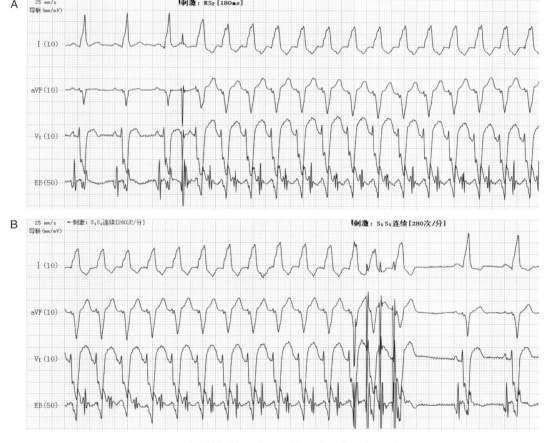

图8-9　心房刺激诱发及终止逆向型房室折返性心动过速。

【临床资料】

患者,男,33岁。临床诊断:阵发性室上性心动过速。

【电生理特征与分析】

图8-9中图A示窦性心律,QRS波宽大畸形,起始可见预激波,呈现显性右侧房室旁路心电图改变。经食管给予心房RS₂刺激。RS₂180ms时诱发出形态与窦性心律相似的宽QRS波心动过速,R-R间期为400ms,频率为150次/分。逆行P波在 I 导联倒置,V₁导联直立,食管导联R-P间期200ms<V₁导联240ms,逆性心房激动呈左侧偏心性。图B示心动过速时经食管给予频率280次/分的4次心房刺激,第2个S波夺获心房后

终止了心动过速,本例宽QRS波心动过速呈预激图形,R-R间期规则,为逆向型房室折返性心动过速,表明心动过速时右侧房室旁路前传至心室。逆行P波呈左侧偏心性,提示左侧存在房室旁路。逆向型房室折返性心动过速的逆传支可以是房室结-希浦系统,也可为另外1条房室旁路,其中1条显性旁路前传和1条隐匿性旁路逆传是最佳组合。本例由于显性右侧旁路前传,隐匿性左侧旁路逆传,加上双侧心房和双侧心室,组成的折返环路足够大,刺激脉冲容易进入折返环,是既能诱发又容易终止心动过速的原因。

【电生理诊断】

①预激综合征,显性右侧房室旁路合并隐匿性左侧房室旁路;②逆向型房室折返性心动过速。

病例7 (图8-10)

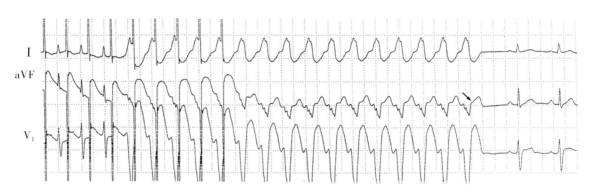

图8-10 Mahaim预激房束旁路逆向型房室折返性心动过速。

【临床资料】

患者,男,36岁。临床诊断:阵发性室上性心动过速。

【电生理特征与分析】

图8-10示S₁S₂心房分级递增170次/分刺激,第4次S波后诱发出QRS波群呈左束支传导阻滞型的短阵心动过速,起始粗钝可见δ波,R-R间期为380ms,心率为158次/分。aVF导联可见倒置的逆行P波,R-P⁻间期为200ms,P⁻-R间期为180ms,最后一次T波前支上的逆行P波消失后(箭头所示)心动过速终止。心内电生理标测到心动过速时,右心室心尖部的V波早于希氏束部V波出现,心室刺激时最早心房激动点位于希

氏束部位。射频导管消融时在三尖瓣环8点钟处标测到比体表QRS波群提前30ms的V波,AV间见到尖锐的旁路电位,但AV不融合,在此放电阻断旁路后,心房快速刺激时QRS波群形态正常并且不能诱发心动过速,从而证实为Mahaim房束旁路顺向传导的逆向型房室折返性心动过速(纸速=25mm/s)。

Mahaim型房束旁路为近年来被发现的并经射频导管消融术证实的新类型旁路,其电生理特性与房室结类似,在心房刺激频率增加或房性期前刺激时会表现出前向递减性传导。但是房束旁路无逆传功能,心室刺激或者诱发心动过速时在希氏束部位记录到最早心房激动,表明心室激动只能沿希浦系统-房室结逆向传导到心房。大多数房束旁路位于右侧,右心房、房

束旁路、右心室、房室结-希浦系统构成了完整的折返环路。诱发房束旁路型心动过速时QRS波群呈左束支传导阻滞型,并伴有1:1的逆行P波,一旦逆行P波消失,心动过速立即终止。此特点可与结室旁路诱发的左束支传导阻滞型心动过速相鉴别,因结室旁路诱发左束支传导阻滞型心动过速的折返环路不包括心房,心动过速发作时往往同时伴有房室分离。

【电生理诊断】

①预激综合征,Mahaim房束旁路;②逆向型房室折返性心动过速。

病例8(图8-11)

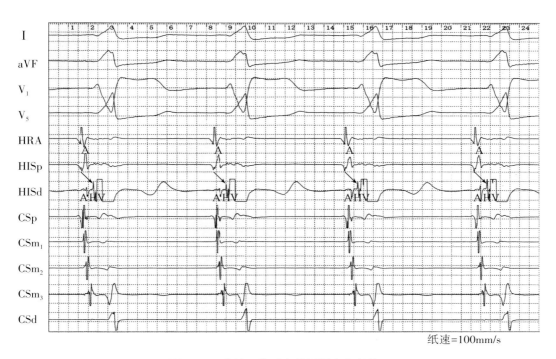

纸速=100mm/s

图8-11 窦性心律时右前间隔房室旁路。

【临床资料】

患者,女,19岁。临床诊断:阵发性室上性心动过速。

【电生理特征与分析】

图8-11示窦性心律时P-R间期缩短,QRS波宽大畸形,起始可见预激波,表现出显性右侧房室旁路心电图特征。心房激动最早发生在HRA,最迟出现在CS远端,心房激动顺序正常。最短AV间期出现在HIS部位,HISd呈小A大V,V波起始部可见高尖的H波(箭头所示),A-H间期为100ms,H波与V波同时出现,显

示出希氏束部位心室最早开始激动,为右前间隔(希氏束旁)房室旁路特征。电生理检查中诱发出频率为206次/分的窄QRS心动过速时,QRS波呈右束支阻滞型。可见HIS部H-V间期为50ms,逆行A波最早出现在HISd,V-A间期为90ms。在HRA与CS远端最迟出现,逆行心房激动呈中心性,为右前间隔房室旁路逆向传导形成的顺向型房室结折返性心动过速(纸速=100mm/s)。

【电生理诊断】

预激综合征;显性右前间隔房室旁路。

病例9（图8-12）

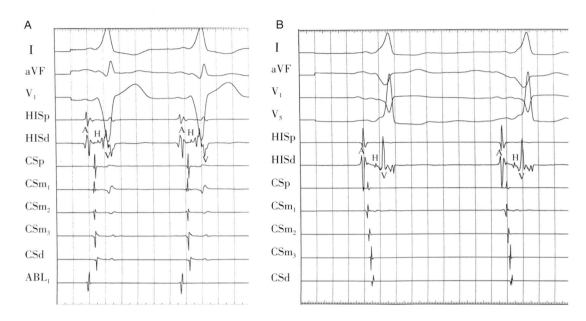

图8-12　（A）窦性心律时显性右侧壁房室旁路。（B）窦性心律时显性右后间隔房室旁路。

【临床资料】

图A：患者，男，41岁。临床诊断：预激综合征，阵发性室上性心动过速。图B：患者，女，50岁。临床诊断：预激综合征，阵发性室上性心动过速。

【电生理特征与分析】

图8-12中图A示窦性心律时QRS波群宽大畸形，P-R间期明显缩短，心室预激波在Ⅰ导联呈正相，aVF导联、V_1导联呈正负双相。心腔内各记录点示P-A间期为30ms，希氏束部位A-H间期为90ms，V波提早出现，导致H-V间期为20ms，A-V间期缩短至110ms，冠状窦电极中A-V间期自近端向远端逐渐延长。消融导管电极在右侧房室环9点钟处标测到V波最早出现且AV融合，在此放电后成功阻断旁路，旁路定位于右侧壁（图中消融导管ABL位于右心房）（纸速=100mm/s）。

图B示窦性心律时QRS波群宽大畸形，P-R间期为0.10s，心室预激波在Ⅰ导联、V_5导联呈正相，aVF导联呈负相，V_1导联呈正负双相。心腔内示P-A间期为35ms，希氏束部位A-H间期为85ms，V波提早出现，导致H-V间期为20ms，A-V间期缩短至100ms（冠状窦电极的CSp位于冠状窦口外，CSm_1位于冠状窦口）。消融导管电极在右侧房室环5点半处标测到AV融合，放电后成功阻断旁路，旁路定位于右心室后间隔（纸速=100mm/s）。

房室旁路的电生理特征为不应期短、传导速度快。旁路具有前向传导功能时，其插入端附近的心室肌最早激动造成V波提前，然后向其他部位传播，记录到最短A-V间期的电极处就是旁路所在部位。图A和图B示窦性心律时希氏束部位V波明显提前，H-V间期及A-V间期缩短，造成QRS波群明显宽大畸形。

【电生理诊断】

①图A：预激综合征，显性右侧壁房室旁路；②图B：预激综合征，显性右后间隔房室旁路。

病例10（图8-13）

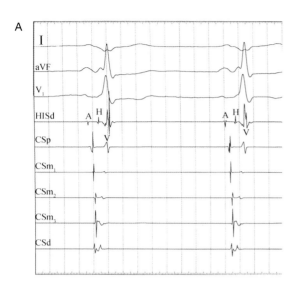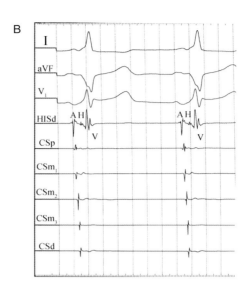

图8-13 （A）窦性心律时显性左前侧壁房室旁路。（B）窦性心律时显性左后间隔房室旁路。

【临床资料】

图A:患者,男,32岁。临床诊断:预激综合征,阵发性室上性心动过速。图B:患者,男,60岁。临床诊断:预激综合征,阵发性室上性心动过速。

【电生理特征与分析】

图8-13中图A示窦性心律时QRS波群宽大畸形,P-R间期为0.11s,I导联预激波及QRS波群呈负相,aVF、V_1导联预激波及QRS波群均呈正相。心腔内各记录点示P-A间期为40ms,希氏束部位A-H间期为80ms,H-V间期为40ms,A-V间期为110ms,冠状窦电极中可见CSd以及CSm_3处AV融合,AV自CSm_2处开始逐渐分开,CSp处A-V间期已达100ms。消融导管电极沿二尖瓣环距冠状窦口5cm处标测到AV融合,放电

后CSd以及CSm_3处AV分开,成功阻断左前侧壁旁路(纸速=100mm/s)。

图B示窦性心律时QRS波群宽大畸形,预激波显著,P-R间期为0.09s,心室预激波及QRS波群在I导联、V_1导联呈正相,aVF导联呈负相。心腔内示P-A间期为45ms,希氏束部位A-H间期为60ms,V波提早出现,导致H波在V波起始处融合,A-V间期缩短至70ms。可见CSp处AV间期最短,自冠状窦近端向远端AV间期逐渐分开,消融导管在二尖瓣环距冠状窦口1cm处标测到AV融合,放电后成功阻断左后间隔旁路(纸速=100mm/s)。

【电生理诊断】

①图A:预激综合征,显性左前侧壁房室旁路;②图B:预激综合征,显性左后间隔房室旁路。

病例11（图8-14）

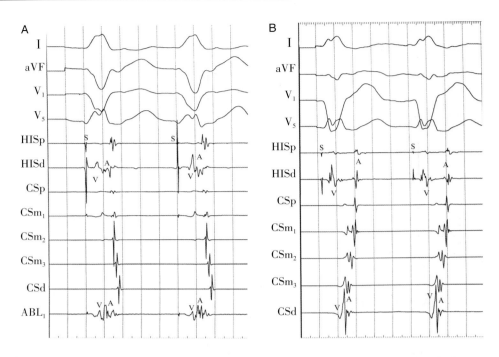

图8-14   （A）心室刺激时右后间隔房室旁路。（B）心室刺激时左前侧壁房室旁路。

【临床资料】

图A：患者，女，50岁。临床诊断：预激综合征，阵发性室上性心动过速。图B：患者，男，71岁。临床诊断：预激综合征，阵发性室上性心动过速。

【电生理特征与分析】

图8-14中图A示右心室刺激周长500ms时记录，体表导联QRS波群宽大畸形呈右束支传导阻滞型，心内膜标测中可见最早逆行心房激动点位于希氏束远端，然后分别向希氏束近端及冠状窦近端、远端传导。消融导管ABL在5点钟处标测到比希氏束远端还要早出现的A波，VA融合，在此放电成功阻断旁路传导（纸速=100mm/s）。

图B示周长500ms的右心室刺激，心房最早逆行激动点出现在冠状窦远端，A波紧跟V波出现，最迟心房激动点位于希氏束近端，逆行心房激动顺序为CSd、CSm$_3$、CSm$_2$、CSm$_1$、CSp、HISd、HISp，呈左侧偏心性。在距冠状窦口5cm处成功阻断旁路传导（纸速=100mm/s）。

【电生理诊断】

①图A：心室刺激时右后间隔房室旁路；②图B：心室刺激时左前侧壁房室旁路。

病例12（图8-15）

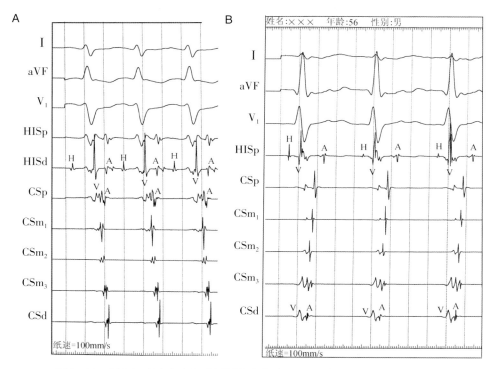

图8-15 （A）心动过速时左后间隔房室旁路。（B）心动过速时左侧壁房室旁路。

【临床资料】

图A：患者，男，42岁。临床诊断：预激综合征，阵发性室上性心动过速。图B：患者，男，56岁。临床诊断：预激综合征，阵发性室上性心动过速。

【电生理特征与分析】

图8-15中图A示隐匿性左后间隔房室旁路患者在电生理检查中诱发出顺向型房室折返性心动过速，可见QRS波群形态正常，R-R间期为270ms。希氏束电图在V波前清晰可见H波，A-H间期为120ms，H-V间期为60ms，逆行A波最早出现在冠状静脉窦近端（CSp），然后分别向冠状静脉窦中端、远端以及希氏束传导。消融导管在冠状窦口内1cm处标测到VA融合，

放电后成功阻断旁路（纸速=100mm/s）。

图B示隐匿性左侧壁房室旁路心动过速时标测，希氏束电图中V波前清晰可见H波，A-H间期为210ms，H-V间期为40ms。逆行A波最早出现在冠状静脉窦远端（CSd），最迟出现在希氏束远端（HISd），逆行心房激动顺序呈左侧偏心性（纸速=100mm/s）。

两例均为隐匿性房室旁路，因旁路无前向传导功能，不会显示心室预激，只有在心室起搏或者心动过速时根据逆行A波的顺序才能判断旁路的部位。

【电生理诊断】

①图A：顺向型房室折返性心动过速，预激综合征，左后间隔房室旁路；②图B：顺向型房室折返性心动过速，预激综合征，左侧壁房室旁路。

病例13（图8-16）

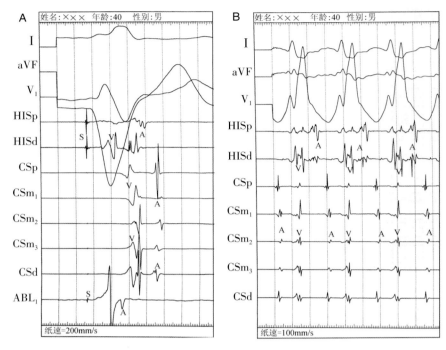

图8-16　隐匿性右前间隔房室旁路。

【临床资料】

患者，男，40岁。临床诊断：阵发性室上性心动过速。

【电生理特征与分析】

图8-16中窦性心律及心房起搏时均无心室预激表现。图A示右心室刺激时，可见逆行A波在希氏束远端最早出现，其次为希氏束近端。冠状窦电极中V-A间期均较长，CSd中A波略早于CSp出现。位于右前间隔12点钟处的消融电极（ABL）中A波领先于希氏束远端，表明旁路位于右前间隔（纸速=200mm/s）。

图B为诱发出顺向型房室折返性心动过速时记录，可见QRS波群呈完全性右束支传导阻滞型，逆行A波在希氏束远端最早出现，A-H间期为110ms，H-V间期为40ms，房室结顺向传导各间期正常。随后A波出现在希氏束近端，冠状窦各部位A波远离希氏束部。以上电生理特征表明顺向型房室折返性心动过速时的室房逆向传导部位与心室起搏时一致，均为右前间隔房室旁路。隐匿性房室旁路无前向传导功能，只有依赖心室起搏以及顺向型房室折返性心动过速时根据旁路逆向传导特征才能明确诊断（纸速=100mm/s）。

【电生理诊断】

①预激综合征，隐匿性右前间隔房室旁路；②顺向型房室折返性心动过速伴功能性右束支传导阻滞。

病例14（图8-17）

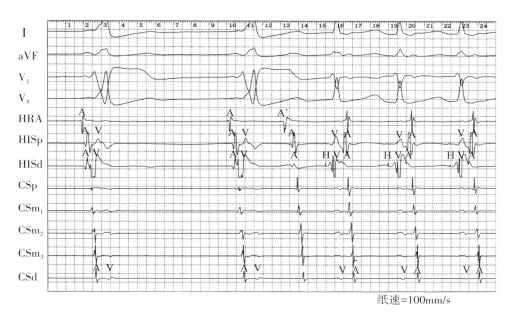

图8-17　高位右心房期前收缩诱发显性右前间隔房室旁路逆传性顺向型房室返性心动过速。

【临床资料】

患者,男,43岁。临床诊断:预激综合征,阵发性室上性心动过速。

【电生理特征与分析】

图8-17示窦性心律时心率为75次/分,心电图显示显性右侧心室预激。最早A波出现在HRA,依次为HISp、HISd、CSp、CSm$_1$、CSm$_2$、CSm$_3$、CSd,心房激动顺序正常。HIS中AV融合。第二次QRS波后见最早出现在HRA的房性期前收缩,HISd中A-H间期延长至360ms,激动沿房室结-希浦系统下传,心室预激消失,说明旁路不应期长于房室结,心房激动在旁路传导阻滞后,只能沿房室结下传,随后诱发出窄QRS波心动过速度。逆行P波在V$_1$导联倒置、aVF导联直立,逆行A波顺序呈中心性。在HISd中VA融合,逆行心房最早激动点与最早心室激动一致,表明窄QRS波心动过速为该条旁路逆向传导的顺向型房室折返性心动过速(纸速=100mm/s)。

【电生理诊断】

①显性右前间隔房室旁路;②旁路有效不应期长于房室结;③高位右心房期前收缩诱发顺向型房室折返性心动过速。

病例15（图8-18）

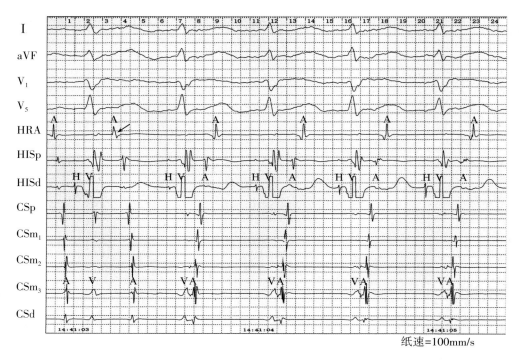

图8-18   高位右心房期前收缩诱发隐匿性左侧壁房室旁路逆传性顺向型房室返性心动过速。

纸速=100mm/s

【临床资料】

患者,男,43岁。临床诊断:预激综合征,阵发性室上性心动过速。

【电生理特征与分析】

图8-18示第1次A波为窦性激动,最早出现在高位右心房,最迟出现在冠状窦远端,心房激动顺序正常,QRS形态正常,未见心室预激。第2次A波提前出现在前一次心搏的ST段上,为起源于高位右心房的期前收缩(箭头所示),在HIS部可见A-H间期为260ms,H-V间期为50ms。V波后在冠状窦中端最早出现逆行A波,向HIS部传导,高位右心房最迟出现,逆行心房激动呈左侧偏心性。随后诱发出频率130次/分的窄QRS波心动过速,心房逆行激动同前,明确为顺向型房室折返性心动过速。房室折返性心动过速的折返环路包括了心房、心室、房室结-希浦系和房室旁路,当提前发生的房性激动在房室结-希浦系发生传导延缓后,心室激动容易沿脱离不应期的旁路逆传至心房,再次从房室结-希浦系下传后即可诱发顺向型房室折返性心动过速(纸速=100mm/s)。

【电生理诊断】

①隐匿性左侧壁房室旁路;②高位右心房期前收缩诱发顺向型房室折返性心动过速。

病例16（图8-19）

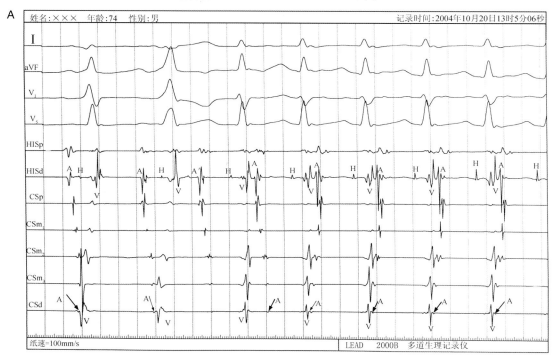

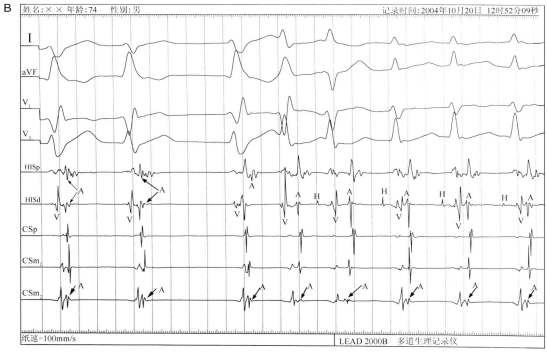

图8-19 期前收缩诱发顺向型房室折返性心动过速。

【临床资料】

患者,男,74岁。临床诊断:阵发性室上性心动过速。

【电生理特征与分析】

图8-19中图A示窦性心律时,A波最早出现在

HISp，随后为 HISd、CSp、CSm₁、CSm₂。A–H 间期为 60ms，H–V 间期为 50ms，CSd 处 AV 融合，显示出左前侧壁房室旁路特征。第 1 次 V 波后提前出现一次与窦性心律激动顺序一致的 A 波，为房性期前收缩，A–H 间期为 110~200ms，H–V 间期为 30~50ms，第 2 次 A'波后诱发顺向型房室折返性心动过速，A–H 间期为 210ms，H–V 间期为 55ms。第 1 次逆行 A 波最早出现在 HISd 处，然后逆行 A 波同时最早出现在 CSd 处及 HISd，随后为 HISp 及 CSm₃处，A 波最后出现在冠状窦近端。最早逆行心房激动点出现在左前侧壁以及右前间隔两处，表明除左前侧壁显性房室旁路外，还存在一条隐匿性右前间隔房室旁路，后者只有在心室起搏或者顺向型房室折返性心动过速时方可明确诊断。

图 B 显示前 4 次宽大畸形 QRS 波群为室性心律，V 波后均可见逆行 A 波。第 4 次 V 波提前出现，为室性

期前收缩，其后诱发与图 A 相同的顺向型房室折返性心动过速，逆行心房激动顺序也与图 A 相同（纸速= 100mm/s）。

图 8-19 示：①心房与心室均是房室折返性心动过速的参与部位，房性及室性期前收缩是诱发房室折返性心动过速最常见的原因；②心动过速时房室传导延缓发生在房室结（A–H 间期内），希浦系统前向传导与房室旁路的逆向传导速度不变；③心动过速时出现两处最早逆行心房激动点是多旁路的有力证据。

【电生理诊断】

①预激综合征，显性左前侧壁房室旁路，隐匿性右前间隔房室旁路；②房性及室性期前收缩诱发顺向型房室折返性心动过速。

病例 17（图 8-20）

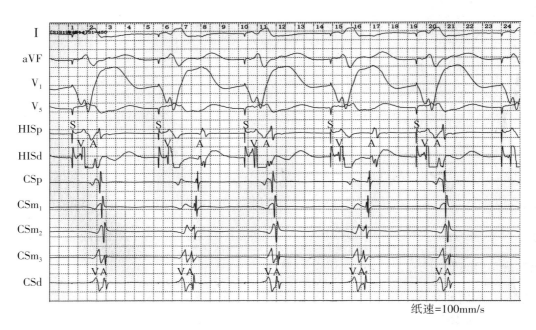

图 8-20　心室刺激时房室结-希浦系统与左侧房室旁路交替逆向传导。

【临床资料】

患者，男，45 岁。临床诊断：阵发性室上性心动过速。

【电生理特征与分析】

图 8-20 示基础周长 450ms 的右心室 S₁S₁刺激，每次 S 波均起搏心室，QRS 波呈完全性左束支阻滞型。

心内导联显示右心室刺激时，V 波后交替出现两种不同激动顺序的逆行 A 波，第 1、3、5 次 V 波后 A 波在 HISd 最早出现，紧接着出现在 CSp、CSm、CSd，但在 CS 中 VA 间期短，A 波与 V 波几乎融合，说明心室激动同时通过房室结-希浦系统与左侧房室旁路逆向传导。第 2、4 次 V 波后的逆行心房激动顺序发生了改变，CSd 与 CSm 的 V–A 间期不变。CSp 与 HIS 的 V–A 间期明显

延长,出现左侧偏心性激动顺序,说明房室结-希浦系统进入逆传有效不应期传导中断,心室激动完全沿左侧壁旁路逆传(纸速=100mm/s)。

【电生理诊断】

①预激综合征,左前侧壁房室旁路;②房室结-希浦系统逆向有效不应期长于左侧房室旁路。

病例18（图8-21）

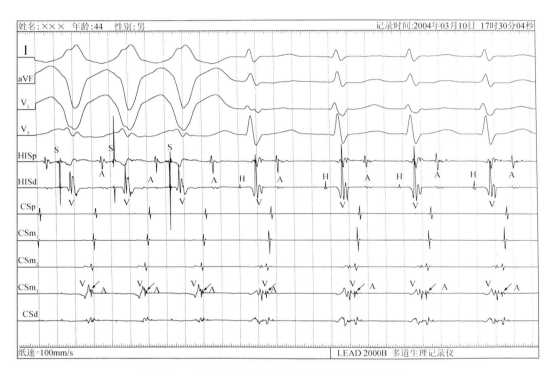

图8-21　心室刺激诱发顺向型房室折返性心动过速。

【临床资料】

患者,男,44岁。临床诊断:阵发性室上性心动过速。

【电生理特征与分析】

图8-21示右心室周期长度300ms的S_1S_1刺激,可见V波后的A波在CSm_3领先,VA几乎融合在一起(箭头所示),随后A波出现在CSd、CSm_2、CSm_1、CSp、HIS部,逆行心房激动顺序呈左侧偏心性,旁路定位于左侧壁(消融电极在距冠状窦口3cm处标测到VA融合的靶点图,消融后成功阻断旁路)。心室刺激结束后,逆行A波沿房室结-希浦系统顺向传导至心室后诱发窄QRS波群心动过速。V波前可见H波,H-V间期为

60ms,逆行A波排列顺序与心室起搏时一致,表明心动过速为左侧壁旁路逆向传导,房室结-希浦系统顺向传导的顺向型房室折返性心动过速。此外,诱发心动过速时的A-H间期明显长于心室起搏时的A-V间期,提示沿心房下传的激动与刺激形成的心室激动在房室结发生了干扰,心室刺激结束后,干扰消失,心房激动便能下传心室诱发顺向型房室折返性心动过速(纸速=100mm/s)。

【电生理诊断】

①预激综合征,左侧壁房室旁路;②顺向型房室折返性心动过速;③房室结干扰现象。

病例19（图8-22）

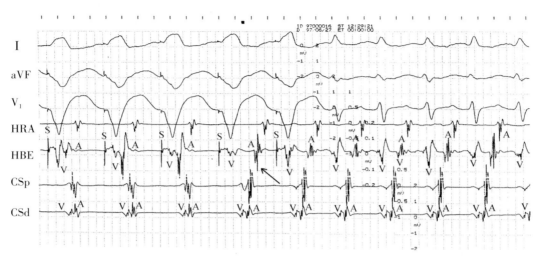

图8-22   右心室刺激诱发顺向型房室折返性心动过速。

【临床资料】

患者,男,60岁。临床诊断:预激综合征,阵发性室上性心动过速。

【电生理特征与分析】

图8-22前半部分示周期长度360ms的右心室起搏刺激,可见QRS波群呈左束支传导阻滞型,V波后可见在HIS及CS处领先的逆行A波,V-A间期为180ms,HRA处A波落后,逆行激动分别沿左侧房室旁路和希浦系统-房室结逆向传导至心房。第4、5次V波后心房激动顺序突然发生了改变,HIS处A波延迟出现(箭头所示),V-A间期延长至400ms。最早A波出现在CSd,然后依次为CSp、HIS、HRA,表现出左侧偏心性激动顺序,激动只沿左侧房室旁路逆向传导至心房。第5次V波后诱发窄QRS波群心动过速,V-V间期为290ms,心房激动顺序仍为左侧偏心性,系左侧旁路逆向传导,房室结-希浦系统前向传导的顺向型房室折返性心动过速(纸速=100mm/s)。

【电生理诊断】

①右心室刺激诱发顺向型房室折返性心动过速;②中心性以及左侧偏心性心房激动顺序。

病例20（图8-23）

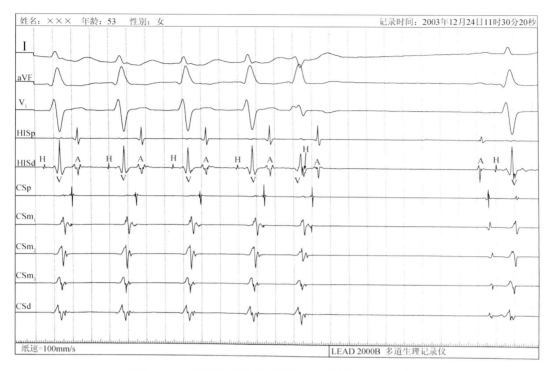

图8-23　室性期前收缩终止顺向型房室折返性心动过速。

【临床资料】

患者,女,53岁。临床诊断:阵发性室上性心动过速。

【电生理特征与分析】

图8-23示电生理检查诱发顺向型房室折返性心动过速,V波前可见H波,A-H间期为185ms,H-V间期为45ms。V波后逆行A波最早出现在CSd处,随后逐渐向CSm$_3$、CSm$_2$、CSm$_1$、CSp、HISd、HISp传导。第5次V波提前出现为室性期前收缩,H波隐埋在V波中(箭头所示)。其后逆行A波激动顺序同前,但A波后

H波消失,表明提前的心房激动落在房室结的前向有效不应期中,顺向传导阻滞后心动过速终止。窦性心律时无预激图形,A-H间期为100ms,H-V间期为45ms。消融电极在距冠状窦口5cm处标测到VA融合的靶点图,消融后成功阻断旁路(本图未能显示另一条右后侧壁旁路,纸速=100mm/s)。

【电生理诊断】

①预激综合征,左前侧壁房室旁路;②顺向型房室折返性心动过速;③室性期前收缩;④房室结顺向传导阻滞终止心动过速。

病例21（图8-24）

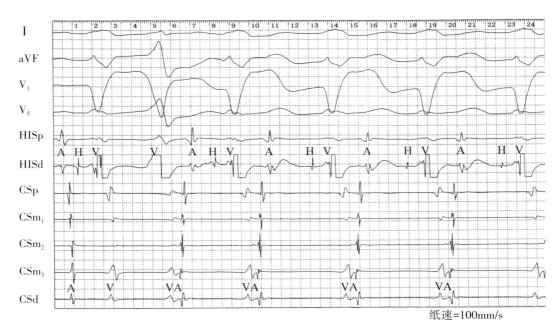

图8-24   成对室性期前收缩诱发隐匿性左侧壁房室旁路逆向传导的顺向型房室折返性心动过速。

【临床资料】

患者，男，48岁。临床诊断：预激综合征，阵发性室上性心动过速。

【电生理特征与分析】

图8-24示窦性心律时心房最早激动出现在HISp，随后依次为HISd、CSp、CSm$_1$、CSm$_2$、CSm$_3$、CSd，心房激动顺序正常。HISd中A-H间期为110ms，H-V间期为50ms，房室传导正常。第2次QRS波宽大畸形提前出现，为室性期前收缩。其前未见A波，其后可见最早发生在CSm$_3$的逆行A波，最迟A波出现在HISp，逆行心房激动呈左侧偏心性，随后诱发频率为120次/分的窄

QRS波心动过速。QRS波后均见与室性期前收缩后一致的左侧偏心性逆行A波，HISd在V波前见H波，A-H间期为220ms，H-V间期为50ms。本例窦性心律时未见心室预激，最早逆行心房激动出现在CSm$_3$，为隐匿性左侧壁房室旁路。室性期前收缩能诱发左侧壁房室旁路逆传，房室结-希浦系统顺向传导的房室折返性心动过速，是因为心房与心室作为折返环的一部分，均参与了顺向型房室大折返。

【电生理诊断】

①隐匿性左侧壁房室旁路；②室性期前收缩诱发顺向型房室折返性心动过速。

病例22（图8-25）

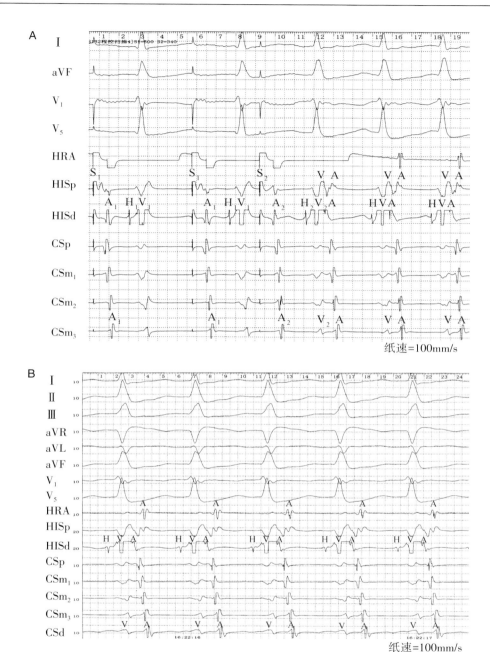

图8-25　隐匿性右前间隔房室旁路逆传的顺向型房室折返性心动过速。

【临床资料】

患者,男,56岁。临床诊断:胸闷、心悸待查。

【电生理特征与分析】

图8-25中图A示基础刺激周长500ms的S_1S_2心房刺激,心房激动顺序正常。HIS中A_1-H_1间期为110ms,H_1-V_1间期为40ms,S_1S_2间期为340ms时A_2-H_2间期延长到160ms,H_2-V_2间期仍为40ms。HISd部位的V_2后出现几乎融合的逆行A波,心房激动分别向HISp、HRA及CSp、CSm、CSd传递,呈现中心性逆行心房激动顺序,随后诱发频率150次/分的窄QRS波心动过速。图B示心动过速频率略减慢至130次/分,呈现HVA序列。逆行心房激动仍最早出现在HIS,最迟

出现在 HRA 与 CSd 处,呈现出右前间隔(希氏束旁)房室旁路逆向传导的中心性心房激动顺序(纸速=100mm/s)。

【电生理诊断】

①隐匿性右前间隔房室旁路;②心房 S_1S_2 刺激诱发顺向型房室折返性心动过速;③旁路逆传性中心性心房激动顺序。

病例23(图8-26)

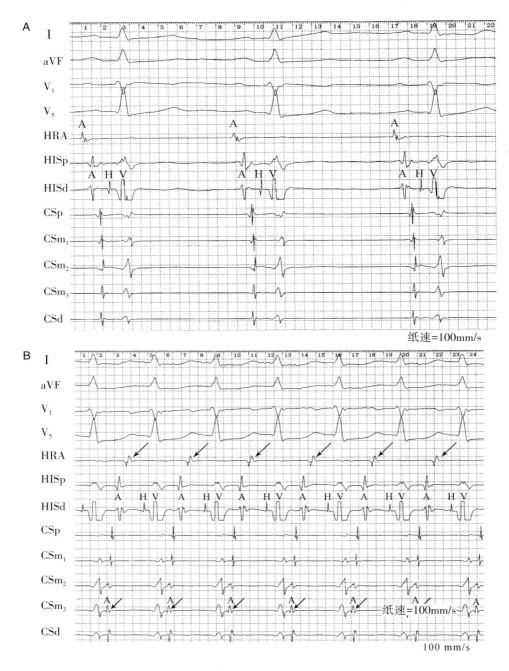

图8-26　隐匿性左侧壁房室旁路逆传的顺向型房室折返性心动过速。

【临床资料】

患者,男,47岁。临床诊断:阵发性室上性心动过速。

【电生理特征与分析】

图8-26中图A示窦性心律,心率为75次/分。心房最早激动部位在HRA,依次为HIS、CSp、CSm、CSd,心房激动顺序正常。HISd中A-H间期为100ms,H-V间期为50ms,房室传导正常。图B示在检查中诱发频率为162次/分的窄QRS波群心动过速,V波后最早逆行A波出现在CSm₂、CSm₃,随后依次出现在CSm₁、CSp、HIS,最后出现在HRA,逆行心房激动顺序呈左侧偏心性。HIS部位房室激动呈HVA序列,HISd中见A-H间期为160ms,H-V间期为45ms。因窦性心律与心动过速时均未见心室预激,逆行A波在CSm₂、CSm₃部位最早出现,说明心动过速为隐匿性左侧壁房室旁路逆向传导的顺向型房室折返性心动过速(纸速=100mm/s)。

【电生理诊断】

①隐匿性左侧壁房室旁路;②顺向型房室折返性心动过速;③旁路逆向传导的左侧偏心性心房激动顺序。

病例24 (图8-27)

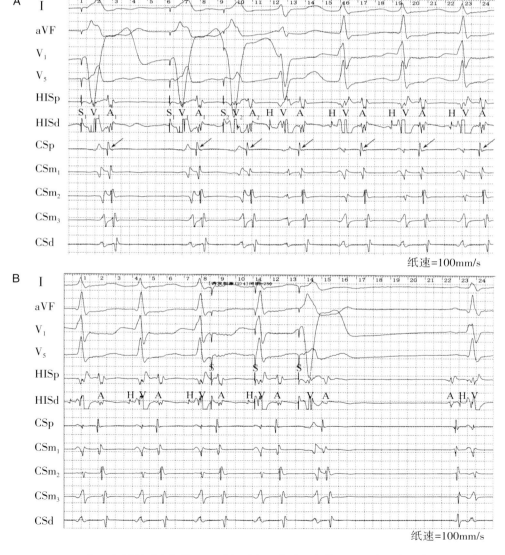

图8-27　右心室刺激诱发与终止左后间隔房室旁路逆向传导的顺向型房室折返性心动过速。

【临床资料】

患者,男,47岁。临床诊断:阵发性室上性心动过速。

【电生理特征与分析】

图8-27中图A示基础刺激周长500ms的右心室程控期前刺激,V波后可见逆行A波在CSp部位最早,然后出现在HISd、HISp及CSm、CSd。S_1S_2耦联间期310ms时,V_2波后的最早逆行心房激动仍在CSp处,心房激动顺序未变,随后诱发出频率为170次/分的窄QRS波群心动过速。HISd中见第1次A-H间期为120ms,H-V间期为50ms,QRS波群形态与其后不同,为心室内差异性传导形成。心动过速时呈HVA

序列,A-H间期为170ms,H-V间期为40ms,逆行心房激动顺序与心室起搏时相同,表明为左后间隔房室旁路逆向传导形成的顺向型房室折返性心动过速。图B示心动过速时给予频率250次/分的超速刺激,第1、2次刺激未能激动心室,第3次刺激波提前夺获心室后终止了心动过速。最后1次窦性心搏的心房激动顺序,A-H间期、H-V间期及QRS波群形态正常(纸速=100mm/s)。

【电生理诊断】

①隐匿性左后间隔房室旁路;②心室刺激诱发及终止顺向型房室折返性心动过速;③旁路逆传性中心性心房激动顺序。

病例25（图8-28）

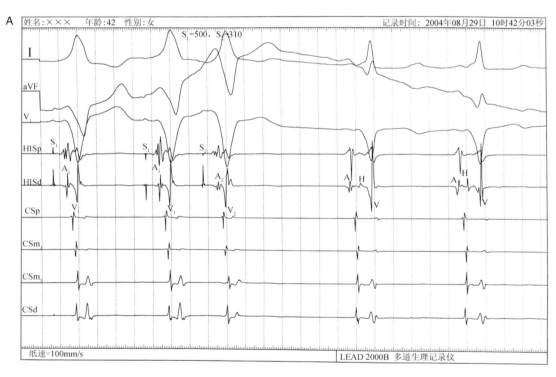

图8-28　心房期前刺激诱发房室结双径路参与折返的顺向型房室折返性心动过速。(待续)

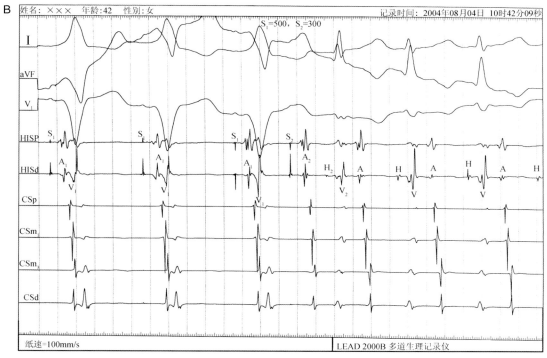

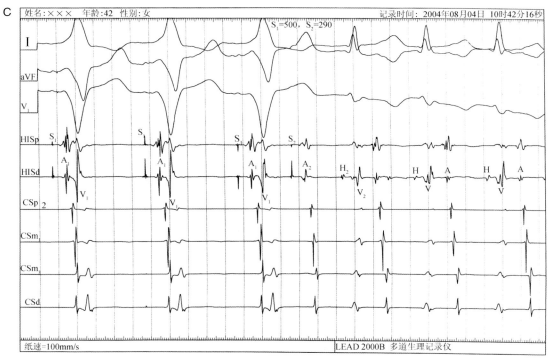

图 8-28（续）

【临床资料】

患者，女，42岁。临床诊断：预激综合征，阵发性室上性心动过速。

【电生理特征与分析】

图 8-28 示显性右后侧壁房室旁路患者，在基础周长为 500ms 的心房程控期前刺激时记录（纸速=

100mm/s）。图 A 示 S_1S_2 耦联间期 310ms 时,可见 A_1A_2 后紧跟 V 波,HISd 中 A 波与 V 波融合,QRS 波群呈完全预激图形,说明心房激动均沿右侧房室旁路快速下传引起心室预激。

图 B 示 S_1S_2 耦联间期递减 10ms（300ms）时,可见 A_2 后 QRS 波群形态突然恢复正常,A_2-H_2 间期为 130ms,H_2-V_2 间期为 50ms,说明旁路已进入有效不应期,激动改从房室结快径路-希浦系统下传心室,随后诱发窄 QRS 波群心动过速。心动过速时 HISp 与 HISd 处 A 波最早出现,然后是 CSp、CSm_1、CSm_2、CSd 处最后出现,表明心室激动沿右侧旁路逆向传导至心房,心房激动顺序呈右侧偏心性,为顺向型房室折返性心动过速。

图 C 示 S_1S_2 耦联间期再递减 100ms（290ms）时,可见 A_2-H_2 间期突然跳跃延长至 215ms,增量达 85ms,

H_2-V_2 间期仍为 50ms,表明房室结快径路已进入有效不应期,激动改从房室结慢径路-希浦系统下传心室,随后诱发出与图 B 一致的窄 QRS 波群心动过速。

本例患者除房室旁路外,还存在房室结双径路,诱发出的窄 QRS 波群心动过速需与慢-快型房室结折返心动过速相鉴别,但心动过速时 V 波前可见 H 波,逆行 A 波出现在 V 波后,最早逆行 A 波出现的部位与心房起搏时显示 AV 融合的部位相同,均可排除慢-快型房室结折返性心动过速（纸速=100mm/s）。

【电生理诊断】

①预激综合征,显性右后侧壁房室旁路;②房室结双径路;③房室旁路顺向有效不应期长于房室结双径路;④顺向型房室折返性心动过速。

病例26（图8-29）

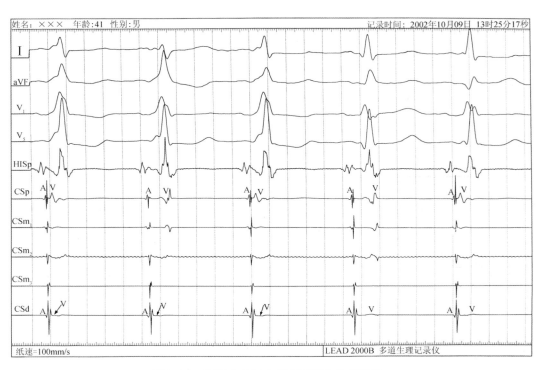

图8-29　窦性心律时左侧多旁路电生理特征。

【临床资料】

患者,男,41岁。临床诊断:预激综合征,阵发性室上性心动过速。

【电生理特征与分析】

图 8-29 为窦性心律时记录,可见 P 波形态正常,A 波最早出现在 HIS 部,随后由冠状窦近端至远端。

QRS波群及A-V间期呈现4种形态：①第1次以及第3次QRS波群呈完全预激图形，Ⅰ、aVF、V₁、V₅导联中预激波呈正相，冠状窦各记录点中A波与V波均融合，为三条旁路同时前向传导形成；②第2次QRS波群预激程度略减轻，CSp、CSm₁中A波与V波分开，表明左后侧壁旁路传导中断，CSm₂、CSm₃及CSd中A波与V波仍然融合，为左侧壁以及左前侧壁旁路前向传导形成；③第5次QRS波群预激程度进一步减轻，aVF导联预激波呈负相，CSp、CSm₁、CSm₂中A波与V波融合，提示左后侧壁、左侧壁旁路存在前向传导，CSm₃及CSd中A波

与V波分开，表明左前侧壁旁路已发生传导阻滞；④第4次QRS波群变窄，Ⅰ、V₅导联中出现q波，预激图形消失。冠状窦各记录点中A波与V波全部分开，说明此时三条旁路均已发生传导阻滞。射频导管消融术分别在距冠状窦口1.5cm、4cm、5.5cm处阻断三条房室旁路（纸速＝100mm/s）。

【电生理诊断】

①窦性心律；②预激综合征，显性左后侧壁、左侧壁、左前侧壁房室三旁路。

病例27（图8-30）

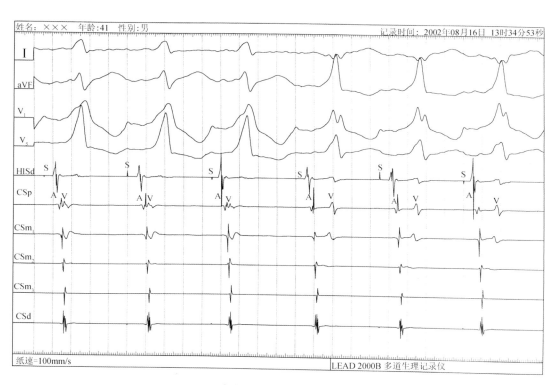

图8-30　心房刺激时左侧多旁路电生理特征。

【临床资料】

患者，男，41岁。临床诊断：预激综合征，阵发性室上性心动过速。

【电生理特征与分析】

图8-30与图8-31为同一例患者，显示右心房S₁S₁周期长度450ms刺激时记录，可见QRS波群及A-V间期呈现两种预激图形：①前三次QRS波群在Ⅰ、V₁、V₅

导联中预激波均呈正相，冠状窦各记录点中A波与V波均融合，表现出左后间隔、左侧壁两条房室旁路同时前向传导的特征；②后3次QRS波群在Ⅰ导联中预激波变为负相，CSp及CSm₁处的A波与V波突然分开，但CSm₂、CSm₃、CSd处A波与V波仍然融合，表明左后间隔房室旁路已发生传导阻滞，呈现出左侧壁房室旁路传导的特征。本例尚存在一条隐匿性右前间隔房室旁路，但因隐匿性房室旁路无前向传导功能，在窦性心律及心房刺激时无法显示传导特征。射频导管消融术分

别在距冠状窦口1cm、4cm处阻断两条显性房室旁路，在希氏束旁（右前间隔）阻断一条隐匿性房室旁路（纸速=100mm/s）。

【电生理诊断】

①心房起搏；②预激综合征，显性左后间隔、左侧壁双旁路。

病例28 （图8-31）

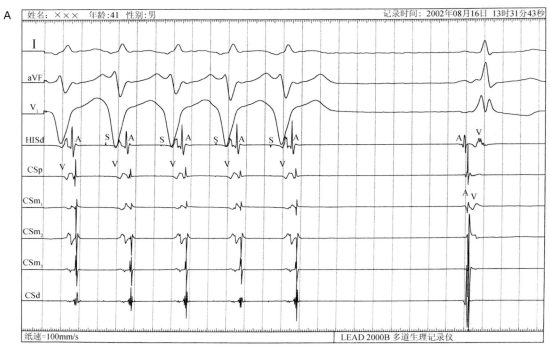

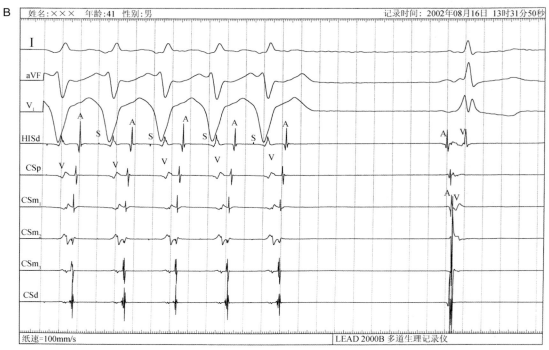

图8-31 心室刺激时房室多旁路。

【临床资料】

患者,男,41岁。临床诊断:预激综合征,阵发性室上性心动过速。

【电生理特征与分析】

图 8-31 与图 8-30 为同一例患者,显示射频导管消融术前电生理检查时记录。窦性心律时(最后一次心搏)冠状窦各部位的 A 波与 V 波均融合,显示出显性多旁路的特征。图 A 示右心室周长300ms的S_1S_1刺激时,可见逆行 A 波在 HISd 最早出现,表明右心室起搏时,激动沿右前间隔隐匿旁路最早到达心房。冠状窦各部位逆行 A 波同时出现,V 波与 A 波几乎融合,说明同时存在左侧多旁路逆向传导。

图 B 示右心室周长 280ms 的S_1S_1刺激时,可见逆行心房激动顺序发生改变,A 波最早同时出现在CSm_2、CSm_3及 CSd 处,然后向CSm_1、CSp 传递,HISd 处 A 波最迟出现,CSp 与 HISd 处 V-A 间期已延长,说明此时由于刺激频率增快,右前间隔隐匿性旁路与左后间隔旁路已发生逆向传导阻滞,激动只沿左侧壁旁路逆向传导,导致心房激动顺序呈现左侧偏心性(纸速=100mm/s)。

【电生理诊断】

①窦性心律;②右心室起搏;③预激综合征,显性左后间隔、左侧壁房室双旁路,隐匿性右前间隔房室旁路。

病例29 (图8-32)

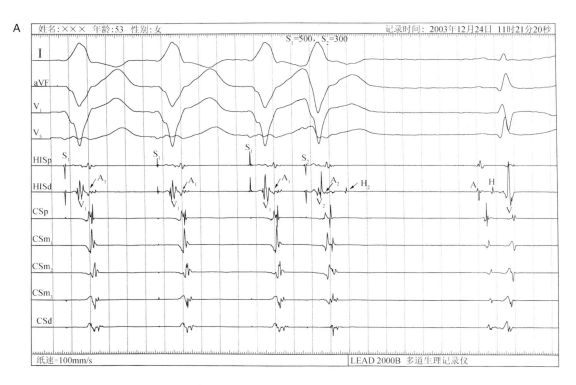

图 8-32 隐匿性右侧、左侧房室双旁路电生理特征。(待续)

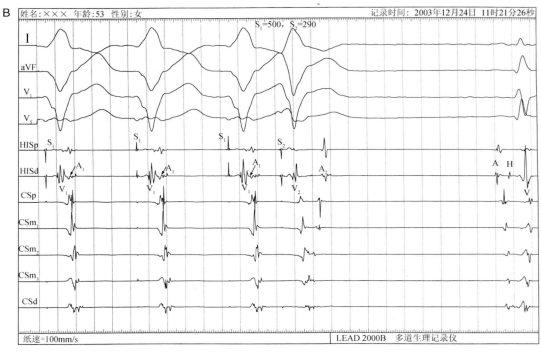

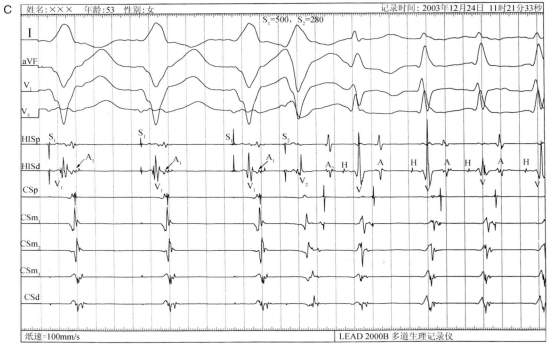

图 8-32（续）（待续）

【临床资料】

患者,女,53岁,反复阵发性胸闷、心悸10余年。临床诊断:阵发性室上性心动过速。

【电生理特征与分析】

图 8-32 示基础周期长度为500ms的右心室S_1S_2程控期前刺激,窦性心律时心房激动顺序及A-H、H-V间期均正常,未见心室预激(最后一次心搏)。图A示S_1S_2耦联间期为300ms时,可见V_1及V_2后逆行A波在HISd及HISp处最早出现,CS各部位V波与A波融合,HIS处与CS各部位逆行A波几乎同时出现,显示出左、右房室多旁路的逆向传导特征。HISd逆行A_2波后可见H_2波(箭头所示),但无V波,表明希浦系统发生前

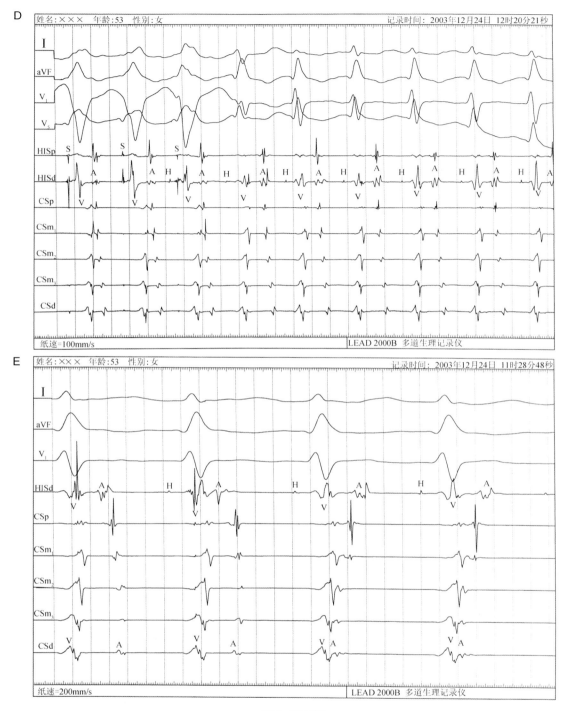

图8-32(续)

向传导阻滞,心室无法再次激动。

图B示 S_1S_2 耦联间期缩短10ms(290ms)时,基础 V_1 波后的逆行心房激动顺序与图 A 一致。而 V_2 波后的逆行心房激动顺序却发生改变,最早逆行 A_2 波出现在 CSm_3,随后为 CSd、CSm_2、CSm_1、CSp,HIS 处 A 波最迟出现,表明右侧房室旁路进入逆向有效不应期传导中断,逆行心房激动顺序呈现左侧偏心性。同时,A_2 波后 H

波消失提示房室结处于前向有效不应期。

图C示 S_1S_2 耦联间期再缩短10ms(280ms)时,可见逆行 A_2 波后出现 H 波与 V 波,激动经房室结-希浦系统下传心室,随后诱发窄 QRS 波群心动过速。V 波前可见 H 波,逆行心房激动顺序同心室期前刺激一致,表明为左侧房室旁路参与折返的顺向型房室折返性心动过速,未见右侧旁路逆向传导。

图D为周长300ms的S_1S_1右心室刺激,可见V波后的逆行A波最早出现在HISd与HISp,随后依次出现在CSp、CSm₁、CSm₂、CSm₃、CSd,呈现出右侧偏心性心房激动顺序。刺激结束后再次诱发窄QRS波群心动过速,V波前仍可见H波,逆行心房激动顺序与心室刺激时相同,表明此时为右侧房室旁路参与折返的顺向型房室折返性心动过速,未见左侧旁路逆向传导(图A至图D纸速=100mm/s)。

图E示顺向型房室折返性心动过速,V–V周期长度为350ms,H–V间期为45ms。V波后可见两种不同心房激动顺序的逆行A波,第1次逆行A波在HISd处领先,随后出现在CSp、CSm₁、CSm₂、CSm₃,最后出现在CSd,表明激动沿右后侧壁旁路逆向传导,造成右心房先激动,然后向左心房传导。第2次逆行A波仍然在HISd处领先,但冠状窦各部的激动顺序发生了轻微改变,CSd处V–A间期缩短,CSp与CSd处A波几乎同时出现,提示此时左前侧壁旁路开始逆向传导,但以右后侧壁旁路逆向传导为主。后两次逆行A波最早出现在CSm₃与CSd处,然后向CSm₂、CSm₁、CSp、HISd依次传导,HISd处V–A间期明显延长,表明心室激动已完全沿左前侧壁旁路逆向传导。射频导管消融术分别在三尖瓣环6点钟处和距冠状窦口5cm处成功阻断两条房室旁路(纸速=200mm/s)。

【电生理诊断】

①窦性心律;②预激综合征,隐匿性右后侧壁和左前侧壁房室旁路;③顺向型房室折返性心动过速;④右侧偏心性逆行心房激动顺序;⑤左侧偏心性逆行心房激动顺序。

病例30（图8-33）

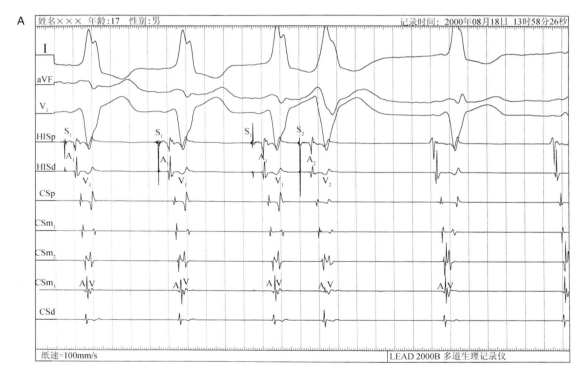

图8-33　房室双旁路所致逆向型房室折返性心动过速。(待续)

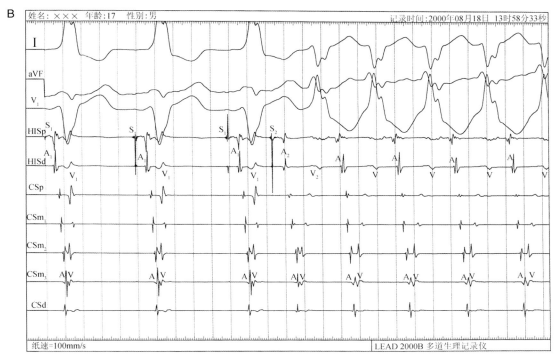

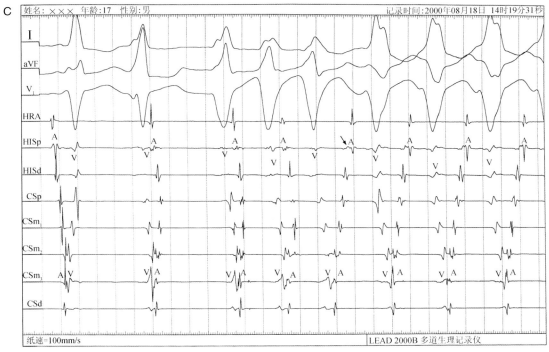

图8-33(续)

【临床资料】

患者,男,17岁。临床诊断:预激综合征,阵发性室上性心动过速。

【电生理特征与分析】

图8-33示心内电生理检查时,基础周期长度为500ms的右心房S_1S_2程控期前刺激。窦性心律时体表心电图示B型预激图形,希氏束电图中A-V间期缩短,表明存在右侧房室旁路,但冠状窦电图中还显示出CSm_3与CSm_2处A波和V波融合,该处心室提前激动表明左侧还存在一条显性房室旁路。图A示S_1S_2耦联间期为260ms时,可见A_1A_2后的心室激动顺序与窦性心律时一样,R_1R_2仍呈B型预激图形,希氏束电图中A-V间期比窦性心律时更短,CSm_3与CSm_2处依然AV融合,说明A_1A_2激动同时从右侧、左侧两条旁路下传心室。

图B示S_1S_2耦联间期递减10ms(250ms)时,可见A_1-V_1间期及QRS波群与图A相同,R_2波呈现A型预激图形,HIS部位的A_2波与V_2波突然分开,但是CSm_3与CSm_2处A-V依然融合,说明此时右侧旁路已进入前向有效不应期发生传导中断,激动只沿左侧旁路下传心室。随后诱发A型预激图形的宽QRS波群心动过速,V-V间期为300ms,逆行A波在HISp最早出现,然后依次为HISd、CSp、CSm_1、CSm_2、CSm_3、CSd,心房激动顺序呈右侧偏心性。此外,可见CSm_2与CSm_3处AV仍然融合,表明心动过速为折返激动沿右侧房室旁路逆向传导,从左侧壁旁路顺向传导的逆向型房室折返性心动过速。

图C示第1次预激QRS波群与图A窦性心律时一样,为激动分别沿左、右旁路同时下传心室形成。第2、3、4、5次QRS波群宽大畸形为短串室性心动过速,前3次V波后可见逆行A波最早出现在HISp部及CSm_2与CSm_3处,最早逆行心房激动点与心房刺激时最早心室激动点相同,说明心室激动分别沿左右两条房室旁路同时逆向传导至心房,表现出多旁路的电生理特征。第5次V波后希氏束部位的逆行A波突然延迟出现(箭头所示),并诱发呈B型预激图形的宽QRS波群心动过速,最早逆行A波出现在CSm_3处,最迟逆行A波出现在HISp,逆行心房激动顺序呈左侧偏心性,表明心动过速为折返激动沿左侧壁房室旁路逆向传导,从右侧壁旁路顺向传导的逆向型房室折返性心动过速。射频导管电极分别在右侧房室环9点钟处和左侧房室环距冠状窦口4cm处标测到A波与V波融合,放电后成功阻断两条旁路(纸速=100mm/s)。

本例有以下电生理特征:①窦性心律时,因起搏点靠近右侧壁房室旁路,体表心电图只表现出B型预激心电图特征,左侧壁房室旁路的传导特征被右侧壁房室旁路所掩盖,而心腔内心电图能够明确诊断;②因右侧壁房室旁路前向有效不应期长于左侧壁房室旁路,期前激动在右侧壁房室旁路阻滞,只沿左侧壁旁路前传,右侧壁旁路能够脱离逆向不应期,诱发出逆向型房室折返性心动过速,短串室性心动过速时右侧壁房室旁路先发生逆向传导阻滞,说明右侧壁房室旁路的逆向有效不应期也长于左侧壁房室旁路;③窦性心律、心房刺激以及室性心动过速时分别出现多处心室预激点与逆行心房激动点均可证实存在多旁路;④两种预激形态的逆向型房室折返性心动过速在左右两条旁路参与的同一折返环路内,由发生方向不同的折返激动形成(纸速=100mm/s)。

【电生理诊断】

①预激综合征,显性右侧壁房室旁路,顺向有效不应期为500ms/250ms;②显性左侧壁房室旁路,前向有效不应期短于右侧壁房室旁路;③逆向型房室折返性心动过速。

第9章　室性心动过速

第1节　室性心动过速的体表心电图特征

一、室性心动过速的心电图特征

(一)QRS波群形态与时限

1.QRS波群形态:根据折返部位及最早激动点不同可分为三种类型。①右束支阻滞型;②左束支阻滞型;③不定型室内传导阻滞型。

2.QRS波群时限:通常QRS波群时限≥0.12s,分支型室性心动过速时限可≤0.12s。

(1)呈右束支阻滞图形时,QRS波群时限>0.14s。

(2)呈左束支阻滞图形时,QRS波群时限>0.16s。

(二)房室分离

1. 发生房室分离是诊断室性心动过速最具特异性的指标。

2. 偶尔伴有1:1室房逆向传导。

(三)心室夺获及心室融合波

1. P波下传夺获心室,形成正常QRS波群。

2. 部分夺获心室,形成心室融合波是诊断室性心动过速的可靠依据。

二、各类型室性心动过速的心电图表现

(一)单形性室性心动过速

1. 连续出现3次或3次以上,时限>0.12s的宽大畸形QRS波群。

2. 频率>100次/分,多为150~200次/分。

3. 约半数出现房室分离,极少数可发生室房1:1或文氏型逆向传导。

4. 频率较慢时可出现心室夺获及室性融合波。

(二)多形性室性心动过速

1. 心动过速发作前后的Q-T间期及T/U波正常。

2. 发作时同一导联上连续出现3种或多于3种的宽大畸形QRS波群,持续10次心搏以上。

3. 频率较快,一般>200次/分。

4. 极短耦联间期(0.28~0.32s)室性期前收缩诱发时,心室率极快常达250次/分左右,极易发展为心室颤动引起猝死。

(三)尖端扭转性室性心动过速

1. 窦性心搏Q-T间期延长及T波和(或)U波明显宽大。

2. 具有频率依赖性,各种原因引起R-R间期突然延长均可诱发。常为长间歇后的心搏Q-T间期明显延长、T/U波异常宽大时出现的室性期前收缩诱发。采用药物或心脏起搏治疗,提高基础心率,消除长间歇后可终止发作。

3. 某些导联可见QRS波群极性和振幅每隔5~10次心搏围绕等电位线上下扭转一次。

4. 频率通常为160~280次/分。

(四)双向性室性心动过速

1. 同一导联上宽大畸形QRS波群的主波方向及额面电轴发生交替性改变

2. QRS波群时限≥0.12s。

3. 频率为140~180次/分,R-R间期规则或长短交替出现。

4. 常呈右束支传导阻滞型伴左前分支和左后分支传导阻滞型交替出现,或者右束支传导阻滞型和左束支传导阻滞型交替出现。

(五)并行性室性心动过速

1. 心动过速具有室性并行心律的特征,每次发作的第一次宽QRS波群与窦性心搏的联律间期不等,发

作间歇期中异位心搏之间的间距是室性心动过速发作时R-R间期的整倍数。

2. 常见心室夺获或室性融合波。

3. 心室内异位并行节律点常伴有传出阻滞,导致心动过速频率较慢,一般>60次/分,通常为70~140次/分。若传出阻滞程度较轻,频率可达220次/分左右。

(六)分支传导阻滞型室性心动过速

1. QRS波群时限≥0.12s。

2. QRS波群常呈右束支伴左前分支传导阻滞或左后分支传导阻滞图形,也可呈左束支传导阻滞伴电轴右偏或左偏。

3. 通常为房室分离,也可见室房1:1传导,心室率较慢时可见室性融合波。

4. 在房室结-希浦系统前向不应期较短的情况下,通过快速心房起搏也可终止室性心动过速,终止前常见室性融合波(图9-1至图9-3)。

第2节 室性心动过速的形成机制及分类

一、形成机制

目前已知的室性心动过速形成机制主要为折返性、自律性、触发性(早期后除极、延迟后除极)。

(一)折返性机制

1. 环行性折返:必须有一解剖环路,存在单向阻滞,激动沿一个方向传导,传导时间必须长于环路的不应期,或环路必须长于波长(波长=传导速度×不应期)。

2. 各异向性折返:心肌纤维动作电位的电传导特性与细胞之间的连接各向异性程度有关,激动沿心肌纤维长轴传导,比横向传导快,由此造成兴奋传导的不平衡,在有的方向构成单向传导阻滞,出现折返激动。

3. 2相折返:参与动作电位2相的离子电流紊乱,尤其是Ito(一过性的外向K⁺流)异常升高,导致动作电位的平台消失。而已有的研究证实,心外膜的Ito异常升高较心内膜显著,右心室的Ito较左心室显著,在平台消失的外膜与平台存在的其他部位心肌之间形成折返,即2相折返。

4. 主导环折返:无须解剖环路,激动波围绕中央功能阻滞区折返,旋涡的中心区跨膜电位处于除极状态。

5. 8字折返模型:同时存在两个反方向的激动波,一个为顺时针,另一个为逆时针,围绕两个功能性阻滞区折返,两个折返环的中间区就是共同的传导通道,两个相连的折返环形状上类似"8"字。

6. 非均质性折返模型:在8字折返的基础上,进一步提出非均质性折返,折返围绕的功能阻滞区可能是由共同传导路径周围不同方向、不同速度的兴奋激动波非均质性传导所致。残存心肌丧失了分层的均质性传导,以及筋膜结缔组织的隔绝,共同构成了传导障碍区。

(二)自律性机制

正常情况下,心室肌细胞(快反应细胞)自律性低于窦房结(慢反应细胞),而在缺血、缺氧等病理情况下,心室肌细胞舒张期自动除极能力升高而引起自律性异常,其可能的机制包括以下两方面。

1. 复极化延迟:局部心肌的复极化程度不一致,在这些心肌细胞之间产生了膜电位差,形成所谓的边界电流。边界电流使得处于接近极化状态的心肌细胞4相斜率增大,从而提早除极,使得自律性升高。

2. 持续除极化:局部心肌细胞除极化后继续除极。

(三)触发性机制

触发指发生在动作电位2相平台期的早期后除极(EAD)和(或)3相的延迟后除极(DAD)。

EAD是由参与动作电位2相平台期和(或)3相早期的内向和外向离子流失衡所致。研究表明,浦肯野纤维与M细胞容易产生EAD。M细胞位于心外膜下深层与心内膜下层之间,电生理特性介于普通心肌细胞与浦肯野纤维细胞之间,正常情况下无自律性。

目前的研究认为,扭转室性心动过速的机制与M细胞的EAD有关。在病理情况下,M细胞的动作电位延长,M细胞分布集中的地方形成功能性折返的基础,EAD产生的第一个室性期前收缩在M细胞与其他心肌细胞之间发生折返,形成扭转性室性心动过速。

导致DAD的基础是钙离子流(细胞外Ca²⁺内流与肌浆网对Ca²⁺的释放)。

临床发生的洋地黄中毒性快速室性心律失常、儿茶酚胺敏感性室性心动过速等可能主要由DAD所致。洋地黄直接抑制Na⁺-K⁺-ATP酶(泵),导致Na⁺-Ca²⁺交换增加,4相Ca²⁺内流增加。

二、分类

室性心动过速的分类尚无统一标准,目前临床一般依据室性心动过速的持续时间及QRS波群形态区分。

1. 根据室性心动过速的持续时间与血流动力学分为2类。

（1）持续性室性心动过速:室性心动过速每次发作时间≥30s,或虽然<30s,但伴有血流动力学不稳定。

（2）非持续性室性心动过速:心电图上连续出现3个及以上室性期前收缩,在30s以内自行终止。

2. 根据室性心动过速的QRS波群形态分为2类。

（1）单形性室性心动过速:形态单一稳定的QRS波群。

（2）多形性室性心动过速:QRS波形态可以清楚识别但连续发生变化,频率>100次/分的室性心律失常。目前认为如果连续5个QRS波的形态不稳定,无明确的等电位线,同步记录的多个导联中QRS波群不同步,即为多形性室性心动过速。

第3节　室性心动过速的电生理检查

电生理检查的目的包括:①明确室性心动过速的诊断;②认识、区别室性心动过速的机制;③标测室性心动过速的靶点,指导室性心动过速射频消融;④选择抗室性心律失常的药物及评价治疗效果;⑤作为治疗方法之一,终止反复发作的室性心动过速,避免频繁的电复律;⑥评价室性心动过速的预后。

一、室性心动过速的常规心内电生理程控刺激方案

不同的电生理实验室所采用的方案不完全统一,一般常用Wellens方案。

1. 窦性心律时,给予右心房1~2个期前刺激。

2. 采用两种不同的频率刺激右心房,S_1S_1刺激周长常为600ms、400ms,在此基础上再予1~2个期前刺激。

3. 右心房快速递增刺激,直到出现2:1房室传导阻滞,或刺激频率达到300次/分。

4. 在窦性心律时,给予右心室心尖部1~2个期前刺激,刺激脉宽为2ms,刺激强度为刺激阈值的2倍。

5. 采用两种不同的频率刺激右心室心尖部,S_1S_1刺激周长常为600ms、400ms,在此基础上发放1~3个期前刺激。

6. 快速递增刺激右心室心尖部,直到诱发室性心动过速,或刺激频率达到250次/分。

7. 在右心室流出道重复步骤4~6。

8. 加用左心室刺激者,方法同步骤4~6。一般针对非心肌梗死患者的刺激部位在左心室心尖部;针对心肌梗死患者的刺激部位在梗死边缘区。

9. 对于上述方法仍不能诱发室性心动过速者,可尝试其他不同的起搏周期,改变起搏部位,如右心室或左心室的其他不同位点。常用静脉滴注异丙肾上腺素,开始剂量为1~2.5μg/min,可使窦性心律比原有心率增加20%。

二、心内电生理程控刺激诱发及终止室性心动过速的影响因素

（一）心律失常的类型与解剖基础

不同基础疾病的不同类型室性心动过速的解剖与电生理基础不同,自然对程控刺激的反应不同。

（二）方法学因素

1. 期前刺激的数目:一般情况下,期前刺激的数目越多,诱发室性心动过速的可能性越大,敏感性明显增加,但特异性降低。

2. 基础周期长度:心室刺激的基础周期长度可缩短刺激部位与折返环之间的心肌不应期、降低传导速率,使S_2期前刺激可以及时插入折返环路,建立或阻断折返激动。许多实践经验证明,若只在窦性心律的基础上给予心室期前刺激,诱发室性心动过速的成功率低。

此外,周期长度的变化亦会增加诱发室性心动过速的可能性,因此在两个常规基础周长600ms、400ms的基础上,再给予短阵猝发刺激,成功率很高。

3. 刺激部位:研究证明,两个部位(一般在右心室心尖部、右心室流出道、左心室心尖部等部位)的刺激能加强室性心动过速的诱发能力,刺激点与折返环的距离越近,成功率越高。心房期前刺激或频率递增刺激一般不易诱发室性心动过速,可能和心房刺激点与室性心动过速起源灶距离较远、房室结的不应期较长影

响传导等因素有关。只有在少数情况下,如室性心动过速的折返环路范围较宽,且心动过速的频率较低时才有可能诱发。

4.刺激电流:标准电流脉宽为1~2ms,是舒张期阈值电流的两倍。

5.心动过速的频率:以一般经验来看,若室性心动过速的心室率>175次/分,尤其是折返发自期前刺激对侧心室,仅S_2不能终止,往往需要S_3,甚至S_4或短阵猝发刺激才能终止。

三、室性心动过速的心内电生理诊断

(一)V_3现象

在心内程控期前刺激诱发的室性心动过速,必须是连续6个或6个以上,频率>100次/分的快速心室搏动。因为正常情况下,心室程控刺激后可产生束支折返激动,出现束支折返性(BBR)心室重复反应(RVR)时,表现为2~5个非刺激性连续心室除极波。束支折返性RVR是正常电生理现象,与器质性心脏病、室性快速心律失常无关。

程控期前刺激产生束支折返激动的现象,又称为V_3现象。其发生机制为右心室S_1S_2程控期前刺激形成心室激动V_2时,右束支已发生传导延迟或阻滞。因为一般左束支的不应期短于右束支,当激动经室间隔传至左心室后能经左束支缓慢逆向传导,并再次激动希氏束产生H_2。随着S_1S_2耦联间期逐渐缩短,左束支的逆向传导延缓程度逐渐加重,V_2-H_2间期逐渐延长,当S_1S_2耦联间期缩短到一定程度,左束支的逆向传导时间增加至右束支脱离不应期后,便恢复前向传导能力,H_2可经右束支前向传导产生一次心室激动(V_3)。由于传导速度、不应期很难匹配,一般情况下束支折返激动为自限性,通常发生一次V_3现象,但有时可以诱发多达2~5个的束支折返心室搏动(图2-30和图2-31)。

(二)希氏束电图

室性心动过速时希氏束电图的表现主要有4种类型。

1.大多数情况(占70%~80%)下,H波与V波同时出现,逆向传导的H波隐藏在V波之中不易被发现,该H波为心室除极后逆向传导希氏束引起。

2.H波在V波之前,该H波为逆向传导形成,因此H-V间期短于30ms,短于正常的H-V间期。

3.少数情况下,H波在V波之后,该H波亦为逆向传导形成,可以夺获心房形成A波。

4.H波出现在A波后,与V波无关,该H波是心房激动前向传导引起,但未能传至心室。

由于大多数情况下H波与V波同时出现,逆向传导的H波隐藏在V波之中,因此当记录希氏束电图未见H波时,首先要注意排除是否由技术因素所致。一般可采用以下方法确认:①在X线透视下反复来回轻柔活动希氏束电极导管,观察是否有H波出现;②固定希氏束电极导管位置不变,在自发复律、药物复律或电复律终止宽QRS波群心动过速后,窦性心律时的希氏束电极记录有H波,可证实复律前的心动过速为室性心动过速;③心动过速时,心室夺获V波前有H波,可证实希氏束电图未见H波的心动过速为室性心动过速。

此外,要注意以下两种少数情况:①H-V间期正常也有可能是室性心动过速,当室性心动过速起源于一侧束支,而且其远端前向传导缓慢时,逆向传导的H波可以在V波之前,并且二者相距较远,此时H-V间期可能表现为正常;②H波隐藏在V波之中的宽QRS波群心动过速不一定是室性心动过速,因为显性预激综合征患者发生逆向型房室折返性心动过速时,H波也可能隐藏在V波之中。

(三)心房电图

对比观察右心房电图A波或冠状窦电图A波与V波的关系,若A波频率较V波频率慢,且两者无关,即可明确室性心动过速。少数情况下,室性心动过速伴房性快速心律失常时,也可出现A波频率快于V波,但二者无传导关系。

(四)心房快速刺激

采用高于心动过速频率的快速心房刺激可鉴别宽QRS波群心动过速的性质。若快速心房刺激使得心房激动夺获心室,心室率增快并且QRS波群形态变窄,则一般考虑是室性心动过速。但要注意排除以下少见情况。

1.预激引起的逆向型房室折返性心动过速时,心房刺激频率快可引起旁路前向阻滞,激动从房室结-希浦系统下传后,QRS波群变为正常。

2.阵发性室上性心动过速合并持续性功能性束支传导阻滞时,快速心房刺激可引起阻滞侧束支超常传导或对侧束支传导缓慢,使QRS波群变得正常。

3.若快速心房刺激使心室率增快,但宽QRS波群形态无改变时,心动过速最有可能是阵发性室上性心动过速伴功能性束支阻滞,但要注意与束支折返性室性心动过速相鉴别。

四、室性心动过速起源灶的心内电生理标测

(一)室性心动过速时激动标测

1.定位：心内程控期前刺激诱发室性心动过速后，标测到的最早心室内膜激动电位或浦肯野电位，表现为低幅高频小波的碎裂波（P电位）。若标测到室性心动过速时的最早P电位较体表心电图QRS波群起始点至少提前20ms以上，提示标测电极位于室性心动过速的起源点或折返环出口部位。

2.局限性

（1）必须在室性心动过速发作时标测，如室性心动过速频率较快时，可能导致心功能下降，患者不能长时间耐受。

（2）部分室性心动过速的折返环在心室壁内或心外膜，心内膜无法标测。

（3）标测最早心内膜激动处，可能为折返环的数个出口之一，而不是折返环体部位，如仅消融了折返环的出口，折返环体未被破坏，则室性心动过速依然存在。

(二)心室刺激标测

1.定位：以与自身室性心动过速相近的频率在左心室或右心室内膜进行刺激，并同步描记体表心电图。若某部位刺激形成的QRS波群形态、电轴与自身室性心动过速在体表12导联完全相同，则可定位该点为室性心动过速的起源灶。Morady根据12导联的心室刺激心电图QRS波群形态、心电轴与自身室性心动过速相符的导联数，将刺激下的标测心电图分为3级。①优，12导联全部相同；②好，10~11导联相同；③差，仅有9个导联相同或更少。

2.局限性

（1）某些情况下，即使在室性心动过速起源点的附近标测，QRS波群形态也可以表现出很大差异。

（2）不仅是室性心动过速起源点，有时较大的标测范围都可以表现出与自身室性心动过速QRS波群形态相同。

(三)隐匿性拖带

心室刺激形成拖带时QRS波群形态无改变者称为隐匿性拖带。以刺激周长短于室性心动过速周长30~100ms的频率进行心室刺激，如室性心动过速频率等于刺激频率，且拖带结束后的第1个回复周期等于刺激周长，表明刺激电极部位为折返环路所在部位。若刺激波至QRS波群的S-QRS间期>60ms，未见室性融合波，则提示该点为室性心动过速起源灶的缓慢传导区域。

第4节　室性心动过速电生理检查病例解析

病例1（图9-1）

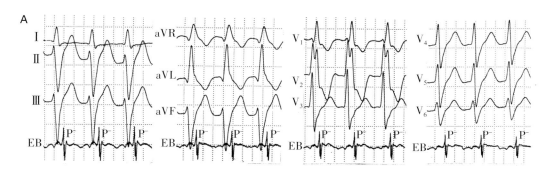

图9-1　经食管心房超速刺激终止分支型室性心动过速。（待续）

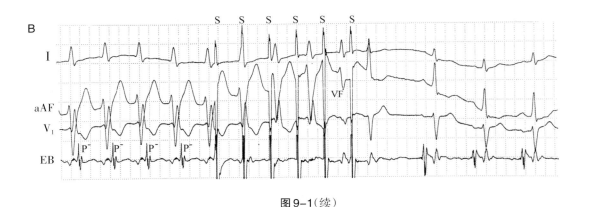

图9-1(续)

【临床资料】

患者,男,17岁。临床诊断:阵发性室性心动过速。

【电生理特征与分析】

图9-1中图A示呈右束支传导阻滞伴电轴左偏的宽QRS波群心动过速,时限为0.12s,R-R间期为0.36s,频率为167次/分,滤波双极食管导联(EB)中可见高尖的逆行P波出现在QRS波群终末,R-P间期为100ms。心电图记录到由形态相同的室性期前收缩诱发出上述心动过速。

图B系心动过速时经食管给予频率为220次/分的心房超速刺激,自第2次刺激起已夺获心房,QRS波群后的逆行P波均消失,第5次刺激已部分夺获心室,其后QRS波群形态介于室性与窦性之间,为室性融合波(VF)。第6次刺激后的QRS波群形态基本正常,为心房激动下传引起,刺激结束后恢复了窦性心律。根据宽QRS波群形态、快速心房刺激能夺获心室并出现室性融合波,诊断为分支型室性心动过速伴1∶1室房逆向传导(纸速=50mm/s)。分支型室性心动过速为特发性室性心动过速的一种类型,常发生于无器质性心脏病患者中,以青少年多见。本例为男性青少年,有反复发作病史,心动过速时QRS波群形态呈右束支传导阻滞伴电轴左偏,虽然伴有1∶1室房传导,但是心动过速由室性期前收缩诱发,快速心房刺激夺获心室时

出现室性融合波等均是室性心动过速的特点,据此可排除室上性心动过速伴心室内差异性传导。经食管心室刺激终止室性心动过速需较高的起搏电压,且不易成功起搏,导致其临床应用受到一定的限制。采用食管心房刺激终止室性心动过速所需电压不高,不易引起心室颤动,相对安全简单。但食管心房刺激终止室性心动过速需心房激动能侵入心室折返环路的可激动间歇内,需具备一定的条件:①心房肌以及房室结不应期必须较短,以保证能稳定刺激心房以及快速的心房激动能全部通过房室结下传至心室;②心房刺激频率不能太快,否则部分心房激动无法通过不应期较长的房室结,起不到超速刺激作用;③室性心动过速的频率较慢,折返环路要足够大,通过房室结下传的激动才容易进入折返环路的可激动间歇内,从而终止室性心动过速。

本例心房及房室结不应期较短,每次心房激动均能通过房室结下传心室,心房刺激频率又快于心室频率,是能有效终止室性心动过速的主要因素。但从安全角度考虑,本方法只适宜血流动力学相对稳定的室性心动过速,如特发性室性心动过速等。

【电生理诊断】

①窦性心律;②分支型室性心动过速;③心房超速刺激终止室性心动过速。

病例 2（图 9-2）

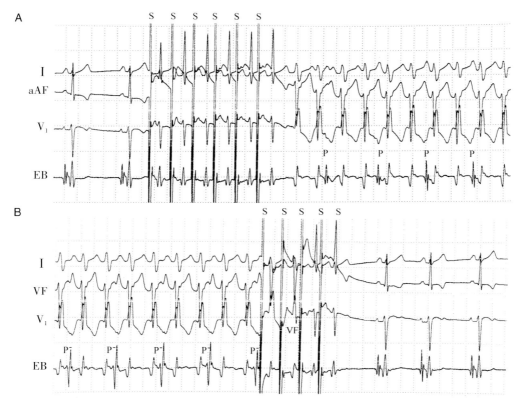

图 9-2 经食管心房刺激诱发及终止分支型室性心动过速。

【临床资料】

患者，女，15 岁。反复胸闷、心悸 3 年余。临床诊断：阵发性室性心动过速。

【电生理特征与分析】

图 9-2 中图 A 示窦性心律时给予 180 次/分的快速心房刺激，P-R 间期由 0.12s 逐渐延长到 0.16s，刺激结束后诱发出完全性右束支传导阻滞伴电轴左偏的宽 QRS 波群心动过速，R-R 间期为 0.36s。双极食管导联（EB）中可见最后一次心房起搏下传的窄 QRS 波群与第 1 次宽 QRS 波群之间无 P 波，心动过速时心房率慢于心室率，出现房室分离，显示出分支型室性心动过速的特征。

图 B 示分支型室性心动过速每隔 1 次 QRS 波群出现 1 次 P⁻波，R-P⁻间期固定，提示出现 2:1 室房传导。

给予频率为 200 次/分的 4 次超速心房刺激，第 2 次心房刺激即下传并部分夺获心室，形成形态介于室性与窦性两者之间的室性融合波（VF），第 3、4 次心房刺激完全夺获心室形成窄 QRS 波群，刺激结束后终止了分支型室性心动过速（纸速=25mm/s）。

本例为青少年患者，具有反复发作病史，心动过速时存在房室分离，QRS 波群呈右束支传导阻滞伴电轴左偏，诊断为分支型室性心动过速。心房刺激能诱发以及终止室性心动过速，主要取决于房室结-希浦系统具有良好的前向传导功能，快速的心房激动能够进入室性心动过速较大的折返环路内，从而终止心动过速。

【电生理诊断】

①窦性心律；②心房刺激诱发及终止分支型室性心动过速。

病例3（图9-3）

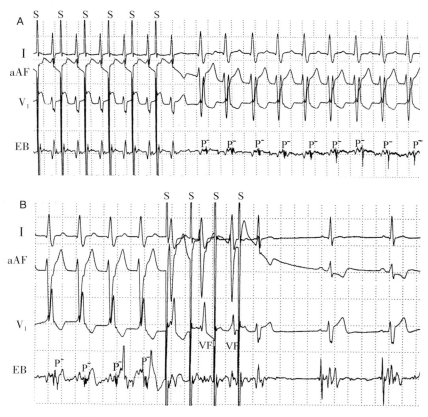

图9-3 心房刺激诱发及终止分支型室性心动过速。

【临床资料】

患者，男，23岁，反复胸闷、心悸伴晕厥1年余。临床诊断：阵发性室性心动过速。

【电生理特征与分析】

图9-3中图A示经食管心房S_1S_1分级递增刺激150次/分时，下传的QRS波群形态正常，刺激结束后诱发出QRS波群呈右束支传导阻滞型伴电轴左偏的心动过速，频率136次/分，并且见到1:1室房逆向传导。末次刺激波下传的QRS波群与心动过速第1次QRS波群之间未见逆行P波，表明折返环路局限在心室内，为分支型室性心动过速。

图B示室性心动过速时经食管给予频率为170次/分的心房超速刺激，见第2次刺激已夺获心房并下传心室，QRS波群畸形程度开始减轻。第3次刺激波后的QRS波群形态介于室性与窦性之间，均为室性融合波（VF）。第4次刺激波已经完全夺获心室，并终止了室性心动过速（纸速=25mm/s）。

【电生理诊断】

①窦性心律；②心房刺激诱发及终止分支型室性心动过速。

病例4（图9-4）

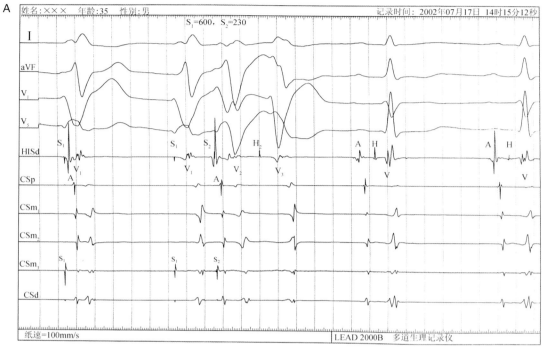

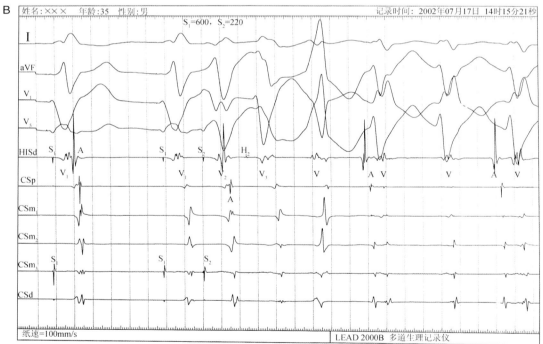

图9-4　右心室程控期前刺激诱发及终止分支型室性心动过速。(待续)

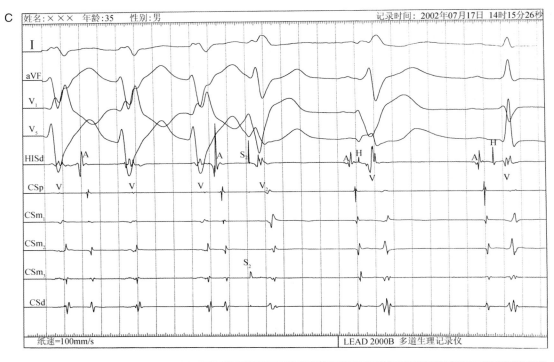

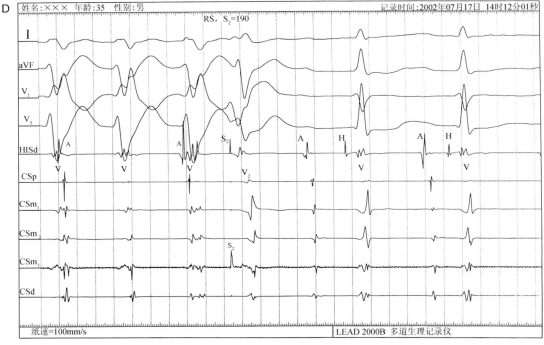

图9-4(续)

【临床资料】

患者,男,35岁。临床诊断:阵发性室性心动过速。

【电生理特征与分析】

图9-4中图A示基础周长为600ms、S_1S_2耦联间期

为230ms的右心室程控期前刺激时,可见S_1S_2刺激均稳定起搏右心室,出现在V_1波前后的A波呈窦性激动顺序,与V波无关。V_2波后可见H_2波以及1次形态与V_2波相似的V_3波,V_2与V_3之间未见A波,V_2-H_2间期为210ms,H_2-V_3间期为70ms,表明发生了一次束支折返。最后2次为窦性心搏,A-H间期、H-V间期及QRS波群

形态均正常。

图 B 示 S_1S_2 耦联间期缩短 10ms(220ms)时,仍出现 H_2 波以及 V_3 波,随后诱发出右束支传导阻滞伴电轴左偏的宽 QRS 波群心动过速(时限 120ms),R-R 间期为 370ms,并出现房室分离,表明心动过速为左心室内折返的分支型室性心动过速。

图 C 示心动过速持续 5s 后,发放一次心室刺激(相当于 RS_2)便终止了心动过速。窦性心律时第 1 次 QRS 波群宽大畸形时限为 150ms,HISd 中 A-H 间期为 70ms,H-V 间期仅为 30ms,A 波与 V 波无传导关系。冠状窦内 A-V 间期长于其后窦性下传时,表明该 QRS

波群为起源于右心室的激动。

图 D 示另一次室性心动过速发作时,V 波之间未见 H 波。给予 RS_2 耦联间期 190ms 的心室刺激后终止了心动过速,窦性心律时 H 波清晰,A-H 间期分别长达 240ms、150ms,H-V 间期为 50ms,结合图 A 和图 C,说明室性心动过速时 H 波隐藏在 V 波中。

【电生理诊断】

①窦性心律;②右心室程控期前刺激诱发及终止分支型室性心动过速。

病例5 (图9-5)

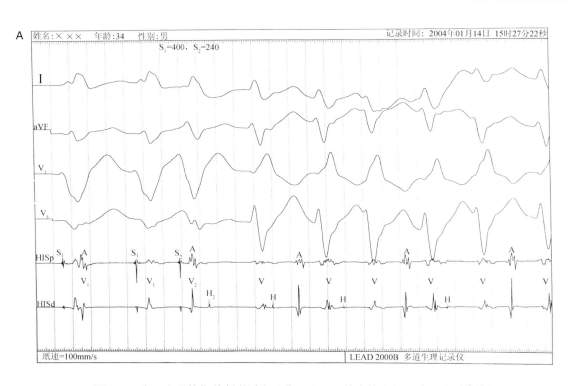

图9-5 右心室程控期前刺激诱发及终止左心室特发性室性心动过速。(待续)

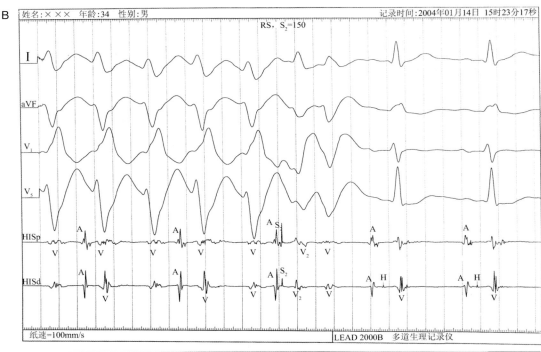

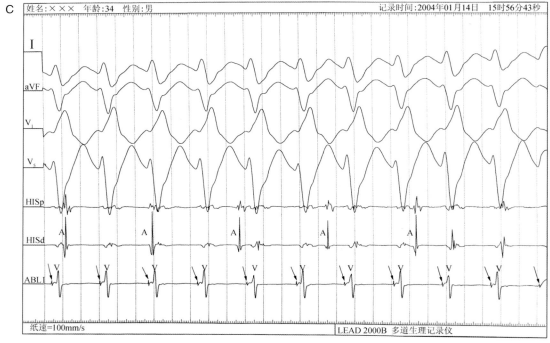

图 9-5（续）

【临床资料】

患者，男，34岁。临床诊断：特发性室性心动过速。

【电生理特征与分析】

图 9-5A 示基础周长为 400ms、S_1S_2 耦联间期为 240ms 的右心室程控期前刺激，可见 S_1S_2 刺激均稳定起搏右心室，V_1V_2 呈左束支传导阻滞型。第 1 次 V_1 波与 V_2 波中埋有呈窦性激动顺序、与 V 波无关的 A 波。V_2 波后可见逆行 H 波，V_2-H_2 间期为 160ms，其后未见 V_3 波以及相关 A 波，但是却诱发出呈右束支传导阻滞伴电轴左偏的宽 QRS 波群心动过速。R-R 间期为 270~350ms，A-A 间期为 580ms，V 波后可见逆行 H 波，但与

A 波无关,出现房室分离,表明为室性心动过速。

图 B 为室性心动过速的另外一次发作,可见 QRS 波群形态仍呈右束支传导阻滞伴电轴左偏,R-R 间期稳定在 270ms,A-A 间期为 520ms,出现房室分离。给予 RS₂ 程控期前刺激,当 RS₂ 为 150ms 时夺获心室,出现一次与 V₂ 波形态相似的 V 波后终止了室性心动过速。窦性心律时 A-H 间期为 70ms,H-V 间期为 60ms,QRS 波群形态正常。

图 C 示右束支伴电轴左偏的分支型室性心动过

速,QRS 波群时限为 120ms,V-V 间期为 260ms,HISd 处可见高尖的 A 波,A-A 间期为 480ms,呈现出房室分离图形。消融导管电极(ABL)在左心室间隔中部区域标测到在 V 波前出现,存在等电位线的低幅高频电位波(P 电位,箭头所示)。

【电生理诊断】

①窦性心律;②右心室程控期前刺激诱发及终止室性心动过速;③左心室特发性室性心动过速。

病例6 (图9-6)

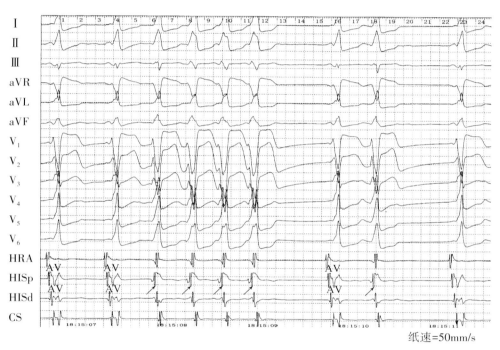

纸速=50mm/s

图9-6 右侧房室旁路心室插入端室性心动过速。

【临床资料】

患者,男,43 岁。临床诊断:预激综合征,阵发性室上性心动过速。

【电生理特征与分析】

图 9-6 示窦性心律时 P-R 间期为 90ms,QRS 波宽大畸形可见预激波。心房最早激动出现在 HRA,依次向 HIS、CSp、CSd 传递,心房激动顺序正常。HIS 部位 V 波最早出现,AV 几乎融合,为显性右前间隔房室旁路。可见第 3 次 QRS 波与倒数第 2 次 QRS 波均提前发生,为室性期前收缩,其形态与窦性心律时完全一致。第

1 次室性期前收缩后发生了频率为 180 次/分、QRS 波形态与前完全一致的短串室性心动过速。心内各导联可见在 HIS 处领先的逆行 A 波出现在 V 波中间(箭头所示),逆行心房激动顺序呈中心性,符合室性激动时右前间隔房室旁路发生逆向传导的特征。为何室性期前收缩及短串室性心动过速的形态,与窦性激动沿房室旁路下传的 QRS 波形态完全一致?这是因为大头消融导管处于旁路插入心室肌部位,触发的最早室性激动部位与窦性激动沿旁路下传至心室的部位完全相同,从而形成心室预激图形与窦性高度一致的结果。本例室性心动过速需与房性心动过速沿旁路下传相鉴别,但 A 波出现在心室激动以后,明确 A 波在 HIS 部位

领先,呈中心性激动顺序,可以排除房性心动过速。

【电生理诊断】

①预激综合征,显性右前间隔房室旁路;②起

源于旁路心室端的室性期前收缩及短串室性心动过速。

病例7 (图9-7)

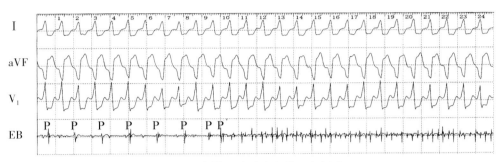

图9-7 室性心动过速合并心房颤动。

【临床资料】

患者,男,50岁。临床诊断:心悸待查。

【电生理特征与分析】

图9-7示右束支阻滞型宽QRS波群心动过速,QRS波群时限为120ms,R-R间期基本规则,心室率约为150次/分,体表心电图中未见明显P波,但在食管导联(EB)中可见到高大清晰的P波,P-P间期匀齐,心房率约为120次/分,心室率>心房率,房室呈分离状态,可明确诊断为室性心动过速。EB中在第7次窦性P波后处出现一提前的异位房性P波,随后可见房性期前收缩后出现一系列杂乱的心房激动波,频率为350~600次/分,提示此次房性期前收缩诱发了心房颤动。发生心房颤动后的宽QRS波心动过速的形态与频率均未发生改变,说明仍然存在房室分离。心房颤动与室性心动过速同时存在,并且在两者间发生了完全性干扰(纸速=25mm/s)。

【电生理诊断】

①窦性心律,房室分离;②室性心动过速;③房性期前收缩诱发心房颤动。

第10章　心脏电生理现象

一份疑难复杂的心电图往往存在多种心电生理现象，是造成心律失常难以诊断的主要原因。通过心脏电生理检查能够复制出一些常见和少见的心电生理现象，熟悉这些心电生理现象的形成机制和检查内容则能更好地解释和诊断心电图、研究心律失常的发生机制，进一步掌握心脏电生理和心电图知识。

第1节　裂隙现象

裂隙现象是指发生在心动周期某个时段内的激动在心脏传导系统中受阻，而较早或较晚出现的激动却能传导的一种电生理现象。传导受阻的时段即称为裂隙带。早在1965年，Moe等在动物试验中首先发现房室传导的裂隙现象，1973年Gallagher描述了房室前向传导中的两类裂隙现象，1974年Akhtar证实室房逆传过程中也可出现裂隙现象。1976年Damato等结合自己的工作对房室传导的裂隙现象进行归纳后，将其分为前向传导6种类型和逆向传导2种类型（表10-1），一直沿用至今。近年来的文献又分别报道了束支、分支、房室旁路等部位的裂隙现象和假性束支裂隙现象以及房室结-希浦系统的变异性裂隙现象。

一、经典裂隙现象的类型和发生机制

1. 经典裂隙现象：其是由心脏特殊传导系统中两个或多个区域的传导性和不应性存在差异所致。通常离激动较近的区域有效不应期较短，相对不应期较长，容易发生传导延缓，称为近端传导延缓区；离激动较远的区域有效不应期较长，容易发生传导阻滞，称为远端传导阻滞区。在心动周期中较晚发生的激动可以脱离近端及远端的不应期下传，提前的激动落在远端的有效不应期时传导受阻。而更早的激动却因落在近端相对不应期的早期导致传导非常缓慢，当激动缓慢到达远端区域时，该区域已经渡过了不应期，故激动又得以通过。当心脏传导系统中存在多个层次的传导阻滞区域和传导延缓区域时，可同时记录到多种类型和不同部位的裂隙现象。

2. 变异型裂隙现象：经典裂隙现象是由于近端存在传导延缓区域，远端存在传导阻滞区域形成的，但变异型裂隙现象的远端区域并非处于有效不应期，而是相对不应期，仅表现出传导延缓的改变。当近端区域发生明显传导延缓后，如下传的激动能够脱离远端区域相对不应期，传导便恢复正常。这种电生理现象仅见于房室结与希浦系统之间，尤其是存在房室结双径路传导时，沿慢径路缓慢传导的激动更容易脱离远端区域的不应期，从而恢复正常传导。因其形成机制与经典的裂隙现象略有不同，故称为变异型裂隙现象（图2-15和图10-14）。

3. 假性束支裂隙现象：其是指处于同一水平区域

表10-1　经典裂隙分类

	类型	近端延缓区域	远端阻滞区域
房室传导	1	房室结	希浦系统
	2	希浦系统近端	系统系统远端
	3	希氏束	希浦系统
	4	心房	希浦系统或房室结
	5	房室结近端	房室结远端
	6	无（超常现象）	希浦系统
室房传导	1	希浦系统	房室结
	2	希浦系统	希浦系统

的两侧束支因不应期的差异而造成的类似束支裂隙的心电现象。其电生理表现与束支裂隙现象相似,也是随着心房程控期前刺激耦联间期的缩短,导致已形成的功能性束支传导阻滞恢复正常。通常两侧束支发生同步不等速、互差>40~60ms的传导延缓时,即形成传导缓慢的一侧束支完全性阻滞图形,传导时差<40ms便形成一侧束支不完全性传导阻滞图形。当两侧束支发生同步等速传导延缓时,QRS波群形态会逐渐或突然恢复正常,同时伴有P-R间期或H-V间期延长,因形成机制不同,故称为假性束支裂隙现象(图10-15)。

二、裂隙现象的电生理特征

采用心房或心室程控期前刺激时,心脏各部位会形成不同形式的反应,产生传导延缓区域或阻滞区域。不同的组合可形成不同类型的裂隙现象,通常分为两大类:①心房期前刺激时,激动沿房室传导系统前向传导形成房室传导裂隙现象;②心室期前刺激时,激动沿房室传导系统逆向传导形成室房传导裂隙现象。需要强调的是,无论发生房室传导裂隙现象,还是室房传导裂隙现象,当传导恢复时一定要表现出较阻滞前传导明显延缓的电生理特征,否则不符合裂隙现象的形成机制。

(一)房室传导裂隙现象

1. 刺激电极周围心房肌与心房形成的裂隙现象:心房程控期前刺激 S_1S_2 耦联间期较长时,可在 S_2 后见到 A_2 波。随着 S_1S_2 耦联间期的缩短, A_2 波消失。 S_1S_2 耦联间期进一步缩短时, S_2 后又重现 A_2 波, S_2-A_2 间期发生延长。近端传导延缓区域位于刺激电极周围心房肌,远端传导阻滞区域位于心房(图10-3)。

2. 房室结与希浦系统形成的裂隙现象:心房程控期前刺激 S_1S_2 耦联间期较长时,较晚发生的激动能沿房室结-希浦系统下传心室, A_2 波后存在 H_2 波及 V_2 波。随着 S_1S_2 耦联间期缩短,较早发生的激动在希浦系统发生传导阻滞, A_2-H_2 波后的 V_2 波消失。 S_1S_2 耦联间期进一步缩短时,更早的激动在房室结发生传导延缓,导致希浦系统恢复传导, A_2-H_2 间期延长后重新出现 V_2 波。近端传导延缓区域位于房室结,远端传导阻滞区域位于希氏束以下部位(图2-15和图10-4)。

3. 希浦系统近端与希浦系统远端形成的裂隙现象:心房程控期前刺激 S_1S_2 耦联间期较长时,较晚发生的激动能沿房室结-希浦系统下传心室, A_2 波后存在 H_2 波及 V_2 波。随着 S_1S_2 耦联间期缩短,较早发生的激

动在希浦系统远端发生传导阻滞, A_2-H_2 波后的 V_2 波消失。 S_1S_2 耦联间期进一步缩短时,更早的激动在希浦系统近端发生传导延缓,引起希浦系统远端恢复传导,重新出现 V_2 波及 H_2-V_2 间期延长。近端传导延缓区域位于希浦系统近端,远端传导阻滞区域位于希浦系统远端(图10-5)。

4. 希氏束与希浦系统形成的裂隙现象:心房程控期前刺激 S_1S_2 耦联间期较长时,较晚发生的激动能通过房室结、希氏束、希浦系统下传心室, A_2 波后存在 H_2 波及 V_2 波。随着 S_1S_2 耦联间期缩短,较早发生的激动虽能通过希氏束却受阻于希浦系统, A_2-H_2 波后的 V_2 波消失。 S_1S_2 耦联间期进一步缩短时,更早的激动在希氏束内发生传导延缓,引起 H_2 波分裂,导致缓慢下传的激动能度过希浦系统的有效不应期下传至心室,重新出现 V_2 波。近端传导延缓区域在希氏束内,远端传导阻滞区域在希浦系统内。

5. 心房与房室结或希浦系统形成的裂隙现象:心房程控期前刺激 S_1S_2 耦联间期较长时,较晚发生的激动能沿房室结-希浦系统下传心室, A_2 波后存在 H_2 波及 V_2 波。随着 S_1S_2 耦联间期缩短,较早发生的激动在房室结或希浦系统发生传导阻滞, A_2 波后的 H_2-V_2 波或单纯 V_2 波消失。 S_1S_2 耦联间期进一步缩短时,更早的激动在心房内发生传导延缓, S_2-A_2 间期延长后,心房内缓慢传导的激动能度过房室结-希浦系统的不应期下传心室,重新出现 V_2 波。近端传导延缓区域在心房内,远端传导阻滞区域在房室结或希浦系统内。

6. 房室结近端和房室结远端形成的裂隙现象:心房程控期前刺激 S_1S_2 耦联间期较长时,较晚发生的激动能沿房室结-希浦系统下传心室, A_2 波后存在 H_2 波及 V_2 波。随着 S_1S_2 耦联间期缩短,较早发生的激动在房室结远端发生传导阻滞, A_2 波后的 H_2-V_2 波消失。 S_1S_2 耦联间期进一步缩短时,更早的激动在房室结近端发生传导延缓,缓慢传导的激动能度过房室结远端不应期下传,重新出现 H_2 波或 H_2-V_2 波,引起 A_2-H_2 间期延长。近端传导延缓区域在房室结近端,远端传导阻滞区域在房室结远端(图10-10)。

7. 房室结与束支或分支形成的裂隙现象:常发生在房室结双径路传导的基础上。心房程控期前刺激 S_1S_2 耦联间期较长时,较晚发生的激动能沿房室结快径路、束支或分支下传心室, A_2-H_2-V_2 间期及 R_2 波群形态正常。随着 S_1S_2 耦联间期缩短,较早发生的激动容易落在有效不应期较长的束支或分支内受阻, R_2 波

群呈一侧束支或分支传导阻滞图形。S_1S_2耦联间期进一步缩短,更早的激动由于落在快径路的有效不应期内,改从慢径路下传,A_2-H_2间期出现跳跃式延长。沿慢径路缓慢传导的激动到达束支或分支时,该区域已度过不应期,R_2波群突然恢复正常。近端传导延缓区域在房室结慢径路,远端传导阻滞区域在束支或分支内(图10-6)。

8.心房与房室旁路形成的裂隙现象:根据旁路不应期的长短可分为两种类型。

(1)旁路有效不应期短于房室结-希浦系统有效不应期。心房程控期前刺激S_1S_2耦联间期较长时,较晚发生的激动能通过不应期短且传导速度较快的房室旁路下传。随着S_1S_2耦联间期缩短,较早的激动在房室旁路发生传导阻滞,房室结因有效不应期较长早已发生传导阻滞,A_2波后H_2-V_2波均消失。S_1S_2耦联间期进一步缩短后,更早的激动在心房内发生传导延缓,造成S_2-A_2间期延长,如延迟出现的激动能沿着已脱离不应期的房室旁路下传,再次出现呈预激图形的R_2波群(图10-8)。

(2)旁路有效不应期长于房室结-希浦系统有效不应期。心房程控期前刺激S_1S_2耦联间期较长时,较晚发生的激动能通过不应期长,但传导速度较快的房室旁路下传,A_2-H_2间期正常或延长,V波提前致H_2-V_2间期缩短,甚至H_2波掩埋在V_2波中,R_2波群呈预激图形。随着S_1S_2耦联间期缩短,较早的激动在有效不应期较长的房室旁路传导阻滞,沿不应期较短的房室结-希浦系统下传心室,R_2波群突然恢复正常。S_1S_2耦联间期进一步缩短后,因更早的激动在心房内发生传导延缓,延迟出现的激动能沿着已脱离不应期、传导速度快的房室旁路下传,R_2波群再次出现预激图形(图10-9)。

近端传导延缓区域在心房内,远端传导阻滞区域在房室旁路。

(二)室房传导裂隙现象

1.希浦系统与房室结形成的裂隙现象:心室程控期前刺激S_1S_2耦联间期较长时,较晚发生的心室激动能沿希浦系统-房室结逆向传导至心房,V_2波后存在H_2波及A_2波。随着S_1S_2耦联间期缩短,较早发生的心室激动在房室结发生逆向传导阻滞,V_2-H_2波后的A_2波消失。S_1S_2耦联间期进一步缩短时,更早的心室激动在希浦系统发生传导延缓,引起V_2-H_2间期延长,当缓慢传导的激动能度过房室结逆向不应期时,重新出现A_2波。近端传导延缓区域在希浦系统,远端传导阻滞区域在房室结(图2-24和图10-11)。

2.希浦系统远端与希浦系统近端形成的裂隙现象:心室程控期前刺激S_1S_2耦联间期较长时,较晚发生的心室激动能沿希浦系统-房室结逆向传导至心房,V_2波后存在H_2波及A_2波。随着S_1S_2耦联间期缩短,较早发生的心室激动在希浦系统近端发生逆向传导阻滞,V_2波后的H_2波及A_2波消失。S_1S_2耦联间期进一步缩短时,更早的心室激动在希浦系统远端发生传导延缓,致缓慢传导的激动能度过希浦系统近端不应期逆向传导至希氏束、心房,重新出现H_2波及A_2波,V_2-H_2间期明显延长。近端传导延缓区域在希浦系统远端,远端传导阻滞区域在希浦系统近端(图10-12)。

3.房室旁路与心室肌形成的裂隙现象

(1)房室旁路逆向有效不应期短于希浦系统-房室结。心室程控期前刺激S_1S_2耦联间期较长时,较晚发生的心室激动能沿不应期短,且传导速度快的房室旁路逆向传导至心房,V_2波后存在偏心性A_2波。随着S_1S_2耦联间期缩短,较早发生的心室激动在房室旁路发生逆向传导阻滞,希浦系统-房室结因有效不应期较长早已发生逆传阻滞,V_2波后的A_2波消失。S_1S_2耦联间期进一步缩短时,更早的激动在心室肌内发生传导延缓,激动缓慢到达已脱离逆传不应期的旁路后,重新出现V_2-A_2间期轻微延长的偏心性A_2波。近端传导延缓区域在心室肌,远端传导阻滞区域在房室旁路(图10-13)。

(2)房室旁路逆向有效不应期长于希浦系统-房室结。心室程控期前刺激S_1S_2耦联间期较长时,较晚发生的心室激动能沿不应期短,且传导速度较快的房室旁路逆向传导至心房,希浦系统-房室结逆传特征被旁路掩盖,V_2波后出现偏心性A_2波。随着S_1S_2耦联间期缩短,较早发生的心室激动在房室旁路发生逆向传导阻滞,因希浦系统-房室结有效不应期短于旁路,V_2波后出现中心性逆向传导的H_2-A_2波。S_1S_2耦联间期进一步缩短时,更早的激动在心室肌内发生传导延缓,激动缓慢到达已脱离逆传不应期的旁路后,重新出现偏心性A_2波。近端传导延缓区域在心室肌内,远端传导阻滞区域在房室旁路。

三、裂隙现象的临床意义

裂隙现象多见于心脏电生理检查中,自发激动时显现较为少见。因为裂隙现象能否显现与心脏传导系统中两个区域的不应期关系密切,当远端阻滞区的有效不应期延长和(或)近端阻滞区的功能不应期缩短时,有利于裂隙现象的显现。反之,当远端阻滞区的有效不应期缩短和(或)近端阻滞区的功能不应期延长时,不利于裂隙现象的显现,所以基础周期偏长一些有利于形成裂隙现象。心脏电生理检查中,多种基础刺激周期长度能使不同区域的不应期发生改变,再在不同耦联间期的程控期前刺激作用下容易形成各部位的裂隙现象。认识裂隙现象具有重要的临床意义。

1. 心脏传导系统中各部位的不应期长短不一致,是形成裂隙现象的电生理基础。

2. 药物常对心脏组织的不应期产生影响,洋地黄、β受体阻滞剂因延长不应期能促进裂隙现象发生,而阿托品缩短因不应期而使裂隙现象消失。

3. 在电生理检查中,发生裂隙现象极易造成不应期测定的误差。

4. 对裂隙现象的认识能解释一些"超常传导"现象,有助于在电生理检查中正确测定不应期和理解某些心律失常的形成机制。

第2节　隐匿性传导

隐匿性传导是指一个窦性或异位搏动在心脏组织(包括传导系统和心肌)传导时,仅激动一部分组织并产生了新的不应期,但未能全程传导而受阻的现象。体表心电图可以通过干扰、折返、重整、韦金斯基现象等认识到隐匿性传导的存在,心腔内心电图则可通过希氏束电图证实房室交界区等部位存在隐匿性传导。

一、发生机制

隐匿性传导的发生机制与心脏特殊传导系统和心肌的递减性传导有关。电生理研究表明,当下传激动从绝对不应期逐渐过渡到相对不应期这一短促时相(临界相)时最容易发生隐匿性传导,此时心肌应激性异常降低,所产生的动作电位[0]相上升速度和振幅也低于正常,并在传导过程中逐渐降低,以至传导速度进行性减慢直至中断,形成隐匿性传导。

二、电生理特征与电图表现形式

房室交界区是发生隐匿性传导的最常见部位,其次为心室内(左右束支及浦肯野纤维),也可发生在窦房交界区、房室旁路等部位(图10-16至图10-19)。

(一)表现形式

1. 对随后激动传导的影响:使激动延缓、阻滞、隐匿、促进或折返(显性折返、隐匿性折返)等。

2. 对随后激动形成的影响:使主导或次级起搏点提早除极,重建发放周期。

3. 对随后激动传导及激动形成的联合影响。

(二)希氏束电图揭示房室交界区隐匿性传导

通过希氏束电图中 A-H 间期、H-V 间期以及 H 波的变化,可以了解到房室交界区因隐匿性传导造成传导的改变及激动形成异常。

1. 房室结(希氏束上)发生传导延缓或阻滞

(1) A-H 间期延长,H-V 间期不变,表明房室结发生前向传导延缓。

(2) A 波后 H 波及 V 波消失,表明房室结发生前向传导阻滞。

(3) V-H 间期不变,H-A 间期延长,表明房室结发生逆向传导延缓。

(4) V-H 间期不变,A 波消失,表明房室结发生逆向传导阻滞。

2. 希氏束期前收缩发生前向或逆向传导阻滞

(1) 提前的 H 波后有 A 波,V 波消失,表明希氏束期前收缩存在逆向传导,但发生前向阻滞。

(2) 提前的 H 波后有 V 波,A 波消失,表明希氏束期前收缩存在前向传导,但发生逆向阻滞。

(3) 提前的 H 波后 A 波、V 波均消失,表明希氏束期前收缩存在双向传导阻滞。

3. 心室内(希氏束下)发生传导延缓或阻滞

(1) A-H 间期不变,H-V 间期延长,表明心室内发生前向传导延缓。

(2) A-H 间期不变,V 波消失,表明心室内发生前向传导阻滞。

(3) V-H 间期延长,H-A 间期不变,表明心室内发生逆向传导延缓。

(4) V 波后 H 波、A 波消失,表明心室内发生逆向传导阻滞。

(三)房室交界区前向性隐匿性传导

1. 房性期前收缩未能下传,但造成其后室上性激动下传缓慢或中断。

2. 快而规则的房性心律失常时,常因隐匿性传导深浅程度不同在房室交界区形成交替性文氏周期。

3. 快而不规则的心房颤动时,常因隐匿性传导造成心室率快慢不一。

4. 心房颤动波的隐匿性下传提前兴奋房室交界区起搏点,导致预期的交界区逸搏不能及时出现,造成极长的R-R间期。

5. 心房颤动转为心房扑动时,房室交界区隐匿性传导减少或消失,心室率反而加快。

6. 二度Ⅰ型房室传导阻滞时,如文氏周期第1个P-R间期意外延长,说明其前阻滞型P波在房室交界区发生了隐匿性传导。3:2文氏型阻滞时,由于隐匿性传导而疑似3:1阻滞。

7. 2:1房室传导阻滞时,有时变为3:1或4:1传导,很可能是顿挫型3:2或4:3传导,是由于房室交界区内存在隐匿性传导所致。

8. 高度房室传导阻滞时,一般房室交界区逸搏周期是规则的,但隐匿性传导会造成房室交界区逸搏心律重整周期而不规则或延迟发生。此时可见长于房室交界区逸搏周期的间距,甚至出现室性逸搏。

(四)房室交界区逆向隐匿性传导

1. 室性期前收缩形成完全性代偿间歇,插入性室性期前收缩导致其后P-R间期延长,心房颤动时的室性期前收缩常有类代偿间歇(期前收缩后的恢复周期长于心房颤动平均心室周期),这些变化均是房室交界区逆向隐匿性传导的表现。

2. 室性期前收缩形成房室交界区逆向隐匿性传导,可加重房室传导阻滞的程度,如2:1房室传导阻滞变成4:1或3:1房室传导阻滞。连续的插入性室性期前收缩又可使窦性心律下传时出现类似文氏型房室传导阻滞的现象。

3. 房室分离时,室性期前收缩伴隐匿性逆向传导,提前释放房室交界区起搏点(隐匿性交界性夺获),导致随后的房室交界接区性激动延迟发生。

4. 高度房室传导阻滞时,房室交界区有一前向的单向阻滞区,阻滞区以下的交界性或室性激动可隐匿性逆行传入该阻滞区,导致该区域提前除极,造成不应期提前(称为不应期屏障剥脱)形成"超常期"。一个适时的窦性激动能通过该区域下传心室,即称为韦金斯

基易化作用,如随后连续数个P波均能下传,即形成韦金斯基效应。

5. 室性期前收缩伴房室交界区逆向隐匿性传导时,如激动在交界区折返即形成反复心搏,可继发显性或隐匿性折返。

(五)房室交界区双向性隐匿性传导

最典型的例子为房室交界区性搏动发生单向或双向隐匿性传导时可形成假性房室传导阻滞,或P-R间期长短交替现象。

(六)束支内前向隐匿性传导

1. 心房颤动、心房扑动或室上性心动过速时,产生与Ashman现象矛盾的心室内差异性传导,提示有束支内隐匿性传导。

2. 单侧束支内隐匿性文氏现象,可表现出间歇性束支传导阻滞。

3. 室性心动过速伴不完全性房室脱节时,窦性激动隐匿性传导至室性心动过速的起源点,重整周期,形成小于两倍室性心动过速周期的长间歇。

(七)束支内逆向隐匿性传导

1. 室性期前收缩终止室上性心动过速时的室内差异性传导:在室上性激动下传之前,室性期前收缩提前逆向隐匿性传导至双侧束支,因双侧束支应激能力不同,进入健侧的深度要大于患侧,导致两侧束支的不应期趋向一致,差异性传导即消失。

2. 穿间隔激动的逆向束支内隐匿性传导

(1)心室内差异性传导和蝉联现象。

(2)房性期前收缩二联律时发生左、右束支传导阻滞型心室内差异性传导。

(八)窦房交界区的隐匿性传导

1. 在二度窦房传导阻滞时,突然出现连续的心房脱漏,可能由发生窦房交界区前向隐匿性传导所致。

2. 窦性心律时,房性期前收缩形成窦房交界区逆行隐匿性传导:①使窦性激动受阻(有效不应期),形成完全性代偿间歇;②使窦房传导延缓(相对不应期),形成次等周期代偿间歇;③若影响至第2个窦性激动被阻滞,则形成延期代偿间歇。

3. 偶见窦房交界区性隐匿性期前收缩形成假性二度窦房传导阻滞。

三、隐匿性传导的临床意义

隐匿性传导可发生在各种心律失常中,常导致不符合规律的反常电生理现象,是造成心律失常复杂化

的重要原因之一。例如,不典型文氏现象、传导阻滞程度的突然加重以及传导的意外改善等现象中均存在隐匿性传导,认识隐匿性传导的电生理与心电图特征有助于分析复杂心律失常。隐匿性传导的临床意义取决于其引起的心律失常,既有起到生理性的保护作用,如

心房颤动时在房室交界区发生隐匿性传导,可防止快速的心房激动过多的下传心室造成心功能恶化;又有可能抑制心脏自律性或传导性,造成心脏停搏的严重后果。

第3节　蝉联现象

蝉联现象又称为环连现象,原指激动自一条传导束下传后又反复穿间隔隐匿性传导至另一条传导束,造成后者连续功能性前向传导阻滞的电生理现象。早在1947年,Gouaux和Ashman在研究心房颤动的连续性心室内差异性传导时就提出了穿间隔激动隐匿性传导使对侧束支除极的概念,连续的隐匿性逆向传导可致后者产生持续性束支传导阻滞,后来这一假说被Moe及Wellens等人分别通过动物和人的试验所证实。1972年,Rosenbaum首次将这一现象命名为蝉联现象。近年来,随着电生理研究的深入和发展,人们发现蝉联是一种普遍的电生理现象,在心脏能形成折返环路的部位,如两侧束支之间、房室旁路和房室结之间、房室结双径路之间均能形成蝉联现象,但以束支间最常见。

一、发生机制及条件

(一)发生机制

1.干扰作用:蝉联现象是折返激动在折返环路内发生持续性隐匿性传导造成干扰的结果。当激动在环路一侧隐匿性传导到对侧使其产生一次不应期时,下一次激动便在环路对侧前向传导阻滞,连续的隐匿性传导总是使接踵而来的激动落入不应期中,形成持续的干扰。蝉联区域形成的功能性阻滞由持续的干扰动态地维持着,如果条件不变,蝉联现象可持续存在,即使心率出现轻微的变化,功能性阻滞仍能得到维持。但当频率和传导速度发生明显改变,隐匿性传导消失后,阻滞区域有足够的时间恢复应激,蝉联现象就会消失。

2.碰撞作用:折返性心动过速时,给予比心动过速频率略快的刺激可以使激动进入折返环路可激动间隙内,并连续重整激动形成一个功能性阻滞区域,该阻滞区因连续的激动碰撞而表现出蝉联现象。这种蝉联现象的形成机制与不应期无关。碰撞机制形成的蝉联现

象可见于折返性心动过速的拖带现象。如果刺激频率进一步加快,进入折返环路的脉冲激动在功能性阻滞区域内形成双向阻滞后即可终止心动过速。

(二)形成蝉联现象的条件

1.心脏内存在有解剖依据或功能上的两条不应期不一致和传导速度快慢互差40~60ms以上的径路,是形成蝉联现象的基础,故在心室内两侧束支之间,房室结快、慢径路之间,房室旁路和正常房室传导系统之间等部位均可形成蝉联现象。

2.出现基础心率突然加快或期前收缩等诱发因素,提前的激动易遇到一条径路的有效不应期发生功能性阻滞,或因遇到相对不应期发生明显传导延缓,导致两条径路内发生传导速度快慢互差>40~60ms的不同步传导。

3.由于两条径路间存在不同步传导,极易形成两条径路间的隐匿性传导。隐匿性传导是形成蝉联现象的基本条件,如隐匿性传导消失,蝉联现象也就随之终止。

4.在期前收缩等原因形成的长间歇后,阻滞侧径路的传导得到改善或发生了超常期传导,只要传导速度快于对侧径路60ms以上,可引起相反方向的蝉联现象。

5.相同的刺激频率下能否诱发蝉联现象,与第1次刺激波和前一次心搏的R-S间期有关,即第1次激动是否落在前一次心搏形成的不应期中。例如,R-S间期短于束支不应期时,第一次激动遇到一侧束支不应期,两侧束支传导的不同步易诱发束支蝉联现象。当R-S间期长于束支不应期时,因两侧束支均处于应激期,传导的一致性则不易诱发束支蝉联现象(图10-20)。

(三)终止蝉联现象的因素

在心率较恒定的情况下,连续的隐匿性传导会使蝉联现象持续存在,但出现以下情况时蝉联现象就会终止。

1. 心率改变或者期前收缩致两条径路内不应期和传导速度发生变化,引起两条径路均阻滞或阻滞程度发生改变。

2. 激动在两条径路内以大致相同的速度传导或时间差<40~60ms。

3. 阻滞侧径路内传导发生意外改善,使两条径路传导时差<40~60ms。

4. 两条径路间的隐匿性传导消失。

二、电生理特点与表现形式

(一)心室内蝉联现象

1. 连续性心室内差异性传导:心房 S_1S_1 刺激频率到达一侧束支不应期时,激动便沿着另一侧束支下传并经室间隔隐匿性传导到对侧束支,使之除极。但因对侧束支除极较晚造成不应期后移,下一次心房激动到达心室时,仍遇到该侧束支处于不应期,连续的隐匿性传导使该侧束支始终处于功能性阻滞中,便产生了持续的心室内差异性传导,QRS波群连续出现左束支或右束支传导阻滞图形。束支蝉联现象形成后,如果条件不变则可长期存在,直至刺激结束或房室交界区发生文氏型传导,R-R间期长于束支不应期后才会消失,也可由房性或室性期前刺激形成的长间歇所终止。

2. 交替性心室内差异性传导

(1)交替性连续心室内差异性传导:①心房刺激频率固定;②房室之间出现文氏型传导阻滞,心动周期长短改变后出现交替性连续的左束支传导阻滞和右束支传导阻滞图形;③心动周期不变,室性期前收缩可使持续的一侧束支阻滞图形转变为另一侧束支阻滞图形;④在左束支或右束支传导阻滞图形转换之间,出现一次正常或是不完全性束支阻滞图形的QRS波群(图10-22)。

(2)房室3:2传导伴双侧束支交替性心室内差异性传导:①心房 S_1S_1 刺激频率接近或到达房室结及束支不应期时出现;②心房刺激频率固定,能使激动定期到达房室结和心室;③房室之间出现文氏型3:2传导,造成R-R间期长短固定不变;④长R-R间期后的QRS波群形态正常,短R-R间期后的QRS波群交替呈现左、右束支传导阻滞图形(图10-21)。

(二)房室旁路蝉联现象

在预激综合征患者中,室上性激动既可沿着正常的房室结-希浦系统下传心室,逆向隐匿性传导至房室旁路,造成其持续功能性阻滞;也可沿房室旁路下

传,逆向隐匿性传导至希浦系统-房室结,形成持续功能性阻滞,在两者之间形成蝉联现象。根据房室旁路和房室结-希浦系统不应期的长短以及隐匿性传导的方向不同,可将房室旁路蝉联现象分为以下几种类型。

1. 房室旁路阻滞伴房室结-希浦系统前向传导型:①房室旁路的前向有效不应期总是长于房室结-希浦系前向有效不应期;②心房 S_1S_1 刺激周期长度等于或略短于房室旁路不应期;③激动先在房室旁路内发生传导阻滞,沿房室结-希浦系统下传,并隐匿性逆向传导至房室旁路形成一次新的不应期,导致下一次激动仍在房室旁路内阻滞,只能沿正常房室传导系统下传,反复的隐匿性传导使得房室旁路始终无法恢复传导,A-V间期及QRS波群均恢复正常;④房室结-希浦系统必须维持1:1前向传导功能,如果发生前向传导中断致隐匿性传导消失,房室旁路便恢复前向传导;⑤延长心房刺激周期长度或发放适时的室性期前收缩后,使旁路阻滞区域有足够的时间脱离不应期恢复应激时,房室旁路蝉联现象消失后又出现预激QRS波群(图10-24和图10-25)。

2. 房室结-希浦系统阻滞伴房室旁路前向传导型:①房室旁路前向有效不应期短于房室结-希浦系统;②心房 S_1S_1 刺激周期长度短于或接近房室结-希浦系统有效不应期时,激动在房室结-希浦系统发生显著传导延缓或阻滞,沿房室旁路下传,便产生完全性心室预激图形;③若沿房室旁路下传的激动反复隐匿性传导至希浦系统-房室结区域,造成后者持续性功能性阻滞时,激动只能连续沿房室旁路前向传导,A-V间期缩短,H波消失,QRS波群持续呈预激图形;④旁路也必须维持1:1前向传导,否则隐匿性传导一旦消失,房室结-希浦系统便脱离不应期恢复传导,蝉联现象也随之消失(图10-25)。

3. 房室旁路逆向阻滞伴希浦系统-房室结逆向传导型:此种电生理现象较少见,房室旁路逆传有效不应期长于希浦系统-房室结,是形成房室旁路逆向传导蝉联现象的必需条件,但是大多数情况下房室旁路逆传有效不应期短于房室结-希浦系统,故临床上很少出现房室旁路的逆向传导蝉联现象。诱发此型蝉联现象可采用略短于旁路逆传不应期的周期长度刺激心室,心室激动遇旁路逆传不应期受阻,便沿着希浦系统-房室结逆传至心房,心房激动后再沿房室旁路前传形成新的不应期,导致下一次心室激动在旁路逆传阻滞,随后的心室刺激激动便连续在旁路发生功能性

逆传阻滞,形成旁路逆向传导的蝉联现象,此时在希氏束电图上逆行心房激动顺序为中心性。

4.房室结-希浦系统逆向阻滞伴房室旁路逆向传导型:一般房室结-希浦系统逆传有效不应期长于房室旁路,当采用短于希浦系统-房室结逆传有效不应期的周期作心室刺激时,心室激动沿旁路逆传心房,再隐匿性前向传导至房室结-希浦系统形成新的不应期,导致下一次的心室激动在该区域发生逆传阻滞,连续的前向隐匿性传导便形成房室结-希浦系统的逆向传导蝉联现象,希氏束电图上表现出偏心性的心房激动顺序。

(三)房室结双径路间蝉联现象

房室结存在两条不应期和传导速度不一致的传导路径,大多数快径路不应期长,传导速度快;慢径路不应期短,传导速度慢。而极少数快径路不应期短,传导速度快;慢径路不应期长,传导速度慢。这些电生理特征给房室结双径路间形成蝉联现象创造了条件,依隐匿性传导方向的不同,也可将房室结双径路间蝉联现象分为两型。

1.慢径路前向传导型:当心房S_1S_1刺激周期长度短于快径路不应期时,激动在快径路内传导受阻,沿慢径路下传并隐匿性传导至快径路,使快径路形成一次新的不应期,下一次激动只能沿慢径路下传,并再次隐匿性传导至快径路。反复的隐匿性传导使快径路始终处于功能性阻滞中,形成慢-快径路间蝉联现象,电生理特征为A-H间期突然成倍跳跃式延长,表现出持续性一度房室传导阻滞的假象。心房刺激时,A-H间期发生成倍延长的3:2传导也是慢-快径路间蝉联现象的一种表现。刺激频率发生改变或出现期前收缩,造成两条径路的不应期及传导性发生改变时,可终止蝉联现象(图10-23)。

2.快径路前向传导型:适时的激动在心房S_1S_1刺激周期长度短于不应期较长的慢径路时,激动在慢径路内传导受阻,沿着快径路下传并隐匿性传导至慢径路,反复的隐匿性传导在快-慢径路间形成蝉联现象。一般情况下,慢径路传导速度慢被快径路传导所掩盖,虽然形成快径路前向传导型蝉联现象,仍然只表现出短A-H间期。只有在心房刺激频率相同,存在诱发或终止蝉联现象的因素下,分别出现长短显著不一的两种A-H间期,可考虑为快径路前向传导型蝉联现象。

(四)蝉联窗口

能够诱发持续蝉联现象的不同心动周期之间的最大差值称为蝉联窗口,心脏内能发生蝉联现象的部位均可采用连续递增-递减刺激法测出蝉联窗口。在测定旁路蝉联窗口时,刺激周期较长时,旁路能1:1下传,QRS波群均呈预激图形,当刺激周期长度缩短到某临界值时,旁路突然发生持续性传导阻滞,但激动仍可沿正常房室结-希浦系统下传,QRS波群正常。在刺激不停止的情况下逐渐延长刺激周期时,旁路仍处于传导阻滞中。而当刺激周期延长到某临界点时,旁路突然恢复传导,QRS波群又呈预激图形。这种旁路发生持续传导阻滞时最大刺激周期长度的差值即为旁路的蝉联窗口(图10-26)。

三、临床意义

蝉联现象常见于心脏电生理检查中,可引起心律失常复杂化。例如,发生在束支内的蝉联现象使QRS波群形态宽大畸形,类似室性心动过速图形;房室结双径路间发生蝉联现象又易被误诊为房室传导阻滞等。认识这种现象对理解一些心律失常的发生机制及其电生理基础有重要意义,预后取决于患者心脏本身病变的程度和蝉联现象引起的后果。

第4节 拖带现象

拖带现象是指心动过速时给予超速起搏刺激,使原有的心动过速频率加速到刺激频率,当刺激停止或刺激频率减慢至原来心动过速频率以下时,即恢复原有心动过速的电生理现象。1977年,Waldo等在研究心房扑动时发现了此种电生理现象,并将其命名为拖带现象。拖带现象是折返性心动过速所具有的特征性表现,常发生在超速终止心房扑动、房内折返性心动过速、房室结折返性心动过速、房室折返性心动过速和室性心动过速的过程中。

一、发生机制

拖带现象是由在折返环路内出现反复的激动碰撞

所致,形成拖带现象表明心动过速是折返环路内形成的环形运动。折返性心动过速的环路中总是存在一个可激动间隙,当比心动过速频率稍快的刺激进入折返环路的可激动间隙内时,由于刺激周期长度短于折返激动在折返环路内的环行时间,不但每次折返运动均未能完成,而且连续被下次刺激所重整,环行运动长度便与刺激周期长度一致。刺激停止后,最后1次电脉冲激动就能沿着折返环路重新建立原有的心动过速。如果刺激频率进一步加快或刺激时间持续延长,进入折返环路的电脉冲激动易在逆向支与折返激动波峰发生碰撞,而在顺向支则遇到折返激动所形成的不应期,形成双向阻滞后即可终止心动过速(图10-1)。

图A示外来刺激未能进入折返环重整心动过速;图B示比心动过速稍快的刺激进入折返环后,从顺向支前传并与下一次刺激形成的激动相"碰撞",折返激动连续地被重整,总不能完成环形运动,心动过速跟上刺激频率形成拖带;图C示刺激停止后,最后1次刺激形成的激动重新建立了与原来频率和形态均一致的心动过速;图D示刺激频率进一步增快后,刺激形成的激动易在逆向支中与折返激动的波峰相"碰撞",在顺向支中遇到上一次折返激动形成的不应期,形成双向阻滞后终止心动过速。

此外,碰撞作用还可以解释快速心房刺激时为何在折返环路内并未形成传导延缓的情况下也可诱发出折返性心动过速。当快速刺激周期长度略短于折返环路周期长度时,第1次刺激进入折返环后,形成的折返波峰即与紧跟其后的第2次刺激发生碰撞,无法完成环行运动,连续的碰撞使心肌激动频率跟上刺激频率,此时一旦停止刺激,碰撞消失后,最后1次电脉冲激动即可形成环行运动,诱发出与刺激频率相近的折返性心动过速。偶尔,在存在多处折返环路的情况下,引起拖带的刺激停止后,心动过速频率和波形会发生改变,提示为超速刺激进入另外的折返环路,在碰撞的机制下诱发出另一区域的折返性心动过速(图10-32和图10-33)。

拖带心动过速时出现刺激区域波形改变者称为显性拖带,为刺激激动和心动过速在该区域发生碰撞的

结果,心房或心室起搏时可分别在刺激波后出现房性或室性融合波。融合波的形态取决于刺激频率,刺激频率越快,刺激脉冲夺获周围心肌的面积越大,融合程度越大,融合波形态越接近刺激区域,通常可见到进行性融合波。如果发生拖带时,心动过速波形无改变,则称为隐匿性拖带,此时刺激激动仅在环路内与环行远动发生碰撞,环路外心肌除极顺序无变化,表明刺激点位于折返环路内。现已证实心腔内刺激发生隐匿性拖带的部位是折返的必需部位,显示心动过速的隐匿性拖带部位有助于导管法消融术时的靶点定位。

二、电生理特点与表现形式

(一)心动过速拖带的方法

诱发心动过速后,通常选择快于心动过速频率5~10次/分的刺激频率进行心房或心室刺激10s左右,观察心动过速频率是否跟上刺激频率、刺激停止后的回复周期是否与刺激周期一致。如已发生拖带,可逐级递增5次/分刺激,直至心动过速被终止。

(二)心动过速频率的改变

在心动过速时给予超速刺激,由于刺激频率快于心动过速,刺激激动进入折返环后便向两个方向传导。一方面,在逆向传导支中和原来心动过速的波峰相碰撞,使折返运动不能建立。另一方面,刺激激动同时从顺向传导支中顺向传导,再在逆传支中与下一次刺激产生的波峰相碰撞,折返激动连续地被重整,不能完成环形运动。于是在折返环路内形成一个由连续碰撞而产生的阻滞区域,折返环路内环行激动时间缩短,心动过速就跟上刺激频率。只要刺激频率不变,心动过速的频率就与刺激频率保持一致。

(三)刺激部位

1. 刺激的部位离折返环路越近,电脉冲激动进入可激动间隙的可能性越大:①心房超速刺激可以拖带心房扑动、房性折返性心动过速、房室结折返性心动过速、房室折返性心动过速(图10-27至图10-30,图10-32);②心室超速刺激可拖带室性心动过速、房室折返性心动过速(图10-31);③在房室结-希浦系统不应期缩短的情况下,如快频率刺激能形成1:1的房室顺传或室房逆传,心房超速刺激亦可拖带束支折返性室性心动过速,心室超速刺激可拖带房室结折返性心动过速。

2. 能否有效拖带通常取决于刺激是否进入心动过速的可激动间隙,可激动间隙与折返环路的组成部位

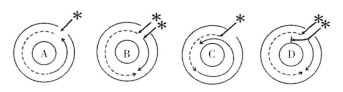

图10-1　拖带示意图。

有关,可以位于折返环路的任何部位,但总是在折返环路的前向支、折返运动波峰的前方,否则折返运动无法维持。以房室折返性心动过速为例,折返环路包括了心房、房室结-希浦系统、心室以及房室旁路。当折返波峰沿房室结-希浦系统顺向传导时,心室处于应激期,即为可激动间隙;折返波峰沿房室旁路逆向传导时,心房处于应激期,即为可激动间隙。因此,无论在心房还是心室进行超速刺激均可拖带或终止心动过速。

(四)形成融合波的条件

在心动过速发生拖带时能否见到融合波取决于以下因素:①刺激频率增加时,夺获周围部位的心肌面积增大,融合波程度可进行性增加;②刺激点与折返激动部位之间的传导时间也可影响融合波的发生,传导时间延长使周围心肌激动增多,融合波明显,反之则不易见到融合波;③刺激部位与折返部位均在同一区域,如房室折返性心动过速为房室之间大折返形成,旁路同侧心房肌及心室肌均为折返环路的一部分,刺激部位的不同可分别形成房性或室性融合波(图10-30和图10-31)。

1. 右心房刺激:①左侧房室旁路折返时,右心房刺激形成的激动与折返形成的左心房激动有一定的时差,当刺激夺获心房成分增多后容易发生心房融合波;②右侧房室旁路折返,超速刺激点与逆行激动点之间的间距太短,不容易形成心房融合波,或者仅发生隐性拖带;③如果心动过速时房室结-希浦系统前向传导速度减慢,使逆行激动到达心房的时间延迟,心房肌的绝大部分为心房刺激所激动时,也不易出现心房融合波;④心室肌不是刺激区域,房室折返性心动过速时不会发生心室融合波。

2. 右心室刺激:①左侧房室旁路折返时,右心室刺激形成的激动与左心室激动有一定的时差,当刺激夺获心室成分增多后容易发生心室融合波;②右侧房室旁路折返时,超速刺激点与逆行激动区域之间的间距太短,形成的室性融合波不明显,或者仅发生隐性拖带。

(五)刺激停止后的变化

一旦刺激停止,折返环路中的碰撞消失,最后1次激动便能畅通无阻地形成环形远动,融合波消失。因折返环路和环行时间均与发生拖带前相同,由最后一次刺激重新建立了与原来频率和形态一致的折返性心动过速,故恢复周期等于刺激周期是刺激重建心动过速的特征。

(六)碰撞作用诱发折返性心动过速

心脏内存在产生折返所需的两条传导路径,且在折返环路内形成单向传导阻滞和传导延缓,是形成折返激动及折返性心动过速缺一不可的三个基本条件,常在增快的基础心搏或提前的异位搏动时发生传导延缓后诱发心动过速。但是在另一种情况下,即连续的心房刺激在折返环路内发生碰撞后,一旦刺激停止,无须形成单向阻滞和传导延缓即可诱发出折返性心动过速,这种现象也可发生在一种类型折返性心动过速在拖带后诱发另一种类型折返性心动过速的过程中(图10-33)。

1. 窦性心律时给予略短于折返环路周期长度的 S_1S_1 刺激,心搏频率与刺激频率一致。

2. 在快速心房刺激时并不出现心房内或房室传导延缓的改变。

3. 当心搏频率与刺激频率完全一致后,无论何时停止刺激均可能诱发心动过速,刺激停止后恢复周期与其后心动过速的周期长度相同。

4. 在心脏存在多个部位的折返环路时,如预激综合征合并房室结双径路患者,在房室折返性心动过速快速刺激发生拖带现象后,可因碰撞作用诱发房室结折返性心动过速,也可由慢频率的心房扑动转变为快频率的心房扑动(图10-32和图10-33)。

(七)拖带区

拖带区为心动过速周期减去产生拖带时的最小刺激周期,当刺激周期短于拖带周期时便能终止心动过速。

第5节 1:2房室传导现象

1:2房室传导是指1次激动同步不等速分别沿两条应激性和传导性不同的传导路径前传至心室或逆传至心房,并引起2次心室或心房激动的电生理现象,也称为双重心室或心房反应。此现象多发生在电生理检查中,自发较少见。自1974年Grolleau等及1975年Wu等分别率先报道了预激综合征和房室结双径路形成的1:2房室传导现象后,此类报道逐年增多。

一、发生机制

(一)房室结双径路1:2房室传导

主要因房室结快、慢径路的传导速度差异非常显著而形成,1次窦性或房性激动能分别沿快、慢径路先后到达心室引起2次激动,形成1:2房室传导(图10-34和图10-35)。连续发生1:2房室传导即形成室上性心动过速,因这种心动过速系心室率成倍增加引起,故称之为非折返性阵发性室上性心动过速。

(二)预激综合征1:2房室传导

预激综合征患者由于存在解剖上的附加传导旁路,具有与正常房室通道一起形成1:2房室传导的基础。一般预激旁路的不应期较短而传导速度明显快于房室结-希浦系统,当两条通道的传导速度的差异改变足够大,即旁路传导速度增快或房室结-希浦系统传导时间足够延缓时,1次室上性激动也可分别沿两个通道前传引起2次心室激动,使第1次QRS波群呈完全预激图形,第2次QRS波群形态一般正常,如发生心室内差异性传导,则第2次QRS波群宽大畸形,以左束支阻滞型多见。尤其是合并房室结双径路时,房室旁路与房室结慢径路之间的传导速度的差异更为显著。当旁路有效不应期短于快径路长于慢径路或短于房室结双径路时,快径路先进入有效不应期,激动除了沿旁路快速下传心室外,还能沿慢径路缓慢下传至心室,如果心室已脱离不应期便可再次形成QRS波群。故一般认为房室旁路合并房室结双径路患者更易形成预激综合征的1:2房室传导(图10-36和图10-37)。

罕见情况下,A_2波沿房室旁路和房室结慢径路同步不等速前向传导,再沿快径路逆向传导诱发出慢-快型房室结折返性心动过速,如果旁路已脱离前向不应期,折返激动可沿房室旁路顺向传导至心室,形成预激QRS波群心动过速,此时心动过速本质上是慢-快型房室结折返性心动过速,旁路仅作为"无辜者"被动前向传导。

当1次心房激动分别沿旁路和房室结慢径路前向传导心室时,沿旁路前传的激动先到达心室,如心室不应期较长,从房室结慢径路缓慢前传的激动虽然不能再次引起心室激动,但可沿快径路逆行传至心房,然后沿已脱离不应期的旁路前传至心室,诱发出逆向型房室折返性心动过速。

(三)1:2室房逆向传导

房室结双径路和预激旁路均具有逆向传导功能时,只要两条径路的逆向传导速度互差足够大,心房不应期又短于两条径路的逆向传导时差,便有可能诱发出1:2室房逆向传导,即在1次心室激动后出现2次心房激动波。但是这种现象远远少于1:2房室传导,是因为希浦系统-房室结的逆向传导功能要比顺向传导差,而且必须有适时的心室期前刺激或期前收缩诱发。在罕见的情况下,房室旁路发生逆向传导的纵向分离也可形成1:2室房逆向传导,表现出1次V波后有2次激动顺序相同的偏心性逆行A波。如果房室结能脱离顺向不应期,第2次A波就有可能诱发出顺向型房室折返性心动过速(图10-38)。

(四)诱发1:2房室传导现象的条件

1. 传导路径:房室之间存在解剖或功能性的两条传导路径,如房室旁路和房室结-希浦系统或房室结双径路是形成该现象的基础条件。在预激旁路合并房室结双径路的患者,当条件适合时激动可分别沿房室旁路与房室结慢径路同步下传,因房室结慢径路传导速度缓慢使传导时间差加大,更易发生1:2房室传导。

2. 传导时间差:两条传导路径的传导速度快慢差异非常显著,传导快的径路不应期缩短且传导速度增快,传导速度慢的径路相对不应期延长且传导速度进一步减慢,均能导致两条径路产生足够的时间差,使心室再次激动。电生理检查中,快速心房刺激或心房期前刺激能使激动落在慢径路的相对不应期,造成慢径路传导速度明显减慢,故有利于形成双重心室反应。当一侧束支不应期长于两条径路不应期时又可发生该侧束支功能性阻滞,类似室性期前收缩或室性心动过速。

3. 逆向传导阻滞:发生1:2房室传导时需两条径路同时存在逆向传导阻滞,这样从一条径路下传的激动不会沿另外一条径路逆向传导,否则室上性激动易在两条径路内被互相干扰,造成下一次激动的前向传导阻滞,难以形成1:2房室传导现象。若激动能沿另一条脱离不应期的径路逆向传导至心房,则会发生逆行A波或折返性心动过速。

4. 希浦系统及心室肌有效不应期必须短于两条径路的前向传导时间差:当希浦系统及心室肌有效不应期短于两条径路的前向传导时间差时,沿传导速度较慢径路下传的激动至心室时,心室肌已度过不应期才有可能再次应激形成V_2波群。少见的情况下,预激综合征或房室结双径路患者在V波后可见到希氏束再次激动形成的H_2波,表明1次室上性激动已沿两条径路同步不等速下传,但如果慢径路传导速度不够慢或希浦系统及心室肌有效不应期较长,则不能再次形成心室激动波(图10-39)。

5. 产生室房传导的条件:与形成1:2房室传导一样,产生1:2室房传导必须满足以下条件。①存在解剖依据或功能性的两条传导路径,并且具有逆向传导功能;②两条传导路径的逆向传导速度差异非常显著,才能产生心房再次应激所需的时间差;③逆向传导速度慢的径路存在前向传导阻滞,否则逆行激动易被干扰;④心房肌有效不应期必须短于两条径路的逆向传导时间差,这样心房肌才能在较短的时间内再次应激形成A_2波。

6. 某些因素可以改变两条径路的传导特性:自主神经张力变化以及某些药物可以改变两条径路的顺向传导和逆向传导特性,促进或抑制1:2房室传导。迷走神经张力增强时会引起传导慢的径路顺向传导进一步减慢及逆向传导阻滞,奎尼丁及普鲁卡因胺可延长房室结双径路不应期,对逆向传导有抑制作用,这些变化均有利于发生1:2房室传导。当交感神经兴奋或应用阿托品降低迷走神经张力后便能消除1:2房室传导。

二、电生理特点与心电图表现形式

(一)房室结双径路1:2房室传导

1. S_1S_1非程控刺激:心房S_1S_1刺激时,1次A波后出现2次V波,具有固定长短的A_1-H_1和A_1-H_2间期,后者可成倍延长,短A-H间期和长A-H间期分别与快、慢径路传导时间一致。但大多数慢径路传导被快径路隐匿性传导所掩盖,无法显示出长A-H间期。一旦心房刺激停止,干扰消失,最后一次心房刺激便可显示出两种A-H间期,若此时快径路能脱离逆传不应期还可诱发慢-快型房室结折返性心动过速(图10-34)。

2. S_1S_2程控期前刺激:宜采用接近窦性周期长度的基础S_1S_1周期,使房室结双径路不应期更符合生理性。①S_1S_2耦联间期长于快径路不应期时,A_2波后可出现2次H波与V波,$A-H_1$与$A-H_2$间期固定;②当S_1S_2耦联间期短于快径路有效不应期时,H_1波及V_1波消失,仅出现H_2及V_2波。如果此时快径路逆向传导阻滞消失,V_2波后会出现逆行A波或者诱发出慢-快型房室结折返性心动过速。

3. 心电图表现

(1)持续的1:2房室传导

1)发生1:2房室传导时,第一次QRS波群(R_1)形态大多正常,而第二次QRS波群(R_2)形态取决于R_1-R_2间期和前一个心动周期的长度,当R_1-R_2间期明显短于R_2-R_1间期,即R_2波群前具有长短周期特点时,可分别出现右束支传导阻滞型或左束支传导阻滞型的心室内差异性传导。

2)持续的1:2房室传导会使心室率成倍增加,形成非折返性阵发性室上性心动过速,固定的$P-R_1$和$P-R_2$间期以及R_1与R_2波群之间无逆行P波,可排除R_2波群系折返引起。

3)出现持续的心室内差异性传导时,心动过速频率及QRS波群形态类似阵发性室性心动过速,极易误诊。但是可以根据1次P波后有固定的$P-R_1$和$P-R_2$间期和心动过速终止后无代偿间期等1:2房室传导的特点进行鉴别。

(2)交替或间歇发生的1:2房室传导

1)慢径路逆向传导阻滞消失,沿快径路下传的激动可干扰慢径路的顺向传导激动,R_2波群消失后恢复正常1:1房室传导。

2)快径路逆向传导阻滞消失,沿慢径路下传的激动同样可干扰下一次沿快径路顺向传导的激动,造成R_1波群消失,只出现R_2波群,延长的$P-R_2$间期类似一度房室传导阻滞。

3)以上变化交替或间歇发生时可致心室率快、慢不一,或出现周期性改变的P-R间期及R-R间期。

4)快径路逆向传导阻滞消失,激动沿快径路逆向传导至心房形成逆行P波,再次沿慢径路顺向传导时,便可诱发慢-快型房室结折返心搏或折返性心动过速,1∶2房室传导与折返激动或折返性心动过速可以交替或间歇发生。

(二)预激综合征1∶2房室传导

预激综合征患者形成1∶2房室传导常发生在合并房室结双径路时,因房室结慢径路传导速度缓慢,能形成足够的时间差使心室脱离不应期,有利于形成1∶2房室传导。

1.S₁S₁非程控刺激:1次A波后可见2次V波,第1次V波呈预激图形系激动沿房室旁路与房室结快径路下传形成,第2次V波形态正常系激动同时沿房室结慢径路缓慢下传形成,正常形态V波前可见H₂波。

2.S₁S₂程控期前刺激:心房S₁S₂耦联间期较长时,A₂波沿旁路快速下传心室,同时沿房室结快径路下传的激动落入心室有效不应期内,V₂波呈完全预激图形。S₁S₂耦联间期缩短至快径路有效不应期时,A₂波在沿房室旁路前向传导的同时受阻于快径路,便从慢径路缓慢下传心室,当延缓程度足以使心室脱离不应期时再次激动心室,呈预激图形的V波后可见到正常形态的H₂波及V₂波。如此时一侧束支或分支不应期较长时,V₂波也可呈束支或分支传导阻滞图形(图10-36)。

第6节　频率依赖性传导阻滞

频率依赖性传导阻滞是指心率增快或减慢时出现与动作电位3相、4相传导有关的阻滞,又称为时相性阻滞。3相传导阻滞最常见,常发生在短耦联间期的心搏,由激动落在正常不应期或者病理情况下延长的不应期形成。4相传导阻滞常发生在舒张晚期的心搏,系受损部位缓慢的舒张期除极造成。心脏电生理检查时,分级递增刺激频率的改变、不同耦联间期的期前刺激以及所造成的长间歇均易形成心脏各部位的3相或4相传导阻滞。

一、发生机制

(一)3相传导阻滞

心肌细胞动作电位处于3相(也可包括2相)时,膜电位尚未恢复到正常水平,此时对刺激无反应或反应较弱,心肌组织处于有效不应期或相对不应期。若在此时期出现提前激动或心率增快到一定程度,使激动落在生理性有效不应期或相对不应期内,便造成传导受阻或减慢,心脏各部位的隐匿性传导、干扰现象、裂隙现象的形成均与3相传导阻滞有关。当心肌组织病理性不应期延长时,即使心率无明显增快也可发生3相传导阻滞,常见的房室传导阻滞、心室内传导阻滞大多为病理性不应期延长所造成。

(二)4相传导阻滞

1.4相舒张期自动除极速度过快:心肌细胞动作电位4相舒张期自动除极速度过快,引起膜电位降低,造成动作电位0相除极速率和振幅均降低,到达某临界值时就会发生4相传导阻滞。

2.膜电位水平较低:膜电位水平是影响0相除极速度和振幅的重要因素,当膜电位水平普遍降低时,虽然舒张期自动除极速度并不快,也容易引起4相传导阻滞。

3.阈电位升高:阈电位升高向0电位偏移,造成舒张期自动除极化难以到达阈电位,无法引起心肌除极。或者形成的动作电位0相除极速度很慢、振幅很小,引起传导障碍。

4.膜反应性阵低:在某些药物(如奎尼丁)的影响下,膜电位水平不会降低,但是动作电位0相上升速度明显减慢(膜反应曲线向右下偏移),导致阻滞阈下移、4相阻滞的临界频率升高,发生4相传导阻滞。

二、不同部位频率依赖性传导阻滞的电生理特点

(一)房室交界区

1.心房S₁S₁刺激频率增快或者程控S₁S₂耦联间期缩短时形成的一度、二度Ⅰ型房室传导阻滞,诱发阵发性室上性心动过速时延长的S-R间期均为3相传导阻滞的表现。

2.S₁S₂期前刺激代偿间歇后形成的房室传导阻滞为4相性传导阻滞,也可能由一侧束支完全性传导阻滞,另一侧束支发生慢频率依赖性传导阻滞造成。

(二)束支

1. 心房 S_1S_1 刺激频率增快或程控 S_1S_2 耦联间期缩短时形成的心室内差异性传导,阵发性室上性心动过速所伴发的束支蝉联现象均为3相传导阻滞,以右束支传导阻滞型最多见。

2. S_1S_2 期前刺激代偿间歇后,原先存在的束支传导阻滞消失是3相传导阻滞的表现。

(三)房室旁路

旁路的电生理特性为不应期短,传导速度快,呈"全或无"传导。但旁路也可发生某些变异性传导,如3相及4相传导阻滞,在旁路顺向传导或逆向传导过程中均可发生。

1. 心房 S_1S_1 刺激频率增快或 S_1S_2 耦联间期较短时导致预激图形消失,QRS波群恢复正常为旁路前向3相传导阻滞。

2. 心房 S_1S_1 刺激频率减慢或 S_1S_2 耦联间期较长时导致预激图形消失,QRS波群恢复正常为旁路前向4相传导阻滞。旁路3相及4相传导阻滞可同时存在,表现为旁路只在一定范围的刺激频率及期前刺激耦联间期内传导,过早或过晚的激动却在旁路传导受阻(图10-40)。旁路前向3相、4相传导阻滞是形成间歇性预激的机制之一。

3. 旁路逆行3、4相传导阻滞。一般来说,旁路的逆向传导与顺向传导一样呈"全或无"特性,但在少见情况下旁路在逆向传导过程中也可发生3相、4相传导阻滞,表现为心室 S_1S_1 刺激频率增快或程控期前刺激 S_1S_2 耦联间期较短时,旁路发生逆向传导阻滞,逆行P波消失。或者原先由旁路逆向传导呈偏心性激动顺序的A波,突然改变为从希浦系统-房室结逆向传导呈中心性激动顺序的A波,系旁路出现逆向传导的3相阻滞。而心室 S_1S_1 刺激频率减慢或程控期前刺激 S_1S_2 耦联间期较长时旁路发生逆向传导阻滞,系旁路逆向传导的4相阻滞。旁路也可同时存在逆向3相、4相传导阻滞,只在一定范围内的心室刺激频率或期前刺激耦联间期时才出现逆向传导(图10-41)。

(四)裂隙现象

心房期前刺激诱发心脏各部位裂隙现象时的近端传导延缓区域是该部位组织正处于相对不应(3相)形成的,远端阻滞区域多由频率过快或提前激动落在该部位组织的有效不应期内造成。心房裂隙现象、房室结-希浦系统裂隙现象、束支或分支裂隙现象以及旁路裂隙现象等均与3相传导阻滞有关。

三、频率依赖性传导阻滞的临床意义

3相传导阻滞大多为生理性,常发生在较短的耦联间期或较快的频率时,否则提示为病理性3相传导阻滞。4相传导阻滞基本上为病理性的,如4相阵发性房室传导阻滞及束支传导阻滞等,旁路发生频率依赖性传导阻滞是造成间歇性预激综合征的原因之一,在射频导管消融术前揭示旁路传导特征有重要的临床意义。

第7节　Coumel定律

Coumel定律由法国著名心脏电生理学家Coumel于1973年首次提出,其表现为预激综合征患者伴发顺向型房室折返性心动过速时,若发生了房室旁路同侧的功能性束支阻滞,激动便沿对侧束支下传,折返环路增大导致折返激动时间延长35ms以上,造成心动过速周期长度延长而心率减慢的现象。临床上常在顺向型房室折返性心动过速伴功能性束支阻滞时,观察心动过速周长有无延长来判断房室旁路的部位。

一、发生机制与心电图改变

1. 顺向型房室折返性心动过速伴功能性束支阻滞:心动过速折返部位包括心房、房室结-希浦系、心室与房室旁路,折返激动除了在束支外的任何一处发生传导中断,均可终止心动过速。因旁路对侧束支不参与折返,折返激动在此发生阻滞并不影响心动过速周期长度(图10-2C)。如果折返激动在游离壁旁路同侧束支发生阻滞,便沿对侧束支下传,心动过速得以延续,但是会因折返环路的增大造成心动过速周期长度延长35ms以上(图10-2B)。间隔旁路同侧束支发生阻滞时,因左右心室激动的时差较小,心动过速周期长度延长<25ms。根据顺向型房室折返性心动过速的形成机制,同时出现典型束支阻滞图形QRS波与窄QRS波两种形态的心动过速时,R-R间期绝对规则,呈典型束支阻滞图形的 R-P⁻ 或R-R间期不变或延长35ms

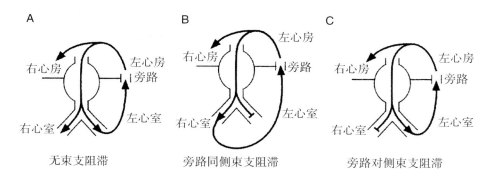

图10-2　Coumel定律形成机制。(A)左侧房室旁路参与逆传的顺向型房室折返性心动过速,右心房、右束支与右心室不参与折返。(B)心动过速时左束支发生阻滞,右束支与右心室参与了折返,折返环路增大,心动过速周期长度延长。(C)心动过速时右束支发生阻滞,对折返环路无影响,心动过速周期长度不变。

以上(图10-42至图10-44)。

2. Coumel定律再认识:Coumel定律的本质是游离壁房室旁路参与的顺向型房室折返性心动过速伴旁路同侧功能性束支阻滞时,折返激动沿对侧束支下传,再穿过室间隔到达旁路同侧心室,心室内传导时间延长致逆行激动延迟到达心房,心内电图与体表心电图分别表现出V-A间期或R-P⁻间期延长。原则上,在顺向型房室折返性心动过速伴旁路同侧功能性束支阻滞时,应该采用V-A间期或R-P⁻间期是否延长来判断旁路部位。因为体表心电图的局限性,顺向型房室折返性心动过速伴功能性束支阻滞时,逆行P波常因被宽大畸形的QRS波群掩盖而无法辨认。故临床上根据Coumel定律的原理在房室结传导无变化时,在顺向型房室折返性心动过速时应用R-R间期来判断旁路部位,这是一个简便而实用的方法。但是房室结传导发生变化时,再应用该方法会得出与Coumel定律不符或相矛盾的结果。心电图常表现出顺向型房室折返性心动过速发生旁路同侧功能性束支阻滞,R-R间期不变或反而缩短。原因如下:①房室结相对不应期的影响。顺向型房室折返性心动过速的功能性束支阻滞一旦消失,折返激动重新沿旁路同侧束支下传心室,到达心房的时间提前致R-P⁻间期缩短。逆行的心房激动下传

至房室结的时间提前,使激动极易进入房室结相对不应期早期,传导进一步缓慢致A-V间期或P⁻-R间期延长,造成窄QRS波R-R间期延长,宽QRS波R-R间期不变或反而缩短(图10-45),体表心电图P波不清楚时极易误判;②房室结双径路传导的影响。临床上房室旁路合并房室结双径路的患者并不少见,既可诱发房室折返性心动过速,又可诱发房室结折返性心动过速。房室结双径路在顺向型房室折返性心动过速的折返环中作为顺向传导支存在时,折返激动分别从房室结快、慢径路传导,即可造成P⁻-R间期与R-R间期显著长短不一。如果顺向型房室折返性心动过速的折返激动沿房室结快径路顺传,并伴旁路同侧功能性束支阻滞时会造成R-P⁻间期延长,P⁻-R间期相对较短。一旦功能性束支阻滞消失,R-P⁻间期的缩短使逆行心房激动容易落在快径路的有效不应期中,沿慢径路顺传后造成P⁻-R间期明显延长,R-R间期随之延长,QRS波变窄后的频率反而显著减慢。这是顺向型房室折返性心动过速伴旁路同侧功能性束支阻滞时,仅测量R-R间期易得出与Coumel定律相矛盾的主要原因。利用食管导联记录到高尖P波的特点,测量R-P⁻间期则能充分认识Coumel定律的本质,从而避免误诊。

第8节　直立型逆行P波

直立型逆行P波是指房室交界区激动或者顺向型房室折返性心动过速时,激动逆向传导至心房,在下壁Ⅱ、Ⅲ、aVF导联形成了形态直立的P波,又被称为正向型逆行P波。

一、发生机制与心电图改变

逆行P波在Ⅱ、Ⅲ、aVF导联直立时称为直立型（正相型）逆行P波，既往认为其是由房室交界性激动通过三条结间束快速逆传至右心房上部，再从右心房上部向下、向左传导，形成类似窦性心房激动顺序所致。但是窦性激动在结间束顺传的同时，心房肌激动会形成自右前上、向左后下的P向量，表现为窦性P波。而房室交界性激动在结间束逆传时，为何心房肌不激动，不形成倒置的P波？近年来，随着临床上对心脏电生理的深入认识及射频消融术的广泛开展，现已明确左前侧壁、右前侧壁、右前间隔房室旁路逆向传导时，心房前上部先激动，逆行心房激动形成的P向量自前上方向后下方投影在Ⅱ、Ⅲ、aVF导联正端，形成直立正相的P波。同时，左前侧壁旁路逆传时，心房激动在Ⅰ、aVL导联中由正端向负端投影，逆行P波呈现负

相。右前侧壁或右前间隔旁路逆传时，心房激动在Ⅰ、aVL导联中由负端向正端投影，逆行P波呈正相（图10-46和图10-47）。

二、逆行P波形态对隐匿性房室旁路定位的临床意义

隐匿性房室旁路因无顺传功能，不会出现心室预激图形，窦性心律时在常规心电图上难以诊断，更不能根据预激波进行旁路定位。但此类旁路存在较强的逆传功能，在一定的条件下能诱发出顺向型房室折返性心动过速，或在发生房性、房室交界性、室性期前收缩时出现旁路逆传性P波。出现以上心电图特征时不但可判断存在隐匿性房室旁路，在逆行P波清晰的前提下还可进一步判断旁路的部位，为阵发性室上性心动过速的鉴别诊断与消融途径的选择提供了一种简单方便的筛选方法。

第9节　心脏电生理现象病例解析

病例1（图10-3）

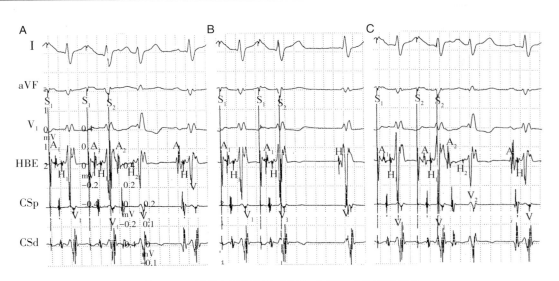

图10-3　刺激电极周围心房肌与心房形成的裂隙现象。

【临床资料】

患者，男，32岁，反复头晕、胸闷、心悸5年余。临床诊断：阵发性室上性心动过速。

【电生理特征与分析】

图10-3示基础刺激周期长度为400ms的高位心房程控期前刺激，图A为S_1S_2耦联间期220ms时，HBE中

见 A_1-H_1 间期为 60ms，H_1-V_1 间期为 50ms。S_2-A_2 间期为 80ms，A_2-H_2 间期为 150ms，H_2-V_2 间期为 50ms，显示心房期前刺激时房室结发生传导延缓，希浦系统传导正常。图 B 示 S_1S_2 耦联间期缩短 10ms（210ms）时，S_2 后 A_2 波消失，心房进入有效不应期。图 C 示 S_1S_2 耦联间期再缩短 10ms（200ms）时，见 S_2 后重现 A_2 波，A_2-H_2 间期为 150ms，H_2-V_2 间期为 50ms，房室结仍存在传导延缓。此时 S_2-A_2 间期已延长至 110ms，表明 S_2 在刺激电极附近心房肌（高位右心房，处于相对不应期）发生了传导延缓，导致远侧心房肌脱离了有效不应期，引起心房再次激动。近端传导延缓区域位于刺激电极周围心房肌，远端传导阻滞区域位于心房肌（纸速=50mm/s）。

【电生理诊断】

①窦性心律；②心房有效不应期为 400ms/210ms；③刺激电极周围心房肌与心房形成的裂隙现象。

病例2（图10-4）

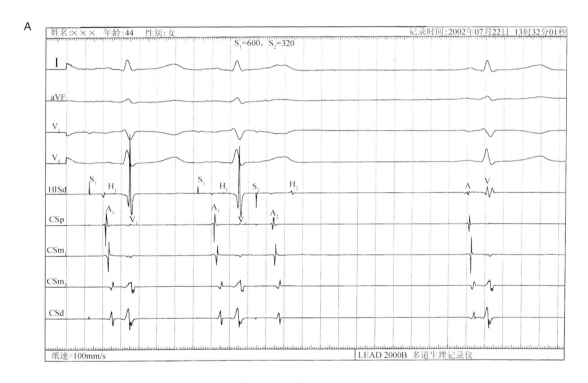

图10-4 房室结与希浦系统形成的顺向裂隙现象。(待续)

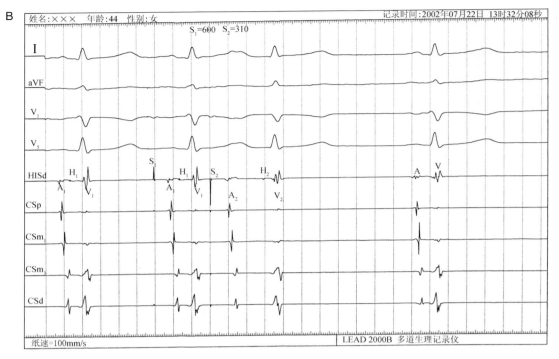

图 10-4(续)

【临床资料】

患者,女,44岁。临床诊断:预激综合征,阵发性室上性心动过速。

【电生理特征与分析】

图 10-4 示射频消融成功阻断房室旁路后进行基础周长 600ms 的心房 S_1S_2 程控期前刺激。图 A 示 S_1S_2 耦联间期为 320ms 时,可见 A_1-H_1 间期为 70ms,H_1-V_1 间期为 60ms,A_2-H_2 间期为 120ms,V_2 波消失,希浦系统已进入有效不应期。

图 B 示 S_1S_2 耦联间期缩短 10ms(310ms)时,可见 A_1-H_1 间期及 H_1-V_1 间期不变,A_2-H_2 间期延长到 200ms,H_2 波后重现 V_2 波,H_2-V_2 间期为 50ms,表现出房室结-希浦系统裂隙现象。近端传导延缓区域位于房室结,远端传导阻滞区域位于希浦系统(纸速=100mm/s)。

【电生理诊断】

①窦性心律;②房室结与希浦系统形成的顺向裂隙现象。

病例3（图 10-5）

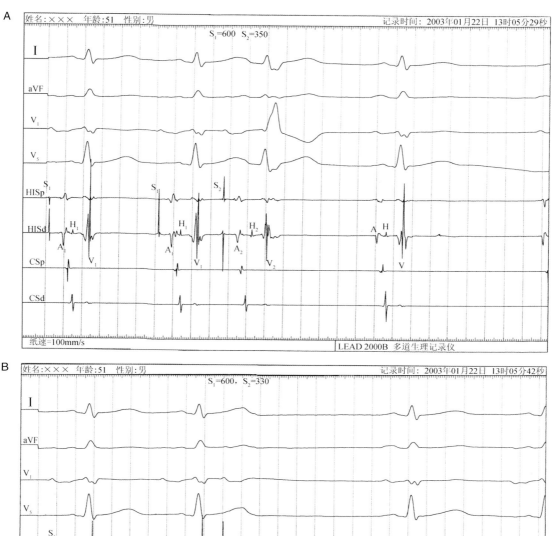

图 10-5　希浦系统近端与希浦系统远端形成的顺向裂隙现象。（待续）

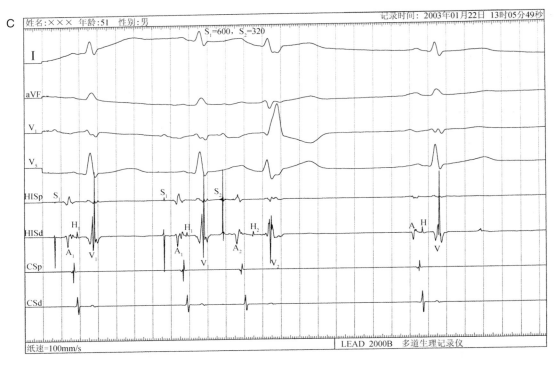

图10-5(续)

【临床资料】

患者,男,51岁。反复阵发性胸闷、心悸10余年,加重1年。临床诊断:房室结双径路,阵发性室上性心动过速。

【电生理特征与分析】

图10-5示基础周长600ms的右心房S_1S_2程控期前刺激时记录,可见窦性心搏以及心房起搏时A波最早出现在HISp、HISd中,随后为CSp、CSd,心房激动顺序正常。HISd中窦性A-H间期为60ms、H-V间期为50ms。心房起搏时A_1-H_1间期为60ms,H_1-V_1间期不变(50ms)(纸速=100mm/s)。

图A示S_1S_2耦联间期为350ms时,可见A_2-H_2间期为90ms,H_2-V_2间期为50ms,H_1-H_2间期为380ms,体表心电图R_2波群呈右束支传导阻滞图形,表明房室结及右束支已进入相对不应期,发生传导延缓。

图B示S_1S_2耦联间期缩短至330ms时,可见A_2-H_2间期延长至100ms,H_1-H_2间期为360ms,H_2波后的V_2波脱漏,表明随着心房S_1S_2耦联间期缩短,希浦系统进入有效不应期,发生了希氏束下部位的传导阻滞。

图C示S_1S_2耦联间期缩短10ms(320ms)时,可见A_2-H_2间期仍为100ms,H_2波后重现V_2波,H_2-V_2间期延长至70ms,此时H_1-H_2间期仍为360ms,提示由于希浦系统近端发生传导延缓,导致希浦系统远端能脱离不应期并恢复传导,表现出顺向传导裂隙现象。

【电生理诊断】

①窦性心律;②心房程控期前刺激;③希浦系统近端与希浦系统远端形成的房室顺向传导裂隙现象。

病例4（图10-6）

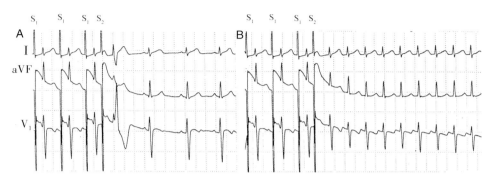

图10-6 房室结慢径路与右束支形成的束支裂隙现象。

【临床资料】

患者,男,46岁,反复胸闷、心悸10余年。临床诊断:阵发性室上性心动过速。

【电生理特征与分析】

基础刺激周期500ms的经食管心房S_1S_2程控期前刺激,窦性心律时心电图示心脏各部位传导功能正常。图10-6中图A示S_1S_2耦联间期为310ms时S_2-R间期为200ms,R_2波群呈完全性右束支传导阻滞型,右束支已进入有效不应期。

图B示S_1S_2耦联间期递减10ms(300ms),S_2-R间期突然延长至280ms,R_2波群恢复正常,随后诱发慢-快型房室结折返性心动过速,表现为房室结双径路传导的跳跃现象。S_1S_2耦联间期缩短,R_2波群形态反而恢复正常,是由于慢径路传导缓慢,激动到达心室时,右束支已脱离不应期,恢复了正常传导,故呈现出右束支裂隙现象(纸速=25mm/s)。

【电生理诊断】

①窦性心律;②心房程控期前刺激;③房室结慢径路与右束支形成的束支裂隙现象。

病例5（图10-7）

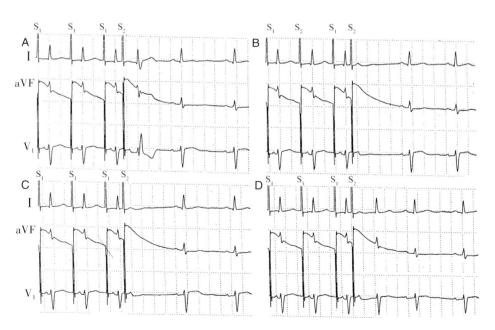

图10-7 房室结与右束支双部位裂隙现象。

【临床资料】

患者,男,38岁,因胸闷、心悸1周就诊。临床诊断:窦性心动过缓。

【电生理特征与分析】

图10-7示经食管给予基础周长为600ms的心房程控期前刺激,窦性心律时心电图正常。图A示S_1S_2耦联间期为360ms时S_2-R间期为240ms,R_1-R_2间期为405ms,R_2波群呈完全性右束支传导阻滞型,表明右束支已进入有效不应期。图B和图C示S_1S_2耦联间期为350ms、340ms时可见R_2波群脱漏,房室传导中断表明房室结亦进入有效不应期。

图D示S_1S_2耦联间期递减至330ms时,又见到形态正常的R_2波群,S_2-R间期延长至410ms,R_1-R_2间期为555ms,房室结与右束支都恢复了传导。本例患者房室结与右束支两个部位同时存在裂隙现象,但因未进行希氏束电图检查,无法了解到具体的传导阻滞区域和传导延缓区域,推测传导延缓区域为房室结近端,传导阻滞区域可能为房室结远端与希浦系统(纸速=25mm/s)。

【电生理诊断】

①窦性心律;②心房程控期前刺激;③房室结与右束支双部位裂隙现象。

病例6(图10-8)

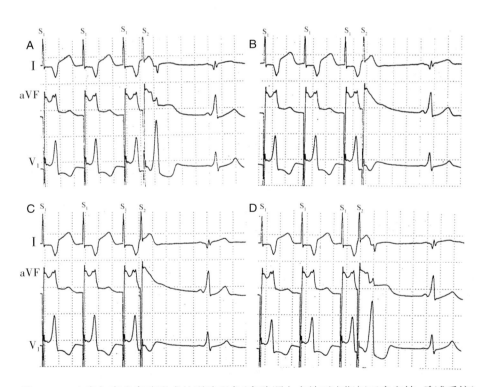

图10-8 心房与房室旁路形成的裂隙现象(旁路顺向有效不应期短于房室结-希浦系统)。

【临床资料】

患者,男,30岁。临床诊断:预激综合征,阵发性室上性心动过速。

【电生理特征与分析】

图10-8示窦性心律时呈A型预激综合征图形,基础刺激周期为500ms的经食管心房程控期前刺激。

图 A 示 S_1S_2 耦联间期为 280ms 时 S_2-δ 间期为 100ms，R_2 波群呈预激图形。房室结-希浦系统可能有效不应期长于房室旁路，但因被旁路传导所掩盖而无法显示。图 B 和图 C 示 S_1S_2 耦联间期为 260~270ms 时 R_2 波群消失，表明房室旁路进入有效不应期。图 D 示 S_1S_2 耦联间期为 250ms 时后再呈现预激图形的 R_2 波群，此时 S_2-δ 间期为 130ms，较此前延长 30ms，至实际 R_1-R_2 间期长于 R_2 波群脱漏前的 R_1-R_2 间期，说明此时旁路脱离不应期恢复了传导，表现为旁路裂隙现象。传导延缓区域位于心房，传导阻滞区域位于房室旁路（纸速=25mm/s）。

【电生理诊断】

①窦性心律；②预激综合征，显性左侧壁房室旁路；③房室旁路顺向不应期短于房室结-希浦系统；④心房与房室旁路形成的顺向裂隙现象。

病例7（图 10-9）

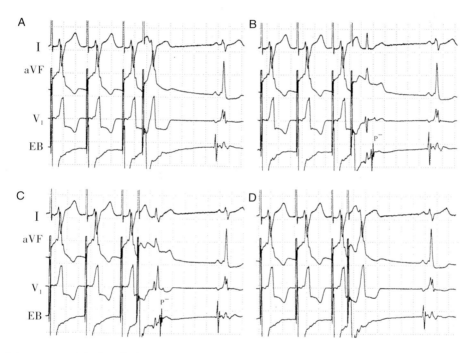

图 10-9　心房与房室旁路形成的裂隙现象（旁路顺向有效不应期长于房室结-希浦系统）。

【临床资料】

患者，女，38 岁。临床诊断：预激综合征，左侧壁房室旁路，阵发性室上性心动过速。

【电生理特征与分析】

窦性心律时表现为 A 型预激综合征图形。图 10-9 中图 A 示基础刺激周期为 600ms 的经食管 S_1S_2 心房期前刺激，S_1S_2 耦联间期为 330ms 时 R_2 波群在 I 导联主波向下，aVF、V_1 导联中主波向上，畸形程度比窦性心律时严重，S_2-R 间期为 80ms，显示出左侧壁房室旁路的心室完全预激图形。图 B 和图 C 示 S_1S_2 耦联间期为 280~320ms 时房室旁路已进入有效不应期，S_2 激动沿房室结-希浦系统前传，R_2 波群分别呈不完全性右束支传导阻滞型和完全性右束支传导阻滞型，右束支已进入不应期。在 R_2 波群后出现符合左侧房室旁路逆行传导的 P 波，表明房室旁路具有双向传导功能。图 D 示 S_1S_2 耦联间期为 310ms 时，S_2-R 间期延长至 140ms，R_2 波群又呈现心室预激图形，此时实际 R_1-R_2 间期反而比 S_1S_2 耦联间期 330ms 时延长 20ms，表明心房内发生了传导延缓，延迟到达的激动沿已脱离不应期的旁路下传，再次引起心室预激，房室结-希浦系统传导被旁路传导所掩盖，无法显示。传导延缓区域位于心房，传导阻滞区域位于房室旁路（纸速=25mm/s）。

【电生理诊断】

①窦性心律；②预激综合征，显性左侧壁房室旁

路，旁路逆传性P波；③房室旁路顺向有效不应期长于房室结-希浦系统；④心房与房室旁路形成的顺向裂隙现象。

病例8（图10-10）

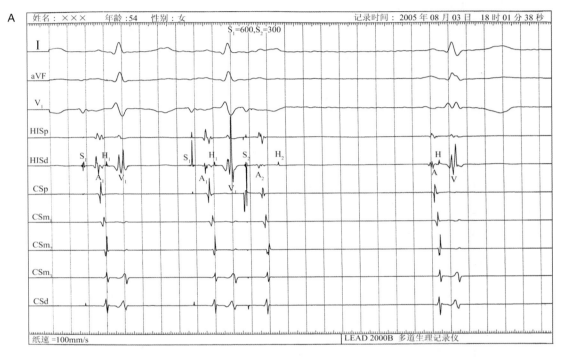

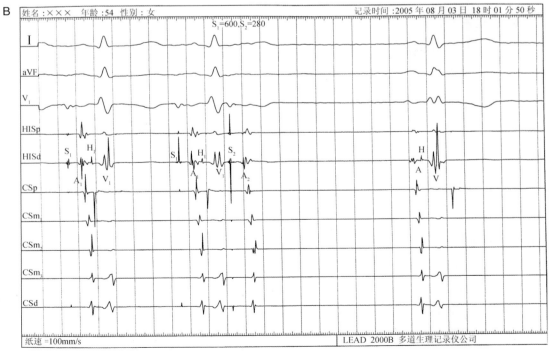

图 10-10 房室结近端和远端形成的裂隙现象。(待续)

C

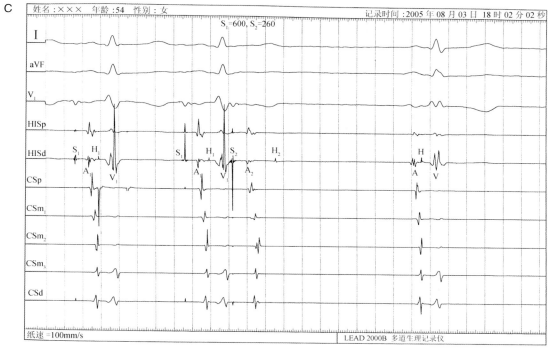

D

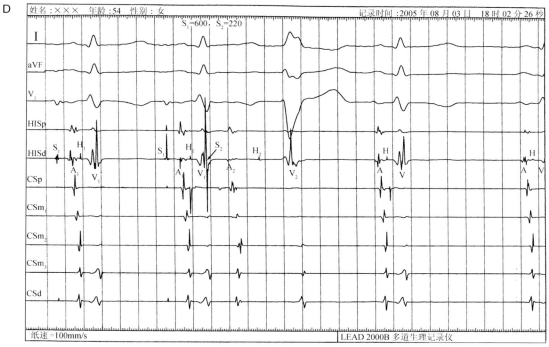

图 10-10(续)

【临床资料】

患者,女,54岁。临床诊断:预激综合征,阵发性室上性心动过速。

【电生理特征与分析】

图 10-10 中图 A 示窦性心律时 A 波最早出现在 HIS,最迟发生在 CSd。A_1-H_1 间期为 60ms,H_1-V_1 间期

为40ms,心房激动顺序以及房室传导正常。基础周长为600ms的心房程控期前刺激,S_1S_2耦联间期为300ms时,可见A_1-H_1间期为70ms,H_1-V_1间期为40ms。A_2-H_2间期延长至120ms,房室结出现传导延缓,H_1-H_2间期为350ms,V_2波消失,说明此时希浦系统或心室肌已进入有效不应期,发生传导阻滞。

图B示S_1S_2耦联间期缩短20ms(280ms)时,可见S_2-A_2间期为80ms,A_2波后H_2波消失,随着心房期前刺激耦联间期的缩短,房室结进入有效不应期,发生传导中断。图C示S_1S_2耦联间期继续缩短20ms(260ms)时,S_2-A_2间期仍为80ms,但A_2波后重新出现H_2波,H_1-H_2间期为360ms,心房期前激动又能沿房室结下传至希氏束。A_2-H_2间期延长至160ms,表明激动在下传过程中发生了传导延缓,提示激动在房室结近端发生传导延缓,沿已脱离有效不应期的房室结远端下传,形成

H_2波,未见V_2波说明希浦系统或心室肌仍处于有效不应期中。

图D见S_1S_2耦联间期缩短至220ms时,A_2-H_2间期延长至180ms,H_2波后重新出现QRS波群呈完全性左束支传导阻滞型的V_2波,H_2-V_2间期长达130ms,表明希浦系统发生明显传导延缓。由于房室结和希浦系统近端均发生传导延缓,激动延迟到达,已脱离有效不应期的希浦系统远端或心室肌从右束支缓慢下传,而后再次形成完全性左束支阻滞型心室激动。

【电生理诊断】

①窦性心律;②心房程控期前刺激;③房室结近端与远端形成的房室顺向裂隙现象;④房室结、希浦系统近端与希浦系统远端形成的房室顺向裂隙现象。

病例9(图10-11)

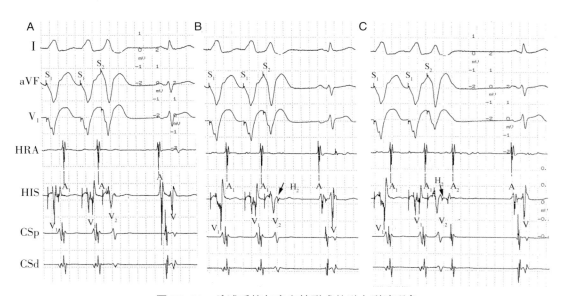

图10-11　希浦系统与房室结形成的逆向裂隙现象。

【临床资料】

患者,男,46岁。临床诊断:预激综合征,阵发性室上性心动过速。

【电生理特征与分析】

图10-11为基础周期长度为400ms的右心室程控期前刺激,窦性心律时房室传导顺序正常。图A示

S_1S_2耦联间期为240ms时,可见逆行A_1波在HIS部位领先,V_1-A_1间期为100ms,随后出现在CS以及HRA处,逆行心房激动呈中心性。H_2波掩埋在V_2波末,A_2波消失,说明心室期前刺激时房室结发生了逆向传导阻滞。图B示S_1S_2耦联间期缩短10ms(230ms)时,可见V_2波后出现H_2波,V_2-H_2间期为140ms,希浦系统内已发生了逆向传导延缓,但是仍然未见A_2波。图C示S_1S_2耦联间期再缩短10ms(220ms),V_2波后重现H_2波以及A_2

波,此时 V_2-H_2 间期已延长至170ms,表明希浦系统内逆向传导进一步延缓,以至于逆行激动能够脱离房室结逆向有效不应期引起心房激动,发生了希浦系统与房室结的逆向裂隙现象,传导延缓区域位于希浦系统,传导阻滞区域位于房室结(纸速=50mm/s)。

【电生理诊断】

①窦性心律;②右心室程控期前刺激;③希浦系统与房室结形成的室房逆向裂隙现象。

病例10(图10-12)

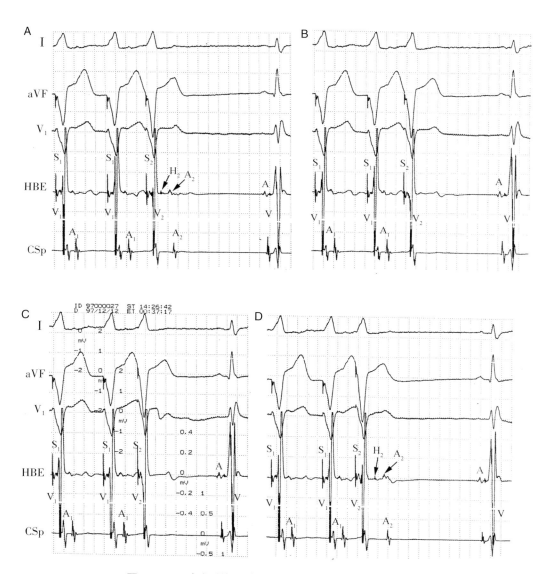

图10-12　希浦系统远端与近端形成的室房逆向裂隙现象。

【临床资料】

患者,男,36岁,阵发性胸闷、心悸5年余,每次发作数分钟至数小时不等。临床诊断:阵发性室上性心动过速。

【电生理特征与分析】

图10-12示基础周长为500ms的右心室程控期前刺激时记录,图A示 S_1S_2 耦联间期为370ms时,V_2 波后可见

A_2 波,HBE处 A_2 波早于 CSp 出现,V_2-H_2间期为 120ms,H_2-A_2间期为 80ms,逆行心房激动顺序呈中心性。

图 B 和图 C 显示 S_1S_2 耦联间期分别为 360ms、330ms 时,V_2 波后的 H_2 波及 A_2 波消失,表明希浦系统已进入有效不应期,发生逆向传导阻滞。

图 D 为 S_1S_2 耦联间期缩短至 320ms 时,可见 V_2 波后重现 H_2 及 A_2 波,V_2-H_2间期已延长至 170ms,H_2-A_2间期为 100ms,表明心室激动在希浦系统远端发生了逆向传导延缓,导致激动度过希浦系统近端不应期逆向传导至希氏束,形成逆行 A_2 波(纸速=50mm/s)。

【电生理诊断】

①窦性心律;②右心室程控期前刺激;③希浦系统远端与希浦系统近端形成的室房逆向裂隙现象。

病例11（图10-13）

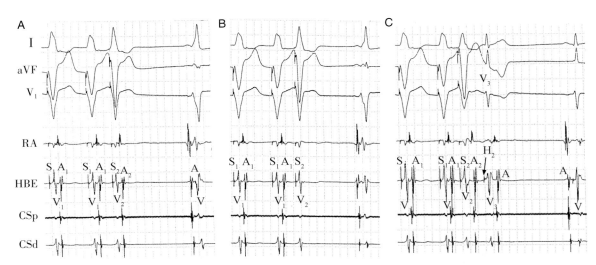

图 10-13　心室肌与右侧旁路形成的逆向裂隙现象。

【临床资料】

患者,男,32岁。临床诊断:预激综合征,阵发性室上性心动过速。

【电生理特征与分析】

图 10-13 为基础周期长度为 500ms 的右心室程控期前刺激,窦性心律时呈 B 型心室预激图形,RA 处 AV 几乎融合,HIS 部位的 A-H 间期为 110ms,H 波埋在 V 波起始处,为右侧显性房室旁路。图 A 示 S_1S_2 耦联间期为 310ms 时,可见逆行 A_1 波、A_2 波均在 RA 处领先,V_2-A_2间期为 90ms,随后为 HIS 以及 CSp、CSd。逆行心房激动顺序呈右侧偏心性,由右侧旁路逆传形成。图 B 示 S_1S_2 耦联间期缩短 10ms(300ms)时,可见 A_2 波消失,希浦系统与房室旁路均进入逆向有效不应期,发生逆传阻滞,提示房室结-希浦系统逆向有效不应期长于房室旁路。

图 C 示 S_1S_2 耦联间期缩短至 270ms 时,V_2 波后重新出现右侧偏心性 A_2 波,RA 处 V_2-A_2间期已延长至 150ms,表明心室内发生传导延缓后导致旁路脱离了逆向有效不应期,再次引起心房激动。A_2 波后出现一次正常形态的 QRS 波群(V_3),A-V 间期为 130ms,H-V 间期为 40ms,由 A_2 波从房室结-希浦系统下传引起。最后 1 次窦性 QRS 波群形态正常,A-H 间期为 110ms,H-V 间期为 40ms,房室传导正常。心室预激突然消失是因为其与此前的 R-R 间期为 1140ms 有关,长间距引起旁路 4 相阻滞(纸速=50mm/s)。

【电生理诊断】

①窦性心律;②心室程控期前刺激;③心室肌与右侧旁路形成的逆向裂隙现象;④房室折返性搏动;⑤房室旁路 4 相阻滞。

病例12（图10-14）

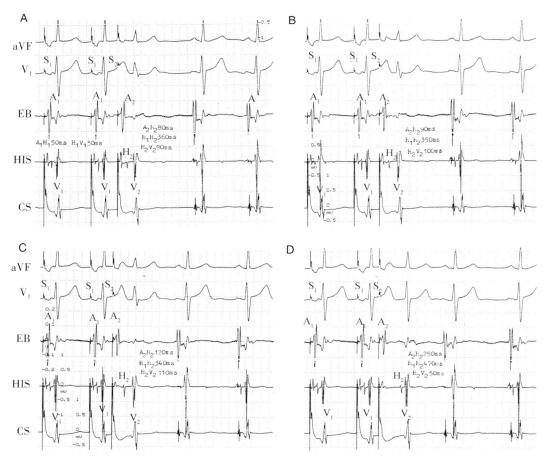

图10-14 房室结-希浦系统变异型裂隙现象。

【临床资料】

患者,女,23岁,反复发作心动过速2年,复发1天就诊。临床诊断:预激综合征,房室结双径路,阵发性室上性心动过速。

【电生理特征与分析】

图10-14示经射频导管消融术成功阻断房室旁路后,基础周长为600ms的心房S_1S_2程控期前刺激时记录。图A示S_1S_2耦联间期为340ms时A_1-H_1间期为50ms,H_1-V_1间期为50ms,A_2-H_2间期为80ms,H_2-V_2间期为80ms,R_2波群畸形,表明希浦系统已进入相对不应期,发生传导延缓。

图B为S_1S_2耦联间期缩短至320ms时,HIS中可见A_2-H_2间期为90ms,H_2-V_2间期为100ms,H_1-H_2间期为350ms,希浦系统传导延缓加重。

图C为S_1S_2耦联间期为290ms时,可见A_1-H_1间期、H_1-V_1间期不变,A_2-H_2间期延长至120ms,房室结传导出现延缓,H_2-V_2间期为110ms,希浦系统传导延缓程度进一步加重。

图D为S_1S_2耦联间期再缩短10ms(280ms)时,可见A_2-H_2间期却突然延长至250ms,增量达130ms,表明存在房室结双径路。快径路进入有效不应期后,激动沿房室结慢径路缓慢下传,导致希浦系统内传导恢复正常,H_2-V_2间期恢复至50ms,此时H_1-H_2间期为470ms,明显长于A_2-H_2间期跳跃前,R_2波形恢复正常(纸速=50mm/s)。

【电生理诊断】

①窦性心律;②房室结双径路传导;③房室结-希浦系统变异型裂隙现象。

病例13（图10-15）

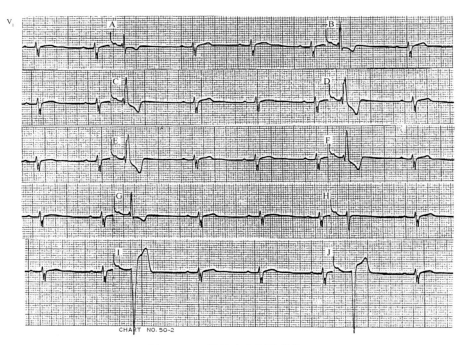

图10-15 假性束支裂隙现象。

【临床资料】

患者,男,28岁。临床诊断:胸闷待查。

【电生理特征与分析】

图10-15示经食管心房RS_2程控刺激,V_1导联连续记录。见RS_2耦联间期为240~260ms(A、B、C)时,S_2-R间期为200~220ms,R_2波群呈不完全性右束支传导阻滞型,畸形程度逐渐增加。RS_2耦联间期为230ms、220ms(D、E)时,S_2-R间期为220~240ms,R_2波群呈完全性右束支传导阻滞型。RS_2耦联间期为210ms、200ms(F、G)时,S_2-R间期为250~270ms,R_2波群又演变成不完全性右束支传导阻滞型,畸形程度逐渐减轻。RS_2耦联间期190ms(H)时,S_2-R间期为290ms,R_2波群突然正常。RS_2耦联间期为180ms、170ms(I、J)时,S_2-R间期为320~330ms,R_2波呈完全性及不完全性左束支传导阻滞型。以上电生理特征似乎表现出右束支裂隙现象,但是随着RS_2期前刺激耦联间期逐渐缩短,R_2波群形态多变且有一定的演变规律,在S_2-R间期逐渐延长的基础上,右束支传导延缓程度逐渐加重,而后又减轻,与左束支传导延缓一致时造成R_2波群正常,当左束支传导延缓程度超过右束支时,R_2波群呈左束支传导阻滞型,属于两侧束支传导不同步延缓造成的假性束支裂隙现象。图10-15说明出现完全性束支传导阻滞图形时,该束支不一定处于传导中断,而是当一侧束支传导延缓的程度慢于对侧束支40~60ms时,即表现出该侧束支完全性阻滞的图形,延缓的程度<40ms时即表现出不完全性束支传导阻滞的图形,两侧束支进行性传导延缓的增量表现为S-R间期逐渐延长(纸速=25mm/s)。

【电生理诊断】

①窦性心律;②心房RS_2程控期前刺激;③假性束支裂隙现象。

病例14（图10-16）

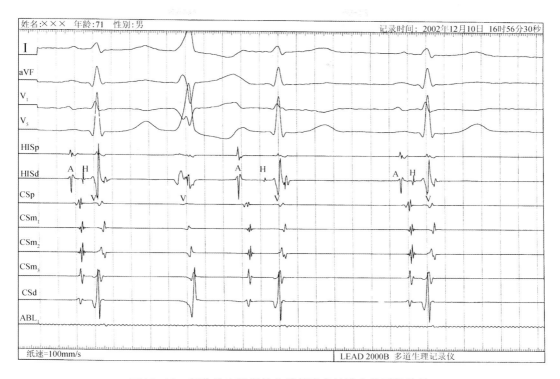

图10-16 间位性室性期前收缩伴房室结逆向隐匿性传导。

【临床资料】

患者,男,71岁。临床诊断:预激综合征,阵发性室上性心动过速。

【电生理特征与分析】

图10-16示窦性心律时记录,可见A-A间期为900ms,希氏束部A波早于冠状窦出现,A-H间期为80ms,H-V间期为50ms,房室传导各间期时间正常。第一次A-A间期中出现一次呈左束支传导阻滞型的QRS波群,为插入型室性期前收缩,造成其后窦性A-H间期延长至160ms,H-V间期不变,表明室性期前收缩发生了隐匿性逆向传导,并在房室结区域形成不应期,其后窦性激动下传遇到相对不应期便产生了传导延缓(纸速=100mm/s)。

【电生理诊断】

①窦性心律;②插入型室性期前收缩;③房室结逆向隐匿性传导。

病例15（图10-17）

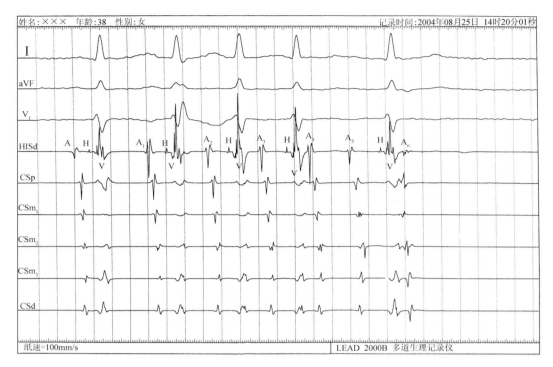

姓名:×××　年龄:38　性别:女　　　　　　　　　　　记录时间:2004年08月25日　14时20分01秒

纸速=100mm/s　　　　　　　　　　　　　LEAD 2000B 多道生理记录仪

图10-17　房性心动过速伴房室结隐匿性传导。

【临床资料】

患者,女,38岁。临床诊断:阵发性室上性心动过速。

【电生理特征与分析】

图10-17示窦性心律时A波最早出现在希氏束远端,然后依次出现在CSp、CSm₁、CSm₂、CSm₃、CSd,A-H间期为80ms,H-V间期为40ms。其后发生短阵心动过速,心房激动顺序与窦性心律时相似,A'-A'间期从320ms逐渐缩短至210ms。因V-A'间期逐渐缩短,A'-H间期从110ms逐渐延长至150ms,H-V间期固定在35ms,第4次A'波后的H波及V波均消失,表明房室结发生了文氏型传导。第5次A'-H间期长达180ms,H-V间期却固定在35ms不变,提示为A₄'在房室结发生了隐匿性传导造成A₅的A-H间期延长。最后一次心房激动(A₆')后H波与V波均消失,表明房室结发生传导阻滞(纸速=100mm/s)。

【电生理诊断】

①窦性心律;②右心房性心动过速;③房室结隐匿性传导。

病例16（图10-18）

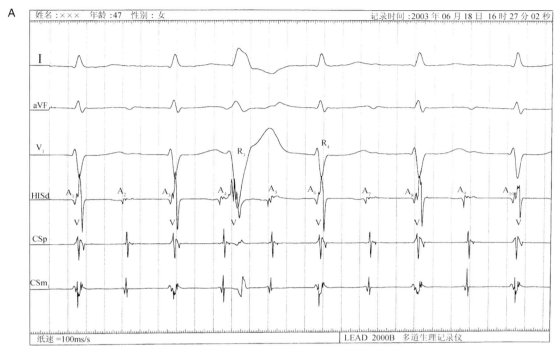

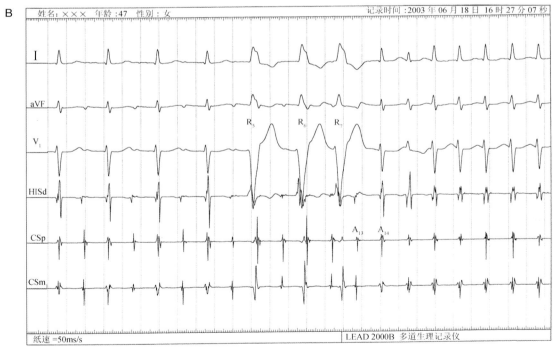

图10-18 慢-快型房室结折返性心动过速的不应期剥脱现象。

【临床资料】

患者,女,47岁。临床诊断:房室结双径路,阵发性室上性心动过速。

【电生理特征与分析】

图10-18中图A为电生理检查中诱发出慢-快型房室结折返性心动过速时记录,可见QRS波群形态正

常,两次QRS波群之间出现1次在aVF导联倒置的逆行P波。A波在HISd处领先,A-A间期为270ms,A波出现在V波起始处,每两次A波后有一次V波脱漏,说明房室结双径路下部共同径路出现2:1传导阻滞。第3次QRS波群呈左束支传导阻滞型,为室性期前收缩(R_3),第5次A波后本应出现的V波消失,表明R_3发生了室房逆向隐匿性传导,导致折返激动在下部共同径路受到干扰未能下传心室。室性期前收缩未能影响A-A周期长度,说明逆行激动未能进入房室结双径路,对心动过速无影响。此外,由于室性期前收缩的逆行激动引起房室结双径路下部共同径路提前除极,该区域的不应期也随之缩短,导致本受阻的激动下传心室形成V波(R_4)。因房室结双径路下部共同径路的不应期仍长于折返周长,故其后再次出现2:1传导阻滞。但是此时的2:1传导阻滞已与发生室性期前收缩前不同,即由偶数A波(A_2、A_4)未下传转变成奇数A波(A_5、A_7、A_9)未下传,这是房室结双径路下部共同径路发生

室房逆行隐匿性传导的有力证据(纸速=100mm/s)。

图B示另一次慢-快型房室结折返性心动过速时,仍存在房室结双径路下部共同径路2:1传导阻滞,电生理特征同图A。第5、6、7次QRS波群呈完全性左束支传导阻滞型,系短阵室性心动过速。可见R_5与R_6恰与沿慢径路下传的激动发生干扰,未能形成逆传,R_7出现较早,提前逆行激动了下部共同径路,导致其后本应下传的激动(A_{13})遇到新形成的不应期无法下传,但是由于该区域不应期提前,导致原应阻滞的A_{14}能脱离不应期下传心室。此后,由于R-R周期的缩短使下部共同径路的不应期相应缩短,故恢复了1:1房室传导,此种改变称为不应期剥脱现象(纸速=50mm/s)。

【电生理诊断】

①慢-快型房室结折返性心动过速合并下部共同径路2:1传导阻滞;②室性期前收缩;③室房隐匿性传导引起不应期剥脱现象。

病例17 (图10-19)

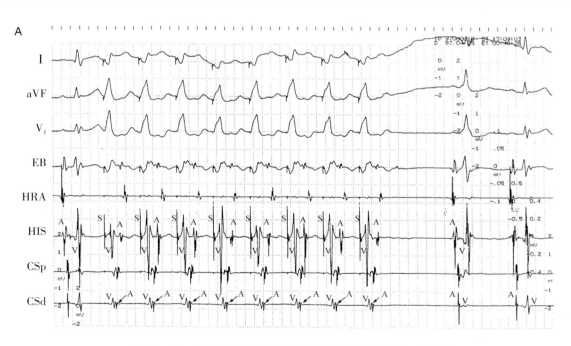

图10-19　房室结顺向隐匿性传导伴不应期剥脱现象。(待续)

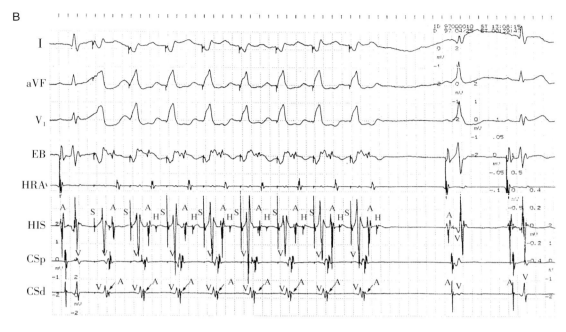

图 10-19（续）

【临床资料】

患者,男,32 岁。临床诊断:预激综合征,阵发性室上性心动过速。

【电生理特征与分析】

图 10-19 中图 A 示刺激周长为 400ms 的右心室 S_1S_1 刺激,可见第一次及最后一次窦性心律时,QRS 波群形态正常。A 波最早出现在 HRA,随后分别为 HIS、CSp、CSd,A-H 间期为 100ms,H-V 间期为 50ms,房室传导正常。心室起搏时第一次刺激波落在 T 波结束处,R-S 间期为 330ms,V 波后可见在 CSd 处最早出现的逆行 A 波(箭头所示),随后依次出现在 CSp、HIS、HRA,经旁路逆向传导的心房激动顺序呈左侧偏心性,HIS 处逆行 A 波后未见 H 波,表明逆行心房激动在房室结受阻,未能前传至希氏束。

图 B 示窦性心律时同样给予刺激周长 400ms 的右心室 S_1S_1 刺激,第一次刺激波落在 T 波前支上,R-S 间期为 260ms,心室刺激过程中 V 波后仍见旁路逆向传导的左侧偏心性心房激动,但在 HIS 的逆行 A 波后均可见清晰的 H 波,A-H 间期为 100ms,表明逆行心房激动已下传至希氏束,但因希浦系统前向有效不应期仍长于刺激周长,故 H 波后未见 V 波。

为何在相同刺激频率、逆行心房激动顺序相同时,图 A 与图 B 表现出房室结前向阻滞与传导两种截然不同的电生理特性? 从图 A 和图 B 中可见逆行 A 波后能否出现 H 波和第一次刺激波与其前 R 波的间期相关,图 A 中第一次 R-S 间期较长,使其后希氏束不应期相应延长,逆行心房激动前传时遇到有效不应期无法下传,并且造成新的不应期,使其后心房激动再次受阻,持续的隐匿性传导造成不应期后移,导致希氏束连续处于阻滞中。而图 B 中第一次 R-S 间期较短,使其后希氏束不应期缩短,逆行心房激动便能沿希氏束下传。因希氏束激动早,其后不应期也缩短,故同样周长的 A 波便能持续下传,表现出不应期剥脱的电生理现象(纸速=50mm/s)。

【电生理诊断】

①窦性心律;②预激综合征,左侧壁房室旁路;③左侧偏心性心房激动顺序;④希氏束顺向隐匿性传导;⑤不应期剥脱现象。

病例18（图10-20）

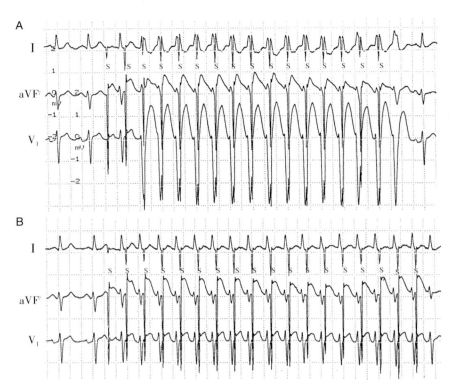

图10-20　心室内连续差异性传导蝉联现象。

【临床资料】

患者，男，60岁，反复胸闷1年余。临床诊断：阵发性室上性心动过速。

【电生理特征与分析】

图10-20中图A示经食管给予频率190次/分的心房刺激，所有S波均稳定起搏心房，第1次S波距前窦性心搏的R-S间期为300ms，下传的QRS波群形态正常，S-R间期为200ms。自第2次S波起，下传的QRS波群均呈完全性左束支传导阻滞型，S-R间期为250ms，直至刺激结束后QRS波群形态恢复正常。图B示同样给予190次/分的心房刺激，第1次S波距前窦性心搏的R-S间期为250ms，其后所有S波下传的QRS波群形态均正常，S-R间期为200ms。

本图显示出在相同的心房刺激频率下，是否发生左束支传导阻滞与第1次R-S间期有关。图A中第1次R-S间期稍长，造成第2次R-R周期长于图B时，其后左、右束支不应期均延长，由于左束支传导速度慢于右束支，故QRS波群呈现完全性左束支传导阻滞型。同时激动从传导速度相对快的右束支经室间隔隐匿性传导至左束支，反复的隐匿性传导使其后下传的激动始终落在左束支不应期中，形成连续的左束支传导阻滞型心室内差异性传导。而图B中第1次R-S间期较短，导致第2次R-R周期短于图A，其后左、右束支不应期也相应缩短，两侧束支不应期趋向一致，在相同的心房刺激频率下均能传导，故QRS波群形态正常（纸速=25mm/s）。

【电生理诊断】

①窦性心律；②快速心房起搏；③束支隐匿性传导；④左束支功能性阻滞型蝉联现象。

病例19（图10-21）

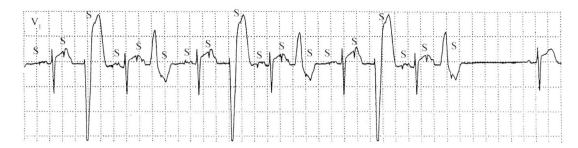

图10-21 心房刺激诱发交替性左、右束支蝉联现象。

【临床资料】

患者,男,30岁。临床诊断:窦性心动过缓。

【电生理特征与分析】

图10-21示经食管心房刺激频率为160次/分时,已稳定起搏心房,房室之间呈3:2传导。第1次P-R间期为160ms,QRS波群形态正常;第2次P-R间期为340ms,QRS波群呈完全性左束支传导阻滞型;第3次P波未能下传心室,结束一次文氏周期。第4次P-R间期为160ms,QRS波群又恢复正常;第5次P-R间期为200ms,QRS波群呈完全性右束支传导阻滞型;第6次P波未能下传心室,又结束一次文氏周期。随着3:2房室传导,右束支传导阻滞型QRS波群与其后正常QRS波群的R-R间期较长,固定在750ms,左束支传导阻滞型QRS波群与其后正常QRS波群的R-R间期较短,固定在620ms,造成凡是较长R-R间期后的QRS波群呈完全性左束支传导阻滞型,凡是较短R-R间期后的QRS波群呈完全性右束支传导阻滞型,周而复始地发生交替性左右束支传导阻滞现象,起搏结束后的窦性QRS波群形态又恢复正常。

本图是一种较为特殊的由房室3:2传导引起的交替性左右束支传导阻滞型束支蝉联现象,可以用两侧束支之间形成隐匿性传导来解释。文氏周期中第二次心房激动均落在前心搏的T波峰顶上,因其前R-R间期长短不一,当R-R间期为750ms时,其后房室交界区不应期偏长,第二次心房激动落在相对不应期早期,造成呈左束支传导阻滞型QRS波群的P-R间期明显延长。当R-R间期为620ms时,其后房室交界区不应期相应缩短,第二次心房激动落在相对不应期晚期,造成呈右束支传导阻滞型QRS波群的P-R间期缩短。又由于P-R间期的长短不一,致其后的R-R间期长短不一,周而复始出现。

在R-R间期长短较规则的情况下,文氏周期第一次QRS波群均因其前有较长间期,两侧束支均处于应激期,故形态正常。一般右束支不应期要长于左束支,短R-R间期后第二次心房激动下传时右束支恰处于不应期,QRS波群呈右束支传导阻滞型,激动便沿着左束支下传又隐匿性逆向传导至右束支。由于右束支除极较晚,其与下一次正常QRS波群之间的时距缩短,其后右束支不应期也随之缩短。当下一个文氏周期中第二次心房激动到达右束支时便能下传,而左束支却处于不应期中,激动便沿着右束支下传又隐匿性逆向传导至左束支,QRS波群呈左束支传导阻滞型。在房室3:2传导不变的情况下,反复的束支隐匿性传导便形成了交替性左、右束支传导阻滞型蝉联现象(纸速=25mm/s)。

【电生理诊断】

①心房起搏刺激;②房室3:2传导;③交替性左、右束支功能性阻滞型蝉联现象。

病例20（图10-22）

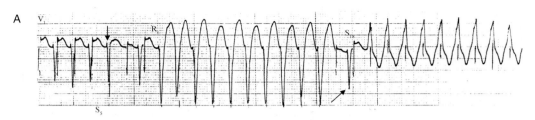

心房刺激交替性连续性左、右束支蝉联现象

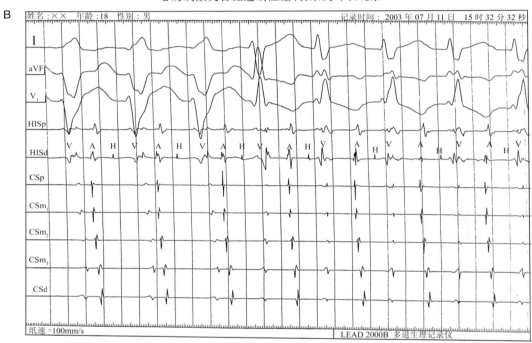

图10-22　室性期前收缩致交替性连续性左、右束支蝉联现象。

【临床资料】

图A：患者，男，30岁。临床诊断：窦性心动过缓。

图B：患者，男，18岁。临床诊断：房室结双径路，阵发性室上性心动过速。

【电生理特征与分析】

图10-22中图A示经食管心房S_1S_1分级递增刺激频率为190次/分时，可见开始房室之间呈5:4文氏型传导，第5次S波后QRS波群脱漏（箭头所示），形成一次长R-R间期。第6次R波起，因长短周期出现连续的左束支传导阻滞型心室内差异性传导。第17次S波未下传造成QRS波群再次脱漏，第18次S波下传的激动因出现在长间期后，左束支已度过不应期，QRS波群恢复正常（粗箭头所示）。第19次S波下传的QRS波群

前具有长短周期特征，右束支尚处于不应期中，故其后出现连续的右束支传导阻滞型心室内差异性传导。

图A显示两种类型连续的束支传导阻滞之间出现1次正常形态的QRS波群，是此类束支蝉联现象的特征性改变，其形成机制与两侧束支不应期较接近有关，即房室传导中断后形成的长R-R间期使阻滞侧束支脱离不应期，传导恢复正常，而相同频率的激动却落在另一侧束支不应期中，持续的隐匿性传导便形成另一种形态的束支蝉联现象（纸速=25mm/s）。

图B示前半部分为快-慢型房室结折返性心动过速伴持续性功能性左束支阻滞，逆行P波在aVF导联倒置，心房激动顺序为中心性。HISd中清晰可见H波，H-H间期为370ms，A-H间期为130ms，H-V间期为100ms。后半部分显示心动过速在逆行心房激动顺序、A-A间期、H-H间期不变的情况下，出现一次不完

全性右束支阻滞型 QRS 波群（此时 H-V 间期为 60ms）后，QRS 波群便由完全性左束支阻滞型自行转变成完全性右束支阻滞型。逆行 P 波仍在 aVF 导联倒置。HISd 中 A-H 间期为 130ms，H-V 间期缩短至 40ms。提前出现的呈不完全性右束支传导阻滞型的 V 波在冠状窦远端与希氏束部位同时出现，系起源于左心室的期前激动，左心室先激动造成左、右心室激动时差缩小，QRS 波畸形程度减轻。因左束支提前激动使导致不应期缩短，下一次激动到达左束支时便恢复了正常传导。而右束支却因传导速度慢于左束支 40～60ms，激动从

左心室穿间隔隐匿性传导至右心室，连续的隐匿性传导表现出持续完全性右束支传导阻滞伴正常 H-V 间期（左束支传导正常）的电生理特征（纸速=100mm/s）。

【电生理诊断】

图 A：①心房起搏刺激；②房室文氏型传导；③交替性连续性左、右束支传导阻滞型蝉联现象。

图 B：①快-慢型房室结折返性心动过速；②左心室期前收缩；③交替性连续性左、右束支阻滞型蝉联现象。

病例21（图 10-23）

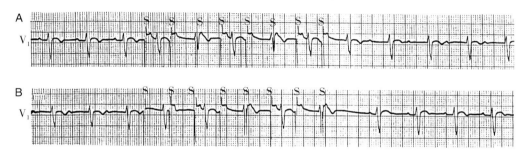

图10-23 房室结双径路蝉联现象。

【临床资料】

患者，男，23岁。临床诊断：房室结双径路，阵发性室上性心动过速。

【电生理特征与分析】

图 10-23 中图 A 示经食管心房 S_1S_1 刺激，可见窦性心律时 P-R 间期为 160ms，QRS 波群形态正常。给予 130 次/分的心房刺激时，房室之间呈现 3：2 传导，第 1 次 S-R 间期为 220ms，第 2 次 S-R 间期为 440ms，第 3 次 S 波（心房激动）未能下传。S-R 间期出现增量达 220ms 的短、长交替，系心房激动分别在房室结快、慢径路发生 3：2 传导造成。第 1 次心房激动沿快、慢径路同时传导，慢径路传导被快径路传导所掩盖，第 2 次心房激动进入快径路有效不应期传导受阻，沿慢径路下传后表现出显著延长的 S-R 间期，第 3 次心房激动进入慢径路有效不应期传导受阻，而快径路传导

被慢径路的隐匿性传导所干扰无法下传，心室激动消失。最后 1 次 S 波沿慢径路下传后又隐匿性传导至快径路，导致下一次窦性激动只能从慢径路下传，并且再次形成快径路隐匿性传导，持续的房室结双径路间隐匿性传导形成窦性心律时一度房室传导阻滞的心电图改变。

图 B 示窦性心律伴一度房室传导阻滞时给予相同频率的心房刺激，激动仍分别沿房室结快、慢径路下传，呈现出房室 3：2 传导。最后一次刺激恰巧落在慢径路不应期中未下传，而快径路受到前次激动的隐匿性干扰尚未恢复传导，房室结双径的传导均中断，隐匿性传导消失后快径路又恢复了传导，窦性心律时 P-R 间期恢复正常（纸速=25mm/s）。

【电生理诊断】

①窦性心律；②房室结双径路传导现象；③慢径路顺向传导型蝉联现象。

病例22（图10-24）

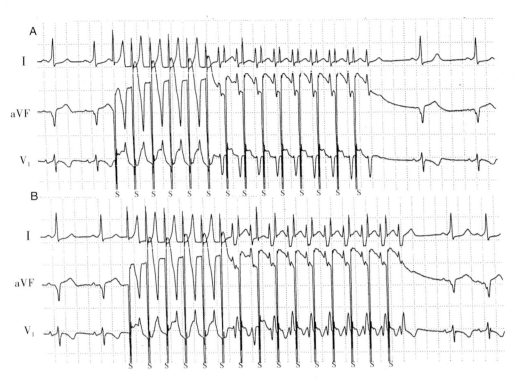

图10-24　房室旁路与右束支蝉联现象。

【临床资料】

患者,男,50岁。临床诊断:预激综合征,阵发性室上性心动过速。

【电生理特征与分析】

窦性心律时显示左后间隔房室旁路。图10-24中图A示经食管给予频率190次/分的心房S_1S_1刺激,可见前5次心房激动从房室旁路前向传导,QRS波群宽大畸形呈完全预激图形。自第6次S波起,S-R间期及QRS波群恢复正常,其后预激图形消失,表明旁路发生了持续的功能性传导阻滞,刺激结束后,窦性心律时旁路又恢复传导,表现出旁路蝉联现象。

图B示再次给予190次/分的心房S_1S_1刺激,可见前5次心房激动仍从房室旁路前向传导,QRS波群呈完全预激图形。除第7次S波下传的QRS波群形态基本正常外,从第6次S波起,S-R间期恢复正常,QRS波群呈完全性右束支传导阻滞型,表明旁路发生了持续的功能性传导阻滞,激动从房室结-希浦系统前向传导,并且在右束支内发生持续的功能性阻滞。刺激结束后旁路又恢复了传导,表现出左后间隔房室旁路和右束支两个部位的蝉联现象(纸速=25mm/s)。

【电生理诊断】

①窦性心律;②预激综合征,左后间隔房室旁路;③旁路蝉联现象;④右束支蝉联现象。

病例23 (图10-25)

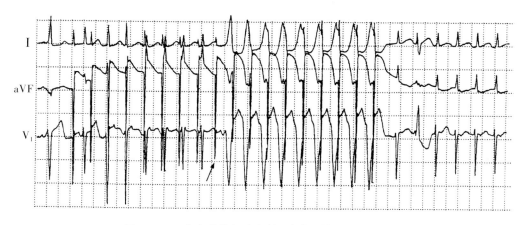

图10-25 房室旁路与房室结-希浦系统双向蝉联现象。

【临床资料】

患者,男,39岁。临床诊断:预激综合征,阵发性室上性心动过速。

【电生理特征与分析】

图10-25示B型预激综合征,窦性心律时给予周期长度为300ms的S_1S_1心房刺激。自第2个S波起,旁路发生传导阻滞,QRS波群形态正常。此后激动持续沿房室结-希浦系统前向传导,并出现7:6文氏型房室传导阻滞。S-R间期逐渐延长至第8个S波后QRS波群脱漏,发生旁路蝉联现象。从第9个S波开始(箭头所示),激动连续沿旁路下传,QRS波群呈现完全预激图形,表明房室结-希浦系统发生阻滞后对旁路的隐匿性传导

消失,旁路脱离不应期恢复了传导。在相同的频率下,QRS波群均呈完全预激图形,提示激动沿旁路下传后,持续性隐匿性逆向传导至房室结-希浦系统,造成该区域功能性阻滞形成蝉联现象。末次S波后旁路再次发生传导阻滞,对房室结-希浦系统的隐匿性传导消失,导致心房激动又能从房室结-希浦系统前向传导,并诱发出顺向型房室折返性心动过速。第2个QRS波群呈右束支传导阻滞图形,为心室内差异性传导(纸速=25mm/s)。

【电生理诊断】

①窦性心律;②预激综合征,右后间隔房室旁路;③房室旁路与房室结-希浦系统双向蝉联现象;④顺向型房室折返性心动过速。

病例24 (图10-26)

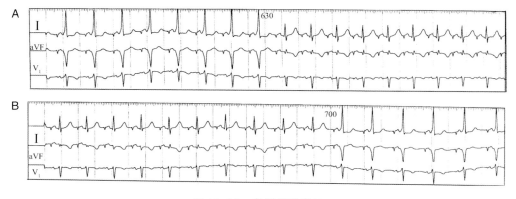

图10-26 旁路蝉联窗口。

【临床资料】

患者,女,44岁。临床诊断:预激综合征,右后间隔房室旁路,阵发性室上性心动过速。

【电生理特征与分析】

图10-26示高位右心房连续递增、递减刺激时记录,图A示S_1S_1周期长度为640~670ms时,心房激动均沿旁路1:1下传心室,QRS波群呈预激图形。当S_1S_2周期长度逐渐缩短至630ms时,QRS波群形态突然恢复正常,表明旁路发生持续性功能性前向传导阻滞,

心房激动均沿房室结–希浦系统1:1下传心室,表现出旁路蝉联现象。图B前半部分显示旁路仍处于功能性阻滞,当S_1S_1周期长度逐渐延长至700ms时,QRS波群突然呈预激图形,表明旁路又恢复前向传导,此时旁路蝉联现象消失。旁路蝉联窗口70ms(纸速=25mm/s)。

【电生理诊断】

①预激综合征,显性右后间隔旁路;②心房递增、递减刺激;③房室旁路蝉联现象;④旁路蝉联窗口70ms。

病例25（图10-27）

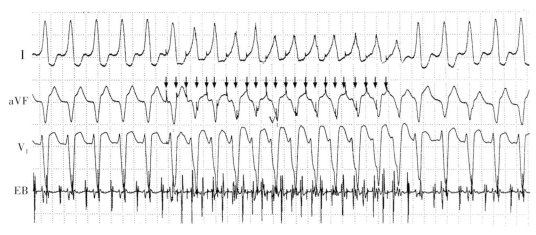

图10-27　心房扑动拖带现象。

【临床资料】

患者,男,48岁。临床诊断:预激综合征、阵发性室上性心动过速。

【电生理特征与分析】

图10-27示电生理检查时诱发出心房扑动,A-A间期200ms,频率300次/分。激动沿右后房室旁路2:1前向传导,QRS波群呈B型预激图形,心室率150次/分。给予350次/分心房超速刺激时(S_1S_1周长170ms,箭头

所示)A-A间期缩短至170ms,心房激动频率与刺激频率一致,房室旁路仍呈2:1前向传导,心室率增快至175次/分。刺激停止后的第1次A-A间期等于刺激周长,刺激结束后心电图又恢复至拖带前的改变,表明发生了心房扑动的拖带现象(纸速=25mm/s)。

【电生理诊断】

①预激综合征、右后壁房室旁路;②心房扑动、旁路2:1传导;③心房扑动拖带现象。

病例26 (图10-28)

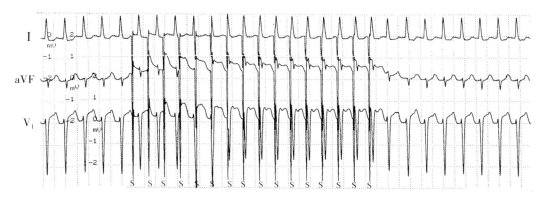

图10-28 房性心动过速拖带现象。

【临床资料】

患者,男,32岁。临床诊断:阵发性室上性心动过速。

【电生理特征与分析】

图10-28示电生理检查时诱发出窄QRS波群心动过速,P-P间期350ms,频率170次/分。P波在Ⅰ、aVF导联直立,V₁导联负正双相。房室间呈1:1传导,R-P间期>P-R间期,QRS电轴轻度左偏,为房性心动过速。给予210次/分的心房超速刺激时,见S波后紧跟在V₁导联呈负相的P波,为心房融合波。房室仍呈1:1传导,P-R间期缩短至200ms,心动过速频率逐渐与刺激频率一致,刺激停止后的第1次P-P间期等于刺激周长,刺激结束后心电图又恢复至刺激前的改变,电生理特征表明发生了房性心动过速的拖带现象(纸速=25mm/s)。

【电生理诊断】

①房性心动过速;②心房超速刺激;③房性心动过速拖带现象。

病例27 (图10-29)

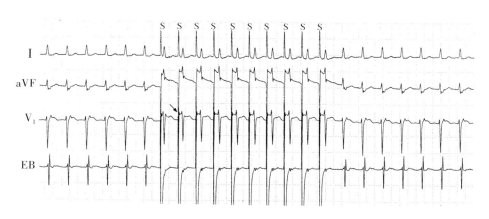

图10-29 慢-快型房室结折返性心动过速拖带现象。

【临床资料】

患者,男,59岁。临床诊断:房室结双径路,阵发性室上性心动过速。

【电生理特征与分析】

图10-29示电生理检查中诱发出窄QRS波群心动过速,R-R间期480ms,逆行P波隐埋在QRS波群末,

在 aVF 导联形成假性 S 波，V₁ 导联形成假性 r′ 波，滤波双极食管导联（EB）中 P 波叠埋在 QRS 波群终末，为慢-快型房室结折返性心动过速。经食管给予周期长度 420ms 的心房超速刺激，见自第 2 次 S 波起夺获心房（箭头所示），R 波后 P⁻ 波均消失，R-R 间期缩短至 420ms，心动过速与刺激频率一致，刺激结束时第 1 次 R-R 间期与刺激周长一致，表明发生了拖带现象，刺激结束后心动过速形态及频率又与拖带前完全一致（纸速=25mm/s）。

【电生理诊断】

①心房超速刺激；②慢-快型房室结折返性心动过速拖带现象。

病例28（图10-30）

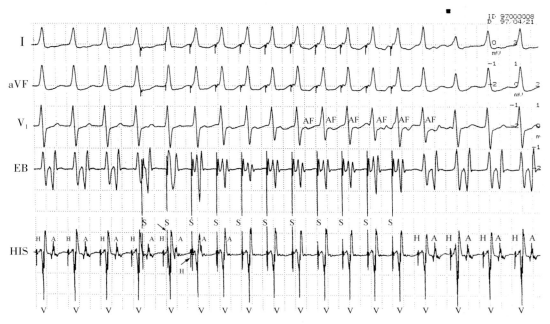

图10-30　顺向型房室折返性心动过速心房侧拖带现象（心房融合波）。

【临床资料】

患者，男，42 岁。临床诊断：预激综合征、阵发室上性心动过速。

【电生理特征与分析】

图 10-30 示电生理检查中诱发出顺向型房室折返性心动过速，R-R 间期 300mm/s，频率 200 次/分，V₁ 导联可见直立的逆行 P 波。HIS 部位可见 H 波及逆行 A 波，H-V 间期 40ms，V-A 间期 120ms。自第 4 次 V 波后开始发放 250 次/分的右心房超速刺激，见第 2 次 S 起已夺获心房（箭头所示），此后 A-A 间期及 V-V 间期均与刺激周长一致，A 波逐渐掩埋 V 波中（H 波与 S 波及 V 波重叠）心动过速已跟上刺激频率。QRS 波群形态不变，但 V₁ 导联 P 波逐渐演变成负相、负正双相，为刺激激动与折返激动形成进行性心房融合波（AF）。刺激结束后第 1 次 V-V 间期与刺激周长一致，此后心动过速频率及形态恢复到刺激前，表明顺向型房室折返性心动过速在心房刺激时形成了拖带现象（纸速=50mm/s）。

【电生理诊断】

①右心房超速刺激；②预激综合征、左侧房室旁路；③顺向型房室折返性心动过速，心房侧拖带现象；④心房融合波。

病例29（图10-31）

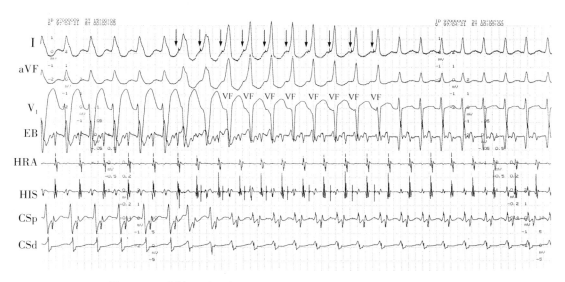

图10-31 顺向型房室折返性心动过速心室侧拖带现象（心室融合波）。

【临床资料】

患者，男，45岁。临床诊断：预激综合征、阵发性室上性心动过速。

【电生理特征与分析】

图10-31示心动过速时，QRS波群呈左束支传导阻滞型，R-R间期340ms，心腔内标测可见逆行A波最早出现在CSd处，随后依次为CSp、HIS、RA，HIS处V-A间期200ms，逆行心房激动顺序呈左侧偏心性，系左侧房室旁路逆行传导，房室结-希浦系统前向传导引起的顺向型房室折返性心动过速。第6次QRS波群后发放10次周长300ms的右心室S₁S₁刺激（箭头所示），自第1次S波起就夺获右心室，呈左束支传导阻滞型的QRS波群提前100ms出现，其后R-R间期均缩短为300ms，心动过速频率已跟上刺激频率，QRS波群时限逐渐变窄，形态趋向正常。刺激结束后，转变为窄QRS波群心动过速，此时逆行心房激动顺序仍是左侧偏心性，表明右心室刺激时发生了顺向型房室折返性心动

过速的拖带现象。

本例窄QRS波群心动过速R-R间期比左束支传导阻滞型时缩短了40ms，逆行心房激动顺序仍呈左侧偏心性均为左侧房室旁路参与折返的特征。因顺向型房室折返性心动过速合并功能性左束支传导阻滞时，右束支及右心室成为折返环路的一部分，所以当右心室刺激夺获心室后即可形成心室融合波，由于刺激周长略短于心动过速周长，刺激控制心室肌的面积越来越多，QRS波群逐渐变窄为不同程度的进行性心室融合波，此外，激动逆行侵入左束支越来越早，使左束支不应期逐渐缩短，同时心动过速周长的缩短也使左束支不应期缩短，故刺激结束后QRS波群形态恢复正常（纸速=50mm/s）。

【电生理诊断】

①右心室超速刺激；②预激综合征、左侧房室旁路；③顺向型房室折返性心动过速，心室侧拖带现象；④心室融合波。

病例30（图10-32）

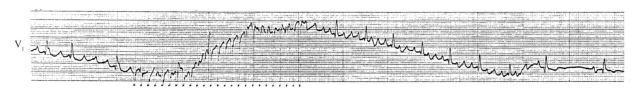

图10-32 慢频率心房扑动拖带后诱发快频率心房扑动。

【临床资料】

患者，男，65岁。临床诊断：冠心病，心房扑动。

【电生理特征与分析】

图10-32示P波消失，出现F波，心房扑动频率230次/分（服用胺碘酮后），房室分别呈2:1、4:1传导。经食管给予400次/分的心房超速刺激时发生了拖带现象，每次S波后均可见形态已改变的F波，表明已拖带了心房扑动。刺激停止后心房扑动未能终止，F波频率与刺激频率一样达到400次/分，说明由拖带诱发了另一种频率较快的心房扑动，房室呈4:1传导。心房扑动持续数秒钟后频率减慢，最后两次F波间距明显延长后，自行终止了心房扑动，恢复为窦性心律。提示心房扑动折返环内发生传导延缓，造成折返终止（纸速=25mm/s）。

【电生理诊断】

①心房扑动拖带现象；②拖带诱发快频率心房扑动。

病例31（图10-33）

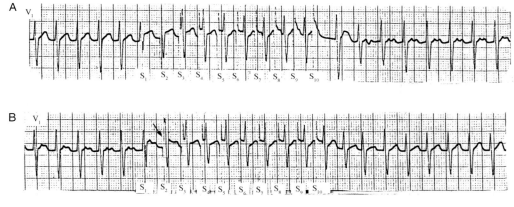

图10-33 顺向型房室折返性心动过速拖带后诱发慢-快型房室结折返性心动过速。

【临床资料】

患者，男，21岁，有阵发性心动过速病史两年余。临床诊断：预激综合征、房室结双径路、阵发性室上性心动过速。

【电生理特征与分析】

图10-33A前半部分示经食管心房程控期前刺激S-R间期跳跃延长后诱发的窄QRS波群心动过速，R-R间期360ms，频率167次/分，逆行P波掩埋在QRS波群中，系慢-快型房室结折返性心动过速。采用频率190次/分的心房超速刺激时，见第7、8、9次S波后出现P波，刺激已夺获心房，激动沿房室结快径路下传并终止了心动过速。第10次S波后出现长达380ms的P-R间期，此时快径路已被阻滞，激动沿慢径路下传心室并诱发出另一种窄QRS波群心动过速。R-R间期

380ms,直立的逆行 P 波出现在 ST 段上,R-P⁻间期 90ms,为顺向型房室折返性心动过速。

图 10-33B 示顺向型房室折返性心动过速时再次给予 190 次/分的心房超速刺激,见第 2 次 S 波开始夺获心房(箭头所示),造成 QRS 波群后的逆行 P 波消失。随之 R-R 间期随着刺激周长缩短至 310ms,刺激停止后第 1 次 R-R 间期与刺激周长一致,表明发生了拖带现象,随后诱发出图 A 前半部分相同的慢-快型房室折返性心动过速。此时的诱发有别于一般快速刺激引起传导延缓而诱发的慢-快型房室结折返性心动过速,即快速心房刺激在终止顺向型房室折返性心动过速的同时进入房室结双径路。第 2 次刺激夺获心房后沿慢径路(顺向支下传),再逆行传导至快径路(逆向支),第 3 次刺激进入折返环路后,一方面在逆向支与

第 2 次刺激产生的波峰发生碰撞,使折返不能形成,另一方面从顺向支下传并在逆向支中与第 4 次刺激产生的波峰发生碰撞。此后连续的碰撞使房室结折返环路内总是无法形成环行运动,因刺激周长短于折返环路,心动过速就能跟上刺激频率。当刺激停止后碰撞消失,最后一次刺激形成的激动便畅通无阻地发生折返,由碰撞机制形成慢-快型房室结折返性心动过速(纸速=25mm/s)。

【电生理诊断】

①预激综合征,左侧房室旁路;②房室结双径路;③慢-快型房室结折返性心动过速;④顺向型房室折返性心动过速;⑤拖带现象,碰撞机制诱发慢-快型房室结折返性心动过速。

病例 32 (图 10-34)

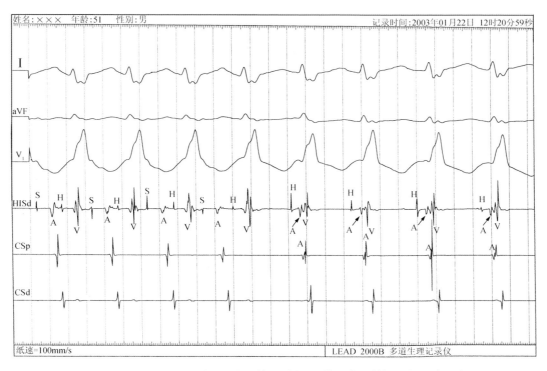

图 10-34 房室结双径路 1:2 房室传导诱发慢-快型房室结折返性心动过速。

【临床资料】

患者,男,51 岁,反复阵发性胸闷、心悸 10 余年,加重 1 年余。每次发作长达数小时,给予维拉帕米后能缓解。临床诊断:房室结双径路,阵发性室上性心动过速。

【电生理特征与分析】

图 10-34 示电生理检查时多种刺激方式均可见房室结双径路传导现象,并诱发慢-快型房室结折返性心动过速。图示高位右心房非程控刺激 S_1S_1 周期长度

300ms时，A波最早出现在HISd，然后为CSp、CSd，心房激动顺序正常。HISd见S-A间期70ms，A-H间期从50ms逐渐延长至100ms，H-V间期60ms不变，虽然房室结快径路内发生了传导延缓，但是仍未显示慢径路传导，提示沿快径路下传的激动干扰了慢径路的传导。体表心电图QRS波群呈完全性右束支传导阻滞图形，心室内发生功能性右束支传导阻滞。第4次V波与第5次V波之间因停止发放电脉冲未见A波，但其后却出现H、A、V波，第4次A波至第5次H波的A-H间期长达420ms，提示刺激停止后无心房激动下传，慢径路干扰消失，第4次心房激动便沿房室结双径路发生同步

显著不等速传导，由于慢径路的缓慢传导致快径路脱离了逆向不应期，此后便诱发出慢-快型房室结折返性心动过速。心动过速时QRS波群仍呈完全性右束支传导阻滞图形，HISd处A波领先于CSp，逆行心房激动呈中心性顺序，H波位于A波前，A波出现在V波起始部，呈现H-A-V序列，这些特点均符合慢-快型房室结折返性心动过速的电生理特征（纸速=100mm/s）。

【电生理诊断】

房室结双径路1:2传导诱发慢-快型房室结折返性心动过速。

病例33（图10-35）

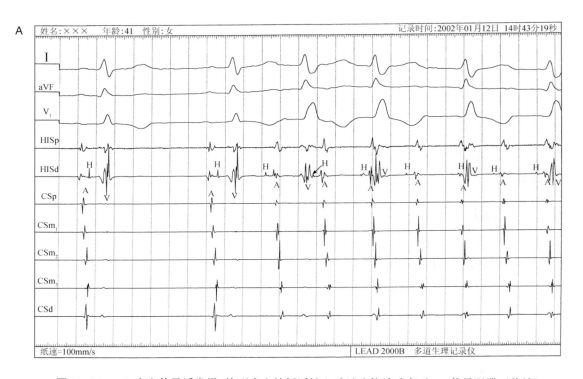

图10-35　1:2房室传导诱发慢-快型房室结折返性心动过速伴希氏束下2:1传导阻滞。（待续）

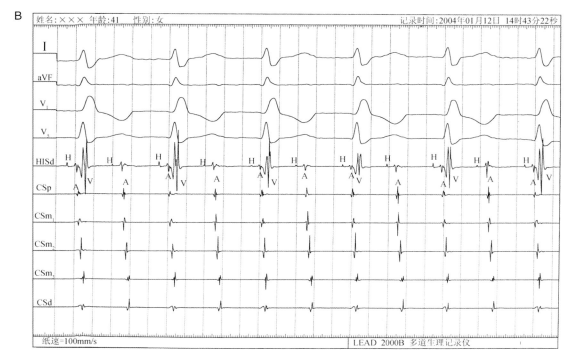

图 10-35（续）

【临床资料】

患者，女，41岁。临床诊断：房室结双径路、阵发性室上性心动过速。

【电生理特征与分析】

图 10-35A 示窦性心律时心房内激动正常，A 波首先同时出现在 HISp 与 HISd，随后为 CSp 至 CSd，A-H 间期 65ms，H-V 间期 60ms，QRS 波群呈不完全性右束支传导阻滞型。第二次 V 波后可见于 HISd 处领先的 A 波，其前存在 H_2 波，H_2-A_2 间期 40ms；其后存在 V 波，H_2-V_2 间期长达 180ms。第二次 A 波后存在两个 A-H 间期，A-H_1 间期 65ms，A-H_2 间期 320ms，提示第二次心房激动在房室结快、慢径路内发生了同步显著不等速的 1：2 传导，同时沿慢径路下传的激动在希浦系统内发生了明显的传导延缓，当心室肌脱离了不应期后便再次形成激动引起 V_2 波。自第三次 A 波后，A 波均在 HISd 处领先，A-A 间期 250ms，每次 A 波前均见 H 波，H-A 间期固定在 40ms。同时每隔 1 次 A 波后出现 1 次 V 波，A 波在 V 波起始，表明自第三次 A 波起已形成慢-快型房室结折返性心动过速，同时在希氏束以下部位发生了 2：1 传导阻滞，QRS 波群呈完全性右束支阻滞型，表明发生了心室内差异性传导。

图 B 为图 A 连续记录，见 A-A 间期及 H-H 间期固定在 250ms，希氏束以下部位仍然存在 2：1 传导阻滞，H-A 间期及 H-V 间期与图 A 相同。以上电生理特征显示出房室结双径路 1：2 传导，由此诱发出慢-快型房室结折返性心动过速，同时合并希氏束下 3：2 及 2：1 传导阻滞（纸速=100mm/s）。

【电生理诊断】

①窦性心律；②房室结双径路 1：2 传导诱发慢-快型房室结折返性心动过速；③慢-快型房室结折返性心动过速合并希氏束下 3：2 及 2：1 传导阻滞；④右束支阻滞型心室内差异性传导。

病例34（图10-36）

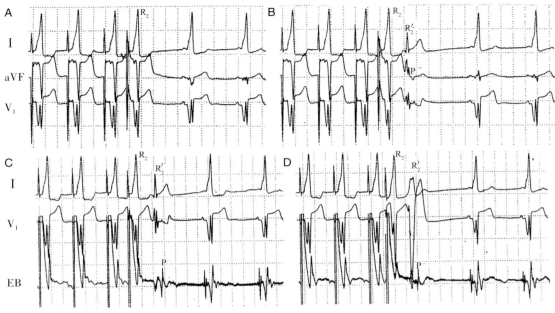

图10-36　预激综合征1:2房室传导。

【临床资料】

患者，男，13岁。临床诊断：预激综合征、阵发性室上性心动过速。

【电生理特征与分析】

图10-36示基础周期长度600ms的心房S_1S_2程控期前刺激。图A示S_1S_2耦联间期380ms时，S_2-δ间期90ms，R_1及R_2波群宽大畸形呈B型预激图形。图B示S_1S_2耦联间期缩短10ms（S_1S_2 370ms）时，S_2-δ间期仍为90ms，但在预激图形的R_2波后却出现1次不完全性心室内阻滞图形的R_2'波群，S_2-R_2'间期长达450ms，提示同时存在房室结双径路。快径路已进入有效不应期，S_2激动在从旁路顺传的同时又沿着慢径路缓慢下

传至心室形成R_2'波群，其后的逆行P波在aVF导联倒置、V_1导联直立，R-P⁻间期≥120ms，为房室旁路逆行传导形成。

图C、D分别为S_1S_2耦联间期370ms及300ms时，同步下传的R_2'波群分别呈不完全性心室内传导阻滞和完全性左束支传导阻滞图形，于食管导联中清晰显示呈预激图形的R_2波群与束支传导阻滞图的R_2'波群之间未见逆行形P波，表明R_2'波群非折返引起（纸速=25mm/s）。

【电生理诊断】

①窦性心律；②预激综合征，显性右后侧壁房室旁路；③房室结双径路；④预激综合征1:2房室传导。

病例35（图10-37）

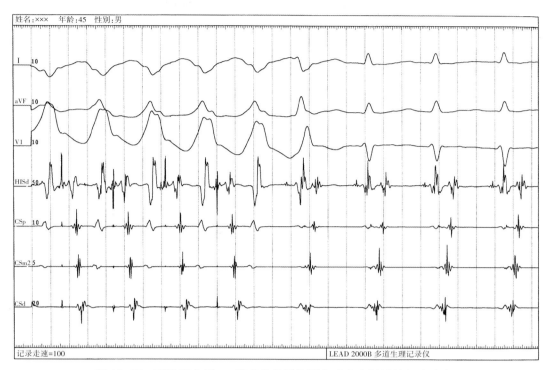

图10-37 预激综合征1∶2房室传导诱发顺向型房室折返性心动过速。

【临床资料】

患者,男,45岁。临床诊断:预激综合征、阵发性室上性心动过速。

【电生理特征与分析】

图10-37示频率210次/分的右心房 S_1S_1 刺激,S波后见心房激动顺序正常,最早A波出现在HISp,最迟A波出现在CSd。下传的QRS波宽大畸形,心室最早激动发生在CSd,AV融合,显示出显性左前壁房室旁路传导特性。第5次宽QRS波后出现右束支阻滞图形的QRS波,HISd处两次V波之间未见A波,但V波前可见H波,HV间期50ms。V波后见最早出现在CSd的逆行A波,VA融合,心房逆行激动呈左侧偏心性,说明左前

壁房室旁路发生了逆行传导。随后诱发出窄QRS波心动过速的心房激动顺序与前一致,HV间期35ms,呈现HVA顺序,为旁路逆行传导,房室结顺向传导的顺向型房室折返性心动过速。本例存在显性左前侧壁房室旁路,心房刺激时,第4次A波后出现了2次V波,CSd中显示第1~4次V波最早出现,AV融合,为房室旁路前传的形成。第6次V波前有H波却无A波,说明该次V波为第4次心房刺激激动经房室结-希浦系统下传形成,即发生了1∶2房室传导。

【电生理诊断】

①预激综合征,显性左前侧壁房室旁路;②预激综合征,1∶2房室传导诱发顺向型房室折返性心动过速。

病例 36（图 10-38）

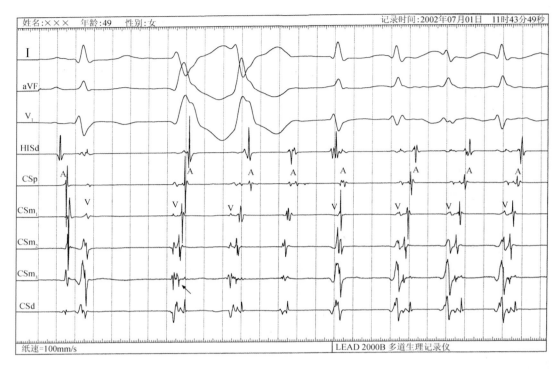

图 10-38   预激综合征 1:2 室房传导诱发顺向型房室折返性心动过速。

【临床资料】

患者,女,49岁。临床诊断:隐匿性左侧房室旁路,阵发性室上性心动过速。

【电生理特征与分析】

图 10-38 为导管射频消融术前心内电生理记录,窦性心律时未见心室预激现象,发生室性期前收缩时出现左侧偏心性逆行心房激动,最早激动点在 CSm₃(箭头所示),最迟激动点在希氏束。第二次室性期前收缩后出现 2 次激动顺序与前完全一致的逆行心房激动,随后诱发出顺向型房室折返性心动过速,心动过速时逆行心房激动顺序也与前相同,表明室性期前收缩沿纵行分离的房室旁路发生了 1:2 室房传导现象(纸速=100mm/s),在电生理检查过程中曾多次出现上述相同现象,说明并不是偶然发生。

【电生理诊断】

①窦性心律;②隐匿性左侧壁房室旁路;③房室旁路逆向纵行分离形成 1:2 室房传导;④顺向型房室折返性心动过速。

病例 37（图 10-39）

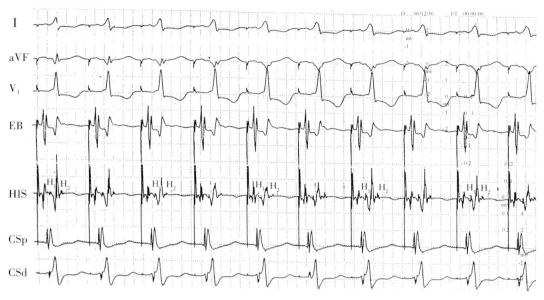

图 10-39　预激综合征隐匿性 1:2 房室传导。

【临床资料】

患者,女,23岁,与图 10-14 为同一例患者。临床诊断:预激综合征、房室结双径路、阵发性室上性心动过速。

【电生理特征与分析】

射频导管消融术前心内电生理检查,右心房程控期前刺激耦联间期 S_1S_2 370ms 时,A_2-H_2 间期出现跳跃式延长,心房激动进入快径路有效不应期后改从慢径路下传,随后诱发出顺向型房室折返性心动过速。

图 10-39 示窦性心律时 QRS 波群呈 A 型预激图形,右心房非程控 S_1S_1 110 次/分刺激,CSp 中 AV 融合,表明存在显性右后间隔房室旁路。HIS 中 H_1 波融在 V 波起始部,A-H_1 间期 100ms,V 波后清晰可见 H_2 波,其

形态及时限与顺向型房室折返性心动过速时的 H 波一致,A-H_2 间期 230ms。提示心房激动沿旁路和房室结快径路下传形成不完全性预激,同时激动沿慢径路下传形成 H_2 波。1 次心房激动分别沿房室旁路、房室结快径路和慢径路下传形成 H_1 波、H_2 波,表明在房室旁路、房室结快径路与房室结慢径路之间已经形成 1:2 同步不等速传导,由于慢径路的传导速度不够慢,心室有效不应期仍长于旁路和慢径路的传导时差,无法再次形成心室激动,H_2 波后无 V 波。虽然未显示出 1:2 房室传导的心电图改变,但表现出的电生理现象可称为预激综合征隐匿性 1:2 房室传导。

【电生理诊断】

①窦性心律;②显性左后间隔房室旁路;③房室结双径路;④预激综合征隐匿性 1:2 房室传导。

病例38（图10-40）

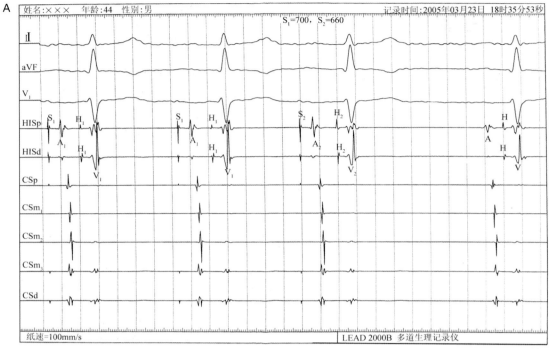

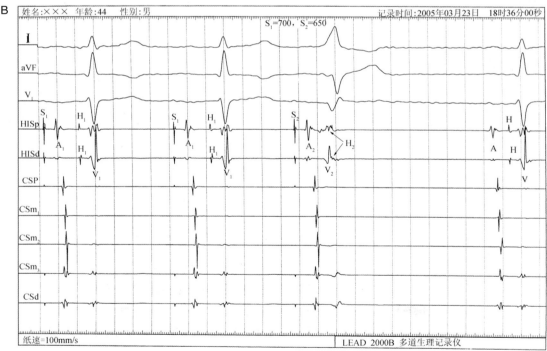

图10-40　房室旁路前向3相与4相传导阻滞。（待续）

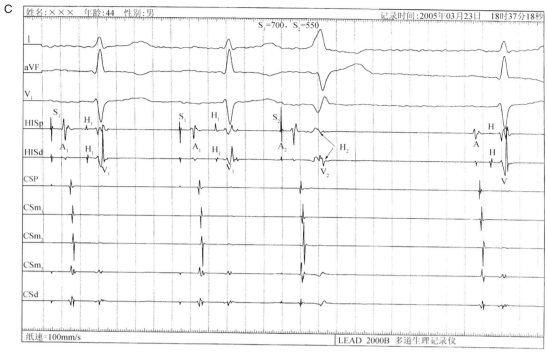

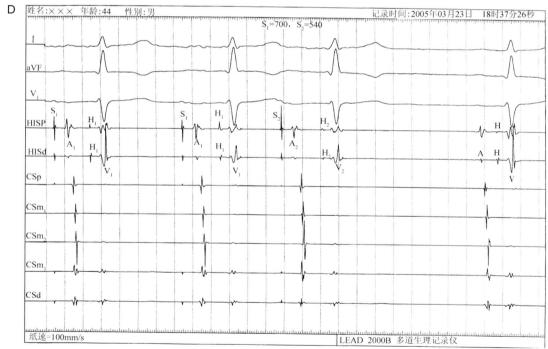

图10-40(续)

【临床资料】

患者,男,44岁,阵发性胸闷、心悸10余年,每次发作数分钟至数小时不等。临床诊断:预激综合征、阵发性室上性心动过速。

【电生理特征与分析】

图10-40示基础周长700ms的高位右心房程控期前刺激,图A为S_1S_2耦联间期660ms时,见窦性心律及心房起搏时的心房激动顺序正常,HISp及HISd的A

波后均可见到 H 波，A_1-H_1 间期 130ms，H_1-V_1 间期 50ms，A_2-H_2 间期 140ms，H_2-V_2 间期 50ms，无论窦性心律还是心房刺激下传形成的 QRS 波群形态均正常，表明此时房室旁路无传导功能。

图 B 为 S_1S_2 耦联间期缩短 10ms（650ms）时，图 C 为 S_1S_2 耦联间期一直缩短至 550ms 时。两图均见 HIS 电图中 V_2 波提前出现，H_2 波掩埋在 V_2 波中（箭头所示），CSp 处 AV 融合，V_2（R_2）波群呈 B 型预激图形（房室旁路位于右后间隔），表明 S_1S_2 耦联间期在 650~550ms 内旁路均有前向传导功能。

图 D 为耦联间期缩短至 540ms 时，见 V_2 波形态突然恢复正常，A_2-H_2 间期已延长至 170ms，H_2-V_2 间期仍为 50ms，表明此时旁路已发生传导阻滞，心房激动沿房室结-希浦系统下传至心室。本例电生理特征表现出房室旁路在 S_1S_2 长耦联间期与短耦联间期时无传导功能，只在一定长度的耦联间期内（650~550ms）才具有前向传导功能（纸速=100mm/s）。

【电生理诊断】

①窦性心律；②右后间隔房室旁路；③右心房程控期前刺激；④房室旁路前向 3 相与 4 相传导阻滞。

病例39（图10-41）

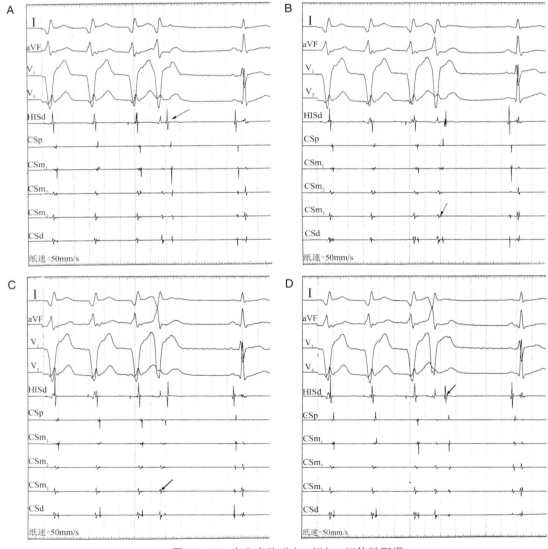

图10-41　房室旁路逆向3相与4相传导阻滞。

【临床资料】

患者,男,33岁。临床诊断:预激综合征、阵发性室上性心动过速。

【电生理特征与分析】

图10-41为左侧房室旁路患者,射频消融术前进行基础周长550ms的右心室程控期前刺激,图A示S_1S_2耦联间期340ms时,见V_1波后最早逆行A波出现在CSm_3及HISd处,V_1波与A_1波融合,表明左侧旁室旁路与希浦系-房室结同时发生逆行传导。但V_2波后最早逆行A波出现在HISd(箭头所示),CSm_3处V_2-A_2间期长达140ms,逆行心房激动呈中心性,V_2后未见旁路逆行传

导。图B、C示S_1S_2耦联间期330~290ms时,见CSm_3处V_2波与A_2波融合(箭头所示),HISd处A波最迟出现,逆行心房激动呈左侧偏心性,V_2后旁路出现逆行传导。图D示S_1S_2耦联间期280ms时,最早逆行A波又出现在HISd(箭头所示),CSm_3处V_2-A_2间期已延长至180ms,表明旁路发生逆行传导阻滞,激动沿希浦系统-房室结逆行传导到心房。本图显示出房室旁路只在S_1S_2耦联间期330~290ms时发生逆行传导,耦联间期长于或短于此范围时均发生逆行传导阻滞(纸速=50mm/s)。

【电生理诊断】

①窦性心律;②右心室程控期前刺激;③房室旁路逆向3相与4相传导阻滞。

病例40(图10-42)

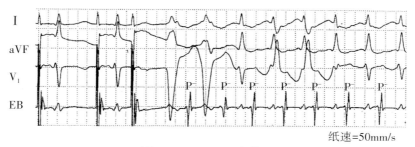

纸速=50mm/s

图10-42 Coumel定律。

【临床资料】

患者,男,45岁。临床诊断:阵发性室上性心动过速。

【电生理特征与分析】

图10-42示经食管基础周长600ms,S_1S_2耦联间期350ms的心房程控期前刺激,S_2-R间期轻微延长到360ms诱发心动过速。第1、2个QRS波群呈完全性左束支阻滞型,第4、5个QRS波群呈完全性右束支阻滞型,其余为窄QRS波群,并可见到在 I 导联倒置,V_1导联直立的逆行P波。食管导联(EB)在QRS波群后均可见高尖的逆行P波,左束支阻滞型 R-P^- 间期

200ms,右束支阻滞型与窄QRS波群的 R-P^- 间期均为140ms,左束支阻滞型 R-P^- 间期要比右束支阻滞型与正常QRS波群的 R-P^- 间期延长60ms。符合顺向型房室折返性心动过速合并房室旁路同侧束支阻滞时,R-R间期或 R-P^- 间期延长35ms以上。合并房室旁路对侧束支阻滞时,R-R间期或 R-P^- 间期不变的Coumel定律(纸速=50mm/s)。

【电生理诊断】

①隐匿性左侧壁房室旁路;②S_1S_2刺激诱发顺向型房室折返性心动过速;③Coumel定律。

病例41（图10-43）

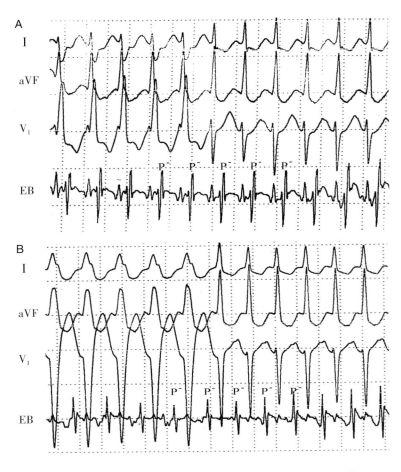

图10-43　顺向型房室折返性心动过速合并功能性束支阻滞。

【临床资料】

图A患者，男，33岁。临床诊断：阵发性室上性心动过速。

图B患者，男，42岁。临床诊断：阵发性室上性心动过速。

【电生理特征与分析】

图10-43中图A前半部分心动过速时QRS波群呈完全性右束阻滞型，后半部分QRS波群变窄。可见在 I 导联倒置，V_1 导联直立的逆行P波，食管导联（EB）R-P间期120ms，此时<V_1 导联160ms。无论心动过速是否存在右束支阻滞，R-R 间期280ms、R-P 间期120ms均不变。心动过速发生功能性右束支阻滞时心动周长未改变，表明为左侧壁房室旁路参与的顺向型房室折返性心动过速。图B前半部分心动过速时QRS

波群呈完全性左束阻滞型，后半部分QRS波群变窄。窄 QRS 波群时 R-R 间期260ms，EB 中 R-P 间期180ms，可见在 I 导联倒置，V_1 导联直立的逆行P波，食管导联 R-P 间期160ms，<V_1 导联200ms。心动过速发生功能性左束支阻滞时 R-R 间期300ms、EB 中 R-P 间期220ms，R-R 间期与 R-P 间期均延长40ms，为左侧壁房室旁路参与的顺向型房室折返性心动过速。图A与图B电生理变化均符合 Coumel 定律特征（纸速=25mm/s）。

【电生理诊断】

图A：①隐匿性左侧壁房室旁路；②顺向型房室折返性心动过速合并功能性右束支阻滞。

图B：①隐匿性左侧壁房室旁路；②顺向型房室折返性心动过速合并功能性左束支阻滞。

病例42（图10-44）

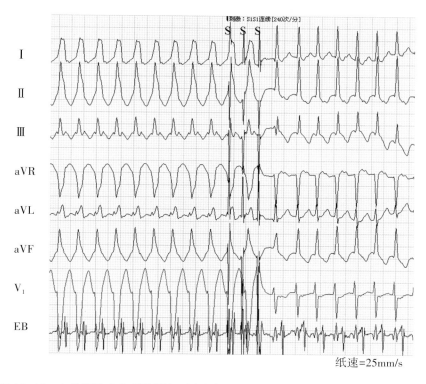

图10-44　右前侧壁房室旁路顺向型房室折返性心动过速合并功能性左束支阻滞。

【临床资料】

患者，男，33岁。临床诊断：阵发性室上性心动过速。

【电生理特征与分析】

图10-44示左束支阻滞型宽QRS波群心动过速，R-R间期320ms，食管导联（EB）R-P间期120ms。经食管S_1S_1定数刺激后转为窄QRS波群心动过速，可见逆行P波在Ⅰ、Ⅱ、Ⅲ、aVL、aVF导联直立，在V_1导联倒

置，表明为右前侧壁房室旁路逆传形成的顺向型房室折返性心动过速。此时体表导联R-R间期320ms与EB中R-P间期120ms均不变。符合顺向型房室折返性心动过速时，房室旁路对侧束支发生阻滞并不影响心动过速周长的Coumel定律特征（纸速=25mm/s）。

【电生理诊断】

①隐匿性右前侧壁房室旁路；②顺向型房室折返性心动过速合并功能性左束支阻滞；③Coumel定律。

病例43（图10-45）

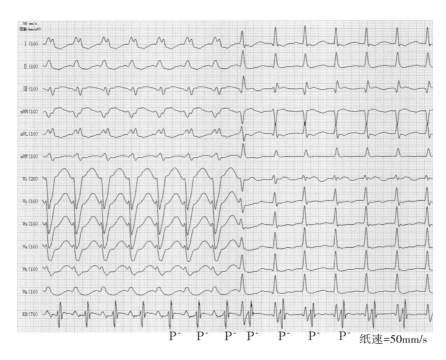

P⁻　P⁻　P⁻　P⁻　P⁻　P⁻　P⁻
纸速=50mm/s

图10-45　左侧房室旁路顺向型房室折返性心动过速合并功能性左束支阻滞时R-R间期缩短。

【临床资料】

患者,女,55岁。临床诊断:阵发性室上性心动过速。

【电生理特征与分析】

图10-45患者平素心电图未见心室预激图形。图前半部分心动过速时QRS波群呈完全性左束阻滞型,R-R间期340ms。食管导联(EB)中R-P⁻间期140ms,P⁻-R间期200ms。后半部分QRS波群变窄时R-R间期390ms,可见在Ⅰ、aVL导联倒置,Ⅲ、V₁导联直立的逆行P波,EB中R-P⁻间期90ms,P⁻-R间期300ms,V₁导联R-P⁻间期160ms,逆行心房激动呈左侧偏心性,为左侧壁房室旁路参与逆传的顺向型房室折返性心动过速。按理心动过速发生左束支阻滞时R-R间期要长于窄QRS波群,心动过速频率要减慢,但左束支阻滞时频率却要快于窄QRS波群心动过速。这是因为功能性左束支阻滞消失后,折返激动重新沿左束支下传心室,逆传激动到达心房的时间提前,致R-P⁻间期缩短。心房激动下传至房室结的时间也提前,进入了房室结相对不应期早期,传导明显减慢致P⁻-R间期延长,造成窄QRS波群R-R间期延长,心动过速频率反而比左束支阻滞时要慢。但是从EB中还是可以见到左束支阻滞时R-P⁻间期要长于窄QRS波群,符合旁路同侧束支阻滞时R-P⁻间期延长35ms以上的电生理特点(纸速=50mm/s)。

【电生理诊断】

①隐匿性左侧壁房室旁路;②顺向型房室折返性心动过速合并功能性左束支阻滞;③Coumel定律。

病例44（图10-46）

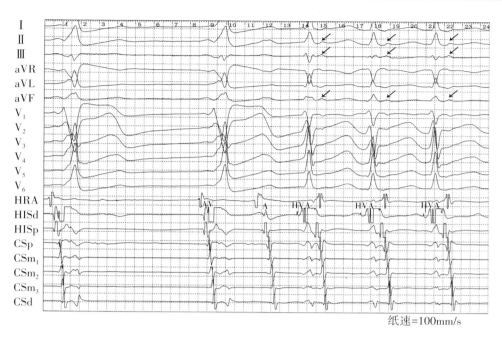

纸速=100mm/s

图10-46 右前间隔房室旁路逆传性直立型逆行P波。

【临床资料】

患者,男,43岁。临床诊断:预激综合征、阵发性室上性心动过速。

【电生理特征与分析】

图10-46示窦性心律时心电图P-R间期缩短,QRS宽大波群畸形,为显性右侧房室旁路。第2次窦性T波前支上可见P波,其后诱发短串窄QRS心动过速,QRS波群后可见在Ⅱ、Ⅲ、aVF导联直立(箭头所示),Ⅰ、aVR、aVL、V₁导联倒置的逆行P波。心内膜标测显示窦性心律时心房最早激动点为HRA,其后激动顺序依次为HIS近端、HIS远端、CSP、CSm₁、CSm₂、CSm₃、CSd,心房激动顺序正常。窦性激动时心室最早激动在HISd,出现AV融合。该处记录到H波,表明旁路位于右前间隔希氏束部位。第2次A波在HRA部位提前出现,心房激动顺序与窦性激动相似,为起源于高位右心房的期前收缩。在HISd见房性期前收缩后AH间期达190ms,HV间期30ms。窄QRS后见逆行A波,最早逆行心房激动在HISd部位,出现中心性心房逆行激动顺序,表明右前间隔旁路形成了逆行传导。随后激动沿房室结下传心室,诱发顺向型房室折返性心动过速。本例心动过速时心内膜标测明确为右前间隔旁路逆行传导,房室结前向传导。为何体表心电图上出现在下壁导联直立的逆行P波?这是因为旁路位于右前间隔,逆行传导时造成右心房的前(上)部位最先激动,再分别向后(下),向左激动。逆行P向量在下壁导联由负极向正极投影,就形成了直立型的逆行P波(纸速=100mm/s)。

【电生理诊断】

①显性右前间隔房室旁路;②房性期前收缩诱发短串顺向型房室折返性心动过速;③右前间隔房室旁路逆传性直立型逆行P波。

病例45（图10-47）

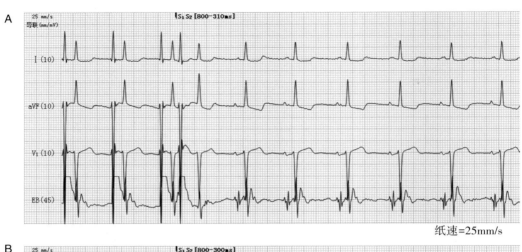

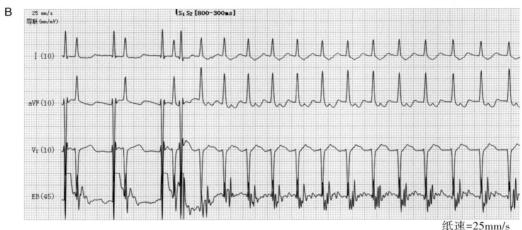

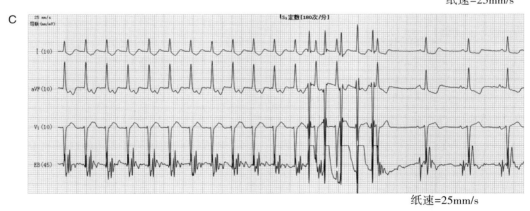

图10-47　左前侧壁房室旁路逆传性直立型逆行P波。（待续）

【临床资料】

患者,女,65岁。临床诊断:阵发性室上性心动过速。

【电生理特征与分析】

图10-47示基础周长800ms的经食管心房程控期前刺激,心电图未见心室预激。图A为S_1S_2间期310ms时,P_2-R间期220ms。图B见S_1S_2间期300ms时P_2-R间期250ms,随后诱发出频率为130/分的窄QRS波群心动过速。图C见心动过速时给予频率180次/分的心房定数刺激,第4次S波夺获心房后终止了心动过速。图D为心动过速时12导联及食管导联(EB)同步记录

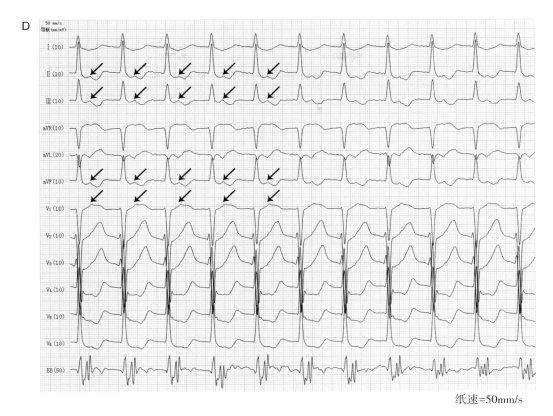

图10-47(续)

(纸速=50mm/s)，QRS波群后的ST段上可见在Ⅰ、aVL导联倒置，Ⅱ、Ⅲ、aVF、V₁导联直立的逆行P波(箭头所示)，EB中R-P间期100ms<V₁导联R-P间期150ms，表现出左侧偏心性心房激动顺序，为左侧房室旁路逆行传导形成的顺向型房室折返性心动过速。本例心动过速时aVL导联的逆行P波负向程度要深于Ⅰ导联，Ⅲ导联逆行P波的振幅要高于aVF和Ⅱ导联。说明从旁路逆行传导的激动在左心房前上部最早开始，再分别向右，向后(下)激动。P向量在Ⅰ、aVL导联由正极向负极投影，形成了倒置的逆行P波，而P向量在Ⅱ、Ⅲ、aVF导联则是从负极向正极投影，就形成了直立型的

逆行P波。本例顺向型房室折返性心动过速度时，在Ⅲ导联逆行P波直立的振幅最高，aVL导联逆行P波倒置的深度最深，为左前侧壁房室旁路逆行传导的特征。导管射频消融术在距离冠状窦口5cm的左前侧壁阻断了房室旁路。

【电生理诊断】

①隐匿性左前侧壁房室旁路；②心房刺激诱发及终止顺向型房室折返性心动过速；③左前侧壁房室旁路逆传性直立型逆行P波。

第11章　射频消融术治疗快速性心律失常

第1节　房室结折返性心动过速

射频消融术是房室结折返性心动过速的根治性方法,理论上消融快慢径路中的任何一条,即可终止心动过速。但消融快径路导致房室传导阻滞的并发症高,且快径路阻断后,慢径路的前向传导功能差,可能出现 P-R 间期的明显延长,影响患者的血流动力学。因此射频消融治疗房室结折返性心动过速,常规首选消融慢径路的房室结改良术。

一、影像学

常规采用的影像学投照位为左前斜位(LAO)45°,右前斜位(RAO)30°或后前(PA)位。

RAO 30°能清楚展示冠状窦口、希氏束、房室结的前后、上下关系,影像学上冠状窦位于心脏的下后方,希氏束在前上方。这两点之间的区域从上至下依次划分为 A、B、C 三等分,冠状窦下方为 D 区,冠状窦入口内为 E 区。但希氏束、房室结左右关系显示不清,而且不利于观察导管与靶点的接触程度。

LAO 45°能清楚分辨冠状窦口、三尖瓣环膈侧、希氏束上下左右的关系,但导管走行路线在透视下缩短,不能直观判断导管顶端前后的指向。

二、消融方法

(一)影像解剖法

主要分为后位法、下位法和中间隔法。

1.后位法:消融致密房室结的后下部,慢径路的消融部位在解剖上相当于冠状窦口的后方和下方区域。消融靶点图中可见 A 波略大,该部位消融效率不如下位法和中间隔法。

2.下位法:消融致密房室结的前下部,在 PA 位或

RAO 位,首先大头消融导管记录到希氏束电位,然后调整尾端的控制装置使大头导管的顶端下垂,在无希氏束电位的部位放电,在解剖上相当于冠状窦口的前方和上方。目前大多采用下位法消融慢径路。

3.中间隔法:直接消融致密的房室结前部,将大头消融导管置于冠状窦口与希氏束导管顶端连线的中点附近放电消融。因消融部位略高,距希氏束较近,易损伤希氏束,放电过程中需密切观察。

(二)心内电图法

大头消融导管在三尖瓣上记录的心内膜电图呈小 A 大 V,无希氏束或右束支电位处,放电部位的 A 波越碎裂(A 波峰越多、越宽)越易成功。窦性心律下尝试放电观察 5~10s,如出现慢性房室交界区性心律与窦性心律交替,则提示该靶点为有效靶点。

三、消融监测

原则保证即刻成功率,尽可能减少远期复发率,防止出现传导阻滞并发症。若采用非温控放电消融,试放电时先选择较低的消融功率(15W 左右)。采用温控消融时,试放电时先选择最低有效消融温度(50℃左右),窦性心律下试放电观察 5~10s,如出现房室交界区性心律与窦性心律交替,则提示该靶点为有效靶点,可进一步采用:①时间滴定法(逐渐延长连续放电时间);②能量滴定法(逐步增加放电功率),间歇巩固放电。消融过程中房室交界区性心律逐渐减少是消融成功的间接指标,放电时间一般在 60s 以上。

若出现快速的房室交界区性心律,或同时伴有 A 波或 V 波消失、P-R 间期延长、V 波脱漏等房室传导阻

滞时,应立即停止放电。若出现一过性房室传导阻滞,无论随后能否诱发心动过速,原则上均应停止消融,以免发生迟发性三度房室传导阻滞。

四、冷冻法消融

近年采用冷冻消融是一种安全的消融技术,在相当于下位法处先用浅低温(-30℃)冷冻标测靶点,如有效且无房室结损伤,则将温度降至-60℃进行消融,一般4min后即可造成消融靶点的不可逆损伤。在消融过程中一旦出现房室传导阻滞,则立即停止消融,温度升高后即可恢复房室传导,一般不会造成房室结永久性损伤。

五、消融终点

1. 消融慢径路后,房室结前向传导跳跃现象消失和(或)房室结前传不应期发生改变、房室结折返性心动过速不能诱发为消融成功。

2. 消融慢径路后,如仍存在A-H间期或P-R间期跳跃式延长,但无折返性心房回波,且不能诱发房室结折返性心动过速,包括静脉滴注异丙肾上腺素后仍不能诱发,说明折返环路已损伤,亦应判断为慢径路改良成功。

近年三维标测模式下的导管消融取得成功,大多数心律失常的导管消融可以在无X线三维标测下进行,但电生理检查与标测仍然是各种消融技术的基础。

第2节　房室折返性心动过速

一、左侧旁路的消融

(一)影像学定位

后前投照位:①左后间隔旁路,位于冠状窦口向左1.5cm以内;②左后侧壁旁路,距冠状窦口1.5~3cm;③左侧壁旁路,距冠状窦口3~5cm;④左前侧壁旁路,距冠状窦口5cm以上。

(二)消融途径

1. 经股动脉逆行法:经股动脉逆行推送大头消融导管经主动脉瓣至左心室二尖瓣环,以冠状窦电极作为路标,钩挂至二尖瓣环下心室侧。或跨过二尖瓣环,导管顶端从左心室进入左心房贴靠至二尖瓣环心房侧。

2. 穿房间隔法:房间隔穿刺或未闭卵圆孔推送大头消融导管至左心房,顶端贴靠在二尖瓣环心房侧。

(三)消融靶点

1. A/V比值:在二尖瓣环下心室侧标测的靶点图呈小A大V形,强调要有比较明显的A波。只有靠近二尖瓣环,才能在纬度上或横向靠近旁路区域,一般A波大于1/5 V波,A波过小,提示大头导管顶端偏向心室侧。但在后间隔旁路的标测中,该部位记录的A波可能极小,因为该部位较薄的心房肌常与心室壁重叠。在二尖瓣环上心房侧标测,A波、V波的振幅常等大或接近。

2. A波与V波贴近融合:①显性旁路者常标测最早前向心室激动点(EVA),即旁路心室插入端的最近点,在窦性心律时标测到AV融合或V波较体表预激波提前≥20ms时为消融靶点;②隐匿性旁路者标测最早逆传心房激动点(EAA),即旁路心房插入端的最近点,诱发顺向型房室折返心动过速或心室起搏时,标测到VA融合或VA最接近点为消融靶点。

3. 旁路电位:是旁路定位的重要指标,但由于实际标测存在局限性,并非消融靶点的必备参数。

4. 靶点局部电图的稳定性与波幅大小:虽然波幅的大小不是房室旁路定位的特征,但的确是判断能否有效消融的重要指标。大头消融导管记录的心内电图A波和V波的波幅稳定、波幅高大,反映大头消融导管与心脏组织接触紧密,往往是消融有效损伤靶点组织的前提。

二、右侧旁路的消融

(一)影像学定位

一般采用LAO位30°~60°,设想三尖瓣环在该投照位为一个面向操作者的钟表盘,冠状窦处为5点钟处,希氏束导管顶端为12点钟至1点钟处。①右前间隔旁路,12点钟至1点钟处;②右中间隔旁路3点钟处;③右后间隔旁路,4点钟至6点钟处;④右后侧壁旁路,6点钟至8点半处;⑤右侧壁旁路,8点半至9点半处;⑥右前侧壁旁路,9点半至12点钟处。

(二)消融途径

经腔静脉至右心房三尖瓣环途径。

(三)消融靶点

1. A/V比值:大头消融导管至三尖瓣环上右心房侧

标测,但三尖瓣处是房室壁重叠处,心房壁薄于心室壁,一般A小V大时大头导管顶端才靠近三尖瓣环,也有在心房侧A大V小处作为消融靶点。

2.A波与V波贴近融合:①显性旁路者在窦性心律时标测A波与V波融合,消融导管贴近旁路部位时,V波较体表预激波提前≥20ms;②隐匿性旁路在诱发房室折返性心动过速时或心室起搏时标测V波与A波融合,消融导管贴近旁路部位时,逆行A波最提前。

三、消融监测

(一)心内电图监测

1.游离壁旁路:①非温控大头导管在三尖瓣环下时,贴靠常较好、电极周围血流少、散热慢,可选择较低功率(15~25W)。②在三尖瓣环上时,大头导管与三尖瓣环贴靠常不紧密,电极周围血流好、散热快,一般选择较高功率(20~30W)进行消融。对于显性旁路,试放电观察5s,如预激波消失、A波与V波分离,则为有效靶点,否则重新标测。③对于隐匿性旁路,试放电5~10s。心室起搏观察,如靶点处V波与A波分离或心房激动顺序改变,常提示消融有效,可酌情增加能量继续放电巩固60~120s。试放电的起效时间还与不同厂家消融仪设置的放电特性有关。

2.右前间隔旁路:右前间隔旁路由于接近希氏束,

易损伤房室结,造成房室传导阻滞,消融功率一般在10~15W。冷冻法消融由于其可逆性,可显著减少房室传导阻滞的发生。

(二)阻抗监测

大头消融导管与靶点心肌组织接触良好时,一般基础阻抗为70~150Ω,阻抗突然升高应立即停止放电,避免或减轻消融导管头部结痂碳化。

(三)温度监测

温控大头导管,功率一般预设50W,预设温度为50~55℃。

(四)大头导管影像学监测

大头导管前方会随着心脏搏动而摆动,但顶端位置不变。

四、消融终点

1.室房分离:各种频率刺激心室均呈现出A波与V波无关。

2.波形改变:显性预激旁路的体表心电图δ波消失,心腔内标测部位A−V间期恢复正常。

3.逆行心房激动顺序改变:心室起搏时出现中心性逆传,即逆行A波在希氏束处最早出现,并表现出递减性逆传特征。

4.不能诱发心动过速。

第3节 心房扑动

典型心房扑动折返的解剖基础及电生理机制在理论上已得到明确,其折返环位于右心房内,且低位右心房峡部是折返环赖以存在的关键。对依赖峡部的典型心房扑动通过射频消融术可以得到根治。

一、消融方法

(一)解剖学及影像学指导下的峡部线性消融

消融造成从三尖瓣(前部屏障)向后至下腔静脉和(或)欧氏嵴(后部屏障)的损伤,阻断峡部的折返传导。常用三条消融线:①三尖瓣环到下腔静脉开口;②三尖瓣隔瓣至冠状窦口;③冠状窦口到下腔静脉开口。

1.靶点标测:消融前在右心房内置入20极的Halo标测电极,围绕三尖瓣环,顶端置于冠状窦口,并在右

心房下侧壁、冠状窦口或近端,连续S_1S_1刺激观察房内激动顺序,可见峡部双向传导的表现。消融起点以三尖瓣环偏游离壁为佳,首先把消融导管远端置于三尖瓣环6点钟至7点钟处(左前斜位),找到A/V比值为1∶2或A波更小的部位。可利用长鞘管以帮助获得理想的组织贴靠。心房扑动时在低位右心房峡部进行刺激拖带,显示隐性拖带提示心房扑动为典型的峡部依赖。

2.消融监测:消融时导管头与组织接触面的温度监测很有好处,最佳温度为60~70℃,输出功率可以设置在25~35W。为避免过温消融导管头端结痂现象等,大多采用冷盐水灌注导管消融,冷盐水灌注导管消融可以设置温度43℃左右,功率30~35W,消融时冷盐水灌注流量17~19mL/min。在右前斜位透视下,放电30~90s后将导管后撤3~4mm(原因在于消融电极的大

头直径为4mm，为了保证消融各点相互重叠，每3~4mm释放一次射频电流），直到双向阻滞形成，如只有单向阻滞形成或仍为双向传导，则将以上消融过程沿同样途径重复3~4遍，若上述途径无效则可改消其两条路径。

（二）电生理指导下的局部点状消融

大头消融导管在低右心房峡部标测心房扑动时的隐匿拖带部位，通常在窦口的下后方记录到较体表心电图心房扑动波提前20~50ms的窄分裂电位，然后在此区域以短于自身心房扑动周长30~50ms的周长进行刺激，如出现拖带现象，且拖带结束后的第一个周期（PPI）等于心房扑动周长，表明刺激电极在折返环上。若刺激信号S波至F波起始处的间期（S-F）>40ms，则大头消融电极可能处在缓慢传导区的出口，亦可在此射频消融。

（三）三维标测指导下的折返峡部消融

包括CARTO系统、Ensite 3000系统，首先进行右心房的三维重建，激动电位标测，标测心房扑动的折返途径和折返环的峡部所在区域，予以放电消融相应部位。

二、消融终点

成功的标志是形成双向阻滞。放电后心房扑动终止，以及不能诱发。虽然很重要，但不能作为最终成功标志。要注意保证峡部阻滞的判断可靠性，注意排除周长依赖性的阻滞，特别是刺激周长相对较短的情况下。

1. 在右心房下侧游离壁进行S_1S_1连续刺激，直到窦口的时间突然延长100ms以上，右心房内激动顺序呈顺时针方向。

2. 在冠状窦口及近端S_1S_1连续刺激，刺激到右心房下侧壁的时间突然延长，右心房内激动顺序呈逆时针方向。

3. 大头导管远端在冠状窦口、右心房下侧壁刺激时，消融径线上可记录到明显增宽的分裂电位。

第4节　心房颤动

心房颤动随年龄增加其发病率逐渐升高，是一组不同病因、非单一机制解释的心律失常。针对心房颤动的发生和维持机制，射频消融治疗心房颤动已取得很好的疗效，消融的治疗范围从阵发性心房颤动、持续性心房颤动发展到有病理基础的慢性心房颤动，成为心房颤动治疗的重要手段。

一、射频导管消融治疗心房颤动的策略发展

导管消融治疗心房颤动从早期的姑息性治疗，消融房室结区阻断房室传导，植入永久性起搏器，发展到根治性治疗，包括心房壁的线性消融、肺静脉的点状/环状消融等。

20世纪80年代，Cox最早开展外科迷宫手术治疗心房颤动，迷宫手术根治心房颤动虽然成功率高，但创伤大。因此1994年Swartz率先开始采用线性消融左右心房模拟迷宫手术，但手术操作及X线曝光时间长，且事实上经导管模拟迷宫手术很难保证消融线的准确性、透壁性、连续性，以及可能出现并发症等问题，无法推广应用。之后临床开始探索相对简化的心房壁线性消融。

1. 右心房单线或多线性消融：常用3条消融径线。①自上腔静脉行经右心房后侧壁到下腔静脉；②自上腔静脉经右心房前部到三尖瓣环；③下腔静脉到三尖瓣环后部。1999年欧洲线性消融治疗阵发性心房颤动的多中心研究资料表明，成功率35%，其余患者发作次数也明显减少，但同样存在消融线的透壁性、连续性无法保证的问题。该方法可重复性差，结果不可靠，已摒弃。

2. 左心房单线或多线性消融：对于持续性心房颤动或同时存在左心房心房扑动的患者增加左心房峡部、左心房后壁的左心房单线或多线性消融。左心房峡部是左心房心房扑动折返环最常见的缓慢传导区，左心房后壁在心肌电生理上各向异性最为明显，容易产生局灶兴奋及折返形成。消融上述部位，针对左心房维持基质，理论上去除了心房颤动维持的部分基础。目前仍作为环肺静脉电隔离的补充。

3. 点消融：1996年Haissaguerre首先报道了一种特殊类型的阵发性心房颤动。此类患者的心房或与心房相连的大静脉内存在着一个或多个异位兴奋灶，其发

放的兴奋冲动可引起心房颤动,其解剖基础可能与左心房心肌围绕大静脉主干形成的具有自律性的心肌袖有关。因此,Haissaguerre开始探索局灶性心房颤动点消融,点消融是心房颤动经导管射频消融治疗方法学和认识上的重要突破。在局灶点消融基础上进一步衍生发展的肺静脉电隔离术,进一步提高了心房颤动的治疗成功率。目前心房点消融治疗主要应用于局灶起源的房性心动过速消融或局灶房性期前收缩触发的阵发性心房颤动消融。

二、局灶性心房颤动点消融

(一)消融靶点

消融靶点是早年的阵发性心房颤动消融方法之一,首先应判断房性期前收缩是源于左侧还是右侧,即粗标定位。在右心房内置入20极Halo电极,冠状窦内置入10极标测电极,比较诱发心房颤动的房性期前收缩激动顺序,若房性期前收缩时冠状窦电极的A波明显提前,则考虑异位兴奋灶源于左侧。初步确定异位兴奋灶的起源部位后,使用大头消融导管在肺静脉开口附近进行局部的细致标测,以寻找较体表心电图异位P'波起点最为提前的肺静脉电位。正常人在窦性心律时肺静脉内可记录到双电位,第一个电位是心房电位,第二个呈高频的刺突样电位为肺静脉电位(PVP),代表肺静脉局部的电活动,是肺静脉内心肌袖产生的电位。在肺静脉开口处这两个电位常融合在一起,或刺突样电位位于心房电位终末部,而在肺静脉开口以内二者之间常存在等电位线,表明激动的传导模式是由左心房到肺静脉。而房性期前收缩起源于某一肺静脉时,该肺静脉内的电位激动顺序呈反转特征,即由肺静脉到左心房,刺突样电位跃至心房电位之前。在部分患者异位兴奋灶存在多个肺静脉起源,在某一肺静脉又可能并存多个兴奋灶,电位排列顺序变化较大。

(二)消融终点

1. 房性期前收缩及心房颤动消失,且重复消融前的诱发方案不能再诱发心房颤动。

2. 肺静脉电图中出现刺突样电位消失,或刺突样电位振幅较消融前明显降低并延迟10~50ms。

3. 出现刺突样电位传出阻滞的特征,即刺突样电位每隔2个或3个心房电位间歇出现,或规律性地缓慢出现但与心房活动无关。

点消融常需在静脉深部或静脉分叉处,容易引起

肺静脉狭窄,且同一患者常有多个异位兴奋灶,点状消融常不能彻底清除。电生理诱发相应的房性期前收缩、房性心动过速的重复性差,终点难以确定。目前多以环肺静脉消融、肺静脉电隔离作为消融终点。

三、肺静脉口节段性消融术、左心房壁环形肺静脉消融术

在局灶性心房颤动点消融的基础上,肺静脉电隔离作为新的治疗策略使得心房颤动的射频消融治疗进一步发展。肺静脉电隔离方法目前主要有两种。

(一)肺静脉口节段性消融(SPVOA)

在肺静脉环状电极指引下,采用冷生理盐水灌注消融导管,在肺静脉口部节段或环行消融。该消融方法是针对肺静脉-左心房电活动联系点的电学隔离,不是解剖性隔离。对于持续性心房颤动或同时存在左心房心房扑动的患者可增加左心房峡部的消融。通常采用左前斜位45°~60°或右前斜位30°,造影后确认肺静脉开口。若左右下肺静脉造影困难时,用肺静脉环状电极在透视下标识肺静脉开口处。心房颤动时PVP比左心房电位(CS电极的A波)频率快、电位高尖且变化较多。消融的预设温度和功率一般分别为50℃、30W,消融隔离放电部位在肺静脉与左心房交界处外2~3mm,每一有效部位消融时间不超过60s。目前房性心律失常的消融大多采用冷盐水灌注导管,温度控制稳定,结痂少,消融效率高。单纯的温控导管已较少采用。冷盐水灌注导管消融,一般常采用43~45℃,功率30~35W,冷盐水灌注速度19mL/min,每点消融20~30s;或采用冷盐水灌注压力监测导管,压力在3~18g/mm²,持续20~30s,或参考AI智能消融累积效应来定每点消融放电时间。消融终点为PVP随隔离区域逐渐增大而振幅逐渐变小,直至肺静脉内PVP完全消失。

(二)左心房壁环形肺静脉消融术(CPVA)

以Pappone的方式为代表,借助CARTO标测系统,在肺静脉-左心房连接处的左心房壁环形肺静脉消融(CPVA)。实际上是左心房线性消融术,不仅隔离了肺静脉,而且还隔离了周围的心房组织,针对的是左心房维持基质。

(三)三维标测指导下的左心房基质改良术

采用CARTO系统或者Ensite NavX系统,首先进行左心房的三维重建。三维标测指导下消融左心房后壁顶部径线:①用于连接两个肺静脉口的环行消融线;②左下肺静脉至二尖瓣环的峡部连线消融。

第5节　分支性室性心动过速

一、影像学

常规采用的投照位为 LAO 45°判断电极是否贴靠与室间隔或游离壁。RAO 30°判断消融电极在左心室间隔面距心尖与基底部的距离,距室间隔前、中、后部的距离。RAO 30°将左心室间隔面分为:①前间隔区,邻近前壁的一半;②后间隔区,邻近后壁的一半。自心尖至基底部之间又分别分为前1/3部(近心尖部)、中1/3部、后1/3部(近基底部)。希氏束部位于左心室间隔后1/3前间隔。

二、消融靶点

1.激动标测法:室性心动过速发作时,分析大头标测电极在间隔部记录的电位与参考点(体表心电图 QRS 波群起始点)的相对时相关系,寻找最早心内膜激动电位或浦氏电位。该电位一般在左后分支区域记录到,又称 P 电位,表现为呈低幅高频的碎裂电位波,通常有等电位线与 V 波分开,若室性心动过速时某点心内膜记录到的 P 电位,较体表心电图 QRS 波群起始点提前至少20ms 以上,则可定位该点为室性心动过速的消融靶点。

2.起搏标测法:在左心室心内膜,以与自身室性心动过速相近频率起搏,同步描记体表12导联心电图,对比某点起搏的体表心电图 QRS 波群形态、电轴与自身室性心动过速的 QRS 波群形态、电轴的相近性,寻找定位室性心动过速的消融靶点。

3.拖带标测法:采用高于室性心动过速的频率在靶点处进行起搏刺激,拖带时室性心动过速形态、激动顺序不变,无室性融合波出现,终止刺激时心动过速的回复周期与刺激周长一致,表明该刺激点位于折返环路内。

三、消融监测

一般在室性心动过速持续状态下放电消融,放电后室性心动过速终止,则提示有效,继续巩固放电90~120s,无效则停止放电,重新标测。

四、消融终点

消融终点有赖于严格的术后诱发程序。消融后即刻及30min 后,重复原诱发条件并经静脉滴注异丙肾上腺素均不能诱发室性心动过速。

第6节　射频导管消融术治疗快速性心律失常病例解析

病例1（图11-1）

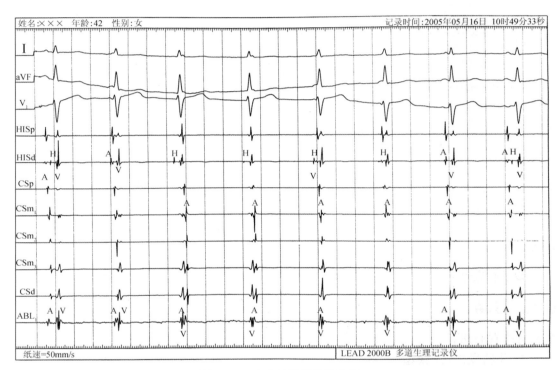

图11-1　房室结慢径路靶点图。

【临床资料】

患者,女,42岁。临床诊断:阵发性室上性心动过速。

【电生理特征与分析】

图11-1示采用下位法消融慢径路时,第1次心搏为窦性心律,HISd处A-H间期80ms,H-V间期55ms,消融导管（ABL）显示小A大V。自第2次心搏起,V波开始提前,A波逐渐隐入V波中,V波前仍可见H波,H-V间期不变,出现房室交界区性心律。第7次V波前开始出现窦性A波,最后1次心搏为窦性A波下传,A-H间期及H-V间期与第1次心搏一致,显示出窦性心律与房室交界区心律交替出现(纸速=50mm/s)。

【电生理诊断】

①窦性心律;②房室交界区心律;③消融房室结慢径路靶点。

病例2（图11-2）

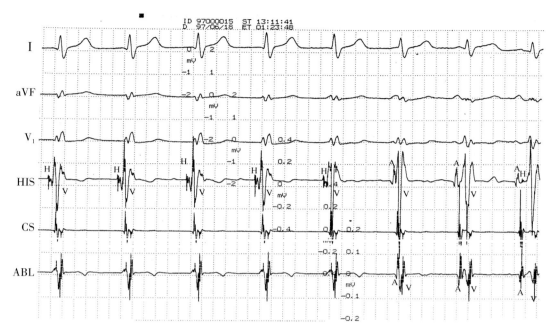

图11-2　房室结慢径路消融靶点图。

【临床资料】

患者,男,30岁。临床诊断:阵发性室上性心动过速。

【电生理特征与分析】

图11-2为高位右心房程控期前刺激出现房室结双径路跳跃现象,并诱发出慢-快型房室结折返性心动过速。图示采用下位法在致密房室结的前下部消融慢径路,放电过程中出现房室交界区性心律,V-V间期600ms,频率100次/分。见V波前出现H波,H-V间期40ms,逆行A波叠埋在V波中。第6次V波前开始出现窦性A波,A-V间期逐渐正常,最后1次窦性A波夺获了心室,房室交界区心律转变成窦性心律,在此处成功阻断慢径路传导,反复快速心房刺激及心房程控期前刺激不能诱发心动过速(纸速=50mm/s)。

【电生理诊断】

①窦性心律;②房室交界区心律;③消融房室结慢径路靶点。

病例3（图11-3）

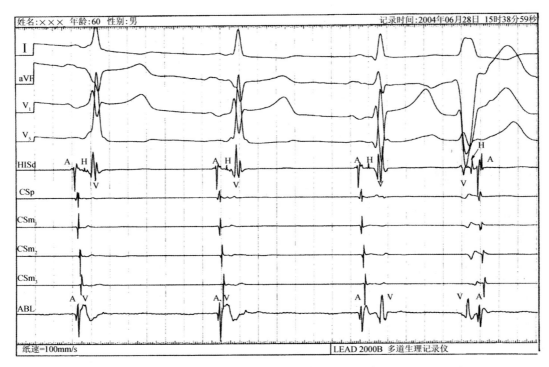

| 姓名:××× 年龄:60 性别:男 | 记录时间:2004年06月28日 15时38分59秒 |

纸速=100mm/s　　　　　　　　　　　　　　LEAD 2000B 多道生理记录仪

图11-3　显性左后间隔房室旁路消融靶点图。

【临床资料】

患者,男,60岁。临床诊断:预激综合征、阵发性室上性心动过速。

【电生理特征与分析】

图11-3示射频导管消融放电过程中记录,见第1次QRS波群呈预激图形,在Ⅰ、V₁导联呈正相,aVF导联呈负相。希氏束部位A-H间期60ms,H波融在V波起始,A-V间期缩短至70ms。CSp处A-V间期最短,自冠状窦近端向远端A-V间期逐渐分开,消融导管(ABL)在二尖瓣环距冠状窦口1cm处标测到AV融合。

第2次QRS波群预激程度减轻,说明旁路已损伤,传导减慢。放电过程中第3次QRS波群突然恢复正常,Ⅰ导联出现q波,消融导管及冠状窦各标测点A波与V波已分开,旁路前向传导已阻断。最后1次QRS波群宽大畸形为室性期前收缩,其后可见在希氏束处领先的逆行H波(箭头所示)及A波,消融导管及冠状窦各部位V波与A波分开,表明旁路逆向传导阻滞,成功阻断左后间隔旁路(纸速=100mm/s)。

【电生理诊断】

①窦性心律;②显性左后间隔房室旁路消融靶点;③室性期前收缩伴希浦系统-房室结逆行传导。

病例4（图11-4）

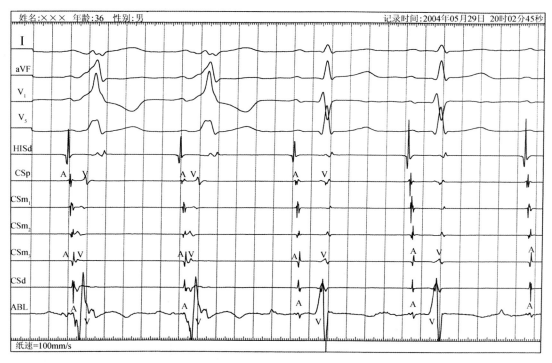

图11-4　显性左前侧壁房室旁路消融靶点图。

【临床资料】

患者，男，36岁。临床诊断：预激综合征、阵发性室上性心动过速。

【电生理特征与分析】

图11-4为射频导管消融放电过程中记录，示窦性心律时QRS波群宽大畸形，心室预激波在aVF、V_1、V_5导联呈正相，Ⅰ导联呈负相。HISd处A-V间期150ms，CSm_2与CSm_3处V波最早出现，A波与V波融合为左前侧壁房室旁路前传形成。消融导管电极（ABL）在距冠状窦口5cm处、二尖瓣下标测到小A大V，A波隐埋在V波起始处。放电过程中第3次QRS波群突然恢复正常，冠状窦及消融导管电极处A波与V波均分开，表明已阻断房室旁路传导（纸速=100mm/s）。

【电生理诊断】

①窦性心律；②显性左前侧壁房室旁路消融靶点。

病例5（图11-5）

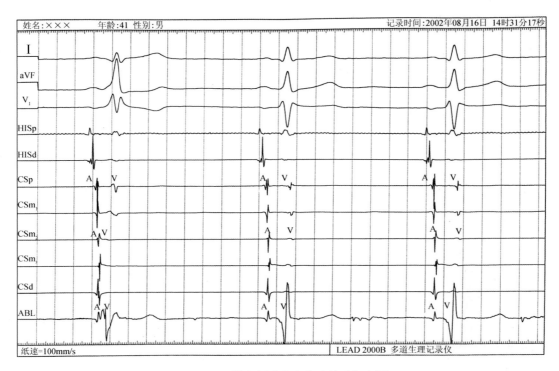

姓名:×××　　年龄:41　性别:男　　　　　　　　　　　　记录时间:2002年08月16日　14时31分17秒

纸速=100mm/s　　　　　　　　　　　　LEAD 2000B 多道生理记录仪

图11-5　显性左侧壁房室旁路消融靶点图。

【临床资料】

患者,男,41岁。临床诊断:预激综合征,阵发性室上性心动过速。

【电生理特征与分析】

图11-5示射频导管消融放电过程中记录,第1次心搏为窦性心律,见QRS波群宽大畸形,心室预激波在Ⅰ导联呈负相,aVF、V₁导联呈正相。CSm₂与CSm₃处V波最早出现,A波与V波融合,为左侧壁房室旁路前传形成。消融导管电极(ABL)在距冠状窦口4cm、二尖瓣下标测到小A大V,V波明显提前,A波与V波融合。放电过程中第2、3次QRS波群突然恢复正常,冠状窦及消融导管电极(ABL)处A波与V波均分开,表明已阻断房室旁路传导,心房激动沿房室结-希浦系统下传心室(纸速=100mm/s)。

【电生理诊断】

①窦性心律;②显性左侧壁房室旁路消融靶点。

病例 6（图 11-6）

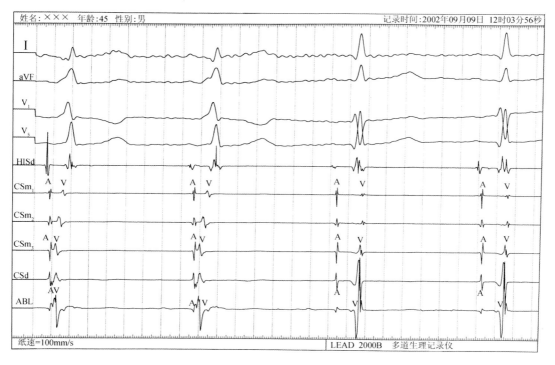

图 11-6　显性左侧壁房室旁路消融靶点图。

【临床资料】

患者,男,45 岁。临床诊断:预激综合征、阵发性室上性心动过速。

【电生理特征与分析】

图 11-6 为射频导管消融放电过程中记录,示窦性心律时 QRS 波群宽大畸形,心室预激波在 I 导联呈负相,aVF、V_1、V_5 导联呈正相。心腔内可见 CSd、CSm_3 处

V 波最早出现,A 波与 V 波融合,为左侧壁房室旁路前传形成。消融导管电极(ABL)在距冠状窦口 4cm 处、二尖瓣下标测到小 A 大 V,A 波在 V 波起始处融合。放电过程中见第 3 次 QRS 波群突然恢复正常,冠状窦及消融导管电极处 A 波与 V 波均分开,表明已阻断房室旁路传导(纸速=100mm/s)。

【电生理诊断】

①窦性心律;②显性左侧壁房室旁路消融靶点。

病例7（图11-7）

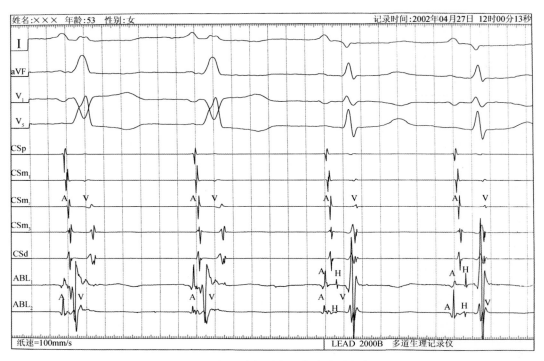

图11-7 显性右前间隔房室旁路消融靶点图。

【临床资料】

患者,女,53岁。临床诊断:预激综合征、阵发性室上性心动过速。

【电生理特征与分析】

图11-7为射频导管消融放电过程中记录,示窦性心律时QRS波群宽大畸形,心室预激波在 I 、aVF、V_5 导联呈正相,V_1 导联呈负相。消融导管电极(ABL)在右侧房室环12点钟处标到小A大V,A波与V波融合,H波隐藏在V波中,为右前间隔房室旁路前传形成。

放电过程中第3次QRS波群突然恢复正常,A波与V波分开。A波与V波之间可见H波,A-H间期80ms,H-V间期55ms,表明旁路已经阻断,激动沿房室结-希浦系统下传心室。消融导管电极在旁路阻断后记录到清晰的H波表明射频导管位于希氏束区域(纸速=100mm/s)。

【电生理诊断】

①窦性心律;②显性右前间隔(希氏束旁)房室旁路消融靶点。

病例8（图11-8）

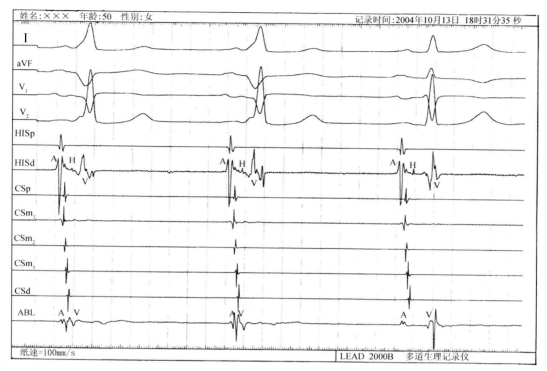

图11-8 显性右后间隔房室旁路消融靶点图。

【临床资料】

患者,女,50岁。临床诊断:预激综合征,阵发性室上性心动过速。

【电生理特征与分析】

图11-8为射频导管消融放电过程中记录,示窦性心律时QRS波群宽大畸形,心室预激波在Ⅰ、V_5导联呈正相,aVF导联呈负相,V_1导联正负双相。希氏束部位A-H间期85ms,V波提早出现,致H-V间期20ms,A-V间期缩短至100ms,存在右后间隔房室旁路前传。消融导管电极(ABL)在右侧房室环五点半处标到小A大V,A波与V波融合。放电过程中第3次QRS波群突然恢复正常,希氏束处H-V间期恢复至50ms,消融导管电极处A波与V波分开,表明旁路已经阻断(纸速=100mm/s)。

【电生理诊断】

①窦性心律;②显性右后间隔房室旁路消融靶点。

病例9（图11-9）

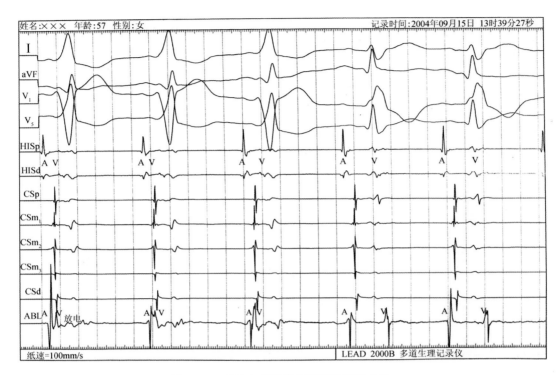

姓名:××× 年龄:57 性别:女　　　　　　　　　　记录时间:2004年09月15日 13时39分27秒

纸速=100mm/s　　　　　　　　　LEAD 2000B 多道生理记录仪

图11-9 显性右侧壁房室旁路消融靶点图。

【临床资料】

患者,女,57岁。临床诊断:预激综合征,阵发性室上性心动过速。

【电生理特征与分析】

图11-9为射频导管消融放电过程中记录,示前3次窦性心律QRS波群宽大畸形呈B型预激图形,心室预激波在Ⅰ、V_5导联呈正相,aVF、V_1导联呈负相。希氏束部位V波提前出现,A-V间期90ms。消融导管电极(ABL)在右侧房室环9点处标到大A大V,A波与V波融合,放电过程中第4、5次A波与V波突然分开,A-V间期200ms,希氏束部位A-V间期140ms,表明旁路已经彻底阻断。此时QRS波群呈完全性右束支传导阻滞图形,表明患者同时存在右束支传导阻滞,只因被同侧旁路传导所掩盖无法显露(纸速=100mm/s)。

【电生理诊断】

①窦性心律;②显性右侧壁房室旁路消融靶点;③完全性右束支传导阻滞。

病例10（图11-10）

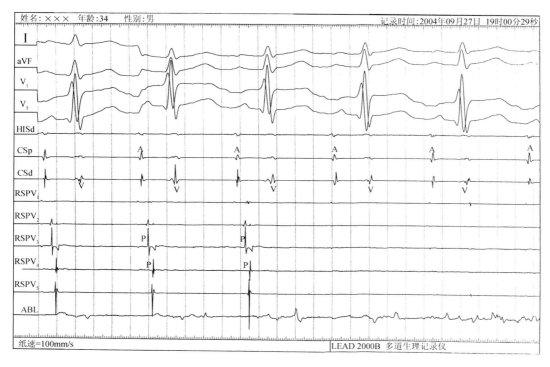

图11-10 肺静脉电隔离靶点图。

【临床资料】

患者，男，34岁。临床诊断：心房颤动。

【电生理特征与分析】

图11-10示窦性心律时，温控冷盐水灌注消融过程中（45℃，30W，冷盐水灌注速度19mL/min），肺静脉环状标测电极记录中第1、2、3次心搏可见高尖的肺静脉电位，其前隐约可见低频低幅的小A波（远场电位），

中间存在等电位线。肺静脉电位在标测电极2、3对最先，提示心房电兴奋从该处传入肺静脉。消融导管在肺静脉口相当于肺静脉环状标测导管2、3对电极处放电消融后，阻断心房与肺静脉的传导。自第4次心搏起，肺静脉电位消失，但仍隐约可见低频低幅的远场心房电位。

【电生理诊断】

①窦性心律；②肺静脉电隔离靶点图。

第2篇
起搏心电图基础

第12章 起搏器基础

随着起搏器治疗在临床上的普及，起搏器心电图也从十几年前的偶尔碰到，到如今天天可见，甚至不少基层医疗单位都可以时常遇见起搏器心电图。对于大多数心电图医生而言，没有经过系统的起搏器心电图理论学习，多数依靠自我努力摸索与探讨，其难度不言而喻，因此，对于起搏器心电图的诊断、起搏器功能的正确识别，依然是不少心电图医生的难点及盲点。本章节旨在介绍起搏器基本构造、参数、基本时间间期、常见模式，以及程控随访等基本知识点，以期让读者认识起搏器心电图。

第1节 起搏器常见临床类型及组成

一、临时起搏器（图12-1A，B）

常用于心脏外科术后、非心脏外科手术时窦房结功能不确定、心血管内科各类疾病所致的一过性心动过缓，可以纠正、预防意外以及度过危险期，一般使用1~5天，最多不超过2周。常见的电极置入途径有经皮、经静脉植入，偶有经胸、食管起搏，脉冲发生器在体外。

二、永久性起搏器（图12-1C，D）

脉冲发生器及起搏导线植入在体内，Micra无导线起搏器仅有脉冲发生器，无起搏导线（导线与脉冲发生器一体）。永久起搏器多可长期使用，电池寿命可达4~10年。

三、单腔起搏器

单腔起搏器的脉冲发生器仅有一个起搏导线接口，连接心房或者心室。Micra无导线单腔起搏器直接植入心室内，无须额外连接导线。

四、双腔起搏器

双腔起搏器的脉冲发生器有2个起搏导线接口，分别连接心房、心室导线，可进行房室顺序起搏。

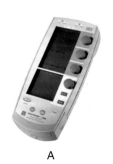
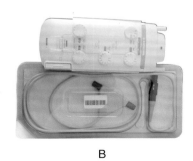
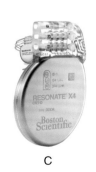
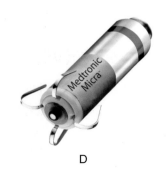

A   B   C   D

图12-1 （A）美敦力临时起搏器。（B）百多力临时起搏器套装。（C）波科永久三腔除颤型起搏器。（D）Micra无导线起搏器。

五、三腔起搏器

三腔起搏器即心脏再同步化治疗(CRT)起搏器,传统起搏植入部位为右心房+右心室+左心室(冠状静脉窦的心脏静脉某一分支内,优选侧静脉、后静脉),主要用于治疗部分心力衰竭合并心脏电传导异常患者。单纯进行心脏起搏治疗的三腔起搏器称为CRT-P,兼有抗心动过速及除颤功能的三腔起搏器称为CRT-D。

六、起搏系统组成

传统的起搏系统包括起搏器程控仪、起搏器脉冲发生器、电极导线(图12-2)和起搏界面(心内膜、外膜、心肌),其中起搏器脉冲发生器由安装在金属壳中的集成电路及电池组成。

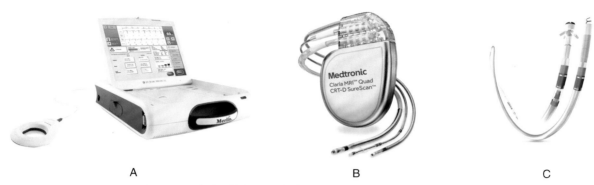

A　　　　　　　　B　　　　　　　　C

图12-2　(A)程控仪。(B)脉冲发生器及电极导线。(C)电极导线。

第2节　起搏器基本间期及常用名词

一、心房感知(AS)

起搏器在不应期外对自身心房除极波(P波)或起搏器认定的心房除极波(如干扰事件等)感知后,在起搏器程控界面的心房标记通道会标记为"AS",以此表明该P波或干扰波被起搏器感知并确认。

二、心房起搏(AP)

起搏器发放心房起搏脉冲后,在起搏器程控界面的心房标记通道会标记为"AP",以此表明此处起搏器有相应的心房脉冲发放。

三、心室感知(VS)

起搏器在不应期外对自身心室除极波(QRS波)或起搏器认定的心室除极波(如干扰事件等)感知后,在起搏器程控界面的心室标记通道会标记为"VS",以此表明该QRS波或干扰波被起搏器感知并确认。

四、心室起搏(VP)

起搏器发放心室起搏脉冲后,在起搏器程控界面的心室标记通道会标记为"VP",以此表明此处起搏器有相应的心室脉冲发放。

五、感知房室间期(SAVI)

起搏器从自身心房除极波感知点至心室脉冲发放的间期,被称为感知房室间期,俗称"SAV间期"。

六、起搏房室间期(PAVI)

起搏器顺序发放心房起搏脉冲(AP)至心室起搏脉冲(VP)的间期,被称为起搏房室间期,俗称"PAV间期"或"AV间期"。

七、心室后心房空白期(PVAB)

心室起搏(VP)或心室感知(VS)事件后心房通道启动的一段时间间期,该间期内心房通道不感知任何心房电信号,相当于心脏电生理中的绝对不应期。

八、心室后心房不应期(PVARP)

PVARP包括PVAB及其后一段时间间期,其中PVAB后的这段时间间期,相当于心脏电生理中的相对不应期。该间期内心房通道具有心房电活动的感知功能,此时的心房感知将被标记为"AR"以区别于不应期外感知的心房感知"AS",AR不重整起搏计时间期,也不会触发SAV间期(图12-3)。

九、上限频率间期(URI)

双腔起搏器连续2个心室起搏脉冲发放的最短时间间期,其目的是快速性自身心房律,限制过快的心室跟踪起搏。当自身心房率超过上限频率时,将出现文氏型或2:1、3:1等房室跟踪起搏现象(图12-4)。

十、下限频率间期(LRI)

起搏器正常工作时的最低起搏频率间期,其目的是保证患者心率不低于该频率间期。

十一、最大跟踪频率(MTR)

双腔起搏器在自身感知心房P波后所能够触发的最大心室起搏频率,常与上限频率间期一致。

十二、最大传感器频率(MSR)

带有频率应答功能的双腔起搏器心房起搏时的最高起搏频率,或者单腔起搏器心室起搏时的最高起搏频率。最大传感器频率与最大跟踪频率两者相互独立,最大传感器频率可以小于、等于、大于最大跟踪频率。

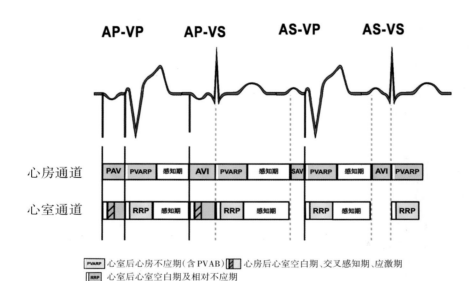

图12-3　双腔起搏器工作模式及不应期示意图。

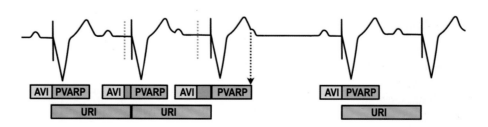

图12-4　起搏器文氏现象示意图。虚线,AVI间期原本应该发放的V脉冲位置;AVI后矩形,被迫延长的SAV间期;虚线箭头,自身P波落入PVARP内。

第3节　双腔起搏器默认基本参数

表12-1　双腔起搏器默认基本参数

	美敦力	雅培	百多力	波科	创领 （Orchidee DR 3201）
PVARP	150~500ms （默认Auto）	125~500ms 默认275ms（Accent 2224、2112，Identi-ty5826，Zephyr5826，Verity5256、5356，Victory5816）	Auto	240~280ms（J064、S404、L111） 240~250ms（S503） PAV为固定值时250ms（986）	
PVAB	180ms 150ms （A3DR01）	60~200ms 默认150ms（Accent 2224、2112，Victo-ry 5816，Zephyr5826） 默认100ms（Identity 5826，Verity 5256、5356）	150ms （Evia DR、Estel-la DR）	120ms（J174、S404、S503、986） 125ms（J064、L111）	150ms
VRP	150~500ms （默认230ms）	125~500ms 默认250ms（Accent 2224、2112，Identi-ty 5286，Verity5256、5356，Victo-ry5816，Zephyr5826）	250ms（PHILOS Ⅱ D、TALOS D） 300ms（Es-tella DR）	230~250ms（J064） 250ms（S404）	心室起搏，最短心室不应期（150±10）ms
PAV	150ms 180ms （A3DR01）	25~350ms 默认200ms（Accent PM2224、2112，Vic-tory 5816，Zephyr 5826，Identity 5286、Verity 5356、5256）	Dynamic AV 140~180ms	80~180ms 150~180ms（L111）	AVD起搏/感知补偿：65ms PAV=（155/80）+65ms
SAV	120ms 150ms （A3DR01）	25~325ms 默认150ms（Accent PM2224、2112，Vic-tory 5816，Zephyr 5826，Identity 5286、Verity 5356、5256）	Dynamic AV 95~135ms	65~150ms	AVD静息/运动：155/80ms
上限跟踪频率	130次/分	90~180次/分 默认130次/分（Accent PM2224、2112，Victory 5816，Zephyr 5826） 默认110次/分（Identity 5286、Verity 5356、5256）	130次/分	130次/分	130次/分
下限频率 DDI转换频率	60ppm 175次/分 171次/分 （A3DR01）	60ppm 110~300次/分 默认180次/分（Accent PM2224、2112，Victory 5816，Zephyr 5826） 默认225次/分（Identity 5286、Verity 5356、5256）	60ppm 160次/分	60ppm 170次/分	60ppm ON/OFF

第4节 起搏脉冲信号

一、心电图中的起搏器脉冲信号影响因素

起搏心电图与非起搏心电图不同之处是起搏脉冲钉样信号,而起搏脉冲钉样信号受较多因素的影响,使得其在心电图上表现多样化。如有些起搏脉冲钉样信号振幅高尖(图12-5A),有些起搏脉冲钉样信号振幅低矮(图12-5B),有些可以呈现双脉冲钉样信号(图12-5C),有些却在心电图上难以发现甚至看不到起搏脉冲钉样信号,那么是何种原因引起上述起搏脉冲钉样信号大小变化?

(一)起搏器阈值

起搏阈值是指能够在心脏的不应期外持续有效地使心肌除极的最低电压或电流,即起搏器能夺获心肌的最小能量,通常用电压(V)或脉宽(ms)表示,两者呈反比,即脉宽越窄,所需电压越高。

1.起搏器脉宽

起搏脉宽,是指单个起搏脉冲的电流持续时间,以ms为单位。脉宽参数程控在不同厂家、不同患者之间是各异的,程控范围0.05~1.9ms,多数患者适用脉宽在0.4~0.5ms,少数特殊患者可程控在1.0ms,甚至更长。常规心电图标准走纸速度为25mm/s,以0.4ms的起搏脉宽为例,心电图机上采集到的起搏脉冲信号持续时间体现在心电图底格上仅仅只有1/100小格(理论值),因此当脉冲信号宽度没有足够大的情况下,很难被发现。另外,在同等电压的情况下,脉宽越小,表现在心电图上的起搏脉冲钉样信号也会相应变小。

2.起搏器电压

起搏电压设置在不同患者,不同起搏心腔部位的数值都是不尽相同的,通常需将起搏输出电压设定为心肌电压阈值的2倍或以上,才能保证患者日后起搏器工作的电压安全性。在同等脉宽的情况下,起搏输出电压越小,表现在心电图上的起搏脉冲钉样信号也会有变小趋势。

(二)起搏脉冲的振幅

起搏脉冲钉样信号振幅高低主要取决于起搏电极正、负极间距的距离远近,而起搏电极导线类型多样,电极配对组合变化更多,可以引起电极正、负极之间的距离出现变化,部分多极电极导线可以程控为不同的起搏电极发放脉冲,因此其电极正、负极之间距离可以出现显而易见的变化,从而引起脉冲信号的振幅高低变化。以常见的单极、双极电极为例。

1.单极起搏

单极起搏可以是单纯的单极电极导线发放刺激脉冲起搏,也可以是双极或多极电极导线程控为单极电极起搏。单极起搏时,负极位于心腔内电极导线顶端,正极位于起搏器外壳,正负两极之间距离较远,形成的电场较大,因此在心电图上形成的脉冲振幅较高(图12-6A)。

2.双极起搏

双极起搏必须由双极或多极电极导线发放脉冲信号形成。常见的双极起搏电极导线正负极均在心腔内,负极在导线顶端,正极在顶端后1~2cm处,两极性之间

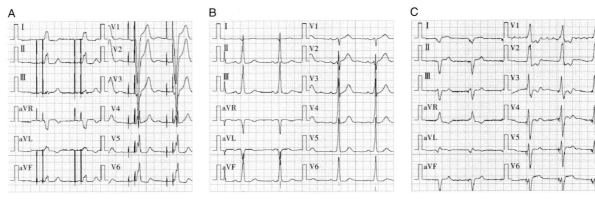

图12-5 单极起搏脉冲信号(A)。双极起搏脉冲信号(B)。双心室起搏脉冲信号(C)。

距离较近,起搏脉冲形成的局部电场较小(图12-6A),因此相对于单极起搏,其形成的起搏脉冲钉样信号也较低(图12-6B),甚至在某些导联上无法识别,使得心电图分析困难甚至误诊。

(三)心电图机采样率的影响

采样频率,也称为采样速度或者采样率,定义了每秒从连续信号中提取并组成离散信号的采样个数,它用赫兹(Hz)来表示。通俗地说,采样频率是指计算机每秒钟采集多少个信号样本。

随着心电网络的发展与普及,心电图工作站采集盒及数字化心电图机逐渐在取代传统的机械热敏式心电图单机,从而使得心电图资料可以电子化存储,消除了原先热敏纸心电图记录存储困难的尴尬。但是心电图工作站采集盒或数字化心电图机,其采样率的高低会影响心电图波形还原的准确性。常见的数字化心电图机其采样率一般在35~300Hz范围内可选,默认为100Hz。直观的体验就是当我们在采集到的心电波形或基线偏粗、毛糙时,会手动降低采样率,如此可以让心电图波形或基线变细、变光滑,其本质是降低采样频率,使得心电图机采集到的心电信号变少,再次还原呈心电图波形时,心电图波形或基线所反馈的信息就少,那么心电波形或基线就会变得光滑、细致且"漂亮"了。降低采样率将使部分起搏脉冲信号被过滤,特别是双极起搏脉冲受影响更大,因此,在使用数字化心电图机采集起搏器患者心电图时,应该提高采样频率,有助于发现起搏脉冲信号。

此外,模拟信号心电图机(如光电6511)经心电记录器将心电信号转换成指针在热敏纸上连续机械摆动产生心电图波形,因此其波形记录连续性较好,可以完整的记录到起搏脉冲信号。

(四)起搏器系统植入位置

起搏器系统包括了脉冲发生器、电极导线植入界面及程控仪组成,其中脉冲发生器(即起搏器)埋藏位置,电极导线植入部位都会影响心电图起搏脉冲信号的振幅、方向、大小等。

1. 起搏器埋藏位置:起搏器多数埋置于左或右侧胸部皮下,少数患者可埋置于腹部皮下等,由于单极起搏导线电极负极在心腔内电极头端,正极在起搏器外壳。当起搏器埋置在右侧胸前时,起搏脉冲向量指向右上方,可使起搏脉冲信号在Ⅲ或aVL等与脉冲向量方向垂直或接近垂直的导联,表现为低矮甚至消失。当起搏器埋置于左侧胸前时,起搏脉冲方向指向左上

方或正上方,此时脉冲信号在Ⅰ、Ⅱ或者aVR导联表现为低矮甚至消失。因此在观察起搏器心电图时,尤其是在某些导联脉冲信号不明显时,建议采用12导联同步记录或同步观察来发现其他导联较为明显的起搏脉冲钉样信号。

2. 起搏器电极植入位置:双极起搏导线电极导联负极位于导线头端,当头端植入位置在右心室心尖部时,电极导线负极位于左下方,正极位于电极头端的右上方,因此脉冲向量指向右上方,可使起搏脉冲信号在Ⅲ或aVL等与脉冲向量方向垂直或接近垂直的导联,表现为低矮甚至消失。右心室流出道双极起搏时,电极导线负极位于左上方,正极位于电极头端的右下方,此时脉冲信号在Ⅱ或者aVR导联表现为低矮甚至消失。

此外,越来越多新的起搏电极植入部位及方式被开发利用,如希氏束起搏,希氏束远端起搏,左束支区域起搏等,起搏向量都和起搏导线头端与其后正极在心腔内角度相关。

二、脉冲信号不易识别处理

针对上述起搏脉冲钉样信号不易识别的因素做出相关分析,找到相应的对策,使起搏脉冲钉样信号能够显露出来,能有效帮助心电图分析医生明确当下心电图诊断。

(一)十二导联同步采集分析

十二导联心电图机最大优势在于十二导联同步记录分析,以往用心电图热敏纸的时候,基本上采用十二导联同步显示在一张记录纸上,心电图报告单独写在另外的专用报告页上。随着心电图工作站的实施与普及,为了能够在一张A4纸上既显示心电图图形,又显示患者信息、心电图诊断结论等诸多内容,越来越多的心电图记录模式采用3X4+1(或+2)、6X2+1,优点是避免波形重叠,利于观看。但是随之而来的问题是非十二导联同步记录使得部分导联只显示几个波形,从而造成信息不全,尤其当双极起搏的时候,本就不大的起搏脉冲钉样信号在部分导联上显示不清或几近消失,进而造成起搏器心电图分析困难,因此,针对起搏器心电图,十二导联同步显示或打印应该是基本需求(图12-7)。

图12-7A心电图采用6×2+1模式记录到宽大畸形QRS波群,仔细观察V₅导联可见极小的钉样脉冲,并且宽大畸形QRS波群RR间期规则,大致可以明确为心室起搏心律。第一次宽大畸形波形却没有按照设定

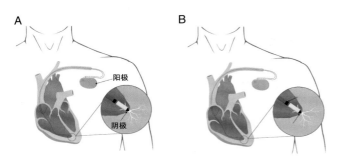

图12-6　单极起搏阴阳极位点(**A**)。双极起搏阴阳极位点(**B**)。

的起搏间期"起搏",而是提前出现,是否诊断心室感知不足？长Ⅱ导联仔细观察最后一次宽大畸形QRS波群也是提前出现,并且QRS波群形态与前面的起搏图形存在差异。图12-7B心电图12导联同步记录可以清楚地发现第一次与最后一次提前的宽大畸形QRS波群,是与起搏QRS波群几乎一致(尤其是肢体导联)的室性期前收缩图形。

（二）开启起搏采集、分析模式

现如今,部分心电图机或者心电图工作站软件为了改善起搏器患者起搏脉冲钉样信号不清的问题,增加了额外的起搏采集、分析模式。当起搏器患者检查时可以额外手动或软件识别起搏信号,自动开启该功能,从而使得起搏脉冲信号能够被较好的识别并加以标记,有利于心电图医生分析。其主要原理是增加了记录采样率与存储采样率,使起搏脉冲信号变得清晰。

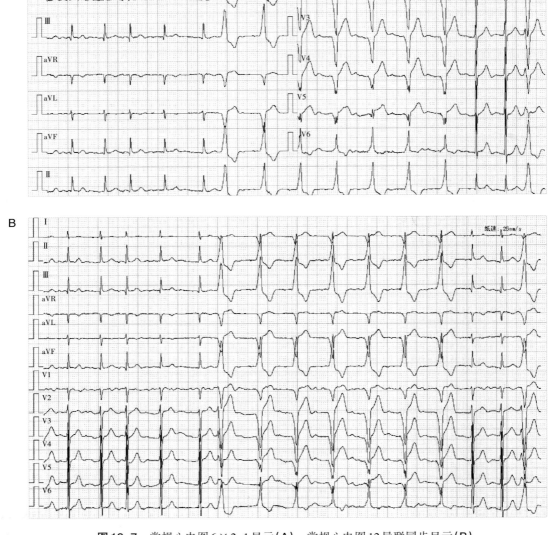

图12-7　常规心电图6×2+1显示(**A**)。常规心电图12导联同步显示(**B**)。

因此,当发现患者具有起搏器的时候,我们应该积极合理利用该功能,帮助诊断与分析。但是部分心电图设备的该项功能开启时,有时候会自动额外添加一些起搏标记,有时起搏标记位置欠准确的时候,反而会干扰我们分析,造成困惑,因此合理利用该功能,让起搏信息显示全面的同时不影响医生分析是关键。

(三)提高心电图机采样频率

部分心电图设备不具备手动或自动开启起搏采集模式的功能,那么可以提高起搏器心电图采集时候的采样率,目前多数心电图设备采样率范围可选35～300Hz,默认100Hz。如果是起搏器心电图,那么将采样率提高至300Hz,能够较好地显示起搏脉冲钉样信号。或许有人会问,为什么不直接默认为300Hz?因为采样率越高,获得的心电信号越多,存储时候的容量也会越大,但是常规非起搏心电图,100Hz与300Hz的采样率,在波形显示及分析上差别不大,而300Hz的心电信号采集后存储容量是100Hz的3倍,容易造成服务器存储数量减少,软件打开图形速度变慢等不利影响。

(四)设置起搏导线电极为单极起搏模式

前文已述单极起搏时钉样信号大,容易在心电图上显现,双极起搏脉冲钉样信号小,不容易在心电图上显现,因此直接将起搏导线全部程控为单极起搏或者直接植入单极起搏导线,就可以获得较好的钉样信号。我们知道,起搏器导线本身分为单极导线、双极导线及多极导线等,其中单极导线只能用于单极起搏,而双极或多极导线可以程控为单极起搏也可以程控为双极起搏或多极起搏模式,单极导线较双极、多极导线细,因此在植入过程中血管内通过性及操作性较好,而双极

及多极导线较单极导线粗,操作性及血管内通过性不如单极导线,因此增加了术者操作难度。而单极起搏时候的电场较大,容易受到的外源性干扰因素较多,比如肌电、磁场、噪音等,容易引起起搏器误感知的发生。双极起搏时的电场范围较小,外源性误感知现象较少。因此在能够保证患者安全性的前提下,采用单极起搏模式能够较好地在心电图上显示起搏脉冲信号,有利于医生分析,让患者与医生双赢,确实也有部分单位的部分术者一直坚持用单极起搏模式,来让患者、心电图医生、程控医生等多方获益。

(五)加大心电图增益

这是一个简单易行的方法,却是心电图医生经常忽略的一个方法,改变增益在心电图分析时需要各大心电图医生能够经常想起并加以利用。不仅仅是起搏心电图,很多常规心电图分析时,调整增益,可以获得显著的效果,比如用于观察P波起始方向、PR间期的判定、心房扑波动的观察、U波倒置与否的识别等,还有微小起搏脉冲钉样信号更加需要调整增益来帮助判断与分析。

三、脉冲信号极性与振幅差异

同一心电图导联连续记录起搏心电图时,脉冲钉样信号可出现极性、振幅的高低变化甚至方向调转,其主要受脉冲信号持续时间短暂,部分数字化心电图机或动态心电图记录仪采样频率不足导致,即使部分动态心电图记录仪采样率达到10 000Hz,也无法采集到脉冲信号的某个点,从而造成采样频率失真现象(图12-8)。

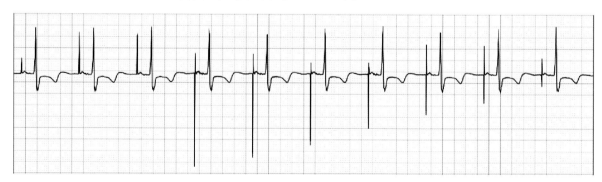

图12-8　动态心电图记录心房脉冲信号振幅、极性发生周期性变化。

第13章　起搏器电极导线植入部位及心电图表现

第1节　起搏器电极导线植入部位

一、心房导线植入部位

心房电极导线通过静脉植入右心耳、右心房前壁或者间隔部，以期达到有效起搏心房目的。不同起搏部位的心房激动顺序不同，可造成P波振幅、极性和时限的差异，通常来说心房间隔部起搏的P波时限最窄，右心耳起搏的P波时限较宽。

二、心室导线植入部位

右心室电极导线经静脉、右心房、三尖瓣植入右心室心尖部或间隔部，以达到起搏右心室的目的。右心室心尖部起搏心电图图形相对恒定，在Ⅰ、aVL导联呈R型，在下壁导联呈现主波向下的特征性改变（图13-1A）。右心室间隔部起搏QRS波群时限常较心尖部起

搏窄，尤其是右心室间隔部流出道起搏部位时，可表现为下壁导联QRS波群主波向上的特征（图13-1B）。

三、希氏束导线植入部位

希氏束起搏电极导线植入头端在三尖瓣隔瓣近心房侧，希氏束起搏阈值低于周围心肌阈值，低能量输出时只夺获希氏束，未直接夺获局部心肌，称为"选择性希氏束起搏"（图13-2A），希氏束电极起搏时同时夺获希氏束及其周围心肌，称为"非选择性希氏束起搏"（图13-2B）。

四、左束支区域起搏植入部位

相较于希氏束解剖范围局限，左心室间隔面传导束分布丰富呈网状，起搏电极植入位点选择性更广，不

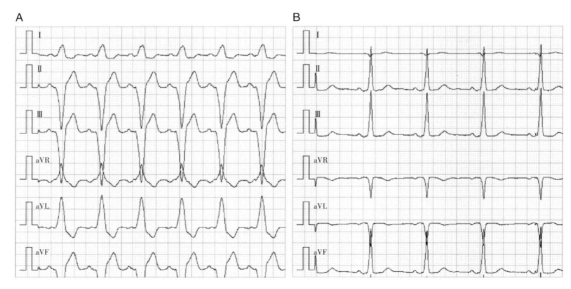

图13-1　右心室心尖部起搏图（A）。右心室间隔部流出道起搏图（B）。

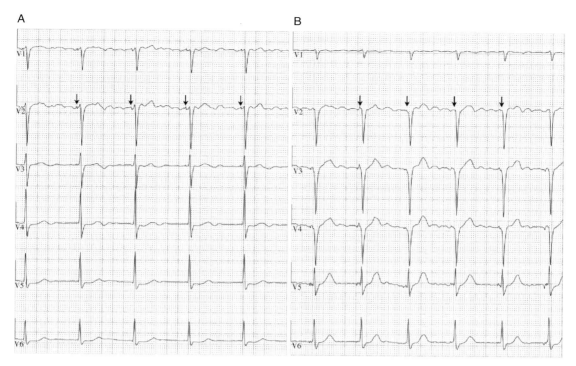

图 13-2　图示为同一患者不同起搏电压形成的起搏图形变化。选择性希氏束起搏,脉冲与 QRS 波有等电位线(A)。非选择性希氏束起搏,脉冲后紧随 QRS 波(B)。

同患者可起搏左束支、左前、左后分支或浦肯野系统等多种部位(图13-3),由此将此类起搏术式称为:左束支区域起搏。自 2017 年首例左束支区域起搏报道以来,其相较于传统起搏方式更好的传导系统起搏下传,保持左心室收缩同步;相较于希氏束起搏,左束支区域起搏最大优点在于跨越阻滞部位,最大限度兼顾生理性与安全性。

五、双心室起搏导线植入部位

在右心室起搏基础上增加左心室起搏,左心室起搏导线通常是通过冠状静脉窦口送至左心室外膜心脏静脉分支,常选择侧静脉,侧后静脉等(图 13-4),经调整合适的左、右心室起搏时间,起搏双心室形成室性融合波。

第2节　心室不同部位起搏心电图表现

当下对于心室端起搏电极植入位置的选择众多,传统的右心室心尖部起搏、右心室间隔部起搏,新近的 His 束起搏、左束支区域起搏,以及三腔起搏器双心室不同位点起搏等,起搏器电极导线的植入部位不同,其形成的起搏心电图图形也不尽相同。

一、右心室心尖部起搏

早期永久性心脏起搏均为左心室起搏,需要开胸将起搏电极放置在左心室外膜下,由此产生的创伤较大,随着器械改良、技术改进,左心室外膜开胸起搏逐渐被右心室心尖部心内膜下起搏所取代,同时右心室心尖部起搏操作相对简便、电极固定较好、患者创伤较小、心室起搏阈值稳定等诸多有利因素,在随后的几十年中逐渐被肯定。右心室心尖部起搏心电图特点也相对恒定且易识别。由于电极起搏点位于右心室心尖部,其处在整个心脏的右、前、下方,心室激动顺序由心尖部向心底部方向除极,因此心肌激动顺序自前往后、自下而上、自右往左,体现在心电图六轴系统上,表现为 I 导联直立 R 波、下壁导联 QS 波、V₁ 导联 QS 波,并且呈现"左束支阻滞"图形特点(图 13-5A)。

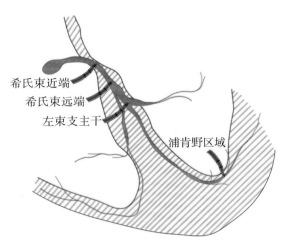

图 13-3　左束支区域起搏示意图。

希氏束近端
希氏束远端
左束支主干
浦肯野区域

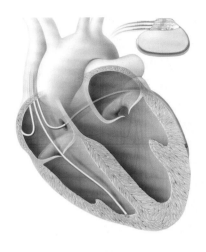

图 13-4　CRT起搏导联植入示意图。

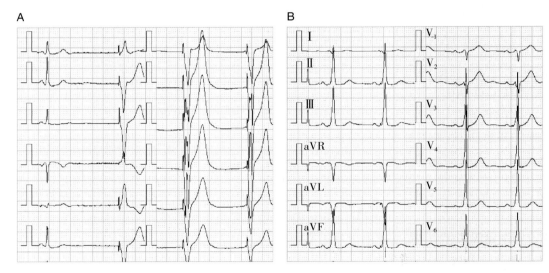

图 13-5　右心室心尖起博形（A）。右心室流出道间隔部起博图形（B）。

二、右心室流出道间隔部起搏

右心室心尖部起搏发展几十年来，人们逐渐被发现其存在较差的血流动力学表现，其起搏心律相当于加速的室性逸搏心律，心室肌激动顺序也与正常下传激动完全相反，从而被逐渐认定为"非生理性起搏方式"，甚至"病理性起搏"。长期的右心室心尖部起搏可以引起左右心室激动不同步、二尖瓣反流，从而导致左心房扩大、心房颤动、心功能受损，以及左心室心肌病等危害。因此，探索右心室心尖部以外的更加合理起搏部位成为近年来的重点，直至右心室流出道间隔部起搏的发现，被认为可能是更加符合生理性起搏的部位。

右心室流出道间隔部起搏时，起搏电极位于间隔

上部，位置接近正常的心电传导系统，起搏激动顺序与正常下传相似，相比于右心室心尖部起搏更加协调。

右心室流出道间隔部起搏时，心肌激动顺序自前往后、自上而下、自右向左，体现在心电图六轴系统上，表现在下壁导联呈 R 波或 Rs 波、V_1 导联 QS 波，胸导联呈现较右心室心尖部起搏更窄的"类左束支阻滞"图形，并且 QRS 起始部常存在类似预激波（δ）图形，其形成原因系起搏起始位点在间隔部心室肌缓慢除极产生，随后激动传至希氏束等传导系统，与正常下传路径基本一致，形成较窄的起搏 QRS 图形（图 13-5B）。

三、希氏束起搏

自 2000 年首次发表永久希氏束起搏（HBP）用于

慢性心房颤动伴心力衰竭患者以来,HBP因其植入器材的限制、医生对操作难度的担忧,使得HBP未能被广泛应用。直至2012年后,尤其是近5年来,植入器械的更新、操作熟练程度增加,HBP安全性与有效性得以论证,使得HBP在多地开展,从此HBP心电图也逐渐被认识与熟知。希氏束起搏因其植入位置在右心房内希氏束区域,起搏电极不通过三尖瓣,因此由起搏电极导致的三尖瓣反流将不复存在。但目前HBP临床应用的局限性仍存在,例如,由于电极放置在房室交界区域,造成心室感知偏低、心房过感知(交叉感知)、心房夺获等不利现象;还有缺乏专用的起搏器,需根据目前的双腔起搏器或CRT器械进行个体化方案起搏方式设置,有时不能满足需求。对于HBP的合理性与更远期的临床获益仍需要大样本的临床随机研究。

(一)选择性希氏束起搏

理想的希氏束起搏时,起搏电极发放刺激脉冲后,电活动沿希氏束下传至心室,与自身下传激动顺序几乎一致,由此形成的QRS波群与自身下传完全相同,并且在起搏脉冲与QRS波群之间存在等电位线,系希氏束至心室的传导时间。此外,为了避免His束起搏失夺获而引起长间期、甚至心室停搏等不良事件发生,起搏器植入时往往会在右心室植入另一电极作为备用心室起搏。一旦发生希氏束起搏不良,右心室起搏电极将在设定的时间间期后发放脉冲,避免心室停搏。

(二)非选择性希氏束起搏(希氏束旁起搏)

在临床实践中,HBP仍存在诸多不足,如植入手术时间较长、位置难以精准、阈值升高或不稳、异常感知、损伤希氏束等,其中电极位置不够精准、阈值不稳定等可以引起希氏束起搏失败或不够理想。当希氏束阈值较高时,起搏电极发放脉冲时,常常会先起搏希氏束旁心肌,随后再沿希氏束或自身传导束下传,此时心电图上会表现为类似右心室流出道间隔部起搏图形,起搏脉冲后直接带起QRS波群,QRS起始部存在类似预激波(δ)图形,而选择性HBP时脉冲与QRS波群存在一定距离。

四、左束支区域起搏

左束支区域起搏为起搏电极穿过右心室间隔至左心室间隔心内膜下,单极tip选择性左束支起搏时,呈典型的右束支传阻滞图形:V_1导联呈M型或rSR型,R峰时间>0.05s,I、V_5、V_6导联S波粗钝,时限≥0.04s(图

13-6和图13-7)。

左束支区域起搏是一项新的起搏技术,主要适用于起搏依赖伴或不伴心力衰竭患者,相对于前述起搏方式,在保证起搏安全性的基础上最大限度保持左心室电同步。

五、三腔CRT起搏器双心室起搏

心脏再同步化治疗是指通过植入左、右心室起搏电极,通过调整合理的房室顺序和左心室-右心室起搏时间间期,起搏左、右心室,从而恢复合理的房室顺序和原本非同步的左、右心室收缩,其可改善房室同步、心力衰竭伴心室失同步患者的左心室功能。右心室起搏电极常植入在右心室心内膜心尖部这一传统位置,而多数左心室起搏是将起搏导线沿冠状静脉逆行放置在左心室外膜静脉系统,理想的位置是左心室电激动最晚的地方,多数电极植入位置在冠状静脉侧静脉或侧后静脉。然而每个患者的冠状静脉侧枝位置不尽相同,以及部分患者静脉扭曲、狭窄等结构因素,导致每例患者植入的左心室外膜电极位置都不尽相同,甚至少数左心室静脉电极植入在左心室前壁所属静脉等位置。而双心室起搏时,起搏QRS波群系左心室与右心室两者起搏产生的融合波,因此不同的左心室起搏位点将产生不同的融合波图形。

双心室起搏电极植入后,左心室-右心室起搏VV间期也是影响起搏图形的重要因素。起搏QRS波群初始波形表现为哪一侧心室领先起搏的图形,并且领先越大,融合波中领先一侧心室的除极比例越大。就临床应用(适应证)而言,多数心室同步化治疗主要以纠正左心室不同步为主,因此临床上双心室起搏时多以调整左心室起搏领先为主,由此可见双心室起搏图形多表现为左心室外膜-右心室心尖部顺序的起搏融合波。

由于多数情况下左心室起搏领先于右心室,因此起搏QRS波群初始波形为左心室除极产生,按照理想的左心室起搏位置在侧壁或侧后壁,那么心脏激动顺序为自左向右,心电图侧壁导联(I、aVL、V_5、V_6)常呈现Q或q波起始,V_1导联呈现R或r波起始。侧壁导联R/S≤1,V_1导联R/S≥1常可提示左心室夺获且领先右心室(图13-8)。

由于每个患者左心室电极位置的不同,以及起搏器左右心室VV间期的调整优化,可以引起双心室起搏时融合波的形式不一样,心电图个体差异较大。同

一个体起搏参数设置不同,心电图波形不同,因此针对双心室起搏心电图,需要明确病史,并且能够有前后对照来协助判断双心室起搏的各项指标,切忌照本宣科。

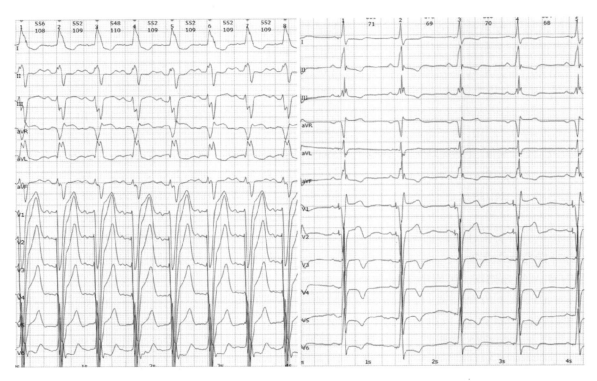

图13-6　临床诊断:扩张型心肌病。左图为术前心电图,呈完全性左束支阻滞,右图为左束支区域起搏术后,呈现"右束支阻滞"图形特点,QRS时限变窄。

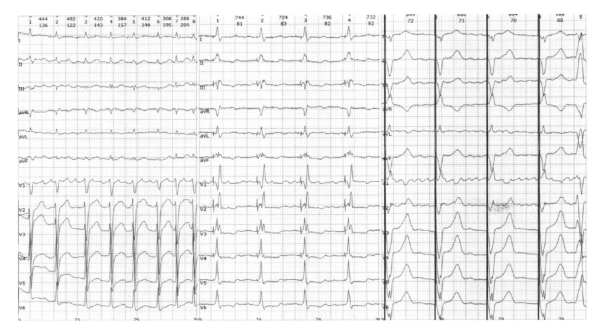

图13-7　临床诊断:扩张型心肌病、心力衰竭,持续性心房颤动。临床予以房室结消融、三腔起搏器植入:右心房电极置于左束支区域,右心室电极置于右心室心尖部,左心室电极置于左心室外膜侧静脉。左图为术前心电图,示快室率心房颤动。中图为左束支区域起搏,呈"右束支阻滞"图形。右图为双心室起搏,左心室领先,QRS波群时限宽于中图左束支区域起搏。

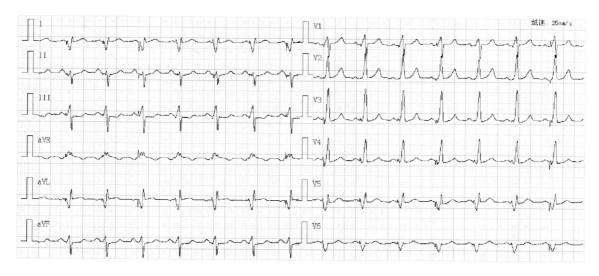

图 13-8　临床诊断：扩张型心肌病，三腔起搏器植入术后。图中侧壁导联呈现 Qr 型，V_1 导联 R 波起始，电轴右偏。

第3节　不同部位起搏心电图病例解析

病例1（图13-9）

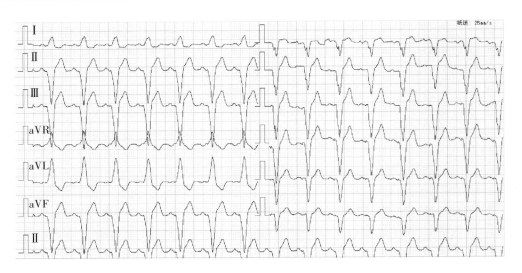

图13-9　右心室心尖部起搏。

【临床资料】

患者，男，70岁。临床诊断：三度房室传导阻滞，起搏器植入术后复查。

【心电图特征与分析】

图13-9中常规12导联心电图可见窦性节律，频率88次/分，QRS波群起始部依稀可见"钉样"脉冲信号，QRS波群主波在Ⅰ、aVL导联直立呈"R"型，在下壁导联倒置呈QS型，在胸导联呈左束支阻滞图形，QRS波群时限0.17s，表明心室起搏部位在右心室心尖部。

【心电图诊断】

①窦性心律；②双腔起搏心律，呈VAT方式，起搏器功能未见异常。

病例2（图13-10）

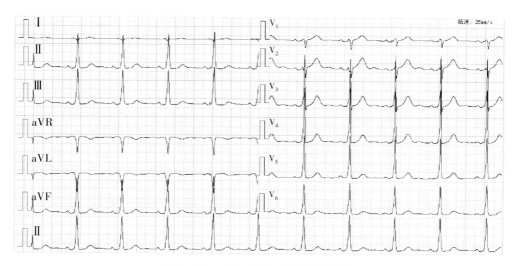

图13-10　右心室流出道间隔部起搏。

【临床资料】

患者，女，84岁，因病态窦房结综合征植入美敦力双腔起搏器5年。临床诊断：冠心病心律失常型，起搏器植入术后。

【心电图特征与分析】

图13-10中常规12导联心电图可见窦性节律，频率63次/分，QRS波群起始部依稀可见"钉样"脉冲信号，以及脉冲后QRS波群起始部粗钝似预激"δ"波，QRS波群主波在下壁导联直立，在胸导联呈类左束支阻滞图形，整体QRS波群较窄，表明心室起搏部位在右心室流出道间隔部。

【心电图诊断】

①窦性心律；②双腔起搏心律，呈VAT方式，起搏器功能未见异常。

病例3（图13-11）

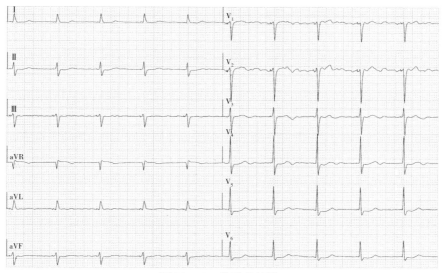

图13-11　希氏束起搏。

【临床资料】

患者,女,58岁。临床诊断:病态窦房结综合征,快室率心房颤动,心功能不全(EF 37%)。经房室结消融后植入双腔起搏器(希氏束+RV)。

【心电图特征与分析】

图13-11中常规12导联心电图可见心房颤动节律,未见颤动波下传心室。Ⅲ、V₁、V₂导联可见"钉样"脉冲信号,脉冲后经约20ms出现室上性QRS波群,起搏频率60次/分。全图RR间期规则,脉冲与QRS间期固定,表明该QRS波群为起搏希氏束下传心室产生。

【心电图诊断】

①心房颤动;②三度房室传导阻滞;③选择性希氏束起搏心律,希氏束起搏功能未见异常。

病例4（图13-12）

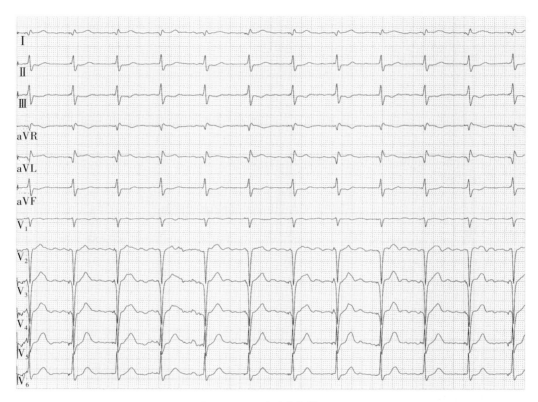

图13-12　希氏束起搏。

【临床资料】

与图13-11为同一例患者,不同希氏束起搏电压记录心电图。

【心电图特征与分析】

图13-12中常规12导联心电图可见心房颤动节律,未见颤动波下传心室。V₂~V₄导联可见"钉样"脉冲信号,脉冲后紧随QRS波群,QRS起始可见类似"δ"波,时限较图13-11略宽,起搏频率60次/分,表明该QRS波群由起搏电极先起搏希氏束旁心肌,然后经希浦系统下传心室产生,因此QRS波群整体较单纯右心室起搏窄,但是又宽于选择性His束起搏下传的室上性QRS波群。

【心电图诊断】

①心房颤动;②三度房室传导阻滞;③非选择性希氏束起搏心律,希氏束起搏功能未见异常。

病例5（图13-13）

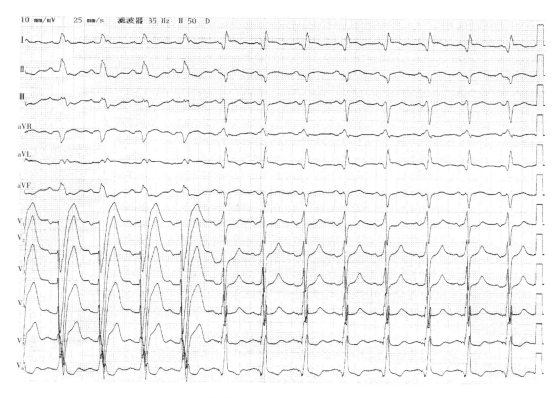

图13-13　CRT双心室起搏。

【临床资料】

患者,男,56岁,临床诊断:扩张型心肌病伴心功能不全,完全性左束支传导阻滞,三腔起搏器植入后2年。

【心电图特征与分析】

图13-13中常规12导联心电图可见窦性节律,心电图记录前4次QRS波群时未打开双心室起搏功能,QRS波群为完全性左束支传导阻滞。自第5次QRS波群打开双心室起搏功能,QRS波群形态较前变窄,侧壁导联(I 、aVL、V₅、V₆)QRS波群呈q波起始,V₁导联r波起始,均表明左心室领先于右心室起搏。

【心电图诊断】

①窦性心律;②完全性左束支传导阻滞;③三腔起搏器,呈VAT双心室起搏,起搏器功能未见异常。

病例6（图13-14）

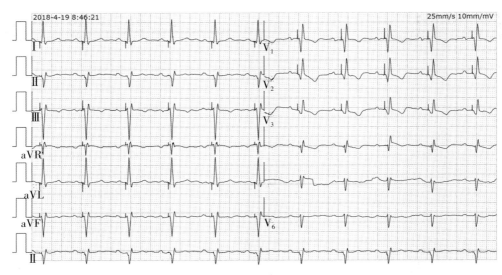

图 13-14 左束支区域起搏。

【临床资料】

患者，男，63岁，因扩张型心肌病伴心功能不全植入双腔起搏器（RA+LBBP）。

【心电图特征与分析】

图13-14中常规12导联心电图可见窦性节律，各导联"钉样"脉冲信号显著，V_1导联起搏脉冲后QRS波群呈rSR型，结合临床起搏器植入病史，明确该QRS波群形态为左束支区域起搏形成。

【心电图诊断】

①窦性心律；②双腔起搏器，呈 VAT 左束支区域起搏，起搏器功能未见异常。

第14章　起搏器常见起搏类型及特征

第1节　AAI(R)起搏心电图特征

经典的单腔起搏器AAI工作方式及心电图特点：仅有心房起搏脉冲(AP)，该脉冲由心房事件(自身AS或前一次AP)通过低限频率间期或传感器频率间期启动，心电图表现为起搏脉冲距离前面感知到的自身P波(AS)或心房起搏脉冲(AP)的时间等于低限频率间期(图14-1)。自身心房波可以重整基础起搏间期，而自身的心室感知事件(QRS波群)对其无影响(图14-2)。

AAI起搏器虽然属于生理性起搏模式，但当出现房室传导脱漏时，无心室电极启动保护性心室起搏，容易形成长RR间歇，所以不适合高度或三度房室传导阻滞的患者(图14-3)。

AAIR起搏器是具有频率应答功能的起搏器，字母中的R代表频率适应性功能，带有频率应答传感器，可以根据患者机体不同的活动状态，起搏器自动提供不同的起搏频率，该功能用于心脏病变时功能不良的患者。心电图表现为随着患者不同的活动状态，起搏频率发生快慢变化(图14-4)。

第2节　VVI(R)起搏心电图特征

VVI与VVIR起搏均是单腔心室起搏、感知抑制型最常见起搏模式，后者具有频率适应性功能。VVI起搏模式的脉冲发放机制及心电图特点：该起搏模式下，只有一种性质的心室起搏脉冲(VP)，VP由心室事件[自身心室波(VS)或前一次VP]通过低限频率间期或传感器频率间期启动，感知到VS后，抑制心室脉冲VP的发放，并重新启动低限频率间期(图14-5)。VVI起搏器因没有心房感知及起搏功能，无法保证房室同步，因此容易引起自身节律与起搏节律相互竞争的情况(图14-5)。

VVI起搏器在感知心室及心室起搏脉冲事件后会产生心室不应期(VRP)，如果自身的QRS落在起搏器的VRP内，起搏器标记为VR事件(不应期内心室感知事件)，VR事件不重整起搏器低限频率间期(图14-6)，但连续的VR事件感知后，起搏器会启动防止噪音干扰的"噪音反转"功能，以固定的VOO模式起搏心室(图14-6)。

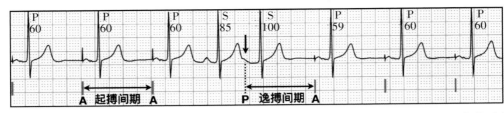

图14-1　前3个心动周期呈心房起搏心律,箭头所示出现了自身P波,起搏器从自身P波处通过AA间期重整心房AP。

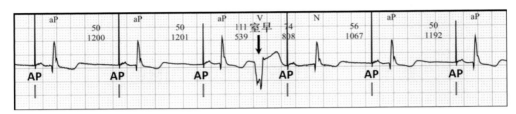

图14-2　前3个心动周期呈AAI工作方式,箭头所示出现了自身QRS波(室性期前收缩),室性期前收缩不重整下一个AP,第4个AP距离第3个AP的距离等于AA间期。

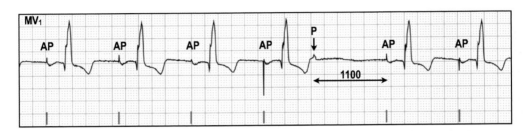

图14-3　箭头所示出现了房性期前收缩未下传心室,其后未见保护性心室起搏,形成1.8s长RR间歇。

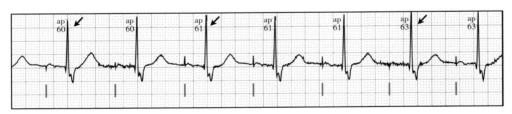

图14-4　整体呈心房起搏心律,AAI工作方式,起搏频率60~63次/分,箭头处心房起搏频率较前一次的起搏频率增加一定幅度,符合频率应答的起搏节律。

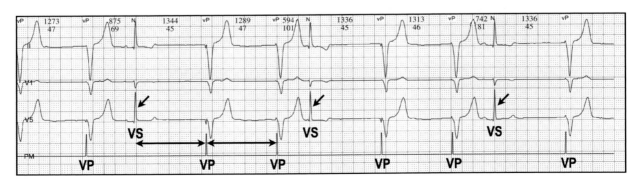

图14-5　箭头所示窦性节律夺获后提前激动了心室,与起搏节律形成相互竞争。起搏器感知自身QRS后,通过VV间期重整下一个VP脉冲。

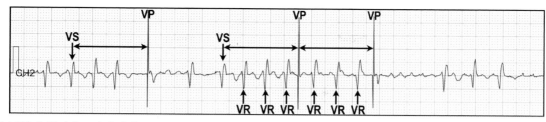

图14-6　向下箭头所示为两个应激期内的感知事件（VS），第1个VS事件后连续出现了2个自身QRS，均落在起搏器VRP内，起搏器标记为VR事件，未能重整低限频率间期，后续的VP脉冲由第1个VS事件重整。第2个VS事件后，后续出现了连续的自身下传QRS，均落在起搏器VRP内，起搏器启动了噪音反转功能，以固有的低限频率（55次/分）按VOO模式进行保护性起搏。

第3节　DDD(R)起搏心电图特征

DDD起搏模式是心房、心室均可起搏、同时自身心房、心室事件均可被感知；感知心房电活动后，抑制心房脉冲触发心室脉冲；感知心室电活动后，抑制心房、心室脉冲发放，同时启动室房间期（VA间期）。

DDD起搏器的脉冲发放机制：①心房脉冲AP由心房事件（AS或AP）通过低限频率间期启动，在无心房事件的情况下，也可以通过心室感知事件（VS）通过室房间期（VA间期）启动AP脉冲的发放（图14-7）；②心室脉冲VP只能由心房事件（AS或AP）通过房室间期（AV间期）启动（图14-7）。

DDD起搏模式受起搏器设定的参数、患者自主心房率快慢及房室结的传导功能等影响可表现为DDD（房室顺序起搏）、AAI、VAT和完全自主心律等不同的工作状态。因此，在DDD起搏模式下，心电图可见到4种基本工作方式。

一、房室顺序起搏（AP-VP）

当自主心房率低于基础起搏频率时，起搏器以低限频率发放脉冲夺获心房，此时若设置的AV间期短于自身房室传导时间，起搏器在AV间期结束后发放心室起搏脉冲，俗称"DDD工作方式"，即房室顺序起搏方式（图14-8）。

二、心房感知心室起搏（AS-VP）

当自主心房率高于起搏器的低限频率，自身房室传导时间长于起搏器设置的AV间期时，起搏器以VAT工作方式运作（图14-9）。

三、心房起搏心室感知（AP-VS）

当自主心房率低于下限频率，自身房室传导时间短于起搏器设置的AV间期时，起搏器以AAI工作方式运作（图14-10）。DDD起搏器的AAI工作状态下，因为心室具有感知能力，所以这种状态跟单腔AAI起搏模式有一定区别，DDD起搏模式下的AAI工作方式出现室性期前收缩后，能重整后续的心房起搏AP，而单腔AAI起搏模式下出现室性期前收缩，不会重整后续心房起搏脉冲AP（图14-11）。

四、房室均为自身激动（AS-VS）

当自主心房率高于下限频率，自身房室传导时间短于起搏器设置的AV间期时，心电图表现为自主心律伴房室传导。此时起搏器呈实时监测自主心率与房室传导变化，一旦发生变化，起搏器立即自动选择相应的工作方式（图14-12）。

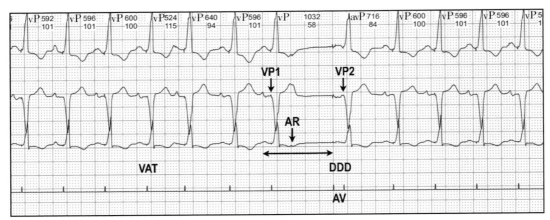

图 14-7 窦性 P 波规律出现,前半部分起搏器感知心房后触发心室起搏(VAT 工作方式),第 1 个箭头所示 VP1 由心房事件(P 波)通过感知后房室间期(SAV)触发;第 2 个箭头所示出现了房早未下传,房性期前收缩的 P′波落在起搏器心室后心房不应期(PVARP)内,标记为"AR"事件不重整低限频率间期,其后出现的房室顺序起搏,AP 由之前的窦性 P 波通过低限频率间期重整,第 3 个箭头所示的 VP2 由前面的 AP 事件通过起搏房室间期(PAV)触发。

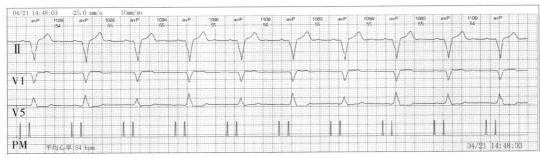

图 14-8 DDD 起搏器,设置低限频率 55 次/分,PAV 间期 200ms,因自身的心房频率小于 55 次/分,且自身房室传导时间大于起搏器设定的 PAV 间期,起搏器以连续的房室顺序起搏方式工作(DDD 工作方式)。

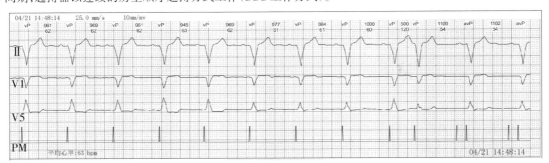

图 14-9 DDD 起搏器植入术后,程控设置低限频率 55 次/分,PAV/SAV=200ms/170ms。图中前半部分窦性 P 波频率高于低限频率(55 次/分),同时自身房室传导时间超过起搏器设定的 SAV 间期,起搏器以感知心房触发心室起搏(VAT 工作方式)工作。最后第 3 个心动周期出现了房性期前收缩,其后窦性频率减慢,呈房室顺序起搏状态。

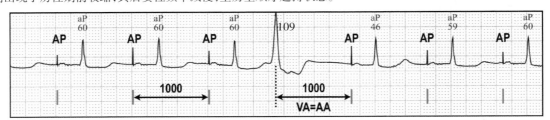

图 14-10 百多力 DDD 起搏器植入术后,程控设置低限频率 60 次/分,PAV/SAV=300ms/270ms,自身心律支持(IRSplus)功能开启。图中窦性 P 波频率小于低限频率(60 次/分),因鼓励房室结下传的功能 IRSplus 开启,起搏器此时默认的 PAV 间期 400ms,大于自身房室传导时间,起搏器以 AAI 方式工作。

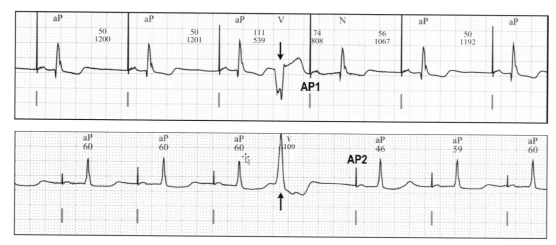

图14-11　第1个图条为单纯AAI起搏模式,第2个图条为DDD模式下的AAI工作方式。第1个图条中出现室性期前收缩后未重整后续AP脉冲;而第2个图条中室性期前收缩后,通过VA间期重整了后续AP脉冲。

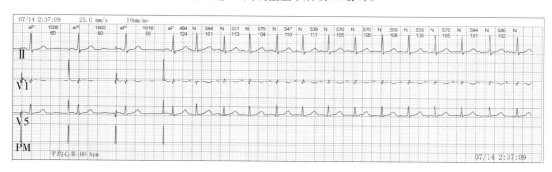

图14-12　DDD起搏器植入术后,程控设置低限频率60次/分,前4个心动周期呈AAI工作方式,第5个心动周期开始出现了房性心动过速,自身的心房频率超过了起搏器设置低限频率60次/分,同时自身房室传导时间小于起搏器程控的AV间期,起搏器即无AP脉冲,也无VP脉冲,呈房室自身感知状态(AS-VS状态)。

第4节　CRT起搏心电图特征

心脏再同步化治疗(CRT)是指在传统双腔起搏器的基础上增加左心室起搏,通过设定适当的房室(AV)间期和(或)LV-RV间期(VV间期),纠正异常的心房、心室电激动传导,以恢复房室、左右心室间和左心室室内运动的同步性。通常CRT起搏器需要植入三根电极,植入位置分别为右心房、右心室和左心室,因此常又称为三腔起搏器。

一、CRT起搏器的脉冲发放机制

CRT起搏器房室之间的同步机制基本跟传统DDD起搏器类似,与DDD起搏器不同之处在于心室VP脉冲中增加了左心室起搏脉冲(LVP),因此CRT起搏器的VP脉冲分为右心室脉冲(RVP)与左心室脉冲(LVP),通过程控设定AV间期、LV-RV间期(VV间期)来同步起搏左右心室,改善室间传导。

二、CRT起搏的QRS特点

CRT起搏器在传统右心室起搏的基础上,增加了冠状静脉侧壁静脉或侧后静脉的左心室外膜起搏成分,其起搏的QRS形态是自身下传心室与左右心室同时或略有先后各自除极的总和,通常比植入前窄,也比单独右心室或左心室起搏窄。双心室起搏心电图的波形主要取决于左右心室电极的位置、VV间期程控设置值,以及自身激动参与下传心室的成分大小。根据各心腔同步的情况可以大致分为三种状态:①左右心室基本同步,心室基本同步的心电图特点是QRS波时间和形态基本接近正常;②先右心室后左心室,先右心室后左心室的特点是QRS波时间增宽,形态类似左束支阻滞图形;③先左心室后右心室,先左心室后右心室的特点是QRS波时间增宽,形态类似右束支阻滞图形。

常规12导联心电图可以从QRS波形态和电轴来判断是否是CRT起搏心电图,并能判断左右心室起搏的先后和双心室起搏电极的位置。其QRS波群往往具有以下特点:①QRS形态介于单纯右心室起搏和单纯左心室起搏之间,时间相对较窄;②心电轴往往表现为右偏或者极度右偏;③侧壁导联(I、aVL、V5、V6)往往呈有q波,多呈Qr(qr)型,部分可呈QS型。其中I导联是否存在Q、q、QS波形是判断是否实现真正双心室起搏的一个有效指标;④V_1导联QRS波正向,往往是左心室参与起搏的有利依据。

三、CRT起搏器AV间期的特点

CRT治疗时,需要的是尽量保证100%双心室起搏,而减少自身激动下传心室。因此CRT的AV间期往往小于自身前传的PR间期,且会通过开启各种特殊功能以进一步确保增加双心室起搏的比例(同步心室电活动),尽可能减少自身心搏(非同步心室电活动)下传。

四、CRT起搏器相关特殊功能

(一)AV间期负滞后

CRT起搏器为确保尽可能左右心室同步起搏,减少自身激动下传,通常需要缩短AV间期以保证双心室起搏。AV间期负滞后开启后,当起搏器房室间期内感知到自身R波时,会按照一定数值(可程控设置)缩短AV间期,以达到双心室起搏目的(图14-13)。

(二)DDT起搏模式

圣犹达CRT起搏器在感知到自身心室事件后8~12ms发放双心室起搏脉冲,以最大限度弥补自身左右心室除极的不同步性。

(三)心室感知反应(VSR)

美敦力公司CRT起搏器为增加双心室起搏比例而设计的一项特殊功能,VSR功能可明显提高双心室起搏比例。在DDD模式下,房室间期内感知到自身QRS波后,起搏器会在心室感知事件后8ms触发双心室起搏脉冲,左心室起搏脉冲领先右心室脉冲4ms(图14-14)。在DDI或VVI模式时,在最高反应频率范围内(默认150次/分),在心室感知事件后8ms同样会触发双心室脉冲,左心室早于右心室4ms发放,快于最高反应频率的心室事件不触发VSR。

(四)心房颤动传导反应(CAFR)

CRT患者发生心房颤动时,因自身房室结下传增加,从而降低了双心室起搏比例,影响CRT治疗效果。CAFR工作原理是,心房颤动连续N次心室感知事件后,起搏频率增加N-1次;连续N次心室起搏事件后,起搏频率降低N-1次。CAFR使起搏频率在平均自身心室率左右,提高双心室起搏比例的同时,也稳定了心室率,从而提高CRT疗效。

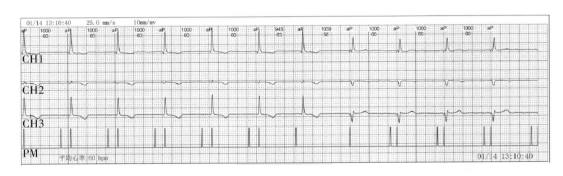

图14-13　美敦力CRT起搏器植入术后,程控设置低限频率60次/分,PAV/SAV=220ms/200ms,AV间期负滞后功能开启,图中前6个心动周期呈房室顺序起搏,PAV间期220ms,第7个心动周期在AP后出现了自身下传的QRS,随后第8~11个心动周期的房室间期缩短至160ms,为AV间期负滞后功能运作。

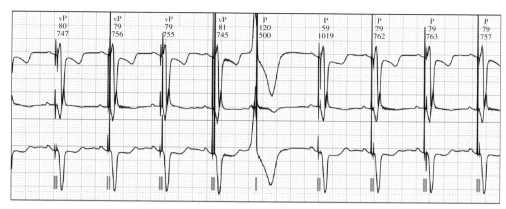

图 14-14　美敦力 CRT 起搏器植入术后,程控设置低限频率 60 次/分,PAV/SAV=150ms/130ms,LV–RV 间期 40ms,VSR 功能开启,图中 4 个心动周期呈 VAT 工作方式,第 5 个心动周期在自身 P 波后出现了室性期前收缩,起搏器在房室间期内感知到 VS 事件后,触发了双心室同步起搏脉冲落在自身室性期前收缩上,为心室感知反应(VSR)功能运作。

第5节　希氏束起搏心电图特征

　　希氏束起搏是目前最符合生理的心室起搏方式,可避免右心室起搏导致左右心腔不同步除极,有效减少起搏器相关的心力衰竭、左心室舒张功能下降等不良临床事件的发生。随着希氏束起搏器植入技术的发展与专用植入器械的辅助,选择安装希氏束起搏器的患者越来越多,临床工作中希氏束起搏心电图也越来越多。希氏束区域起搏心电图会出现特有的图形改变和起搏模式,在不同电压输出下,会呈选择性希氏束起搏和非选择性希氏束起搏。

一、选择性希氏束起搏(S-HBP)

　　选择性希氏束起搏呈纯希氏束起搏夺获,起搏信号到心室激动会有一间期,与自身 HV 间期一致,心电图上会表现为起搏信号和 QRS 波群起始之间有一等电位线,起搏的 QRS 波群和自身顺传的 QRS 波群形态一致(图 14-15)。

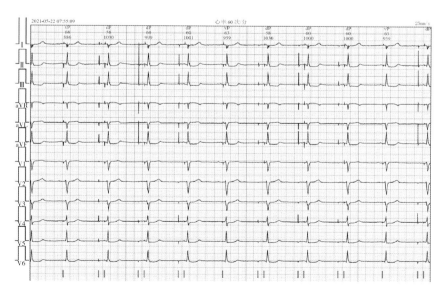

图 14-15　美敦力希氏束起搏器植入术后,程控设置低限频率 60 次/分,PAV/SAV=150ms/130ms,呈房室顺序起搏及 VAT 工作方式,图中可见 VP 脉冲至 QRS 之间存在等电位线,QRS 形态较窄,基本接近正常 QRS 波形,VP 与 QRS 间隔 40ms,为选择性希氏束起搏图形。

二、非选择性希氏束起搏(NS-HBP)

非选择性希氏束起搏时,电极通常位于心室端,该处的希氏束受心肌包绕或接近心肌组织。非选择性希氏束起搏时,在激动希氏束的同时夺获局部的心室肌,心电图上表现为起搏的QRS波起始部会出现类似预激波样改变(图14-16)。

三、希氏束起搏电极变异连接

心房颤动伴慢心室率或长RR间期的患者,可以植入双腔起搏器,选择将心房电极植入希氏束区域,心室电极植入心室为备用,起搏模式设置为DVI起搏模式,心电图上会表现希氏束起搏心律,当出现自身QRS后,起搏器会通过VA间期重整后续AP脉冲,而非AA间期重整AP脉冲(图14-17)。

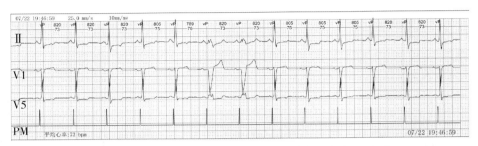

图14-16　美敦力希氏束起搏器植入术后,电极植入于希氏束近端,程控设置低限频率60次/分,PAV/SAV=150ms/130ms,图中窦性P波规律出现,呈VAT工作方式,除第6、7个心动周期起搏的QRS形态呈LBBB图形外,其余起搏的QRS形态较窄,VP与QRS之间无等电位线,起始部略粗钝,为非选择性希氏束起搏。第6、7个心动周期为希氏束起搏失夺获,下传的QRS呈完全性左束支传导阻滞图形。

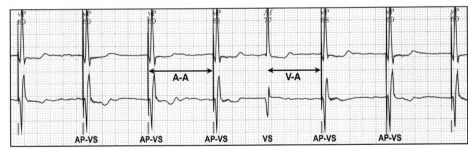

图14-17　美敦力希氏束起搏器植入术后,心房电极连接希氏束远端,心室电极连接右心室心尖部做备用起搏。图中基本呈希氏束旁起搏心律(AP起搏),起搏的QRS呈不完全性右束支传导阻滞图形,第5个心动周期为自身下传的QRS,起搏器感知这个QRS后,通过VA间期重整随后的AP脉冲(希氏束起搏),为房室反逻辑连接方法,程控模式为DVI。

第6节　左束支区域起搏心电图特征

近年来左束支区域起搏(LBBAP)以其低而稳定的起搏阈值,以及良好的临床操作成为人工心脏起搏的研究热点,LBBAP作为心脏起搏治疗的一种备选方案是可行的。

一、选择性左束支起搏(S-LBBP)

选择性左束支起搏时,激动仅夺获了左束支传导束,起搏的QRS形态往往呈RBBB图形,LBBP出现的传导阻滞图形与典型的RBBB有所差别,具体表现为Qr或qR图形。

二、非选择性左束支起搏(NS-LBBP)

非选择性左束支起搏时,激动不仅夺获了左束支传导束,同时也夺获了右心室内膜面心肌,形成的QRS为左束支与右心室内膜面心肌共同除极形成的融合波,因此往往形态比选择性左束支起搏的QRS形态更窄,且更接近自身正常窄QRS波群。

第15章　起搏器基本功能

第1节　起搏器感知功能

起搏器的感知功能是指起搏器通过起搏电极能够获取信号,并对其进行分析和做出相应反应的能力。起搏器的正常感知功能仅针对心脏起搏器感知电极所感知的电信号做出相应的反应,不一定是心电图上的P波或QRS波群。

一、感知功能的定义

起搏器的感知仅仅是导线电极植入部位的近场电位或远场电位的电活动的识别(感知极性是单极感知或双极感知),当感知到电活动后,起搏器将基于计时周期的设置,做出相应的应答。正确的感知功能,可以避免与自生心律产生竞争现象(需要特别注意的是,起搏器感知的电活动与电图记录到的P波、QRS波的起始位置不一致,原因是感知振幅是基于感知敏感性的参数设置,与心电图医生的通识判断不同)。

二、感知敏感性

感知敏感性是另外一个影响感知功能的重要指标,心腔内心电图中反应电信号幅度变化速率的指标称为斜率。心腔内电信号的振幅(电压)和斜率是影响感知功能发挥的重要因素。起搏电极所在的位置心肌除极波的振幅、斜率决定了感知敏感性的数值设定。任何超过程控的感知敏感性的电信号都会被起搏器认为是心脏的自身电活动,而任何低于敏感性数值的电信号都不会被感知电极感知到(图15-1)。

起搏器电极感知到的心腔内心电图与体表心电图可不同活动。心腔内信号的斜率在心内电图中间部分时最大,对应体表心电图P波或QRS波的中间甚至偏后部分,因此在自身P波或QRS波上可出现起搏脉冲

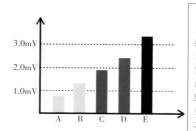

如将感知敏感性设置为1.0mV,那么后面BCDE信号均将被感知;如敏感性设置为2.0mV,那么只有DE两个信号被感知;如将感知敏感性设置为3.0mV,那么仅剩最后E信号被感知。因此,感知敏感性数值设置与感知敏感性高低呈反比:数值越高,敏感性越低;反之,敏感性越高。

图15-1　敏感性示意图。

的发放,并不能说明是起搏电极感知故障。尤其在右束支传导阻滞时,心室激动沿左束支传导至左心室,并穿间隔传导至右心室,右心室除极延迟,心尖部起搏电极感知到心内局部电位延迟,因此在心电图上出现QRS波群终末发放心室刺激脉冲形成伪室性融合波,酷似心室QRS感知不良现象。

三、感知功能的分类

依据时间间期的设置,可以分为空白期感知、不应期内感知、警觉期感知。

四、感知功能异常的判断

可分为感知不足、感知过度、远场感知。

(一)感知不足

在起搏器不应期外的心脏自身电活动持续性或间歇性不能被起搏器感知,从而不能作出反应,称为起搏器感知不足。主要心电图表现:单腔起搏器感知不足表现为心脏自身电活动后出现起搏脉冲信号,与自主心律发生竞争,而双腔起搏器出现感知不良时除了上述基本心电图表现外,还可因不同情况而出现更为复杂心电图表现。

1.心房感知不足的常见心电图表现:①心室安全起搏(VSP)功能运作;②心房起搏功能性失夺获;③心房起搏脉冲提前发放(A-A计时);④双腔起搏器植入患者发生心房颤动、心房扑动时,未启动模式转换功能;⑤特殊功能的运作时,可见心房感知不足的现象(例如,频率骤降功能、上限跟踪频率运作,噪声转换功能,滞后功能运作)。

2.心室感知不足的常见心电图表现:①心室起搏脉冲提前发放,可见VP落于自身QRS波或T波;②特殊功能的运作时可见心室感知不足的现象(例如,心室自动阈值管理功能开启状态下融合波排除功能、滞后功能的运作)。

(二)感知过度

起搏器感知到非自身的心房或心室除极信号(如肌电干扰,T波等),进而抑制起搏脉冲发放或触发另一心腔发放起搏脉冲的现象称为感知过度。常见原因:①肌电干扰;②电磁干扰;③电极导线不全断裂;④绝缘层磨损。单腔起搏器感知过度表现为起搏脉冲被意外抑制,而双腔起搏器除抑制起搏脉冲发放外尚有以下情况。

1.心房感知过度的常见心电图表现:①模式转换;②触发意外的心室起搏,表现为心室率增快。

2.心室感知过度常见心电图表现:①心室起搏被抑制(图15-2);②感知过度的事件频率过快,还可能触发噪音反转功能运作。

(三)远场感知

指电极导线感知到并被起搏器标记的,对侧心腔的心电除极信号(多见于心室的心电除极信号被心房通道感知并标记为心房心电信号)。常见的心电图表现有:模式转换(图15-3)。

(四)感知功能异常的常见原因

1.工作参数相关设置不适当,常见的有:①感知敏感性参数设置不在感知安全范围内;②自动感知功能应用不恰当;③不应期参数设置不符合患者当前工作状态。

2.电池耗竭。

3.电极导线磨损,断裂、脱位;导线尾端接触不良、松脱。

4.药物与电解质紊乱:高血钾、抗心律失常药物。

5.患者心脏结构病变,特别是电极导线植入部位局部心肌变形,瘢痕形成。

6.患者咳嗽、呼吸、运动导致间歇性心房感知不足。

7.患者周围环境强电磁场、肌电干扰。

第2节 起搏器起搏功能

一、起搏功能定义

起搏器的起搏功能是指起搏器以设定的参数(脉宽/电压)发放脉冲并夺获心房或心室的能力。

二、起搏功能异常分类

起搏器发放电脉冲后不能引起不应期外相应心肌除极的现象称为起搏功能异常,其常见原因包括心肌失夺获和脉冲无输出。

(一)心肌失夺获

起搏器有效输出电脉冲后,无法使不应期外的心肌除极产生相应的波形,称为"失夺获"或"起搏功能不良"。

(二)脉冲无输出

起搏器本身发放了电脉冲后,无法有效输出至心肌使其除极产生相应的波形,称为"无输出"(图15-4)。其常见原因有:电极导线断裂、绝缘层破损、电池耗竭、起搏器环路失灵等。

三、起搏功能异常的常见心电图表现

起搏功能异常的常见心电图表现有:①在设定的低限起搏频率,计时周期应该发放起搏脉冲处,心电图记录未见起搏脉冲发放;②发放起搏脉冲信号后未见心肌除极图形;③感知功能不足导致脉冲信号落在自身P波或QRS波的有效不应期内,导致功能性失夺获;④双腔起搏器出现心房起搏失夺获时,心室起搏后室房逆传时有诱发起搏器介导性心动过速的风险。

四、起搏功能异常的常见原因

在正确判断起搏功能时需要排除由于心电图机滤

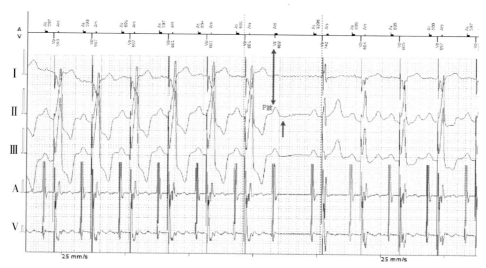

图15-2　心室过感知。百多力双腔起搏器程控腔内图,心室标记通道见心室误感知心房P波为心室感知事件VS(双箭头所示),导致其后心室起搏被抑制(单箭头所示)。

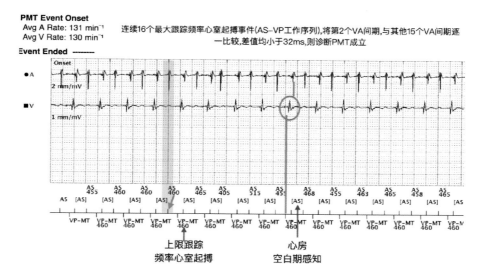

图15-3　心房远场感知心室信号。波科公司双腔起搏器PMT事件存储腔内图,起搏器误认为发生起搏器介导性心动过速(PMT),并自动运作终止PMT。

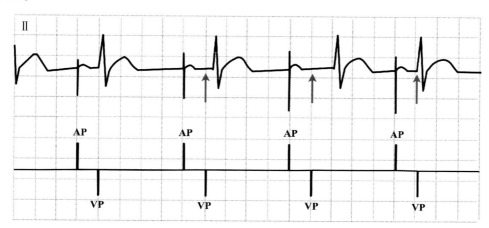

图15-4　起搏通道可见AP-VP顺序发放,但在同步记录的体表心电图长Ⅱ导联箭头所示未见相应的心室脉冲信号,且出现自身房室传导,表明此时起搏器虽然发放了电脉冲,但是未能有效输出至心脏让心电图机记录到,证实为心室起搏无输出。

波设置不当而导致未见起搏脉冲信号的原因;特殊情况下部分心房肌病变可导致心电图记录中心房起搏脉冲信号后未见P波或P波延迟出现(图15-5),需要仔细甄别。

1.电池耗竭。

2.起搏阈值变化大,设定的输出能量未能有效夺

获心肌。

3.电极导线磨损、断裂、脱位;导线尾端接触不良、松脱。

4.起搏系统断路,脉冲发生器故障。

5.电极导线植入心腔位置发生心脏穿孔、终末期心肌。

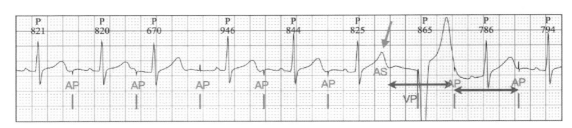

图15-5　心房起搏后传出延迟。美敦力公司双腔起搏器,动态心电图记录中见心房起搏脉冲后180ms处固定可见P波,呈心房起搏(AP)−心室感知(VS)工作序列。

第3节　感知与起搏功能病例解析

病例1(图15-6)

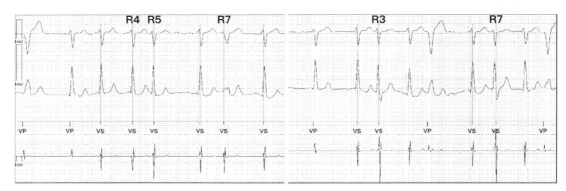

图15-6　心腔内感知位点与常规心电图对照图。

【临床资料】

患者,男,75岁。临床诊断:心房颤动,间歇性房室传导阻滞,单腔起搏器植入术后。

【心电图特征与分析】

图15-6示起搏器程控记录图,自上而下依次为Ⅱ、Ⅰ、Mark(标记导联)、心内电图。虚线表示起搏

通道感知到电位后的标记点,对应于体表QRS波群位置。左图R4、R5的QRS波群类似,但在心内电图中振幅差异较大;R7呈左束支阻滞差传图形,在心内电图中却与未差传时振幅一致。右图中R3、R7呈右束支阻滞差传图形,心内电图振幅却远远高于未差传时。多数情况下,起搏器感知时间对应体表心电图振幅较高的点,而在左束支阻滞时,感知时间在QRS起始位置;右束支阻滞时,感知时间在QRS波群

的 R 波之后。此外右图 R3、R7 右束支阻滞图形后的两次窄 QRS 波群未能被起搏器有效感知,系该起搏器开启了心室感知敏感性调整功能所致。

【心电图诊断】

①心房颤动;②VVI 起搏心搏,可见 SenseAbility™ 功能运作致间歇性心室未感知,建议起搏器程控优化感知功能。

病例 2 (图 15-7)

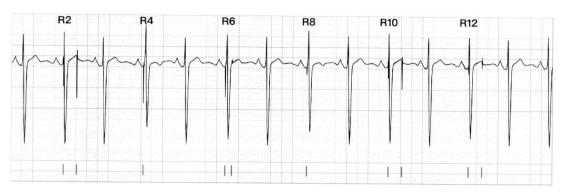

图 15-7　心房感知不足。

【临床资料】

患者,男,41 岁。临床诊断:双腔 ICD 起搏器植入术后 3 天,PAV 为 250ms,SAV 为 200ms。

【心电图特征与分析】

图 15-7 中动态心电图记录片段可见窦性节律,频率 82 次/分,偶数的自身 P 波后均可见心房脉冲发放,奇数的自身 P 波后均未见任何脉冲发放,表明起搏器对于偶数的自身 P 波存在感知不足。R2、R10、R12 的 QRS 波群落入其前心房脉冲后的心室空白期内,相当于起搏器未看见自身 QRS,因此顺序发放 V 脉冲,PAV 间期 250ms。R4、R8 的 QRS 波群落入心房脉冲后的应激期内,能够被起搏器有效感知,并抑制了后续的心室脉冲的发放。R6 的 QRS 波群落入心房脉冲后的交叉感知窗内,因此触发了安全起搏脉冲的发放,PAV 间期 120ms。

【心电图诊断】

①窦性心律;②双腔起搏器,间歇性心房感知不足,可见安全起搏现象,建议起搏器程控检查。

病例3（图15-8）

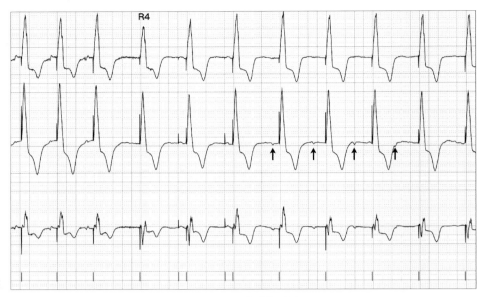

图15-8 心房感知过度。

【临床资料】

患者，男，62岁。临床诊断：双腔起搏器植入术后，PAV为170ms，SAV为150ms。

【心电图特征与分析】

图15-8中动态心电图记录可见前3次自身P波后紧随固定间期的心室脉冲，呈VAT起搏方式。R4前未见自身P波及心房脉冲，呈类似"VVI方式"；R5、R6又出现房室顺序起搏，呈类似"DDD方式"；R7前后可见明显自身P波（箭头所示），但是P与心室脉冲不固定，VV间期规律发放，频率60次/分，表明自R4起，起搏器工作方式由之前的DDD（VAT）方式，转变为DDI方式。发生模式转换的前提是发生快速性房性心律失常，如房性心动过速、心房扑动、心房颤动等，而R4前并未见快速的房性心律失常，仅仅是心电图基线较粗，推测此处发生了起搏器心房过度感知，误认为此时存在快速性房性心律失常，从而导致模式转换。

【心电图诊断】

①窦性心律；②双腔起搏心律，呈VAT、DDI方式，间歇性心房感知过度致起搏模式转换，建议起搏器程控检查。

病例4（图15-9）

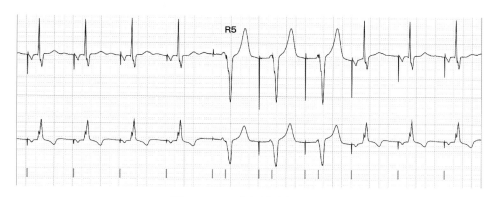

图15-9　心房起搏功能不良。

【临床资料】

患者，男，69岁。临床诊断：双腔起搏器植入术后，PAV为280ms，SAV为235ms。

【心电图特征与分析】

图15-9中动态心电图记录可见前四次呈AAI方式，心房A脉冲后紧随倒置P波，并下传心室，QRS波群呈完全性右束支传导阻滞。R5~R7前心房脉冲后未继相应的倒置P波，并且在间隔一定时间后出现自身P波，经AV间期后顺序发放V脉冲起搏心室，呈DDD方式；后续再次出现连续的心房起搏下传心室，呈AAI方式。

【心电图诊断】

①窦性心动过缓（58次/分）；②完全性右束支传导阻滞；双腔起搏心律，呈AAI、DDD方式，间歇性心房起搏不良，建议起搏器程控检查。

病例5（图15-10）

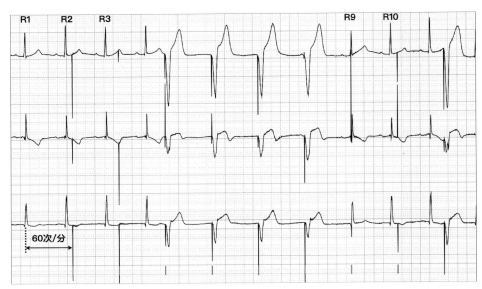

图15-10 心室感知不足。

【临床资料】

患者，男，74岁。临床诊断：单腔起搏器植入术后，下限频率60次/分。

【心电图特征与分析】

图15-10中动态心电图记录可见窦性节律，频率约70次/分。另可见VV固定频率60次/分持续发放，仅可见R1距离下一次心室脉冲正好60次/分，说明R1被起搏器感知并由此重整起搏下限频率，但是在下限频率间期内出现了R2，而在R2后ST段上依然有以R1为基准的下限频率脉冲发放，表明R2未能被起搏器有效感知，后续所有自身下传QRS波群均未被起搏器感知，呈现类似"VOO"方式。R2、R3、R9、R10后心室脉冲距离QRS较近，心室肌尚处于绝对不应期，因此未能有效起搏心室；最后一次起搏QRS波群因心室脉冲离前一次自身QRS较远，心室肌脱离有效不应期，因此能被有效起搏。

【心电图诊断】

①窦性心律；②VVI起搏心律，间歇性心室感知不足，建议起搏器程控检查。

病例6（图15-11）

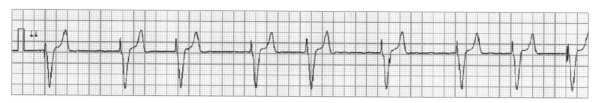

图15-11 心室感知过度。

【临床资料】

患者，男，66岁。临床诊断：心房颤动，单腔起搏器植入术后，下限频率60次/分，心室后不应期（VRP）300ms。

【心电图特征与分析】

图15-11中长Ⅱ导联可见心房颤动，各QRS波群前均可见起搏信号，起搏频率呈两种，一种为60次/分（R3、R5、R8及R9），与起搏器设置的下限频率一致，另一种为44次/分（R2、R4、R6及R7），其前1000ms处刚好为高尖的T波，说明起搏器对T波发生了误感知，并重整了下限频率间期，使得起搏脉冲延迟发放。

【心电图诊断】

①心房颤动；②VVI起搏心律，间歇性心室感知过度，建议起搏器程控检查。

病例7（图15-12）

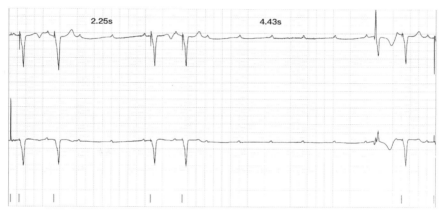

图15-12 心室感知过度。

【临床资料】

患者，女，67岁。临床诊断：三度房室传导阻滞，双腔起搏器植入术后6年余。设置下限频率60次/分，PAV为200ms，SAV为155ms。

【心电图特征与分析】

图15-12中动态心电图记录片段可见窦性节律，频率80次/分。心室起搏的QRS波群前均有固定间期的窦性P波，呈VAT方式；倒数第二次QRS波群呈"右束支阻滞"形态，为过缓的室性逸搏。另可见两次长RR间期，分别为2.25s、4.43s，已经远低于下限频率60次/分，表明两次长RR间期之间出现了心室感知并且抑制了心房，以及心室脉冲的按时发放，而实际上未见任何自身QRS波群，推测起搏器在此时感知到外界干扰信号，被误认为心室事件。

【心电图诊断】

①窦性心律；②三度房室传导阻滞；③心室停搏（最长RR间期4.43s）；④过缓的室性逸搏；⑤双腔起搏心律，呈VAT方式，间歇性心室感知过度，建议起搏器程控检查。

病例8（图15-13）

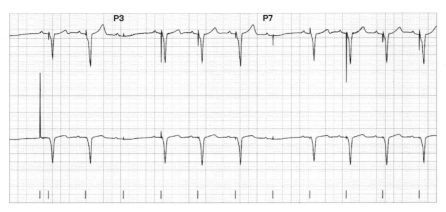

图15-13 心室起搏不良。

【临床资料】

与图15-12为同一例患者。

【心电图特征与分析】

图15-13中动态心电图记录片段可见P3，P7后有VAT方式跟随的心室脉冲，却无相应的QRS波群，表明两次心室脉冲未能有效起搏心室。结合图15-12，后经胸片证实起搏电极导管磨损致心室感知过度，起搏不良等，经更换电极导管，再次复查动态心电图未见长RR间期及起搏不良事件。

【心电图诊断】

①窦性心律；②三度房室传导阻滞；③长RR间期（较长一次1.72s）；④双腔起搏心律，呈VAT方式，间歇性心室起搏不良，建议起搏器程控检查。

第16章　心脏起搏器程控与随访

心血管植入型电子器械（CIED）是临床心血管疾病，在药物治疗的基础上，给予的器械治疗，包括心脏起搏器、植入型心律转复除颤器（ICD）、心脏再同步化治疗（CRT）等。由于临床植入适应证的不同，患者临床疾病不同，疾病病程不同，通过CIED随访可了解器械治疗的效果，及时发现、处理器械和疾病的变化和可能出现并发症，在充分的药物优化的基础上，需要给予患者个性化参数设置，使患者能得到更好的治疗效益。所以CIED植入术后的程控与随访是一项非常重要且有意义的工作。依据CIED种类的不同，植入术式的不同，术后随访与程控的时间、频度、目的、内容均不相同。近年来随着科学技术的飞速发展，随访的方式也分为诊室随访和远程随访。CIED的随访和程控出台和更新的相关专家共识分别为：2019年中华医学会心电生理和起搏分会发布了《心血管植入型电子器械远程随访中国专家共识》、2020年中华医学会心电生理和起搏分会及中国医师协会心律专业委员会更新了《心血管植入型电子器械术后随访的专家共识》、2021年《植入型心律转复除颤器临床应用中国专家共识》、2021年《希氏-浦肯野系统起搏中国专家共识》。了解、熟悉这些专家共识，可以帮助我们在日常的工作中，为患者选择最佳治疗方案提供参考和依据，让患者获得最优治疗。

第1节　诊室随访工作人员与环境、设备、资料管理

一、随访门诊基本设施要求

CIED随访工作应该由专门的随访门诊负责。诊室环境干净整洁、安静，有独立的检查区域，注意保护患者隐私。准备必要的抢救药品及设备（可以和门诊或心电功能科共享、共同管理抢救药品及设备）。

二、程控仪

CIED产品程控仪开机、器械运行正常，软件版本定期升级维护（不同厂家或公司的程控仪不同，图16-1）；体表心电图导联线连接正常无损坏；程控头、程控笔正常无损坏；打印纸安装正确，并可以正常打印；通信输出端USB接口工作正常。

三、随访人员要求

参与诊室随访人员包括植入医师/心血管专科医师、随访技师、心电图技师/护师（有参加中国医师协会的中国心律失常工程技术人员培训并取得合格证书）、生产厂商或第三方服务商的技术服务人员（TSR）。人员应具有丰富的起搏心电生理知识、同时掌握起搏器植入的适应证、禁忌证、起搏器植入相关操作等，能够熟练操作CIED程控仪、掌握不同厂家程控仪的操作特点，并且需要接受并完成CIED程控专业培训，能够配合临床医生及时发现和解决起搏系统故障。

四、随访资料管理

随访门诊应为每一位患者建立独立的档案资料库（电子版）；详细记录CIED植入信息和每次随访资料，并且及时更新患者的联系信息，器械植入卡的交接。

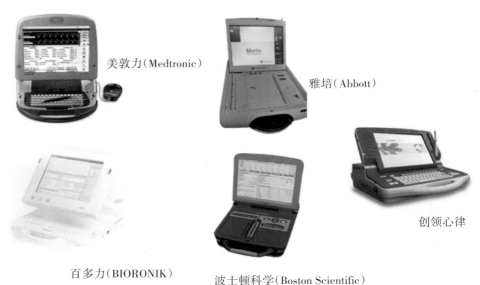

美敦力（Medtronic）

雅培（Abbott）

创领心律

百多力（BIORONIK）

波士顿科学（Boston Scientific）

图16-1 各品牌CIED程控仪外观。

第2节 随访目的、随访频度

一、随访目的

CIED植入只是器械治疗的开始，植入术后的定期随访和程控，应贯穿整个临床治疗的全部过程。需要改变"重植入、轻随访"的观念。包括：①测试CIED各项工作参数，评估基础功能、特殊功能运作情况；②优化CIED参数，普通起搏器患者尽量减少不必要右心室起搏；③观察CIED电池使用情况，预测、及时发现电池耗竭；④观察临床治疗效果，及时发现和处理手术、CIED相关的并发症及故障；⑤做好患者及家属的宣教工作，叮嘱按期随访及日常生活注意事项；⑥维护好患者随访资料数据库。

二、随访频度

CIED植入患者出院前应诊室或床旁随访1次，评估有无植入手术相关并发症、CIED工作参数是否在正常范围；完善CIED植入信息录入程控仪，依据患者植入适应证及临床情况设定个性化的工作参数，并且做好记录和资料的存储。宣教患者及家属门诊随访时间和地点。出院后随访分为3个阶段：①植入早期，植入后1~3个月。要求植入后1个月、3个月来诊室随访，其目的是评价CIED植入术后临床情况是否有改善；观察囊袋愈合情况，有无红肿、渗液感染迹象；询问患者器械植入后有无不适的症状；监测CIED基本工作参数，感知、起搏阈值、导线阻抗、电池电压、起搏比例情况；②植入中期，植入6个月后。要求植入后6个月，植入后12个月，一年后常规每6~12个月诊室随访或远程随访1次，其目的是依据CIED的类型及患者临床治疗情况适时优化工作参数，延长电池使用寿命，保持CIED最优工作状态；③植入晚期，预测CIED接近电池耗竭时，需要加强随访频度，建议6个月诊室随访1次，其目的是保证患者的安全，计划择期更换CIED时间，监测电池电压，内阻情况；测定单、双极导线阻抗，评测导线有无磨损迹象。

第3节 诊室随访、程控的主要步骤

一、患者一般临床情况评估

诊室随访时,应与患者进行良好的沟通,了解患者一般情况,例如,观察器械囊袋、切口愈合情况,局部皮肤有无红肿,破溃;询问日常活动与休息情况,有无器械相关并发症导致的临床症状(例如,心悸、持续性呃逆、腹部跳动是膈肌刺激的表现),患者如果出现手或手臂肿胀、离起搏器囊袋附近的肩部静脉显露,需进一步行彩超检查以明确有无静脉血栓的形成;了解临床规范药物治疗情况;

二、器械程控

(一)CIED程控

检查时患者取坐位或平卧位,需将程控头放置在脉冲发生器上方的位置,连接体表心电图导联,查看CIED植入信息是否输入完整(姓名、器械植入时间、导线极性);特别关注程控仪器械询问时提示的"报警"情况。

(二)电池电压参数

测试电池电量非常重要,但是由于CIED品牌、设备不同,显示参数也不同,常见的电池电量有以下几种方式:①设备多数初始电池电量显示为2.7~2.8V,当电池耗竭时电量可降低至2.5V左右,甚至更低。②电池阻抗,初始阻抗多为≤100Ω,随着使用时间的延长,数字逐渐升高至3000~4000Ω。③磁频心率,(例如,美敦力BOL,85min,图16-2;ERI,65min;雅培-圣犹达BOL,99.7min/98.5min;ERI,86min;EOL,68min;波科BOL,100min;ERI,90min;EOL,85min;百多力BOL,90min;ERI/EOL,80min)。④部分设备电池电量是用油表显示(例如,波科、百多力、美敦力)。当CIED电池电量不足,程控仪显示ERI或EOL时,应根据病情评估建议患者尽早更换。随访医生/技师需要在尽可能延长起搏器使用时间的同时,提前为患者确定明确的起搏器更换时机,关注病情,密切评估临床风险,以规避起搏器电池完全耗竭给患者带来的风险。

(三)测试导线

测试所有导线的感知、起搏阈值、起搏阻抗、除颤导线高压阻抗参数。目前植入的导线绝大部分是双极导线,如果出现CIED起搏或感知功能异常,可通过更改导线极性设置(双极导线可以更改至单极,单极导线

Device Information				
Device	Medtronic	Advisa DR MRI A3DR01	PZK892218S	Implanted: 12-Oct-2018
Device Status (Implanted: 12-Oct-2018)				
Battery Voltage (RRT=2.83V)	3.02 V		(27-Nov-2021)	
Remaining Longevity (based on initial interrogation)	7.5 years (6 - 9 years)			
	Atrial	**RV**		
Lead Impedance	418 ohms	399 ohms		
Capture Threshold Measured On	Off	Off		
In-Office Threshold	0.75 V @ 0.40 ms	1.25 V @ 0.40 ms		
Programmed Amplitude/Pulse Width	2.50 V / 0.40 ms	2.50 V / 0.40 ms		
Measured P/ R Wave	1.4 mV	11.3 mV		
In-Office P/R Wave	1.8 mV	10.4 mV		
Programmed Sensitivity	0.30 mV	0.90 mV		
Parameter Summary				
Mode	AAI<=>DDD	Lower Rate	45 bpm	Paced AV 210 ms
Mode Switch	171 bpm	Upper Track	130 bpm	Sensed AV 180 ms
		Upper Sensor	130 bpm	
Detection		**Rates**	**Therapies**	
AT/AF	Monitor	>171 bpm	All Rx Off	
VT	Monitor	>150 bpm		
Changes This Session			Session Start	Current Value

图16-2 美敦力 Advisa DR MRI A3DR01 工作参数概览。

不可以更改至双极)分别测试单极、双极的感知、起搏阈值、起搏导线阻抗参数,由此可以初步判断导线的完整性。值得注意的是部分左心室导线没有感知功能,测试前需要先查阅植入左心室导线和CIED的信息。

1.感知测试:感知测试时,测试自身P波、R波振幅(mV)。测试P波振幅,一般选择DDD起搏模式,设置起搏频率40~50次/分;测试R波振幅可选择DDD(设置延长A-V间期至300~350ms)或VVI起搏模式(起搏频率40~50次/分)。百多力公司测试感知时默认为DDI起搏模式(45次/分)(图16-3),可以同时测定P波及R波振幅。感知测试时的感知敏感性默认为工作参数的设定值。在测试过程中,依据不同的测试目的也可以选择不同的感知敏感性值进行测试。对于起搏依赖患者,在测试过程中注意观察患者状态,避免心动过缓导致不适,必要时可选择平卧位进行测试,以提高患者的安全性。P波振幅在1.5~2.0mV,R波振幅≥5mV,提示感知功能良好。心房、心室感知振幅高低与电极植入部位、电极与心脏组织贴靠、心脏组织功能状态等因素密切相关。

2.起搏阈值测试:起搏阈值测试,一般默认使用固定脉宽,逐渐降低电压的方法进行测试。

心房起搏阈值的判断有时会非常困难,可以尝试通过以下几种方法进行起搏阈值判断:①适用于房室结传导功能良好的患者,测试模式选择DDD模式,设置的心房起搏频率必须高于自身心房率,并且设置延长A-V间期,鼓励心房起搏后能通过房室结下传心室(呈AP-VS序列),固定测试脉宽,当起搏测试电压逐渐下降至心房失夺获后,则出现AP-VP序列,失夺获前的起搏电压即为心房起搏阈值;②通过心房通道,腔内图形(或心电图P波)大小、消失来判断心房起搏阈值;③适用于三度房室传导阻滞,窦房结功能良好的患者,测试模式选择DDD模式,起搏频率略高于自身心房频率5~10次/分的测试频率。当心房失夺获后,可见窦性P波出现,在心房通道可见形态不同的腔内图形进行判断(图16-4),失夺获前的起搏电压即为心房起搏阈值。

右心室起搏阈值测试时,测试模式可以选择DDD起搏模式(设置短A-V间期100~110ms,保证有效心室夺获)或者测试模式选择VVI起搏模式(起搏频率需高于自身心室率),一般选择固定脉宽,逐渐降低电压的方法,进行心室阈值测试。通过心室通道腔内图,心室脉冲信号后图形消失,或是体表心电图QRS波形消失证实失夺获,其前的起搏电压即为心室的起搏阈值。心室阈值测试时需要特别关注起搏电压是否有效夺获心肌,一旦出现失夺获,立即停止测试,尤其是心室起搏依赖的患者,防止长时间心室停搏导致患者晕厥、摔倒等不良事件。

左心室双极起搏阈值测试时,与右心室起搏阈值测试相似,测试起搏脉冲钉后非左心室起搏图形,则为失夺获。在起搏阈值测试过程中,还需要观察有无膈神经刺激现象。对于左心室四级导线或左心室多部位起搏(MPP)者,需要分别测试4个起搏位点的起搏参数。

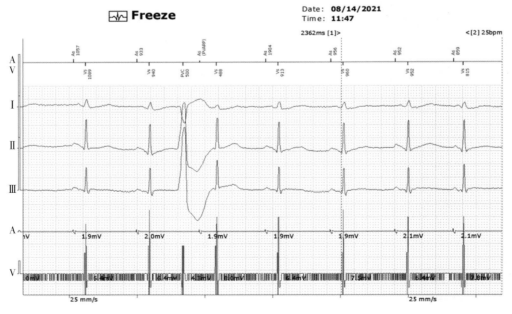

图16-3　百多力 Evia DR 心房、心室感知测试(感知测试模式DDI 45次/分)。

3.电极导线阻抗测试:常规测试导线的起搏阻抗,初步评估导线的电学完整性。一般导线的起搏阻抗的正常范围为 200~1000Ω(高阻抗电极除外)。起搏阻抗的突然改变(降低或升高>50%)都需要引起随访人员的关注,详细询问病史,观察阻抗趋势图变化,必要时进行胸部X线影像检查,寻找原因及时处理。除颤导线需要测试高压阻抗参数,高压阻抗的正常范围为 20~100Ω。

(四)存储事件、诊断信息的回顾分析

CIED可以自动记录并存储的数据和事件总结归类可分为四大部分(图16-5):①自身心率的趋势图;心房、心室感知、起搏比例的直方图;传感器收集患者日常活动情况形成的直方图;②导线阻抗、起搏阈值测试、自动感知的监测趋势图;③心律失常事件记录,包括心房和心室高频事件记录,记录的数据可以显示事件发作的类型,事件发生的时间、持续时间,并分别发作时心房率、心室率,大部分设备还能记录事件的腔内图,可以通过回放,判断事件的性质,指导临床诊断、评估、治疗;④ICD、CRT(D)以及基于ICD平台的普通双腔起搏器,具有更为详细的数据记录,包括心房事件趋势图(房性心动过速/心房颤动负荷、房性心动过速/心房颤动时心室率情况)、抗心动过缓起搏趋势图(心房/心室起搏百分比)、心功能监测(平均日/夜心室率、患者活动情况、心率变异性)、肺水肿监测(OptiVol™)等(图16-6)。

1.普通单腔、双腔起搏器的存储事件:大部分设备有储存快心室率、房性心律失常的功能。通过储存的腔内图可以分析事件是"真"或"假"。对于房性心律失常事件,需要把事件列表打印并做好相关记录及时反馈给临床医师,有助于及时诊治。如果出现假性的快速心律失常事件,需要分析腔内通道,并结合导线的感知、起搏阈值、起搏阻抗测试结果综合判断积极寻找原因,尝试通过程控优化参数给予缓解,并及时反馈临床植入医师加强随访。

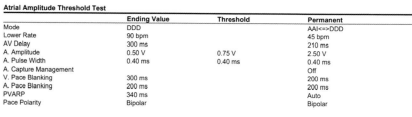

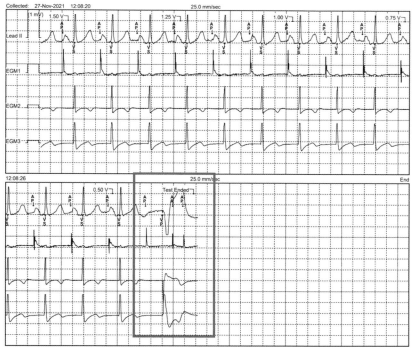

图16-4 美敦力Advisa DR MRI A3DR01心房阈值测试,标记处为心房失夺获,心房搏阈值为0.75V/0.4ms。

2.植入型心律转复除颤器(ICD)的存储事件:ICD具有强大的信息分析、存储功能。能详细记录并存储快速心律失常的发作及治疗过程。包括室性心律失常事件、房性心律失常事件。随访人员可以回放室性心律失常事件腔内图、心腔心率散点图等资料,判断ICD对事件诊断、鉴别诊断的正确性,以及抗心动过速起搏(ATP)、放电治疗的有效性,从而指导ICD在室性心律失常的程控参数的优化,以及临床药物治疗方案的调整。

3.心脏同步化治疗(CRT)的存储事件:CRT心律失常事件的存储功能,一方面与ICD相似,能详细记录快速心律失常事件的发作与治疗过程(CRT-D);另一方面CRT可以记录心力衰竭相关的监测参数(肺水肿监测指标OptiVol测试经胸阻抗,并形成趋势图),部分设备有心率变异性功能的监测数据(图16-7)。

三、程控优化CIED工作参数

CIED工作参数的程控优化需要依据植入的器械、患者植入适应证,植入手术的方式,相关影像学检查,当前病情及临床治疗等选择合适的起搏模式和参数优化。

(一)单腔起搏器

①起搏工作模式可选择AAI/AAIR、VVI/VVIR;②起搏频率一般常规设置60次/分(特殊情况依据临床治疗的需求提高或降低起搏频率);③优化输出能量:起搏器植入急性期后,测试起搏阈值稳定,在保证起搏器正常工作的情况下,降低输出电压至起搏阈值的2~3倍,或开启自动阈值管理功能,以延长起搏器电池使用时间;④感知功能等其他参数优化。

(二)双腔起搏器

起搏模式、工作参数、特殊功能开启的选择需要依据患者起搏器植入适应证、当前临床情况、影像学检查、常规心电图、动态心电图检查综合分析考虑,必要时可以由植入医师、主责医师、随访医师/技师、患者共同讨论决定。常规优化的参数有:①起搏频率(睡眠频

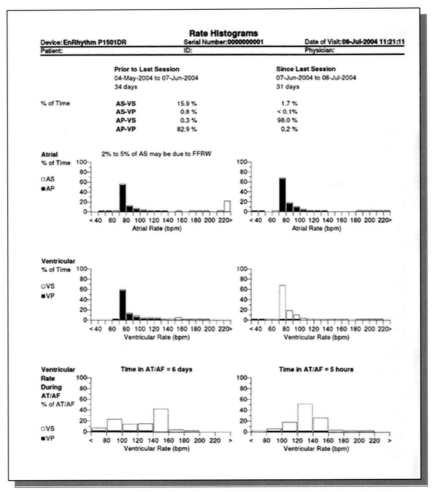

图16-5　起搏器自动收集数据:心房和(或)心室的起搏器比例、心率直方图、房性心律失常时心室率情况。

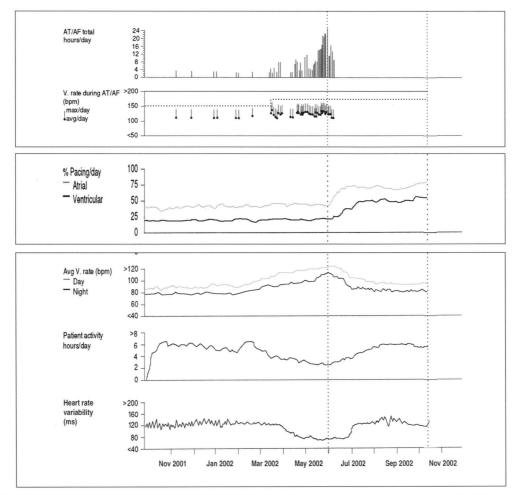

图16-6 起搏器自动收集数据:房性心动过速/心房颤动负荷、房性心动过速/心房颤动负荷发作时心室率情况、白天及夜间心室率波动情况、患者活动度、心率变异性图表。

率、休息频率、频率应答功能、滞后频率功能、频率骤降功能等);②优化房室间期(A-V)功能,延长 AV 间期功能如美敦力 Search AV+、雅培 VIP、百多力 IRsPlus、波科 AV Search+。缩短 AV 间期功能如负性 AV 滞后功能。频率适应性 AV,如 Rate Adaptive AV、Dynamic AV 等;③优化输出能量(同前单腔起搏器,需要分别优化心房、心室输出电压);④感知功能优化,感知功能受患者自身心脏结构、导线完整性以及导线在心腔的位置,局部心肌的纤维化等等,影响因数多,测试参数容易波动,需要依据感知测试的结果合理地设定感知敏感性可以选择固定数值或打开自动感知功能。良好的感知是保证起搏器正常工作的一项非常重要的参数;⑤对于病态窦房结功能障碍,房室结传导功能正常者,建议开启最小化右心室起搏的特殊功能(美敦力 MVP、创领 AAIsafeR、百多力 VP suppression、波科 RYTHMIQ);⑥房室传导阻滞患者选择 DDD 起搏模式,合适的房室

间期;⑦其他参数、功能等优化。

(三)植入型心律转复器(ICD)

ICD 随访时,首先需要了解患者植入时的适应证是一级预防、二级预防,还是 1.5 级预防。工作参数的优化可分为:①起搏频率优化,对于无心动过缓起搏需求的患者,单腔 ICD 建议降低起搏频率(起搏频率 40 次/分),双腔 ICD 建议延长 AV 间期,避免不必要的右心室心尖部起搏;②ICD 识别诊断快速心律失常的参数优化:依据室上性、室性心动过速事件存储腔内图的回放,有无不恰当的识别,诊断及鉴别诊断(稳定性、突发性、形态学鉴别)功能设置是否合理。如发现有误识别,及时调整识别参数;③ICD 治疗参数的优化:ICD 抗心动过速治疗包括抗心动过速起搏(ATP)、电击治疗。对于血流电动力学不稳定的室速、室颤,建议及早电击治疗。但是对于血流电动力学稳定的室速,通常首先采用 ATP 治疗(包括 Burst、Ramp)。专家共识推

荐提倡无痛性ATP治疗,减少不恰当电击治疗。

(四)心脏再同步化治疗(CRT)

CRT植入术后,除常规的起搏优化外,还需要通过优化工作参数,保证双心室起搏比例>98%,提高CRT反应率。主要涉及有AV间期优化、VV间期优化:AV间期优化,可以通过常规心电图检查观察自身PR间期、QRS波形态、时限,结合心脏超声指导下AV间期优化,给予临床经验性设置。或者使用自动化AV间期优化(雅培公司的QuickOpt™算法、美敦力公司的AdaptivCRT™算法、波士顿科学公司的SmartDelay™算法);VV间期优化:通常在AV间期优化后进行,不同型号的设备,VV间期可选择的程控值跨度不同,一般为0~80ms。设置的方法也分为经验性优化及自动化优化(同AV间期优化)。

四、兼容磁共振成像检查随访

磁共振成像(MRI)检查,广泛应用于临床疾病的诊断。MR的电磁环境可分为静磁场、梯度磁场、射频场。MR对CIED的影响有:静磁场可作用在CIED和导线上的张力或牵引力,造成CIED的扭转,在囊袋内产生振动;梯度磁场、射频场会产生的感应电流引发电刺激,导致CIED感知、起搏功能异常,电极导线加热,因此CIED植入患者进行MRI检查前,必须明确植入器械是否为MRI兼容(1.5T/3.0T)的CIED系统,确认是全身扫描兼容还是有排除区扫描,一般在植入时间≥6周后可进行MRI检查。患者拟进行MRI检查,需要与植入医师/主责医师,随访医师联系,并于放射科医师对

患者进行相关检查的确认。MRI检查当日,患者签订MRI检查知情同意书,并将CIED程控至MRI模式,检查结束后恢复CIED原参数,随访测试各项参数变化。建议患者1个月后诊室随访或远程随访。

五、结合辅助检查

(一)常规12导联心电图检查、动态心电图检查

评估CIED功能的常用方法。通过12导联常规心电图检查,可以显示患者CIED当前的工作状态,然而对于间歇性功能障碍的患者,动态心电图检查将成为更优的选择,可以记录患者在休息、活动、不同时间,不同体位下的心电图,能捕捉难以发现的感知、起搏功能异常。

(二)胸部X线检查

通过胸片可以观察植入导线在心腔中的位置、走行,有无磨损、折断的迹象,以及导线与CIED插孔连接是否正常。

(三)超声心动图

可以评价心脏大小、心脏结构有无改变;评价CIED植入术后,瓣膜反流的情况、心功能有无变化;评价导线在心腔的位置关系。在心脏再同步化治疗中,可以在超声指导下优化AV间期、VV间期,为观察CRT反应性,提供客观参数依据,指导临床治疗方案的调整。

(四)运动试验

评价患者在活动状态下,CIED工作参数优化的效果,以提高患者生活质量。

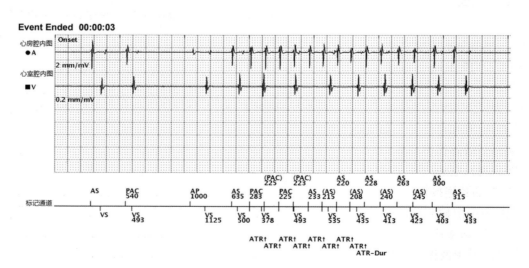

图16-7　波科INGENIO J174 ATR事件腔内图,ATR房性心动过速反应。AS,心房感知;VS,心室感知;PAC,不应期内的房性期前收缩。

除此之外,每次程控随访时患者的主诉也相当重要。许多植入起搏器的患者在植入术后1~3个月容易出现肩关节处或手臂疼痛,这往往是由于术后患者过分制动,导致肩周炎的发生,因此术后如何进行康复锻炼成为早期随访时宣教的重点,当然手术导致的臂丛神经刺激也是可能的原因,但其发生率是很低的。其次患者如果出现手或手臂肿胀、离起搏器囊袋附近的肩部静脉显露,这可能意味着静脉血栓的形成,需要进一步进行彩超检查以明确。此外持续性呃逆、腹部跳动是膈肌刺激的表现,而肩部跳动则是胸肌起搏的表现,程控随访医生/技师可能可以通过降低起搏电压、改变起搏极性解决这两个问题。若患者的主诉是心悸,那么检查过程中观察分析患者是否有室房逆传等起搏器介导心动过速发生的基质,当然患者心悸也有可能是由于本身存在心律失常,CIED所记录储存的相关数据可成为分析诊断的依据。还有少数患者在起搏器植入后仍存在头晕、晕厥,这是相当严重的临床症状,此时程控随访医生/技师为患者查找头晕、晕厥症状的原因尤为重要,失夺获、不恰当的心动过缓、室性心动过速、起搏器综合征甚至心外因素都可能成为其病因,因此细致的程控随访检查、心电图、动态心电图等辅助检查甚至其他全面检测评估都是必要的。

第4节　CIED故障的识别与处理

CIED植入术后,需要定期诊室随访或远程随访。普通起搏器(单腔、双腔)常见功能故障包括有感知功能异常、起搏功能异常和其他功能异常。随访程控时,需要依据发现功能异常的表现(如电极导线阻抗值异常增加可考虑接口问题、导线不全断裂;电极导线阻抗值异常降低可考虑导线绝缘层磨损),询问患者的主诉症状,结合常规12导联心电图、动态心电图检查、X线胸片、程控仪检查,寻找原因、正确地识别、及时处理,以保证患者的安全。

一、单腔、双腔起搏器

(一)感知功能异常

1.感知不足

(1)定义:起搏器对不应期之外的自身心电信号[P波和(或)QRS波]不能正确地识别,包括心房感知不足、心室感知不足。

(2)常见原因:①电极导线脱位;②导线植入部位处局部心肌纤维化,瘢痕形成;③导线绝缘层磨损、导线不全断裂;④感知敏感性参数设置不适宜;⑤药物影响(抗心律失常药物)、电解质紊乱(高钾血症);⑥电极导线与脉冲发生器插孔连接松动或接触不良;⑦自动化感知功能的不恰当应用(感知测试振幅数值差异大)。

(3)处理方法:①起搏器电极导线植入时,选择较好的位置,感知测试心房P波振幅1.0~5.0mV,心室感知R波振幅5~20mV。②程控优化感知敏感性参数设置(减小设置参数)。③调整电极导线极性由双极更改至单极。④必要时需再次手术或植入新导线。⑤关闭自动感知功能,设定固定的感知敏感性参数(图16-8和图16-9)。

2.感知过度

(1)定义:起搏器对不应被感知的信号(包括心电信号或非心电信号)进行感知,抑制了起搏器脉冲信号的发放。心室通道过感知,可引起起搏频率的突然降低,严重者可导致心室停搏。心房通道过度感知可以导致起搏器误诊为房性心动过速而进行模式转换,导致房室失同步(图16-10)。

(2)常见原因:①肌电干扰,感知极性设置为单极或是导线绝缘层磨损、导线不全断裂;②电磁干扰,医源性手术电刀使用,起搏器植入患者靠近强电场、强磁场环境,使用电动剃须刀;③感知敏感性参数设置不恰当(一般设置参数值为感知测试值的2:1~3:1范围内,如果出现过感知,可以尝试将感知敏感性数值升高);④交叉感知:双腔起搏器心室电极交叉感知到心房腔起搏脉冲信号,而抑制心室脉冲信号发放。

(3)处理方法:①肌电干扰可以通过更改导线感知极性(植入电极为双极导线时,如初始设置为单极感知,可调整为双极感知极性);或者调整感知敏感性参数(升高数值);②加强宣教,告知起搏器植入患者远离强电场、强磁场环境,使用电动剃须刀需保持大于15cm的距离;③外科手术需要使用电刀,可临时程控起搏模式为VOO或DOO非同步模式;④调整感知敏感性参数(一般设置参数值为感知测试值的2:1~3:1安

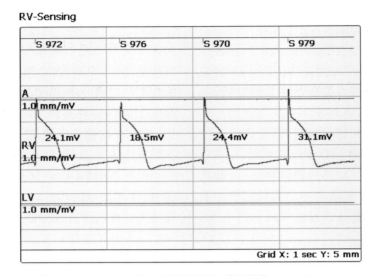

图16-8 右心室电极植入测试过程R波振幅为18.5～31.1mV。

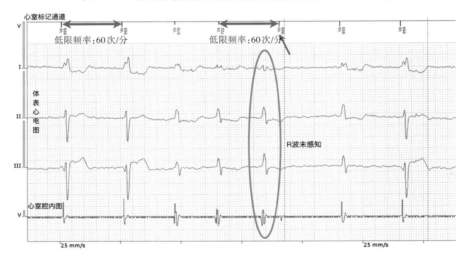

图16-9 心室感知不足；百多力 Evia DR 双腔起搏器 程控腔内图显示：箭头所示 VP（心室起搏）未识别圆圈内 QRS 波，以前一次 VS（心室感知）为计时周期，1000ms 处发放心室起搏脉冲。

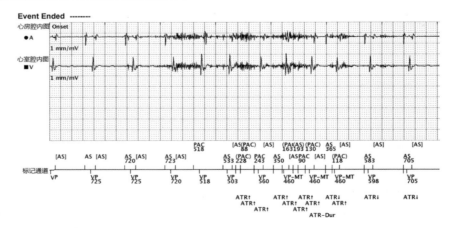

图16-10 心房、心室通道过感知-假性 ATR 事件；波科 ADVANTIO J064 双腔起搏器；房性反应（ATR）事件存储腔内图，心房、心室腔内图可见细小干扰波，并且被标记通道识别为心房、心室腔信号，并发生模式转换。原因是心房、心室导线感知极性为单极感知，后予更改感知极性为双极感知后，此现象消失。

全范围内,如果出现过感知,可以尝试将感知敏感性数值升高);⑤解决心室交叉感知心房起搏脉冲信号可以延长心房起搏后心室空白期参数。另外在导线植入时,应该尽量选择合适的植入心腔位置。大部分设备都有心室安全起搏功能,也可以避免交叉感知的发生。

(二)起搏功能异常

1.无输出

(1)定义:体表心电图上按计时周期应发放起搏脉冲时,无起搏脉冲信号输出。可分为心房无输出、心室无输出。需要与过感知进行鉴别。

(2)常见原因:①电池耗竭;②电极导线断裂;③导线尾端与脉冲发生器连接不良;④起搏导线极性设置错误(单极导线设置为双极起搏极性)。

(3)处理方式:①起搏器电池耗竭需要及时更换脉冲发生器;②电极导线更换术;③起搏器植入术中,应在X线透视下仔细观察导线尾端接口是否完全插入及螺丝是否拧紧,植入医师需加强工作责任心;④随访医师在程控时,必须明确植入导线极性后再更改参数,不可盲目操作。

2.失夺获

(1)定义:起搏器设置的起搏输出工作参数无法有效夺获心肌,可分为心房失夺获、心室失夺获。但是需要排除功能性失夺获(图16-11)。

(2)常见原因:①电极导线脱位;②起搏阈值增大;③电池耗竭;④电极导线不全断裂。

(3)处理方法:①再次手术调整导线植入位置;②调整起搏输出能量;③及时更换脉冲发生器;④植入新的

电极导线。

二、植入型心律转复除颤器(ICD)

ICD植入术后的随访工作非常重要,包括器械性能的评测、工作参数设置的优化、识别和调整ICD系统的异常情况;一般建议3~6个月常规随访,如有放电治疗则需要及时诊室随访,器械询问程控,查看放电治疗事件存储资料。ICD的干预治疗包括抗心动过缓治疗,抗心动过速起搏(ATP)治疗,以及电击治疗。抗心动过缓治疗部分的功能异常的识别与处理可以参考单腔、双腔起搏器的功能异常的小节内容。抗心动过速治疗的功能异常通常是ICD导线故障、感知功能的异常、周围环境电磁干扰、与体内共存的植入型电子器械系统相互干扰,导致对快速心律失常的不识别、误识别,不恰当治疗、不治疗的不良事件发生,影响临床治疗的效果(图16-12)。

(一)导线故障

1.导线故障的常见原因:①导线导体断裂;②导线绝缘层磨损;③导线尾端接口处气栓,连接异常。

2.导线故障的识别与鉴别:①导线阻抗异常,分别测试单极、双极极性的导线阻抗,阻抗趋势图变化大;导线起搏阻抗<200Ω,提示导线绝缘层磨损;②非生理性的感知信号,程控测试中腔内心电图(EGM)可见快频率,高振幅,持续的短RR间期;③胸大肌运动及按摩囊袋时,EGM通道见噪音感知信号,激惹现象;④随访程控时,查看提醒报警中噪音报警事件。

3.处理方式:①ICD导线植入时尽量避免传统的

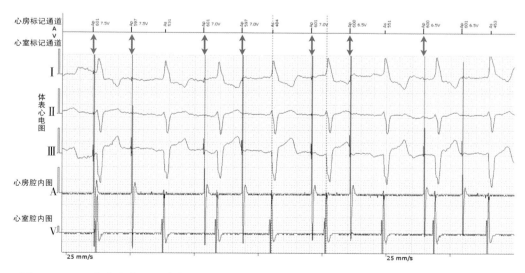

图16-11 心房失夺获。百多力Evia DR,心房阈值测试中输出能量7.0~7.5V/0.4ms,未能夺获心肌。

Table 2	**Rhythm Responsible for ICD Shock Episodes**		
	MADIT II研究ICD电击治疗事件的原因		
电击分类 **Shock Type**	**Shock Episodes (n)**		**Percent**
Appropriate 恰当放电	393		66.6
Inappropriate 不恰当放电	184		31.2
Atrial fibrillation/flutter 心房颤动/心房扑动	81		13.7
SVT 室上性心动过速	67		11.4
Abnormal sensing 误感知	36		6.1
Unclassified 原因不明	13		2.2
Total	590		100.0

图16-12　MADIT Ⅱ研究ICD电击事件节律原因的分类。

锁骨下穿刺植入导线；②尝试程控调整导线极性，调整感知敏感性参数设置；③拔除或重置新的导线。

(二)感知功能异常

ICD一般采用双极感知，感知敏感性设置初始设置为自动感知(百多力公司的standard settings、波科公司的数字化自动增益控制AGC、美敦力公司的AAS、雅培公司的自动感知调整Sense Ability算法)。

1.心室感知功能不足的常见原因及处理方式:①导线植入位置心肌组织的局部纤维化变性，瘢痕形成导致心室感知振幅低下;在ICD植入术中，选择有足够高度的R波(R波振幅5~20mV)的植入位置;优化感知参数，必要时更换导线。②高血钾、高血糖、心肌缺血;及时纠正患者电解质紊乱、血糖、心肌缺血等临床问题、维持体内环境稳定。

2.过感知的常见原因及处理方式:①非生理性心电信号，体外电磁信号干扰包括医疗设备，如手术电刀、放射治疗、体外碎石、除颤仪等;工业环境中的电磁场信号;如高压电线、工业变压器、电焊设备;家用电器如电剃须刀、感应微波炉、吸尘器、手机、海关探测门、自动售货机等。避免近距离接触、远离电磁信号源;②T波过感知，T波的信号被心室通道感知系统感知并被ICD计数，会引起心室率成倍增加，导致不恰当治疗;常见于R波振幅低下(导线植入位置问题、RAVC、结节病等)，开启T波过感知识别功能(滤除T波算法功能)，多个厂家都在新型ICD中增加了高频滤波功能，减少低频T波信号的过感知，如增强型滤波低频滤波，SmartShock™、窄带滤波等。T波振幅过高(短Q-T间期综合征、高钾血症、长Q-T间期综合征、心肌缺血)，可以尝试调整导线感知功能参数如延长衰减延迟值(心室默认值为60ms)、延长心室不应期、降低心室感知敏感性(提高心室感知阈值初始，默认值62.5%)，分

析不同感知环路的心室EGM图形，程控适合的感知回路，及时纠正临床可逆因数;③R波双计数，患者自身QRS波时限增宽显著，超过了心室空白期时，可能会出现R波双计数。原因可能是临床疾病导致或抗心律失常药物的影响，比较少见。

3.不恰当放电治疗:是指除外发生恶性室性心律失常必须进行电击治疗的其他放电情况统称ICD不恰当放电(IST)。IST包括误放电、不必要放电(可以通过用ATP治疗终止心动过速，提高诊断频率或延长诊断时间后心动过速自行终止)。不恰当放电治疗会损伤心肌，恶化心功能，影响患者的生活质量，严重者会导致抑郁。IST是ICD治疗中最常见的不良反应，其发生率为19%~35%。

(1)常见原因:快心室率心房颤动是诱发IST最常见原因，误感知中最常见的有T波过感知(图16-13)和肌电感知。与ICD设置相关的原因:①室上性心动过速的鉴别诊断条件应用不恰当，单腔ICD有突发性、稳定性、形态学诊断。双腔ICD除了具有单腔ICD的鉴别诊断标准，还有房室逻辑关系的鉴别标准。双腔ICD心房、心室电极导线能感知到心房(A)、心室(V)电活动，当发生心动过速时，可分别计算心房、心室的频率，通过对比两者的频率关系，V>A、V=A、V<A，如V>A(心室率快于心房率)则指向VT;如V=A或V<A，则进行稳定性、突发性、形态学鉴别诊断标准，进行鉴别诊断算法;②室性心动过速频率分区设置不合理(频率设置过低，频率分区少);例如，设置室速分区频率过低，并在该分区设置了放电治疗，也会导致放电治疗;一般ICD的室速分区可以分2~3区识别(不同品牌略有不同)，分为VF区(频率231~250次/分)、VT-2区(频率185~188次/分)、VT区(由程控者决定);③导线故障;④T波过感知。

(2)处理方式:针对引起不恰当放电的原因，给予相对应的处理。提高诊室性心动过速断频率，延长诊断成立间期数，无论一级预防或二级预防，可以减少无论恰当及不恰当治疗，降低总死亡率，且不增加晕厥的风险。二级预防患者的检测频率提升至低于记录到的VT频率10~20次/分且不低于188次/分是安全的，但当患者使用能够减慢VT频率的抗心律失常药物(如胺碘酮)时，需要谨慎。提升SVT鉴别诊断频率区间至200次/分甚至230次/分，关闭SVT鉴别诊断超时功能，有效降低不恰当治疗的风险。

(3)具体程控建议:①室上性心动过速鉴别诊断的设

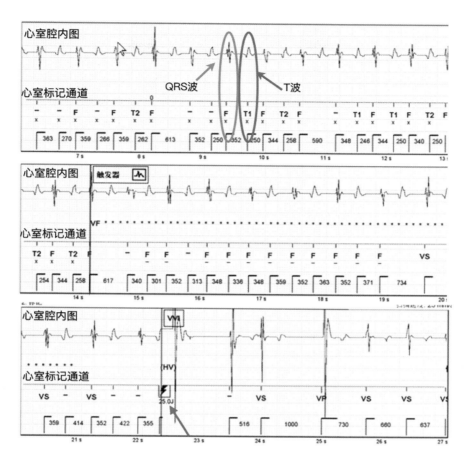

图16-13 T波过感知。雅培 Current ™+VR 室性心动过速事件存储图，心室腔内图可见两种不同形态的图形，并且被心室标记通道识别标记，圆圈标记处T2（落入VT分区中的T2区块，F：VF，T2-VF间期258ms），25.0J放电治疗；程控检测后结合病史、症状考虑为T波过感知导致误放电治疗。

置，需要依据患者室上速发作的事件存储回放，寻找原因，一般建议适当提高室上速诊断频率为200~230次/分；②导线问题可以尝试优化感知敏感性参数，必要时更换新的导线；③T波过感知的处理，不同品牌为避免T波过感知的功能的设计原理不同，美敦力公司有采用T波标记的算法，波科公司的20~85Hz的带通滤波器，百多力公司的带通滤波技术，雅培公司的LFA低频滤波器，来避免T波过感知导致不恰当放电治疗；④临床基础疾病的治疗，药物充分的优化，对于患者的宣教是减少不恰当放电治疗的基石。

三、心脏再同步治疗（CRT）

大量的循证医学证据表明，CRT治疗可以改善充血性心力衰竭患者的心功能，提高患者的生活质量。《2021年中国专家共识》Ⅰ类适应证为窦性心律，LBBB，QRS时限≥150ms，在优化药物治疗下，LVEF<35%

的症状下心力衰竭患者，推荐植入有/无 ICD 功能的CRT（证据级别 A）。CRT 植入术后，出现功能异常、CRT 无反应等情况将影响临床治疗效果，需要随访医师熟练掌握CRT随访流程。程控时，能准确测试左心室、右心室起搏阈值（测试时推荐使用VVI起搏模式，提高起搏频率，测试输出从高电压开始逐渐下降）及时发现左、右心室导线高阈值、高电压时阳极化夺获、电池电压、除颤电极阻抗、存储事件腔内图、双心室起搏比例等，并且结合临床药物是否为最优，询问患者的药物依从性、常规心电图、动态心电图、心脏超声、X线胸片等结果及时发现CRT功能异常，给予相应处理。

1.左心室失夺获

（1）常见原因：①左心室导线脱位；②左心室导线急性阈值或慢性阈值升高；③左心室导线磨损或断裂；④电池耗竭。

（2）处理方式：依据原因不同，给予相应处理。例如：①左心室植入双极或四极电极导线，可以优化左心室起搏向量；②左心室导线的手术复位或导线的重置；提高左心室导线输出能量；③更换脉冲发生器。

2.双心室失同步（双心室起搏降低<98%）

（1）常见原因：①左心室或右心室失夺获；②心房感知不良，心室过感知；③参数设置不合理（AV间期设置过长；上限跟踪频率设置不当）；④快心室率心房颤动、心房扑动、房性心动过速、频发室性期前收缩、室性心动过速。

（2）处理方式：①左/右心室失夺获时，需要排查导线脱位、磨损、阈值升高的原因，并给予处理；②建议患者在常规心电图、心脏影像学检查，依据检查结果给予AV间期、VV间期参数的优化，植入左心室四级导线可以选择多种起搏向量进行优化（临床经验性优化、自动化AV间期、VV间期优化），开启特殊功能的应用：如心房跟踪恢复功能（ATR）、心室感知反应功能（VSR）、心房颤动传导反应功能（CAFR）等（图16-14）；③联系门诊医生/主责医生调整优化药物治疗，对于长期药物治疗不佳的快速性心房颤动、频发室性期前收缩患者可以建议射频消融术治疗。

3.阳极环夺获：心脏起搏器一般使用阴极作为刺激电极，在一定的起搏电压范围内，阳极作为被动电极不能引起所接触心肌细胞的除极。但是显著增高输出能量，起搏电压、脉宽（例如，植入早期可以尝试4.0~5.0V开始测试），可引起阳极周围心肌细胞除极，此现象称为阳极环夺获现象。阳极环夺获可降低VV间期优化效果，干扰左心室导线起搏阈值正确判断。

（1）常见原因：CRT治疗中出现阳极环夺获大多是

左心室导线起搏极性设置配对为左心室导线头端（LV tip）阴极-右心室导线环端（RV ring）阳极或左心室导线头端（LV ring）阴极-右心室导线环端（RV ring）阳极，在高电压起搏时出现类似双心室起搏心电图图形，逐渐降低电压后可恢复单左心室起搏心电图图形。

（2）处理方式：避免阳极环夺获的方法：更改起搏极性设置，心室起搏输出极性配对设置，放弃选择RV ring为起搏阳极，可以选择LV tip-脉冲发生器机壳等；植入左心室四极导线。

4.CRT无反应：心脏再同步治疗植入术后，20%~30%的患者无血流动力学改善的临床表现，称为CRT无反应。CRT无反应的原因有：①植入患者的QRS波为非LBBP形态或QRS波时限<120ms；②心力衰竭的病程进展，特别是终末期心力衰竭患者；③心房颤动患者，心室率控制不稳定患者；④左心室导线植入时，无法选择优选的靶静脉（左心室侧静脉、侧后静脉）。

提高CRT治疗反应的策略有：①植入适应证的选择，目前希氏束-左束支起搏在临床的应用，可以给植入医生更多术式的选择；②左心室四级导线的植入可以实现左心室多位点起搏；③临床最佳药物治疗，控制心律失常；④程控优化参数设置：合理的AV间期、VV间期；最佳AV/VV间期存在较大的个体差异，取值跨度大，建议因人而异进行个体化程控。对于部分CRT无反应者，尤其是非LBBB植入CRT的人群、CRT植入后仍存在严重二尖瓣反流者等，可考虑进行超声心动图指导下的间期优化。但若具有自动AV/VV间期优化算法功能，应常规开启，以提高双心室起搏比例。

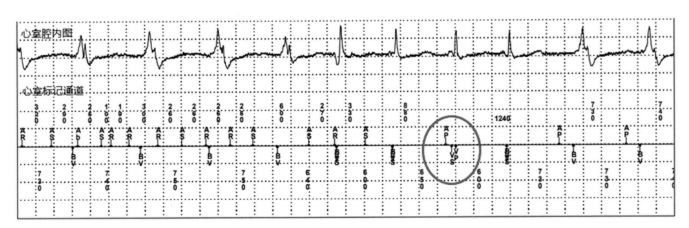

图16-14　美敦力CRT-D DTBC2QQ。标记处见心室感知反应功能（VSR）运作。AR，心房不应期感知；Ab，心房空白期感知；BV，双心室起搏。

第17章　起搏心电图病例解析

病例1（图17-1）

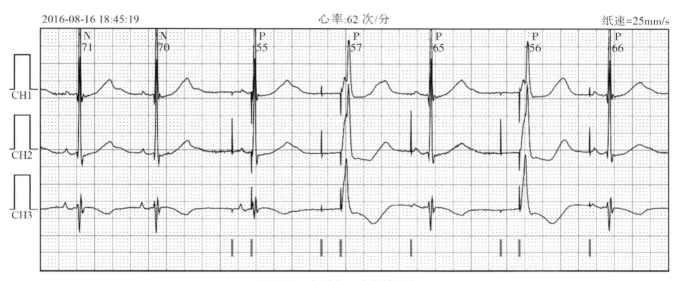

2016-08-16 18:45:19　　　　　　　　心率:62 次/分　　　　　　　　纸速=25mm/s

图17-1　间歇性心房起搏不良。

【临床资料】

患者,男,73岁,因病态窦房结综合征植入百多力双腔起搏器5年,起搏器参数:DDD工作模式。低限起搏频率60ppm,PAV=200ms,SAV=160ms。

【心电图特征与分析】

图17-1中前2个心动周期为窦性节律自身下传,随后因窦性频率减慢出现了起搏节律,AP3与AP5后可见起搏的P波,而AP2与AP4后未见起搏的心房P波,为间歇性心房起搏不良;AP1脉冲距离其后的P波约80ms,且P波形态与之前的窦性P波形态一致,考虑AP1脉冲也存在起搏失夺获或起搏与窦性融合P波。

【心电图诊断】

①窦性心律不齐,提示窦性停搏或窦房传导阻滞;②双腔起搏器,呈DDD及AAI工作方式,间歇性心房起搏不良,心室起搏、感知功能及心房感知功能未见异常,建议起搏器程控检查。

病例2（图17-2）

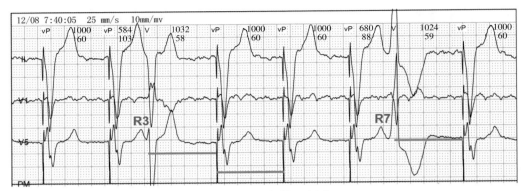

图17-2 VVI起搏心电图。

【临床资料】

患者，男，83岁，因心房颤动伴长RR间期植入圣犹达单腔起搏器8年。随访动态心电图片段如下图所示。

【心电图特征与分析】

图17-2中心房节律呈心房颤动节律，心室节律基本呈心室起搏节律，心室脉冲后继宽大畸形的QRS波，为心室起搏并夺获心室，VV间距1000ms，心室基本起搏频率60ppm，心室起搏功能正常。第R_3、R_7次为不同起源的室性期前收缩，被起搏器感知后，终止VV间期，并触发新的VV间期，呈典型VVI起搏工作模式。

【心电图诊断】

①心房颤动；②双源室性期前收缩；③单腔VVI起搏器，呈VVI工作方式，心室起搏、感知功能未见异常。

病例3（图17-3）

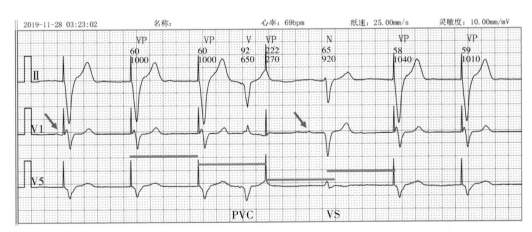

图17-3 室性期前收缩未感知。

【临床资料】

患者，男，83岁，因病态窦房结综合征植入百多力单腔心室起搏器1年，动态心电图片段如图所示。VVI模式，基础起搏频率60ppm。

【心电图特征与分析】

图17-3中窦性P波间歇出现（箭头所示），呈窦性停搏心电图表现。第2个窦性P波后0.24s可见自身QRS，考虑为自身下传或交界性逸搏。心室呈起搏节

律,第4个心动周期有1个提前出现宽大畸形QRS波,为室性期前收缩,室性期前收缩未重整其后的心室起搏脉冲,VV间期按照原有节律发放,说明起搏器存在室性期前收缩未感知现象。

【心电图诊断】

①偶见窦性搏动,提示窦性停搏;②室性期前收缩;③一度房室传导阻滞;④单腔VVI起搏器,呈VVI工作方式,室性期前收缩未感知,其余功能未见异常,建议起搏器程控检查。

病例4（图17-4）

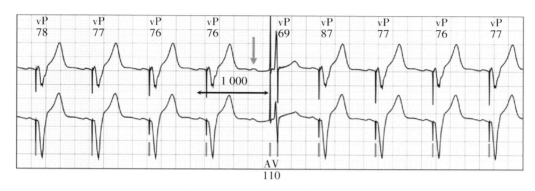

图17-4　间歇性心房感知不足。

【临床资料】

患者,男,73岁,因高度房室传导阻滞植入美敦力双腔起搏器2年。程控起搏模式:DDD。低限频率60ppm,PAV/SAV=180/150ms,动态心电图片段如图所示。

【心电图特征与分析】

图17-4中窦性P波规律出现,前4个窦性P波通过SAV间期150ms后触发心室起搏,呈VAT工作方式。第5个窦性P波(箭头所示)未触发VP脉冲,其后可见AP脉冲,AP脉冲距离前一个窦性P波的距离为1000ms,提示箭头所示P波起搏器未感知,该P波自身下传产生的QRS波落在AP脉冲后的交叉感知窗触发心室安全起搏(VSP),AV间期缩短至110ms。

【心电图诊断】

①窦性心律;②双腔起搏器,呈VAT工作方式,可见心室安全起搏(VSP),间歇性心房感知不足,心室感知及起搏功能未见异常,建议起搏器程控检查。

病例5（图17-5）

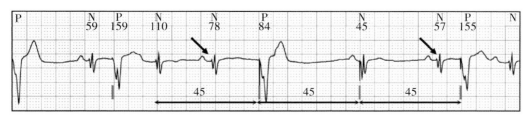

图17-5　VVI起搏伴间歇性心室感知不足。

【临床资料】

患者,女,78岁,间歇性高度房室传导阻滞,临时起搏器植入术后。设置低限频率45ppm,动态心电图片段如图所示。

【心电图特征与分析】

图17-5中窦性P波规律出现,频率55~65次/分,部分下传心室,PR间期150ms,部分出现干扰性PR间期延长。图中可见4个心室起搏脉冲VP,第1、2、4个VP前均可见自身QRS波,但起搏器未重整VP,提示起搏器存在间歇性心室感知不足,部分致起搏R on T现象。

【心电图诊断】

①窦性心律;②VVI临时起搏器,呈VVI工作方式,间歇性心室感知不足致起搏R on T现象,请结合临床及时处理,心室起搏功能未见异常。

病例6（图17-6）

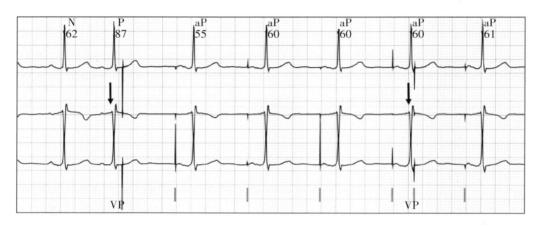

图17-6　DDD起搏伴间歇性心室感知不足。

【临床资料】

患者,女,88岁,病态窦房结综合征,植入双腔起搏器3年。设置低限频率60ppm,PAV/SAV=300ms/280ms,动态心电图片段如图所示。

【心电图特征与分析】

图17-6中第1个心动周期为窦性P波下传心室,PR间期180ms,第2个心动周期为房性期前收缩下传心室,其后ST段上可见心室VP脉冲,距离房性期前收缩P波280ms,为心房P波通过SAV间期触发,呈VAT工作方式,心室对自身QRS未感知。第6个心动周期呈房室顺序起搏方式,AP后可见自身下传的QRS,起搏器未感知自身QRS,随后在PAV间期300ms后触发了VP脉冲,VP脉冲落在QRS终末部,提示起搏器存在间歇性心室感知不足。

【心电图诊断】

①窦性搏动;②房性期前收缩;③双腔起搏器,呈DDD、VAT、AAI工作方式,间歇性心室感知不足,其余功能未见异常,建议起搏器程控检查。

病例7（图17-7）

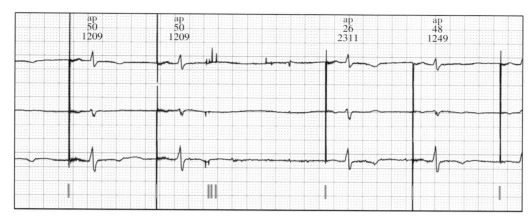

图17-7 间歇性心室感知过度。

【临床资料】

患者，女，病态窦房结综合征，植入双腔起搏器6年，频繁出现头晕及晕厥症状。设置低限频率50ppm，动态心电图片段如图所示。

【心电图特征与分析】

图17-7中基本呈心房起搏心律，前两个心动周期AP夺获心房后下传心室，呈AAI工作方式，AR间期300ms，起搏频率50ppm，符合起搏器设置的低限频率

间期。随后出现了2.3s的长RR间歇，期间可见不规则的短钉状信号，提示为起搏器心室过感知外界干扰信号，致起搏器心房及心室脉冲抑制，长间歇结束后过感知消失，脉冲发放恢复正常。

【心电图诊断】

①窦性停搏；②一度房室传导阻滞；③双腔起搏器，呈AAI工作方式，间歇性心室感知过度致长RR间期2.3s，建议起搏器程控检查。

病例8（图17-8）

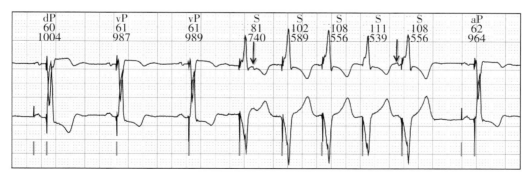

图17-8 间歇性心房感知过度。

【临床资料】

患者，男，因三度房室传导阻滞植入双腔起搏器1年。程控设置DDD模式，低限频率60ppm，PAV/SAV=180ms/150ms，动态心电图片段如图。

【心电图特征与分析】

图17-8中前3个心动周期呈DDD及VAT工作方式，第4~9个心动周期心室起搏频率突然加快，VP脉冲前未见明显的心房P波，箭头所示可见自身P波，但

P波与VP之间PV间期长短不一,快速的心室VP并非自身P波触发,而是起搏器心房电极在这段时间内过感知了外界信号,从而触发了快速心室起搏,等外界过感知信号消失后,起搏器再恢复正常。

【心电图诊断】

①窦性心律;②双腔起搏器,呈DDD、VAT工作方式,间歇性心房感知过度致连续快速心室起搏,起搏器心房起搏与心室起搏功能未见异常,建议起搏器程控检查。

病例9(图17-9)

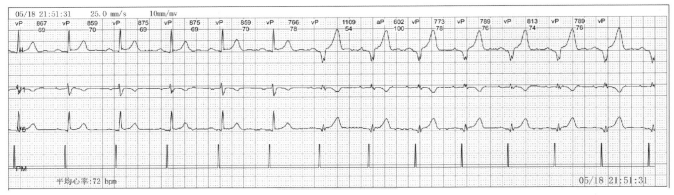

图17-9 间歇性心室起搏不良。

【临床资料】

患者,男,间歇性高度房室传导阻滞,双腔起搏器植入术后3年。程控设置DDD模式,低限频率60ppm,PAV/SAV=180/150ms,动态心电图片段如图所示。

【心电图特征与分析】

图17-9中为3通道连续记录,最下方为起搏器脉冲标记通道。窦性P波规律出现,前6个心动周期呈VAT工作方式,PV间期150ms,但VP脉冲后未见起搏的QRS,均与自身下传的窄QRS形成伪室性融合波,提示为间歇性心室起搏不良。第7~14个心动周期开始,虽然仍呈VAT工作方式,但随后的心室VP均夺获心室带起宽大畸形的QRS,起搏器心室起搏恢复正常。

【心电图诊断】

①窦性心律;②双腔起搏器,呈VAT工作方式,间歇性心室起搏不良,其余功能未见异常,建议起搏器程控检查。

病例10（图17-10）

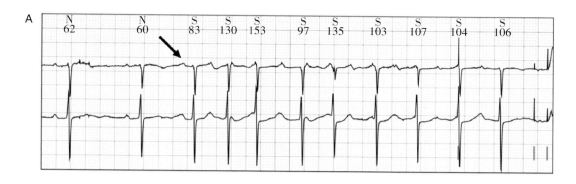

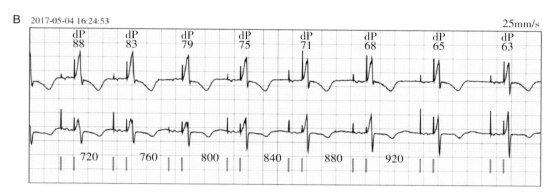

图17-10　起搏器自动模式转换。

【临床资料】

患者，女，78岁，因病态窦房结综合征、慢快综合征植入美敦力双腔起搏器3年。程控模式设置"DDD<=>AAI"模式，低限频率60ppm，PAV/SAV=180/150ms，心室起搏管理（MVP）功能开启，动态心电图片段如图所示。

【心电图特征与分析】

图17-10为连续记录，图A中前两个心动周期为窦性P波下传心室，PR间期180ms，自身P波SAV间期（150ms）后未见VP发放，提示起搏器因心室起搏管理（MVP）功能开启，此时运作在"AAI+"工作模式。自箭头所示开始，患者出现了快速性房性心动过速，一直持续至图A中最后一个心动周期，随后起搏器呈房室顺序起搏，起搏频率自88ppm开始逐搏下降，AA间期逐搏延长40ms，出现典型的"40ms逐搏递增现象"，提示起搏器因为发生了快速性房性心律失常，从"AAI+"模式直接转为DDI模式，出现了美敦力公司自动模式转换（AMS）特有的心电现象。

【心电图诊断】

①窦性心律；②短阵房性心动过速；③双腔起搏器，呈AAI及DDI工作方式，起搏频率63~88ppm，可见心室起搏管理（MVP）及自动模式转换（AMS）功能运作，起搏器功能未见异常。

参考文献

[1] Ziad I, Douglas P. Z, John M. M. Clinical arrhythmology and electrophysiology: A companion to braunwald's heart disease [M]. 2019.

[2] PAGE RL, JOGLAR JA, CALDWELL MA, et al. 2015 ACC/AHA/HRS guideline for the management of adult patients with supraventricular tachycardia: A Report of the American College of Cardiology/American Heart Association Task Force on Clinical Practice Guidelines and the Heart Rhythm Society [J]. Heart rhythm, 2016, 13(4): e136-221.

[3] PARK DS, FISHMAN GI. The cardiac conduction system [J]. Circulation, 2011, 123(8): 904-15.

[4] KATRITSIS DG, CAMM AJ. Atrioventricular nodal reentrant tachycardia [J]. Circulation, 2010, 122(8): 831-40.

[5] JOSEPHSON ME, ALMENDRAL JM, BUXTON AE, et al. Mechanisms of ventricular tachycardia [J]. Circulation, 1987, 75(4 Pt 2): III41-7.

[6] Huang W, Su L, et al. A novel pacing strategy with low and stable output: pacing the left bundle branch immediately beyond the conduction block. Canadian Journal of Cardiology, 2017, 33 (12): 1736.e1-1736.e3.

[7] Huang W, Chen X, Su L, et al. A beginner's guide to permanent left bundle branch pacing [J]. Heart Rhythm, 2019, 16 (12): 1791-1796.

[8] Chen K, Li Y. How to implant left bundle branch pacing lead in routine clinical practice [J]. J Cardiovasc Electrophysiol, 2019, 30(11): 2569-2577.

[9] Chen X, Wu S, Su L, et al. The characteristics of the electrocardiogram and the intracardiac electrogram in left bundle branch pacing [J]. J Cardiovasc Electrophysiol, 2019, 30(7): 1096-1101.

[10] Ponikowski P, Voors AA, Anker SD, et al. 2016 ESC Guidelines for the diagnosis and treatment of acute and chronic heart failure: the Task Force for the diagnosis and treatment of acute and chronic heart failure of the European Society of Cardiology (ESC) Developed with the special contribution of the Heart Failure Association (HFA) of the ESC [J]. Eur Heart J, 2016, 37 (27): 2129-2200.

[11] Vijayaraman P, Sundaram S, Cano, et al. Left bundle branch area pacing for cardiac resynchronization therapy: results from the international LBBAP collaborative study group [J]. JACC Clin Electrophysiol, 2021, 7(2): 135-147.

[12] Kusumoto FM, Schoenfeld MH, Barrett C, et al. 2018 ACC/AHA/HRS guideline on the evaluation and management of patients with bradycardia and cardiac conduction delay: a report of the American College of Cardiology/American Heart Association Task Force on Clinical Practice Guidelines and the Heart Rhythm Society[J]. J Am Coll Cardiol, 2019, 74(7): e51-e156.

[13] Mark E, Josephson. 临床心脏电生理学. 第4版 [M]. 天津: 天津科技翻译出版公司, 2011.

[14] 周玉杰, 马长生, 张澍. 心房颤动: 现代认识与策略 [M]. 北京: 人民卫生出版社, 2004.

[15] 侯月梅, 马丽. 起源于肺静脉的阵发性心房颤动的研究现状[J]. 中国心脏起搏与心电生理杂志, 2004, 18: 161.

[16] 侯月梅. 临床心脏电生理标测技术及应用现状[J]. 中国心脏起搏与心电生理杂志, 2004, 18: 1.

[17] 郭炜华, 马锋, 李学文. 房室结双径路与房室结折返性心动过速的研究概况[J]. 中国心脏起搏与心电生理杂志, 2004, 18: 60.

[18] 赵易. 不应期与临床心电图 [J]. 心电学杂志, 2003, 22: 117.

[19] 李忠杰, 屈百鸣, 俞坚武. 预激综合征1:2房室传导及其变异 [J]. 心电与循环, 2003, 22: 131.

[20] 李忠杰. 实用食管法心脏电生理学[M]. 江苏: 江苏科学技术出版社, 2003.

[21] 周胜华, 马坚, 楚建民等. Mahaim样纤维的电生理特点和射频消融治疗[J]. 中华心律失常学杂志, 2000, 4: 103.

[22] 陈适安. 房性心律失常的最新研究及治疗[J]. 中华心律失常学杂志, 1998, 2: 295.

[23] 侯允天, 杜日映, 郑强苏. 心房间传导通道与房性心律失常[J]. 中华心律失常学杂志, 2000, 4: 229.

[24] 王慧, 黄忆, 乔红刚. 食管法心脏电生理检查中心脏不应期测定的方法学改良[J]. 心电与循环, 2019, 38: 136.

[25] 宿燕岗, 葛均波. 心脏起搏新功能解析[M]. 上海: 上海科学技术出版社, 2009.

[26] 牟延光. 临床起搏心电图学[M]. 济南: 山东科学技术出版社, 2014.

[27] 吉亚军, 陈顾江, 等. 心脏起搏器现代功能详解[M]. 北京: 北京大学医学出版社, 2019.

索 引